精编中国动物药

姜大成　肖井雷　编著

吉林出版集团
吉林科学技术出版社

图书在版编目（CIP）数据

精编中国动物药 / 姜大成，肖井雷主编. -- 长春：
吉林科学技术出版社，2012.12
ISBN 978-7-5384-6356-9

Ⅰ. ①精… Ⅱ. ①姜… ②肖… Ⅲ. ①动物药－中国
Ⅳ. ①R282.74

中国版本图书馆CIP数据核字(2012)第275108号

精编中国动物药
JINGBIAN ZHONGGUO DONGWUYAO

编　　著　姜大成　肖井雷
出 版 人　张瑛琳
责任编辑　孟　波　王凌宇
封　　面　长春市墨工文化传媒有限公司
开　　本　710mm×1000mm　1/16
字　　数　400千字
印　　张　52.25
印　　数　2000册
版　　次　2013年1月第1版
印　　次　2013年1月第1次印刷

出　　版　吉林出版集团
　　　　　吉林科学技术出版社
发　　行　吉林科学技术出版社
地　　址　长春市人民大街4646号
邮　　编　130021
发行部电话 / 传真　0431-85677817　85635177　85651759
　　　　　　　　　85651628　85600611　85670016
储运部电话　0431-84612872
编辑部电话　0431-86037698
网　　址　www.jlstp.net
印　　刷　长春新华印刷集团有限公司

书　　号　ISBN 978-7-5384-6356-9
定　　价　110.00元

编　著　姜大成　肖井雷
协　编　于洋洋　艾秋霞　张丽莹
　　　　任延慧　刘　丹　朱键勋

内 容 提 要

为进一步展现我国动物药资源研究成果，我们通过博览众多文献、考证动物来源、整理现代研究成果，历时五年，编撰了这本《精编中国动物药》。本书是目前所见到的收载动物药种类最全、药用动物种类最多的动物药专著。全书共分为9章，由低等药用动物到高等药用动物依次排列，共收录动物药1787种，药用动物2603种。每味动物药按药名、别名、来源、分布、性味归经、功能主治、用法用量、类同品等项分别记述，内容力求简洁明了，以传递更大信息量为目标。书末附有动物药、药用动物中文名和药用动物拉丁学名索引，同时附主要参考文献及国家重点保护野生药用动物名录，以便读者进一步查阅和研究。

本书可供从事动物药及药用动物科研、教学、养殖、生产、经营等方面的广大教师、医药卫生、农业、林业、海洋、生物工作者及大专院校学生使用。

内容提要

编写说明

1. 本书共分为9章，由低等药用动物到高等药用动物依次排列，由于原生、多孔、线形、星虫、螠虫、腔肠、环节、苔藓类动物药数量很少，故合并为第一章，统称为无脊椎动物药，其他各章依次为软体类、节肢类、棘皮类、鱼类、两栖类、爬行类、鸟类、哺乳类动物药。全书共收录动物药1787种，药用动物2603种。每味动物药按药名、别名、来源、分布、性味归经、功能主治、用法用量、类同品、备注等项记述。

2. 【药名】目前各种动物药文献中，有一部分动物药的名称不尽相同，比较复杂。本书参考有关资料，对动物药名称进行了整理。

（1）常见的动物药本书尽量选用多数文献中比较一致的药名。

（2）某种药用动物多部位入药的，以药用动物名加药用部位名作药名。

（3）部分动物药以药用动物或药用部位常用的别名作为药名。

（4）不常见的动物药且多数药用部位是全体或肉，则以药用动物名或科名作为药名。

3. 【别名】各文献记载不一，考虑到读者查阅的便利，通过整理和甄别，我们择其主要者列之，部分本草记载的名称或带有生僻字的名称则未列入。

（1）注意别名与药名所体现的药用部位保持一致。

（2）一般不用药用动物名作别名，避免过多的重复。

（3）以全体或肉入药的动物药，其药用动物的别名可作为药名的别名。

4. 【来源】各种动物药文献中，部分动物药的来源记载不尽相同。我们对其进行了考证和整理。

（1）本书尽量选用多数文献中比较一致的来源，药用动物通常不多于三种，余者则列入【类同品】中。

（2）部分动物药性味归经、功能主治完全相同者，为避免一动物一药，本书则合并其来源作为一药。

（3）拉丁学名一般不用或少用亚属、亚种。

（4）药用动物别名以常见的为主，以“又称……”列之，已作为药名别名的则不列入。

5.【分布】主要记述药用动物在中国境内的分布，一般只列到省级。同一种药用动物如再出现时，则略其“分布”项。

6.【性味归经】、【功能主治】、【用法用量】此三项主要以文献资料为依据，并结合实际情况进行分析，对其加以整理、补充。

7.【类同品】以文献资料为依据，进行了归纳与整理。

（1）同一种动物药的药用动物太多时，则将来源外的其余种类列于此项中。

（2）对于各文献记载来源不尽相同者，则将非主流种类或较少文献记载的列于此项中，作为同类资源共享，以便于读者进一步研究。

（3）收集了一部分与来源项下药用动物的药用部位和功效相同者。

8.【备注】极个别没有明确功能主治的动物药，如多种鱼类毒素、蛇毒、河豚毒素等，考虑到毒性成分可能为一些有活性的物质，在此项中记述其毒性特点，以提示其活性程度，作为动物药资源有待开发。

9. 本书对受国家保护的各级濒危药用动物未做特别标明，但依据“野生药材资源保护条例”、“濒危野生动植物物种国际贸易公约”和“国家重点保护野生动物名录”，将在本书中出现的所有濒危药用动物统一列表为“国家重点保护野生药用动物名录”，附在书末，以供参考。

前　　言

动物药是祖国医药学宝库中的重要组成部分，因其活性强、疗效高、资源广而倍受世人瞩目。动物药在我国的应用历史悠久，远在《神农本草经》中就收载了65种动物药，到了《本草纲目》时已经达到461种，《本草纲目拾遗》又收载动物药160种，历代本草共计载有动物药600余种。随着时代的发展和医药科学技术的进步，人类对动物药的应用和研究越来越广泛和深入，动物药的数量不断增加，现代《中药大辞典》（1977年）收载动物药740种，《中国动物药》（1981年）收载动物药564种，《中国药用动物志》（一、二、三册，1982、1985、1990年）共收载药用动物1257种，《中国中药资源志要》（1995年）收载药用动物1574种，《中国动物药志》（1996年）收载动物药975种，药用动物1546种，《中华本草》（第25卷，1999年）收载动物药1050种，《动物本草》（2001年）收载的动物药数量已经达到1731种，药用动物1567种。近据《中国动物药资源》（2007年）记载，我国现有药用动物454科，2215种。这些动物药研究所取得的成就，归功于长期致力于动物药领域研究的专家学者们所付出的艰辛与努力。

长春中医药大学（原长春中医学院）邓明鲁教授、高士贤教授是我国动物药学界的老前辈和著名学者，二位前辈从20世纪60年代就开始了动物药的研究，开创我国动物药资源研究之先河。为进一步发掘和应用祖国医药学中动物药，在认真总结了蕴藏在广大人民群众中的动物药验方和对我国主要动物药及其主要产区进行深入调查研究基础上，结合国内外利用动物药防治疾病的实践经验，并参考有关文献，编著而成《中国动物药》（吉林人民出版社，1981年），该书是我国现代第一部真正意义上的动物药专著。该书收载动物药564种，药用动物510种，附方679个，附图495幅。书中每味动物药按药名、本草考略、原动物、药材、成分与药理、应用和附注的顺序记述。该书虽然已经出版30年了，但直到目前仍然对动物药的现代研究产生重要影响。

继《中国动物药》之后，高士贤教授积数十年中药学研究之功，在动物药的研究领域中，孜孜以求，殚精竭虑，花费大量精力，编著而成《中国动物药志》（吉林科学技术出版社，1996年），可谓是融古今成就于一炉、汇中外研究成一体。该书收载动物药975种（正药634种，附药341种），药用动物1546种；附图989幅，其中彩色照片551幅，形态生动，均为真实的记录，被认为是本书的一大特点；附方1049首。这是我国第一部载有彩色药图的动物药专著，对目前动物药研究具有重要参考价值。

步入21世纪，由邓明鲁教授主编的《中国动物药资源》（中国中医药出版社，2007年）出版了。该书把近十几年来国内外在动物药研究、开发中所使用的动物一并收入其中，除了古今中外，还包括民间应用的种类及资源扩大种类等，从而使得药用动物总数达到2215种，为目前现有动物药研究文献中收载药用动物最多的一部动物药资源方面力作。

作为二位前辈的学生，余不揣才疏学浅，奋编撰之志，从2006年起开始收集资料，然后编辑、考证、整理、校对，等等，历时五年，终成《精编中国动物药》一书，也算是对前辈事业的一种继承吧。本书收录动物药1787种，药用动物2603种，是目前收载动物药种类最全、药用动物数量最多的动物药专著。我们在书中力求精炼、简明、实用，故着重于动物药的资源和临床应用两方面内容的归纳整理，资源方面包括动物药名及别名、药用动物来源及分布、类同品，临床应用方面包括性味归经、功能主治、用法用量，其中药名、来源、类同品三项是本书极其重要的内容，也是花费整理时间最多、提供信息量最大的内容，我们希望在有限的篇幅内能为广大读者提供更多信息。

本书在编写初期得到邓明鲁教授很多指点，并对初稿进行了审阅。另外我校张凤瑞教授对本书的功效部分进行了审阅，在此一并表示衷心感谢。

由于学识有限，虽然尽了最大努力，但本书仍然会有许多不尽如人意之处，敬请各位同行专家和广大读者不吝赐教。

姜大成

2011年6月于长春中医药大学

目　　录

第一章　无脊椎类动物药

第二章　软体类动物药

第三章 节肢类动物药

第四章　棘皮类动物药

第五章 鱼类动物药

第六章　两栖类动物药

第七章　爬形类动物药

第八章 鸟类动物药

第九章　哺乳类动物药

第一章　无脊椎类动物药

（包括原生、多孔、线形、星虫、螠虫、
腔肠、环节、苔藓类动物药）

1. 草履虫

【来源】　为草履虫科（Parameciidae）动物大草履虫 *Paramoecium caudatum* Ehrenberg 的全体。

【分布】　全国各地。

【性味归经】　苦，寒。归肝、胃、肾经。

【功能主治】　清热解毒。用于消化系统及生殖系统癌症。

【用法用量】　内服：煎汤，1～3g。

2. 紫梢花

【别名】　紫霄花、花子、河棉、淡水海绵。

【来源】　为简骨海绵科（Haplosceridae）动物脆针海绵 *Spongilla fragilis*（Leidy）的群体。

【分布】　河南、江苏等地。

【性味归经】　甘，温。归肾、膀胱经。

【功能主治】　补肾助阳，固精缩尿。用于肾阳虚之阳痿，小便失禁，遗精，虚寒带下，阴囊湿痒。

【用法用量】　内服：研成粉末，1.5～4.5g；入丸、散剂。外用：煎汤温洗局部，适量。

【类同品】 部分地区亦将同科动物针海绵 *Spongilla lacustris*（Linnaeus)(分布于安徽）作为药用。

3. 浴海绵

【来源】 为软海绵科（Haploscleridae）动物面包软海绵 *Halichondria panicea*（Linnaeus)、膜海绵科（Halichondriidae）动物多孔红海绵 *Hymeniacidon sanguinea* Grant、山海绵科（Mycaleridae）动物粘附山海绵 *Mycale adhaerens*（Grant）和多弓山海绵 *Mycale macil* Linn. 的群体。

【分布】 均呈世界性分布。

【备注】 医学上用于吸收药液、血液和脓汁等。

4. 海椰螅

【别名】 羽螅。

【来源】 为海椰螅科（Plumulariidae）动物刚毛海椰螅 *Plumularia setacea*（Ellis）的群体。

【分布】 我国南北沿海。

【性味归经】 咸，寒。归心、肝经。

【功能主治】 镇惊安神。用于心神不宁。

【用法用量】 内服：煎汤，5～15g。

5. 蛔虫

【别名】 人龙。

【来源】 为蛔科（Ascaridae）动物似蚓蛔线虫 *Ascaris Lumbricoides* Linn. 的全体。又称蚘虫。

【分布】 寄生在人体的肠道内。

【性味归经】 辛，凉。归肝经。

【功能主治】 明目。用于风眼，小儿赤眼。

【用法用量】　外用：适量。

6. 海肠子

【来源】　为刺螠科（Urchidae）动物单环刺螠 *Urechis unicinctus*（Von Drasche）的全体。

【分布】　大连、烟台、青岛等地。

【性味归经】　甘，温。归脾、肾经。

【功能主治】　滋补强壮。用于脾胃虚寒，肾虚腰酸，阳痿遗精。

【用法用量】　内服：炒熟食，适量。

【类同品】　部分地区亦将螠科（Echiuridae）动物短吻铲荚螠 *Listriolobus brevirostris* Chen et Yeh、多绉无吻螠 Arhynchite rugosum Chen et Yeh（皆分布于我国北部沿海）作为药用。

7. 星虫

【别名】　光裸星虫、沙虫、沙肠子、海肠子。

【来源】　为方格星虫科（Sipunculidae）动物裸体方格星虫 *Sipunculus nudus* Linnaeus 的全体。又称光裸方格星虫、方格星虫。

【分布】　广东、福建及山东沿海。

【性味归经】　咸，寒。归肾、肺经。

【功能主治】　滋阴降火，清肺，健脾。用于阴虚之潮热、盗汗骨蒸，肺痨咳嗽，牙龈肿痛，胸闷痰多。

【用法用量】　内服：煎汤，10～20g；或泡酒。

【类同品】　部分地区亦将革囊星虫科（Phascolosomatidae）动物土钉 *Phascolosoma sinilis*（Chen et Yeh）（又称土蒜、海涂虫，分布于山东、江苏等地）、可口革囊星虫 *Phascolosoma esculenta*（Chen et Yeh）（又称泥蒜、土蒜、沙蒜、海冬虫夏草，分布于我国东南沿海）作为药用。

8. 水母

【来源】 为僧帽水母科（Physalidae）动物僧帽水母 *Physalia physalis utriculus* La Martiniere 和羊须水母科（Ulmaridae）动物海月水母 *Aurelia aurita* Lamarck 的刺丝囊。

【分布】 皆分布于南海。

【性味归经】 咸，寒。归心、肝经。

【功能主治】 提取物用于治疗心血管、神经和肌肉等疾病。

【用法用量】 内服：煎汤，5～10g。

【类同品】 部分地区亦将霞水母科（Cyaneidae）动物发状霞水母 *Cyanea capillata* Linnaeus（又称长须霞水母，分布于黄海南部、东海北部）、霞水母 *Cyanea arctica*（Kishinouye）（分布于浙江、福建、辽宁、台湾等沿海）作为药用。

9. 海蜇

【别名】 石镜、水母、海蝛、水母鲜、海坨、白皮子、樗蒲鱼。

【来源】 为根口水母科（Rhizostomatidae）动物海蜇 *Rhopilema esculenta* Kishinouye、黄斑海蜇 *Rhopilema hispidum* Vanhoeffen 的口腕部。海蜇又称沙海蜇，黄斑海蜇又称花蜇。

【分布】 海蜇分布于浙江、福建、辽宁、台湾等沿海，黄斑海蜇分布于广东沿海、雷州半岛、广西涠洲岛一带海域。

【性味归经】 咸，平。归肝、肾、肺经。

【功能主治】 清热平肝，化痰消积，润肠，降压。用于痞积胀满，大便燥结，痰核，痰热哮喘，原发性高血压。

【用法用量】 内服：煎汤，30～100g；或以姜、醋拌食。

10. 海蜇皮

【别名】 白皮子、白皮纸、秋风子、罗皮、蛇皮、姹皮。

【来源】 见“海蜇”条，药用部位为伞部。

【性味归经】 咸、涩，平。归肝、肾经。

【功能主治】 清热化痰，消积，祛风除湿。用于咳嗽痰喘，痞积，头风，风湿关节通，白带过多，疮疡肿毒。

【用法用量】 内服：煎汤，30～60g；或浸酒，或以姜、醋拌食。外用：敷贴，适量。

11. 黄海葵

【别名】 海菊花、海腚根、沙筒。

【来源】 为海葵科（Actinidae）动物黄海葵 *Anthopleura xanthogrammica*（Berkly）的全体。

【分布】 渤海、黄海、东海。

【性味归经】 咸，平，有毒。归肾、膀胱经。

【功能主治】 收敛固脱，燥湿杀虫。用于痔疮，脱肛，白带过多，体癣，蛲虫病。

【用法用量】 内服：煎汤，1 个。外用：切碎或化水外敷，适量。本品毒性很大，内服宜慎。

【类同品】 部分地区亦将同科动物太平洋侧花海葵 *Anthopleura pacifica* Uchida（分布于我国沿海各地）、绿海葵 *Anthopleura stella*（Verrill）（又称斑点侧花海葵，分布于我国南北沿海）作为药用。

12. 纵条肌海葵

【别名】 海菊花、石奶、纵条海葵、西瓜海葵、金线海葵、滨玫瑰。

【来源】 为银冠海葵科（Diadumenidae）动物纵条肌海葵 *Haliplanel-*

la luciae (Verrill) Hand 的全体。

【分布】 我国沿海。

【性味归经】 辛，温，咸。归大肠经。

【功能主治】 收敛固涩，燥湿杀虫。用于痔疮，脱肛，腹泻，白带，体癣，蛲虫病。

【用法用量】 内服：煎汤，15～30g。外用：捣敷，适量。

13. 海白石

【别名】 珊瑚鹅管石、鹅管石。

【来源】 为枇杷海葵科（Oculinidae）动物粗糙盔形珊瑚 *Galaxea aspera* Quelch、丛生盔形珊瑚 *Galaxea fascicularis*（Linnaeus）等多种盔形珊瑚离散的石灰质骨骼。

【分布】 粗糙盔形珊瑚分布于海南、西沙群岛，丛生盔形珊瑚分布于广东、广西、海南。

【性味归经】 甘，平。归肺经。

【功能主治】 清热解毒，化痰散结，止咳。用于痢疾，气管炎，瘰疬。

【用法用量】 内服：煎汤，15～30g。外用：研成粉末调涂，0.3～1.5g。

14. 青琅轩

【别名】 石珠、青珠、石栏杆。

【来源】 为鹿角珊瑚科（Acroporidae）动物佳丽鹿角珊瑚 *Acropora pulchra*（Brook）、鹿角珊瑚 *Acropora palmata*（Lamarck）的骨骼及其肉。

【分布】 佳丽鹿角珊瑚分布于海南、涠洲岛、西沙群岛、南沙群岛，鹿角珊瑚分布于西沙群岛、海南。

【性味归经】 辛，平。归肺、肝经。

【功能主治】 祛风止痒，解毒，活血化瘀。用于皮肤瘙痒，斑秃，痈疮肿毒，产后腹痛，石淋。

【用法用量】　内服：煎汤，15～30g；研成粉末，每次0.3～0.6g。外用：研成粉末调涂，适量。

15. 海柳

【来源】　为鹿角珊瑚科（Acroporidae）动物日本黑角珊瑚 *Antipathes japonica* Brook 的群体分枝。

【分布】　广东大鹏湾和海南的玡琅湾、三亚、西瑁等海域。

【性味归经】　甘，平。归肝、大肠经。

【功能主治】　止血，止痛，定惊。用于痔疮，出血，腹痛，小儿惊风。

【用法用量】　内服：煎汤，15～30g。

16. 石帆

【别名】　柳珊瑚、海团扇（石灰质骨骼）。

【来源】　为软柳珊瑚科（Subergorgiidae）动物网状软柳珊瑚 *Subergorgia reticulate*（Ellis et Solander）的群体。

【分布】　广东西部沿海、雷州半岛、海南海域。

【性味归经】　甘、咸，平。归膀胱经。

【功能主治】　清热利尿，活血，通淋破结。用于小便不利，血淋，石淋，妇人血结闭经。

【用法用量】　内服：煎汤，10～15g；或研成粉末，每次3～5g。

17. 珊瑚

【别名】　大红珊瑚、红珊、火树、青琅玕、钵摆娑福罗。

【来源】　为红珊瑚科（Gorgonidae）动物红珊瑚 *Corallium rubrum*（Linnaeus）、日本红珊瑚 *Corallium japonicum* Kishinouye、巧红珊瑚 *Coralli-*

um secundum Dana、皮滑红珊瑚 *Corallium konojoi* Kishinouye、瘦长红珊瑚 *Corallium elatius* Ridley 等多种珊瑚虫分泌的石灰质骨骼。红珊瑚和日本红珊瑚又称桃色珊瑚，皮滑红珊瑚又称石珊瑚。

【分布】　红珊瑚分布于南部沿海，其他各种珊瑚分布于台湾东部、北部海域及澎湖列岛和南沙群岛的南威岛等海域。

【性味归经】　甘，平。归肝、胆经。

【功能主治】　清热解毒，镇静安神，明目退翳，止血，止泻，止带，燥湿敛疮。用于湿热性牙龈溃烂，口腔溃疡，牙齿松动，惊痫抽搐，心悸失眠，目生翳障，吐血，衄血，腹泻，痢疾，带下，疮疡溃后久不收口。

【用法用量】　内服：研成粉末；或入丸、散剂，每次 0.3～0.6g。外用：研成细粉点眼或调敷，适量。

【类同品】　部分地区亦将软柳珊瑚科（Subergorgiidae）动物侧扁软柳珊瑚 *Subergorgia suberose*（Pallas）（分布于广东西部沿海及海南周围海域）作为药用。

18. 海铁树

【别名】　铁树。

【来源】　为黑角珊瑚科（Antipathidae）动物二叉黑角珊瑚 *Antipathes dichotoma* Pallas 的群体分枝。又称海柳。

【分布】　海南三亚、西瑁岛、广西北部湾等海域。

【性味归经】　甘，平。归肝、肾经。

【功能主治】　清热，收涩，软坚。用于食管黏膜损伤，血痢，盗汗，瘰疬，骨鲠。

【用法用量】　内服：煎汤，15～30g。外用：吹喉，或煎水洗，适量。

19. 海底柏

【别名】　红珊瑚。

【来源】　为海底柏科（Melitodidae）动物赭色海底柏 *Melitodes ochracea*（Linnaeus）、鳞海底柏 *Melitodes squamata* Nutting 的群体。赭色海底柏又称海底柏、海柏，鳞海底柏又称海柏、红色珊瑚。

【分布】　皆分布于广东西部、海南南部及东南部沿海水域。

【性味归经】　甘，微咸，凉。归肝、胃、心经。

【功能主治】　止呕，止泻，清热解毒，止血，安神镇惊。用于霍乱吐泻，呕吐，腹泻，咳血，心神不安，怔忡烦乱，小儿惊风。

【用法用量】　内服：煎汤，10～15g；研成粉末，每次5～15g。

【类同品】　部分地区亦将同科动物小扇海底柏 *Melitodes flabellifera* Keukenthal（又称小海底柏、扇形矶花，分布于我国福建东山岛和广东南澳岛）作为药用。

20. 海底柏骨骼

【来源】　见“海底柏”条，药用部位为石灰质骨骼。

【性味归经】　咸、甘，平。归肺经。

【功能主治】　补肺，止血，定惊。用于肺结核，吐血，小儿惊风。

【用法用量】　内服：10～15g。

21. 越王余筭

【别名】　越王竹、白珊瑚。

【来源】　为鞭柳珊瑚科（Ellisellidae）动物灯芯柳珊瑚 *Junceella juncea*（Pallas）、鳞灯芯柳珊瑚 *Junceella squamata* Toeplitz 的群体。

【分布】　皆分布于广东沿海、海南及西沙群岛等海域。

【性味归经】　咸，平。归脾、胃经。

【功能主治】　利水，散结。用于水肿，宿滞不消。

【用法用量】　内服：煎汤，15～30g。

22. 海仙人掌

【别名】 刺棒。

【来源】 为海仙人掌科（Acroporidae）动物海仙人掌 *Cavernularia habereri* Moroff 的全体。

【分布】 黄海及东海沿岸。

【性味归经】 甘、咸，平。归肺经。

【功能主治】 滋阴降火，解毒散结，化痰止咳。用于阴虚火旺，腮腺炎，支气管炎。

【用法用量】 内服：煎汤，10～15g。外用：捣敷，适量。

23. 地龙

【别名】 蚯蚓、蟺、螾、蛇蚕、蛇蚓、蚕蛇、丘蛇、蜷蛇、附蚓、蚯附蚓、寒蛇、寒蚓、蜿蛇、引无、曲蛇、曲蟮、曲蛇、曲蜒、蛐蟮、曲虫、赤虫、大蚓、鸣彻、却行、寒欣、鸣砌、土龙、地龙子、地龙、朐蛇、土蛇、虫蟮、白颈蚯蚓、干地龙、土地龙、广地龙、沪地龙、蚓蝼、千人踏、坚蚕、蛇、蚓、珠串、地衣。

【来源】 为钜蚓科（Megascolecidae）动物参环毛蚓 *Pheretima aspergillum*（E. Perrier）、威廉环毛蚓 *Pheretima guilletmi*（Michaelsen）、通俗环毛蚓 *Pheretima vulgaris* Chen、栉盲环毛蚓 *Pheretima pectiniferu* Michaelsen 的全体。

【分布】 参环毛蚓分布于福建、广东、广西，威廉环毛蚓，通俗环毛蚓分布于江苏、浙江、湖北、上海、天津，栉盲环毛蚓分布于江苏、浙江、上海、南昌。

【性味归经】 咸，寒，有小毒。归肝、脾、肺、膀胱经。

【功能主治】 清热息风止痉，通经活络，平喘利尿。用于热病发热狂躁，惊痫抽搐，中风偏瘫，风湿痹痛，肺热喘咳，痰鸣喘息，痹证，小便不通，瘰疬，痄腮，疮痈。

【用法用量】　内服：煎汤，5～10g；成研成粉末，每次1～2g；或入丸、散剂，每次2～7g；鲜品拌糖或盐水服。外用：鲜品捣烂敷或取汁涂敷，研成粉末撒或调涂，适量。

【类同品】　部分地区亦将同科动物白颈环毛蚓 *Pheretima californica*（Kinberg）（分布于江苏、安徽、浙江、福建、湖北、湖南、四川、云南）、秉氏环毛蚓 *Pheretima carnosa*（Kinberg）（分布于陕西、山东、江苏、安徽、浙江、江西、福建、湖北、湖南、广东、四川、贵州）、异毛环毛蚓 *Pheretima diffringens*（Borid）（分布于江苏、安徽、浙江、江西、福建、湖北、湖南、贵州）、湖北环毛蚓 *Pheretima hupeiensis*（Michaelsen）（分布于东北及河北、陕西、江苏、安徽、浙江、江西、湖北、四川）、秉前环毛蚓 *Pheretima praepinguis*（Gates）（分布于四川）、壮伟环毛蚓 *Pheretima robusta*（E. Perrier）（分布于江苏、浙江、江西、福建、湖北、四川）、舒脉环毛蚓 *Pheretima schmardae*（Horst）（分布于江苏、安徽、浙江、江西、福建、湖北、湖南、贵州）、直隶环毛蚓 *Pheretima tschiliensis*（Michaelsen）（分布于华北及长江流域）、链胃蚓科（Moniligastridae）动物天锡杜拉蚓 *Drawida gisti*（Michaelsen）（分布于华东、中南及河北、陕西）、日本杜拉蚓 *Drawida japonicus*（Michaelsen）（分布于全国）、正蚓科（Lumbricidae）动物缟蚯蚓 *Allolobophora caliginosa trapezoices*（Duges）（又称背暗异唇蚓，分布于全国各地）、赤子爱胜蚓 *Eisenia foetida*（Savigny）（分布于四川、黑龙江）、红色爱胜蚓 *Eisenia rosea* Savigny（分布于黑龙江）作为药用。

24. 水蛭

【别名】　马蜞、马蛭、马蟥、马鳖、蚂蝗蜞、蚂鳖、牛鳖、肉钻子、塔干、沙塔干、长条黄蜞、金边蚂蟥、油水蛭、蛭蝚、至掌、虮、蛙、蜞、红蛭、水麻贴、门尔哥蚂里、茶色蛭、水痴、水蚂蚁。

【来源】　为水蛭科（Hirudinidae）动物水蛭 *Hirudo nipponua*（Whitman）、蚂蟥 *Whitmania pigra*（Whitman）、柳叶蚂蟥 *Whitmania acranulata*（Whitman）的全体。水蛭又称日本医蛭、医用蛭、线蚂蟥，蚂蟥又称宽体金线蛭、宽水蛭、水蚂蟥。

【分布】　水蛭分布于我国南、北方，蚂蟥分布于东北及河北、山东、江苏、安徽、浙江、江西、湖北、湖南，柳叶蚂蟥分布于河北、山东、安徽、江苏、福建、台湾、湖北、四川、浙江。

【性味归经】 辛、咸，平，有小毒。归肝经。

【功能主治】 破血通经，逐瘀消癥。用于血瘀经闭，癥瘕积聚，跌打损伤，心腹暴痛。

【用法用量】 内服：煎服，1.5～3g；或研成粉末服，0.3～0.5g，或入丸、散剂为宜。外用：活水蛭置痛处吮吸。

【类同品】 部分地区亦将同科动物丽医蛭 *Hirudo purchra* Song（分布于浙江）、黄蛭科（Haempidae）动物光润金线蛭 *Whitmania laevis*（Baird）（分布于全国）、细齿金线蛭 *Whitmania edentula*（Whitman）（分布于四川、广东、江苏）、秀丽金线蛭 *Whitmania garcilis*（Moore）（分布于江苏、浙江）、日本山蛭 *Haemadipsa japonica* Whitman（分布于山东、云南）作为药用。

25. 禾虫

【别名】 沙蚕、海蚯蚓、沙虫。

【来源】 为沙蚕科（Nereidae）动物疣吻沙蚕 *Tylorrhynchus heterochaetus*（Quatrefages）的全体。又称海蛐蟮。

【分布】 全国各海区。

【性味归经】 甘，温。归脾、胃、膀胱经。

【功能主治】 补脾益胃，补血养血，利水消肿。用于脾胃虚弱，消化不良，水肿，小便不利，脚气病，贫血。

【用法用量】 内服：煎汤，5～10条。

【类同品】 部分地区亦将同科动物日本沙蚕 *Nereis japonica* Izuka（又称沙蚕，分布于全国沿海）、矶沙蚕科（Eunicidae）动物异足沙蚕 *Lumbriconereis heteropoda* Marenzeller（又称沙蚕，分布于黄、勃海）作为药用。

26. 沙蚕

【来源】 为矶沙蚕科（Eunicidae）动物巢沙蚕 *Diopatra neapolitara*

Rette Chiaje 的全体。

【分布】　黄海、渤海。

【性味归经】　甘、淡，平。归脾经。

【功能主治】　解毒。用于水肿，脚气病。

【用法用量】　内服：煎汤，5～10 条。外用：适量。

【类同品】　部分地区亦将吻沙蚕科（Glyceridae）动物长吻沙蚕 *Glycera chirori* Lzuka（分布于全国沿海）作为药用。

27. 海蚯蚓

【别名】　沙蠋。

【来源】　为沙蠋科（Arenicolidae）动物鸡冠沙蠋 *Arenicola cristata* Stimpson、巴西沙蠋 *Arenicola brasiliensis*（Nonoto）的全体。

【分布】　渤海、黄海沿岸。

【性味归经】　咸，寒。归心经。

【功能主治】　清热解毒，敛疮生肌，消肿止痛。用于痈疮肿毒。

【用法用量】　外用：焙干研成粉末调敷，适量。

28. 海浮石

【别名】　浮石、石花、海石、水泡石、浮海石、浮水石、羊肚石、水花、黄烂浮石、白浮石、岩浮石、煅浮石、海石花、玉脂芝、黑浜珊瑚、海南石。

【来源】　为胞孔苔虫科（Celleporidae）动物脊突苔虫 *Costazia aculeata* Canu et Bassler、瘤分胞苔虫 *Celleporina costazii*（Audouin）等的石灰质骨骼。脊突苔虫又称消突苔虫，瘤分胞苔虫又称瘤苔虫、柯氏分胞苔虫。

【分布】　脊突苔虫分布于南部沿海，瘤分胞苔虫分布于山东半岛、江苏、浙江、福建、广东、海南及西沙、中沙、南沙海域。

【性味归经】　咸，寒。归肺、肾经。

【功能主治】 清肺化痰，软坚散结，利水通淋。用于肺热咳嗽，瘿瘤瘰疬，血淋，石淋。

【用法用量】 内服：煎汤，9～15g；或入丸、散剂。外用：研成粉末撒；水飞点眼，适量。

【类同品】 部分地区亦将浜珊瑚科（Poripdae）动物黑浜珊瑚 *Porites nigrescens* Dany（分布于海南、广东沿海及西沙群岛、东沙群岛）作为药用。

第二章　软体类动物药

29. 海石鳖

【别名】　石鳖、隐板石鳖。

【来源】　为隐板石鳖科（Criptoplacidae）动物红条毛肤石鳖 *Acanthochton rubrolineatus*（Lischke）、锉石鳖科（Ischnochitonidae）动物函馆锉石鳖 *Ischnochiton hakodadensis* Pilsbry 的全体。红条毛肤石鳖又称海八节毛、八节毛。

【分布】　红条毛肤石鳖分布于我国沿海，函馆锉石鳖分布于渤海、黄海沿岸。

【性味归经】　咸，寒、凉，有小毒。归肝、脾、胃、肺经。

【功能主治】　软坚散结，活血止痛，清热解毒散结，化痰止咳平喘。用于瘰疬，麻风病，咳嗽气喘。

【用法用量】　内服：焙焦研成粉末，2～6g；或胶囊，每次1～5g。

【类同品】　部分地区亦将锉石鳖科（Ischnochitonidae）动物花斑锉石鳖 *Ischnochiton comptus*（Gould）（我国沿海多见）、朝鲜鳞带石鳖 *Lepidozona coreanica*（Adamis et Reeve）（分布于渤海）作为药用。

30. 石鳖

【别名】　鳖化石、石鳖化石。

【来源】　为石鳖科（Chitonidae）动物石鳖 *Chiton sp.* 的化石。

【分布】　浙江、江苏、福建、广东等。

【性味归经】　甘，凉。归肾经。

【功能主治】 清热利水，通淋散结。用于热淋，血淋，湿热下注所致的阴部盗汗，闭经。

【用法用量】 内服：煎汤，或研成粉末，3～15g。

31. 石决明

【别名】 鳆鱼甲、千里光、真海决、海决明、海南决、关海决、鲍鱼壳、九孔石决明、鲍鱼皮、金蛤蜊皮、九孔决明、真珠母、九孔螺、耳片壳、毛底海块、光底海决、海蚌壳、杂色鲍壳、九孔鲍壳、九孔贝、鲍螺壳、盘大鲍壳、石决、大海决、朱子房、石厥明、冲海决、大洋石决明（贝壳）。

【来源】 为鲍科（Haliotidae）动物杂色鲍 *Haliotis diversicolor* Reeve、皱纹盘鲍 *Haliotis discus hannai* Ino、羊鲍 *Haliotis ovina* Gmelin、澳洲鲍 *Haliotis rubber*（Leach）、耳鲍 *Haliotis asinine* Linnaeus、白鲍 *Haliotis laevigata*（Donovan）的贝壳。皆称为鲍鱼，杂色鲍又称九孔鲍、九孔螺，皱纹盘鲍又称虾夷盘鲍、盘大鲍，羊鲍又称台湾石决明。

【分布】 杂色鲍分布于福建以南沿海，皱纹盘鲍分布于辽宁、山东、江苏等地沿海，羊鲍分布于南海及台湾沿海，澳洲鲍和耳鲍分布于澳洲、新西兰，白鲍多混在澳洲鲍中。

【性味归经】 咸，寒。归肝、肾、肺经。

【功能主治】 平肝潜阳，清肝明目。用于肝阳上亢之头晕头痛，目赤翳障，视物昏花。

【用法用量】 内服：煎汤，打碎先煎，10～30g。外用：研成粉末撒患处，或研成粉末水飞点眼，适量。

【类同品】 部分地区亦将同科动物盘大鲍 *Haliotis gigantea discus* Reeve（分布于北部沿海）、多变鲍 *Haliotis varia* Linnaeus、平鲍 *Haliotis planata* Sowerby、格鲍 *Haliotis clathrata* Reeve（皆分布于海南、广西、广东、福建、台湾等沿海）、半纹鲍 *Haliotis semistriata* Reeve（分布于南海）作为药用。

32. 鲍鱼

【别名】　鳆鱼、石决明肉、镜面鱼、明目鱼、千里光。

【来源】　见“石决明”条，药用部位为肉。

【性味归经】　甘、咸，平。归肝经。

【功能主治】　清肝明目，滋补强壮，滋阴补肾。用于目昏雀盲，肾虚体弱，劳热骨蒸咳嗽。

【用法用量】　内服：煮食或煎汤，适量。

【类同品】　见“石决明”条。

33. 嫁蝛

【别名】　帽贝。

【来源】　为帽贝科（Patellidae）动物嫁蝛 *Cellana toreuma*（Reeve）的贝壳。

【分布】　华东沿海。

【性味归经】　咸，微寒。归肝经。

【功能主治】　息风止痉。用于小儿惊风。

【用法用量】　内服：煎汤，10～15g。

34. 龟甲蝛贝

【别名】　帽贝。

【来源】　为帽贝科（Patellidae）动物龟甲蝛 *Cellana testudinaria*（Linne）的贝壳。

【分布】　广东、海南等沿海。

【性味归经】　咸，寒。归肝经。

【功能主治】　安神定志。用于小儿惊风。

【用法用量】　内服：煎汤，5～15g。

35. 海决明

【别名】 马蹄螺、马蹄子、海边明、白面螺。

【来源】 为马蹄螺科（Trochidae）动物黑凹螺 *Chlorostoma nigerrima*（Gmelin）、锈凹螺 *Chlorostoma rusticum*（Gmelin）的贝壳。锈凹螺又称高腰螺。

【分布】 黑凹螺分布于东海、南海，锈凹螺分布于我国各海城。

【性味归经】 咸，寒。归肝、肾经。

【功能主治】 平肝潜阳，益肾养肝。用于肝阳上亢之头痛头晕。

【用法用量】 内服：煎汤，15～30g。

【类同品】 部分地区亦将同科动物塔形马蹄螺 *Trochus*（*Tectus*）*pyramis* Born（分布于南海）、大马蹄螺 *Trochus*（*Tectus*）*niloticus maximus* Koch（分布于海南和西沙群岛沿海）、单齿螺 *Monodonta labio* Linne（分布于渤海沿岸）作为药用。

36. 甲香

【别名】 水云母、催生子、海月、蠡、海蠡、郎君子。

【来源】 为蝾螺科（Turbinidae）动物夜光蝾螺 *Turbo Marmorstus* Linnaeus、蝾螺 *Turbo cornutus* Solander、节蝾螺 *Turbo articulatus* Reeve、金口蝾螺 *Turbo chrysostomus* Linnaeus、带蝾螺 *Turbo petholatus* Linnaeus、银口蝾螺 *Turbo argyrostomus* Linnaeus 及其近缘动物的厣。夜光蝾螺又称夜光螺，蝾螺又称流螺，节蝾螺又称狗眼睛螺，金口蝾螺又称狗眼睛螺。

【分布】 夜光蝾螺分布于东海和南海，蝾螺分布于东海、南海，节蝾螺、金口蝾螺分布于南海，带蝾螺分布于南海西沙群岛海域，银口蝾螺分布于西沙群岛。

【性味归经】 咸，平。归胃、肝、心经。

【功能主治】 清湿热，解疮毒，止泻。用于小便淋漓涩痛，痢疾，痔疮及疥癣、头疮，目赤肿痛，脘腹疼痛，头痛，心腹满痛。

【用法用量】　内服：煎汤，5～15g；磨水冲服，3～9g。外用：煅存性研成粉末撒，或用香油调涂，适量。

37. 蝾螺

【来源】　见“甲香”条。药用部位为全体

【性味归经】　甘，寒。归肝、心经。

【功能主治】　清热，止痛。用于目赤肿痛，心痛。

【用法用量】　外用：适量。

38. 粒蝾螺厣

【来源】　为蝾螺科（Turbinidae）动物粒花冠小月螺 *Lunella coronata granulata*（Gmelin）的厣。又称粒蝾螺。

【分布】　东海、南海。

【性味归经】　咸，寒。归大肠、肝、肾经。

【功能主治】　清湿热，解疮毒，止痢，降压。用于脘腹疼痛，肠风痔疾，疥癣，头疮，小便淋漓涩痛，高血压。

【用法用量】　内服：煎汤，5～15g。外用：适量。

39. 环口螺

【来源】　为环口螺科（Cyclophoridae）动物褐带环口螺 *Cyclophorus martensianus* Moelldendorff 的全体。

【分布】　福建、江苏、安徽、江西、湖北、湖南、广东。

【性味归经】　咸，平。归肾经。

【功能主治】　缩尿，止痢。用于小儿夜尿，尿频，痢疾。

【用法用量】　内服：煎服，4～5 个。

40. 田螺

【别名】 黄螺、田螺肉、田螺水、石螺、湖螺、蜗螺牛、螺蛳、萨丝东、贡布桑国、露塔尔、滚塔尔、东扎。

【来源】 为田螺科（Vivipardae）动物中华圆田螺 *Cipangopaludina cathayensis*（Heude）、中国圆田螺 *Cipangopaludina chinensis*（Gray）的全体。中国圆田螺又称大田螺、田中螺。

【分布】 中华圆田螺分布于河北、山东、山西、陕西、江苏、浙江、安徽、湖南、湖北、江西，中国圆田螺分布于全国各地。

【性味归经】 甘、辛、咸，寒。归肝、脾、膀胱、小肠、胃经。

【功能主治】 清热解毒，明目，利尿杀虫。用于疔疮肿毒，痔疮，痢疾，目赤翳障，黄疸，小便赤涩，脚气，消渴。

【用法用量】 内服：煎汤，每次 3 ~ 5 只；取涎或煅存性研成粉末用，3 ~ 6g。外用：取涎或捣烂外敷，或研成粉末涂敷，适量。

【类同品】 部分地区亦将同科动物乌苏里圆螺 *Cipangopaludina ussuriensis*（Grestfeldt）（分布于黑龙江、吉林）、东北田螺 *Viviparus chui* Yen（分布于东北）作为药用。

41. 田螺壳

【来源】 见“田螺”条，药用部位为贝壳。

【性味归经】 甘，平。归肺、脾、胃、大肠经。

【功能主治】 和胃，止泻，止血。用于呕吐，胃脘疼痛，泄泻，便血，小儿惊风，疮疡脓水淋漓，子宫脱垂，痔疮。

【用法用量】 内服：煅研成粉末，3 ~ 6g。外用：研成粉末调敷，适量。

42. 田螺厣

【来源】　见“田螺”条，药用部位为厣。

【性味归经】　甘，平。归肝经。

【功能主治】　清热泻火，去翳明目。用于目翳。

【用法用量】　外用：煅烧存性，研成极细粉点眼。

43. 螺蛳

【别名】　蜗篱、师螺、蜗螺、蜗蠃、金螺、石螺、湖螺、环棱螺、豆螺。

【来源】　为田螺科（Vivipardae）动物方形环棱螺 *Bellamya guadrata*（Benson）及同属动物的全体。又称方田螺、豆田螺、蜗螺牛。

【分布】　全国各地。

【性味归经】　甘、淡，寒。归肺、胃、肝、肾经。

【功能主治】　清热化痰，软坚散结，制酸止痛，生肌敛疮，利水，明目。用于热痰咳嗽，瘰疬，胃痛泛酸，水火烫伤，黄疸，水肿，消渴，目赤翳障，痔疮。

【用法用量】　内服：煮食，20 个；或研成粉末或入丸剂，3～15g。外用：捣敷，适量。

【类同品】　部分地区亦将同科动物梨形环棱螺 *Bellamya purificata*（Heude）（分布于全国）、铜锈环棱螺 *Bellamya aeruginosa*（Reeve）（分布于我国大部分地区）、多棱角螺 *Angulyagra polyzonata*（Frauenfela）（分布于江苏、浙江、湖南、江西、福建、广东、云南）作为药用。

44. 白螺蛳壳

【别名】　白螺壳、鬼眼睛。

【来源】　见“螺蛳”条，药用部位为贝类动物死后经久变白的贝壳。

【性味归经】 甘、淡，平。归肺、胃经。

【功能主治】 清热化痰，和胃止呕，制酸止痛，软坚散结，生肌敛疮。用于痰热咳嗽，呕吐，胃痛吐酸，瘰疬，水火烫伤。

【用法用量】 内服：研成粉末，3～15g；入丸剂。外用：研成粉末撒或调敷，适量。

45. 锥螺厣

【别名】 单螺厣。

【来源】 为锥螺科（Turritellidae）动物棒锥螺 *Turritella bacillum* Kiener、笋锥螺 *Turritella terebra* Linnaeus 的厣。棒锥螺又称单螺、锥螺、锥子螺。

【分布】 皆分布于东海、南海。

【性味归经】 咸，凉。归肝经。

【功能主治】 清肝明目。用于结膜炎。

【用法用量】 内服：研成粉末，3～25g。外用：撒敷，或厣煅研成极细粉点眼，适量。

【类同品】 部分地区亦将同科动物强肋锥螺 *Turritella fortilirata* Sowerby（分布于渤海、黄海）作为药用。

46. 锥螺壳

【别名】 单螺。

【来源】 见“锥螺厣”条，药用部位为壳。

【性味归经】 咸，平。归肝经。

【功能主治】 清热解毒。用于痔疮。

【用法用量】 内服：煎汤，5～25g。外用：煎水熏洗，适量。

47. 强肋锥螺壳

【来源】 为锥螺科（Turritellidae）动物强肋锥螺 *Turritella fortilirata* Sowerby 的贝壳。

【分布】 渤海、黄海。

【性味归经】 咸，凉。归大肠经。

【功能主治】 凉血止血。用于痔疮。

【用法用量】 内服：煎汤，10～25g。

48. 蛙螺

【来源】 为蛙螺科（Bursidae）动物蛙螺 *Bursa rana*（Linnaeus）的贝壳。

【分布】 东海、南海。

【性味归经】 咸，寒。归胃经。

【功能主治】 清热解毒，制酸止痛。用于痈疮肿痛，胃痛泛酸。

【用法用量】 内服：煎汤，15～50g。

49. 蛙螺壳

【来源】 为蛙螺科（Bursidae）动物粒蛙螺 *Bursa granularis*（Roding）、鸥鹇土发螺 *Tutufa buta*（Linnaeus）的贝壳。

【分布】 皆分布于南海。

【性味归经】 咸，凉。归肝经。

【功能主治】 平肝潜阳，制酸止痛。用于肝阳上亢之头晕目眩，青盲内障，骨蒸劳热，胃痛泛酸。

【用法用量】 内服：煎汤，15～50g。

50. 石蛇

【别名】 蛇螺。

【来源】 为蛇螺科（Vermetidae）动物覆瓦小蛇螺 *Serpulorbis imbricata*（Dunker）的全体。

【分布】 东海、南海。

【性味归经】 咸，平。归肺经。

【功能主治】 清热解毒。用于痈疮肿毒。

【用法用量】 外用：醋磨敷，适量。

51. 贝子

【别名】 白贝、贝齿、白海肥、海肥、白贝齿。

【来源】 为宝贝科（Cypraeidae）动物环纹货贝 *Monetaria annulus*（Linnaeus）、货贝 *Monetaria moneta*（Linnaeus）、拟枣贝 *Erronea errones*（Linnaeus）的贝壳。

【分布】 环纹货贝和货贝分布于南海，拟枣贝分布于海南、西沙群岛。

【性味归经】 咸、辛、苦，平。归心、肝经。

【功能主治】 清热解毒消肿，清心安神，清肝明目退翳，利尿，止血。用于肺痈，惊悸心烦失眠，目赤云翳，水肿小便不利，热淋，尿血，衄血，外伤出血。

【用法用量】 内服：先煎，5～25g；或入丸、散剂。外用：煅后研成极细粉点眼，适量。

【类同品】 部分地区亦将同科动物黍斑眼球贝 *Erosaria miliaris*（Gmelin）（分布于浙江以南沿海）、眼球贝 *Erosaria erosa*（Linnaeus）（分布于南海）、秀丽拟枣贝 *Erronea pulchella*（Swainson）（分布于广东、海南）、日本细焦掌贝 *Palmadstgua racilis japonica* Schilder（分布于台湾、浙江以南沿海）、中国筛目贝 *Cribtatia chinensis*（Gmelin）（分布于南海）、黄褐绿亚贝

Luria isabella（Linnaeus）（分布于南海）、龟甲贝 *Chelycypraea testudinaria*（Linnaeus）（分布于南海）、蛇目鬘贝 *Talparia argus*（Linnaeus）（分布于南海）作为药用。

52. 紫贝

【别名】 文贝、砑螺、紫贝子、紫贝齿、南蛇牙齿、狗支螺、紫贝止、贝齿、海巴。

【来源】 为宝贝科（Cypraeidae）动物山猫宝贝 *Cypraea lynx*（L.）、阿纹绶贝 *Mauritia arabica*（L.）、虎斑宝贝 *Cypraea tigris* Linnaeus 的贝壳。山猫宝贝又称山猫眼宝贝，阿纹绶贝又称绶贝、阿拉伯绶贝、猪仔螺、子安贝，虎斑宝贝又称虎皮贝。

【分布】 山猫宝贝和虎斑宝贝分布于台湾、海南及西沙群岛，阿纹绶贝分布于福建、台湾、广东、海南、广西及南沙群岛。

【性味归经】 咸，平。归脾、肝、心经。

【功能主治】 清热平肝明目，镇惊安神。用于目赤肿痛，目翳，惊惕失眠多梦，小儿高热抽搐。

【用法用量】 内服：打碎先煎，6～15 克；入丸、散剂。外用：水飞点眼，适量。

【类同品】 部分地区亦将同科动物蛇首眼球贝 *Erosaria caputserpentis*（Linnaeus）（分布于南海）、卵黄宝贝 *Cypraea vitellus*（Linnaeus）（分布于南海）作为药用。

53. 贝齿

【来源】 为宝贝科（Cypraeidae）动物肉色宝贝 *Cypraea carneola*（Linnaeus）的贝壳。

【分布】 南海。

【性味归经】 咸，寒。归肝、心经。

【功能主治】 安神定志，平肝潜阳，明目退翳，利尿通淋。用于心神不安，肝阳上亢之头晕头痛，目生翳障，热毒痢疾，小便不利，鼻渊。

【用法用量】 内服：煎汤，15~25g。

54. 琵琶螺

【来源】 为琵琶螺科（Ficidae）动物白带琵琶螺 *Ficus subintermedius* d′-Orbigny、长琵琶螺 *Ficus gracilis*（Sowerby）的贝壳。

【分布】 皆分布于东海、南海。

【性味归经】 咸，寒。归肺经。

【功能主治】 滋阴清热，化痰止咳。用于小儿高热抽搐，咳嗽痰多。

【用法用量】 内服：煎汤，15~25g。

55. 嵌线螺

【来源】 为嵌线螺科（Cymatiidae）动物毛嵌线螺 *Cymatium pileare*（Linnaeus）、驼背嵌线螺 *Distorsio anus*（Linnaeus）、环沟嵌线螺 *Cymatium cingulatum*（Lamarck）的贝壳。

【分布】 皆分布于南海。

【性味归经】 咸，寒。归胃、肝经。

【功能主治】 清热解毒，软坚散结，制酸止痛。用于疮疖肿痛，瘰疬，胃酸过多。

【用法用量】 内服：煎汤，15~50g。外用：适量。

【类同品】 部分地区亦将同科动物粒神螺 *Apollon olivator rubustus*（Fulton）（分布于东海、南海）、梨形嵌线螺 *Cymatium purum*（Linnaeus）、波纹嵌线螺 *Cymatium aquatile*（Reeve）、法螺 *Charonia tritonis*（Linnaeus）、网纹扭螺 *Distorsio reticulata*（Roding）（皆分布于南海）作为药用。

56. 冠螺

【别名】 唐冠螺。

【来源】　为冠螺科（Cassidae）动物冠螺 *Cassis cornuta*（Linnacus）的贝壳。

【分布】　南海。

【性味归经】　咸，凉。归肝经。

【功能主治】　软坚散结。用于瘰疬。

【用法用量】　内服：煎汤，15～50g。

57. 鬘螺

【来源】　为冠螺科（Cassidae）动物鬘螺 *Phalium glaucum* Linnaeus、沟纹鬘螺 *Phalium strigatum strigatum*（Gmelin）、双沟鬘螺 *Phalium bisulcatum*（Schubet et Wagner）的贝壳。

【分布】　皆分布于东海、南海。

【性味归经】　咸，寒。归胃、肝经。

【功能主治】　软坚散结，制酸止痛。用于瘰疬，胃酸过多。

【用法用量】　内服：煎汤，15～50g。

【类同品】　部分地区亦将同科动物网纹桑椹螺 *Morum cancellatum*（Sowerby）（分布于东海、南海）作为药用。

58. 鹑螺

【来源】　为鹑螺科（Doliidae）动物沟鹑螺 *Tonna sulcosa*（Born）、中国鹑螺 *Tonna chinensis*（Dillwyn）、丽鹑螺 *Tonna magnifica*（Sowerby）、带鹑螺 *Tonna olearium*（Linnaeus）的贝壳。

【分布】　皆分布于东海、南海。

【性味归经】　咸，凉。归肝经。

【功能主治】　平肝潜阳，软坚散结。用于肝阳上亢之头晕目眩，瘰疬。

【用法用量】　内服：煎汤，15～50g。

【类同品】　部分地区亦将同科动物苹果螺 *Malea pomum* Linnaeus、鹧

鸪鹑螺 *Tonna perdix*（Linnaeus）（皆分布于南海）作为药用。

59. 凤螺

【来源】 为凤螺科（Strombidae）动物驼北凤螺 *Strombus gibberulus gibbosus*（Roding）、铁斑凤螺 *Strombus urceus*（Linnaeus）、水字螺 *Lambis chiragra*（Linnaeus）的贝壳。

【分布】 皆分布于南海。

【性味归经】 咸，寒。归肝、胃经。

【功能主治】 清热解毒，软坚散结，制酸止痛。用于疮疖肿痛，瘰疬，胃痛泛酸。

【用法用量】 内服：煎汤，15～25g。外用：适量。

【类同品】 部分地区亦将同科动物黑口凤螺 *Strombus aratrum*（Roding）、斑凤螺 *Strombus lentigionsus* Linnaeus、水晶凤螺 *Strombus canarium*（Linnaeus）、带凤螺 *Strombus vittatus*（Linnaeus）（皆分布于南海）作为药用。

60. 石燕

【别名】 石燕石。

【来源】 为石燕子科（Spiriferidae）动物石燕 *Spirifer sp.*、中华弓石燕 *Cyrtiospirifer sinensis*（Graban）、弓石燕 *Cyrtiospirifer sp.* 等多种动物的化石。

【分布】 湖南、广西、四川、山西、江西等。

【性味归经】 咸，凉。归肾、膀胱经。

【功能主治】 除湿热，利小便，退目翳。用于淋证，小便不利，带下，尿血，肠风痔漏，眼目障翳。

【用法用量】 内服：煎汤，3～10g；磨汁。外用：水磨点眼，适量。

61. 荔枝螺

【别名】　蓼螺、辣螺、辣菠螺、三角荔枝螺。

【来源】　为骨螺科（Muricidae）动物蚝敌荔枝螺 *Thais gradata* Jonas、疣荔枝螺 *Thais clavigera* Kuster 的贝壳。

【分布】　蚝敌荔枝螺分布于东海、南海，疣荔枝螺分布于我国各海域。

【性味归经】　咸，寒。归肝经。

【功能主治】　软坚散结，清热解毒。用于瘰疬，痈疮肿毒。

【用法用量】　内服：煎汤，10～25g。外用：煅灰调敷，适量。

【类同品】　部分地区亦将同科动物角瘤荔枝螺 *Thais tuberosa*（Roding）、白斑荔枝螺 *Purpura rukolphi* Lamarck、武装荔枝螺 *Thais armigera*（Link）、红痘荔枝螺 *Thais alouina*（Roding）、刺荔枝螺 *Thais echinata* Blainville、可变荔枝螺 *Thais mutabilis*（Link）、多角荔枝螺 *Thais hippocastanum*（Linnaeus）（皆分布于南海）、黄口荔枝螺 *Thais luteostoma*（Holten）（分布于我国沿海）作为药用。

62. 骨贝

【别名】　骨螺、蝲螺。

【来源】　为骨螺科（Muricidae）动物骨螺 *Murex triremis*（Perry）、钩棘骨螺 *Murex aduncospinosus* Reeve、浅缝骨螺 *Murex trapa* Roeding 的贝壳。骨螺又称三列刺骨螺、三列棘骨螺、鹬螺。

【分布】　栉棘骨螺和浅缝骨螺分布于东海、南海，钩棘骨螺分布于南海。

【性味归经】　咸，凉。归胆经。

【功能主治】　清热解毒，活血止痛。用于中耳炎，痈肿疮毒，下肢溃疡。

【用法用量】　内服：煎汤，10～30g。外用：煅后研成粉末，茶油调涂，适量。

【类同品】 部分地区亦将同科动物三棘骨螺 *Murex ternispina* Lamarck（分布于东海、南海）、直吻骨螺 *Murex rectirostris* Sowerby（分布于东海、南海）、钝角骨螺 *Ceratostoma fournieri*（Crosse）（分布于渤海、黄海）、鹧鸪蓝螺 *Nassa francolinus*（Bruguiene）（分布于南海）、栉棘骨螺 *Murex pecten* Lightfoot（分布于东海、南海）作为药用。

63. 棘螺

【来源】 为骨螺科（Muricidae）动物棘螺 *Chicoreus ramosus*（Linnaeus）的贝壳。

【分布】 南海。

【性味归经】 咸，凉。归肝、胃经。

【功能主治】 清热解毒，软坚散结，制酸止痛。用于疮疡肿痛，瘰疬，胃痛泛酸。

【用法用量】 内服：煎汤，15～50g。

64. 骨螺

【来源】 为骨螺科（Muricidae）动物亚洲棘螺 *Chicoreus asianus* Kuroda、润泽角口螺 *Ceratostomaror ifluum*（Adams et Reeve）的贝壳。

【分布】 亚洲棘螺分布于东海、南海，润泽角口螺分布于渤海、黄海。

【性味归经】 咸，凉。归心经。

【功能主治】 安神定志，收敛固涩。用于失眠健忘，遗精，崩漏，带下。

【用法用量】 内服：煎汤，15～50g。

65. 海螺

【别名】　假猪螺、瓷螺、交螺、顶头螺、海窝窝、红螺、茭螺、海牛牛。

【来源】　为骨螺科（Muricidae）动物皱红螺 *Rapana bezoar*（Linnaeus）、脉红螺 *Rapana venosa*（Valenciennes）、红螺 *Rapana thomasiana* Crosse 或其他类似螺类的肉。脉红螺又称菠螺、菠螺拳。

【分布】　皱红螺分布于东海、南海，脉红螺和红螺分布于我国沿海。

【性味归经】　甘，凉。归肝经。

【功能主治】　清热解毒，明目。用于心腹热痛，目赤肿痛。

【用法用量】　内服：煮食或煎汤，50～100g。外用：取汁合药点眼，适量。

【类同品】　部分地区亦将蛾螺科（Buccinidae）动物香螺 *Neptunea cumingi* Crosse（分布于渤海、黄海）作为药用。

66. 海螺壳

【别名】　假猪螺壳、顶头螺壳、海窝窝壳。

【来源】　见“海螺”条，药用部位为壳。

【性味归经】　咸，凉。归肝、胃、心经。

【功能主治】　解痉，制酸止痛，化痰散结。用于四肢拘挛，胃痛泛酸，瘰疬，心悸失眠，慢性骨髓炎。

【用法用量】　内服：煎汤，15～30g；或入散剂，3～6g。外用：研成粉末调敷，适量。

67. 海螺厣

【来源】　见“海螺”条，药用部位为厣。

【性味归经】　咸，平。归肝经。

【功能主治】 清热解毒，镇肝息风。用于中耳炎，顽疮，肝阳上亢。

【用法用量】 内服：煎汤，10～20g。外用：焙干研成粉末调敷，适量。

68. 香螺

【来源】 为蛾螺科（Buccinidae）动物香螺 *Neptunea cumingi* Crosse 的贝壳。

【分布】 黄海、渤海。

【性味归经】 咸，平。归肺、胃经。

【功能主治】 化痰，制酸止痛。用于胃酸过多，胃痛，顽痰等症。

【用法用量】 内服：煎汤，或研成粉末，15～50g。

69. 东风螺

【来源】 为蛾螺科（Buccinidae）动物泥东风螺 *Babylonia lutosa*（Lamarck）、方斑东风螺 *Babylonia oreolata*（Lamarck）的肉。泥东风螺又称甜螺、东风螺、南风螺，方斑东风螺又称号子螺。

【分布】 皆分布于东海、南海。

【性味归经】 甘、咸，微寒。归大肠经。

【功能主治】 止血，润肠通便。用于鼻衄，大便干燥。

【用法用量】 内服：煎汤，10～30g。

70. 东风螺壳

【来源】 见“东风螺”条，药用部位为壳。

【性味归经】 咸，寒。归肝、胃经。

【功能主治】 制酸止痛、清热解毒。用于淋巴结核，胃酸过多，胃及十二指肠溃疡，疮疖痈疽等。

【用法用量】 内服：煅烧研成粉末冲服，5～10g。外用：研成粉末调敷，适量。

【类同品】 部分地区亦将同科动物皮氏蛾螺 *Buccinum*（*Volutharpa*）*perryi* Jay（分布于渤海）、波纹甲虫螺 *Cantharus undosus*（Linnaeus）（分布于南海）、纺锤管蛾螺 *Siphonalia fusoides*（Reeve）（分布于东海）、甲虫螺 *Cantharus cecillei*（Philippi）（分布于我国沿海各地）、中华海因螺 *Hindsia sinensis*（Sowerby）（分布于东海、南海）、侧平肩螺 *Japelion latus*（Dall）（分布于黄海）、略胀管蛾螺 *Siphonalia subdilatata* Yen（分布于黄海）、褐管蛾螺 *Siphonalia spadicea*（Reeve）（分布于黄海）、亮螺 *Phos senticosus* Linnaeus（分布于东海、南海）作为药用。

71. 角螺厣

【别名】 响螺厣、螺蒂。

【来源】 为盔螺科（Galeodidae）动物管角螺 *Hemifusus tuba*（Gmelin）、细角螺 *Hemifusus ternatanus*（Gmelin）等的厣。管角螺又称响螺、海螺、号螺，细角螺又称天狗角螺。

【分布】 皆分布于东海、南海。

【性味归经】 甘、咸、涩，凉。归心、肾经。

【功能主治】 清热解毒，敛疮生肌，滋阴益气。用于痈疮肿毒，小儿头疮，下肢溃烂，白带过多，体虚倦怠，潮热盗汗。

【用法用量】 内服：煎汤，10～15g；研成粉末，5～15g。外用：煅烧研成粉末，调敷，适量。

72. 角螺

【来源】 见“角螺厣”条，药用部位为肉。

【性味归经】 甘，平。归肾经。

【功能主治】 补肾壮阳，滋阴补气。用于肾虚腰痛，耳聋。

【用法用量】 内服：煮食，适量。

73. 榧螺

【来源】 为榧螺科（Olividae）动物伶鼬榧螺 *Oliva muatellina* Lamarck、红口榧螺 *Oliva miniacea*（Roding）的贝壳。伶鼬榧螺又称马齿螺、惊螺，红口榧螺又称榧子螺。

【分布】 伶鼬榧螺分布于东海、南海，红口榧螺分布于南海。

【性味归经】 咸，平。归肝、肺经。

【功能主治】 清燥润肺，平肝潜阳。用于肺燥咳嗽，肝阳上亢之头晕，青盲内障。

【用法用量】 内服：煎汤，15～50g。

【类同品】 部分地区亦将同科动物彩饰榧螺 *Oliva ornata* Marrat（分布于南海）、肩榧螺 *Oliva emicator*（Meuschen）（分布于南海）、彩榧螺 *Oliva ispidula*（Linnaeus）（分布于台湾、广东、海南及西沙）、陷顶伶鼬榧螺 *Oliva mustelina concavospira*（Sowerby）（分布于海南和西沙）作为药用。

74. 红螺塔

【别名】 海菠萝。

【来源】 为涡螺科（Volutidae）动物瓜螺 *Cymbinm melo*（Solander）的卵群。又称红螺、泊螺、油螺、红塔螺。

【分布】 东海、南海。

【性味归经】 酸、咸、甘，寒。归肾、胃经。

【功能主治】 清热除烦，制酸止痛，退虚热。用于发热，胃痛泛酸，阴虚发热。

【用法用量】 内服：煎服，15～30g；煅研成粉末，6～15g。

75. 瓜螺

【来源】 见“红螺塔”条，药用部位为肉。

【性味归经】　咸，平。归肝经。

【功能主治】　清火明目。用于肝火上炎之头痛目眩。

【用法用量】　内服：煎汤，15～30g。

76. 电光螺

【来源】　为涡螺科（Volutidae）动物电光螺 *Fulgoraia rupestris*（Gmelin）的贝壳。

【分布】　东海、南海。

【性味归经】　咸，平。归肝、胃经。

【功能主治】　软坚散结，制酸止痛。用于瘰疬，胃酸过多，胃及十二指肠溃疡等症。

【用法用量】　内服：煎汤，15～50g。

77. 细带螺

【来源】　为细带螺科（Fasciolariidae）动物旋纹细带螺 *Fasciolaria filamentosa*（Roding）、四角细带螺 *Fasciolaria trapezium*（Linnaeus）的贝壳。

【分布】　皆分布于南海。

【性味归经】　咸，凉。归肝、胃、肺经。

【功能主治】　平肝潜阳，化痰止咳，制酸止痛。用于肝阳上亢之头痛眩晕，咳嗽痰多，胃痛泛酸。

【用法用量】　内服：煎汤，15～50g。

78. 笔螺

【来源】　为笔螺科（Mitridae）动物中国笔螺 *Mitra chinensis* Gray、沟纹笔螺 *Mitra proscissa* Reeve 的贝壳。

【分布】　中国笔螺分布于黄海、东海、南海，沟纹笔螺分布于台湾、广东、海南和西沙群岛。

【性味归经】 咸，凉。归肝、胃、肺经。

【功能主治】 平肝潜阳，制酸止痛。用于肝阳上亢之头晕目眩，胃痛泛酸。

【用法用量】 内服：煎汤，15～50g。

【类同品】 部分地区亦将同科动物肩棘笔螺 *Mitra papalis* (Linnaeus)、圆点笔螺 *Mitra scutulata* (Gmelin)、淡黄笔螺 *Mitra isabella* Swainson、肥笔螺 *Mitra ambigua* Swainson、笔螺 *Mitra mitra* (Linnaeus)(皆分布于南海)、金笔螺 *Mitra aurantia* (Gmelin)(分布于台湾、广东和海南)、杂色笔螺 *Mitra* (*Strigatella*) *litterata* Lamarck（分布于南海）作为药用。

79. 竖琴螺

【来源】 为竖琴螺科（Harpidae）动物竖琴螺 *Harpa conoidalis* Lamarck、华贵竖琴螺 *Harpa nobillis* Roding、玲珑竖琴螺 *Harpa amouretta* Roding 的贝壳。

【分布】 竖琴螺分布于台湾、广东沿海，华贵竖琴螺和玲珑竖琴螺分布于南海。

【性味归经】 咸，寒。归肝经。

【功能主治】 软坚散结，平肝潜阳。用于瘰疬，肝阳上亢之头晕目眩等症。

【用法用量】 内服：煎汤，15～50g。外用：适量。

80. 芋螺

【来源】 为芋螺科（Conidae）动物地纹芋螺 *Conus geographus* Linnaeus、方斑芋螺 *Conus tessulatus* Born、信号芋螺 *Conus litteratus* Linnaeas、黄芋螺 *Conus flavidus* Lamarck 的贝壳。

【分布】 地纹芋螺分布于西沙群岛和海南南部，方斑芋螺和黄芋螺分布于台湾、海南、西沙群岛，信号芋螺分布于台湾、广东和西沙群岛。

【性味归经】 咸，平。归肝、心、胃经。

【功能主治】 制酸止痛，软坚化痰，镇惊安神。用于胃痛泛酸，瘰疬，惊悸失眠。

【用法用量】 内服：煎汤，15～25g。

【类同品】 部分地区亦将同科动物主教芋螺 *Conus episcopus* Hawass、大尉芋螺 *Conus capitaneus* Linnaeus、将军芋螺 *Conus generalis* Linnaeus、桶形芋螺 *Conus betulinus* Linnaeus、勇士芋螺 *Conus miles* Linnaeus、白地芋螺 *Conus nussatella* Linnaeus、斑疹芋螺 *Conus pulicarius* Hwass、南方芋螺 *Conus australis* Holten、贞洁芋螺 *Conus virgo* Linnaeus、玛瑙芋螺 *Conus achatinus* Hwass、沟芋螺 *Conus salcatus* Hwass、单色芋螺 *Conus concolor* Swerby、黑芋螺 *Conus marmoreus* Linnaeus、堂皇芋螺 *Conus imperialis* Linnaeus、象牙芋螺 *Conus eburneus* Hwass、菖蒲芋螺 *Conus vexillum* Gmelin（皆分布于台湾、南海、海南和西沙群岛）、织锦芋螺 *Conus texile* Linnaeus（分布于台湾、广东、广西及西沙群岛）作为药用。

81. 线纹芋螺

【来源】 为芋螺科（Conidae）动物线纹芋螺 *Conus striatus* Linnaeus 的贝壳。

【分布】 台湾、海南和西沙群岛。

【性味归经】 咸，凉。归胃、肝经。

【功能主治】 软坚散结，制酸止痛，滋阴清热。用于瘿瘤瘰疬，胃痛泛酸，阴虚内热。

【用法用量】 内服：煎汤，15～25g。

82. 犬齿螺

【来源】 为犬齿螺科（Vasidae）动物角犬齿螺 *Vasum turbinellum*（Linnaeus）、西兰犬齿螺 *Vasum ceramicum*（Linnaeus）的贝壳。

【分布】 皆分布于南海。

【性味归经】 咸，寒。归心、肝经。

【功能主治】 清热解毒，软坚散结。用于疮疖肿痛，瘰疬。

【用法用量】 内服：煎汤，15～25g。外用：适量。

83. 玉螺

【来源】 为玉螺科（Naticidae）动物蛋白乳玉螺 *Polynices albumen*（Linnaeus）、乳玉螺 *Polynices mammata*（Roding）、大口孔玉螺 *Polynices macrostoma*（philippi）、扁玉螺 *Neverita didyma*（Roding）的贝壳。

【分布】 蛋白乳玉和乳玉螺分布于南海，大口孔玉螺分布于东海和南海，扁玉螺分布于黄海和渤海。

【性味归经】 咸，平。归胃、肝经。

【功能主治】 软坚散结，制酸止痛。用于瘿瘤瘰疬，胃痛泛酸。

【用法用量】 内服：煎汤，15～50g。外用：适量。

84. 梨形乳玉螺

【来源】 为玉螺科（Naticidae）动物梨形乳玉螺 *Polynices pyriformis*（Recluz）的贝壳。

【分布】 南海及台湾。

【性味归经】 咸，寒。归胃经。

【功能主治】 清热利湿，化痰软坚。用于疮疡，胃痛泛酸，瘰疬。

【用法用量】 内服：煎汤，15～25g。外用：适量。

85. 线纹玉螺

【来源】 为玉螺科（Naticidae）动物线纹玉螺 *Natica lineata*（Roding）的贝壳。

【分布】 东海、南海。

【性味归经】 咸，寒。归肝、胃、心经。

【功能主治】 清热解毒，化痰消肿，制酸解痉。用于疮疖肿痛，瘰疬，胃酸过多，四肢拘急，心悸失眠。

【用法用量】　内服：煎汤，15～50g。外用：适量。

86. 拟紫口玉螺

【别名】　玉螺。

【来源】　为玉螺科（Naticidae）动物拟紫口玉螺 *Natica janthostomoides* Kuroda et Haber 的贝壳。

【分布】　渤海、黄海。

【性味归经】　咸，平。归肝、胃经。

【功能主治】　化痰消肿，制酸解痉。用于瘰疬，胃痛泛酸，四肢拘挛，心悸失眠。

【用法用量】　内服：煎汤，15～50g。外用：适量。

87. 广大扁玉螺

【别名】　玉螺。

【来源】　为玉螺科（Naticidae）动物广大扁玉螺 *Neverita ampla*（Philippi）的贝壳。

【分布】　渤海、黄海、东海。

【性味归经】　咸，寒。归肝经。

【功能主治】　软坚散结，清热解毒。用于瘰疬，疮疡。

【用法用量】　内服：煎汤，15～50g。外用：适量。

88. 福氏玉螺

【别名】　香螺。

【来源】　为玉螺科（Naticidae）动物微黄镰玉螺 *Lunatia gilva*（Phlippi）、方斑玉螺 *Natica onca*（Roding）的贝壳。

【分布】　微黄镰玉螺分布于渤海、黄海、东海和南海，方斑玉螺分布于南海。

【性味归经】 咸，寒。归肝、胃经。

【功能主治】 清热解毒，软坚散结，制酸止痛。用于疮疖肿痛，瘰疬，胃痛泛酸。

【用法用量】 内服：煎汤，15～50g。外用：适量。

89. 海粉

【别名】 红海粉、海粉丝、海挂面。

【来源】 为海兔科（Aplysiidae）动物蓝斑背肛海兔 *Notarchus*（*Bursatella*）*leachii cirrosus* Stimpson 的卵群。又称海兔、海珠。

【分布】 东海、南海。

【性味归经】 甘、咸，寒。归肺、肝、肾经。

【功能主治】 润肺止咳，软坚散结，解毒止血。用于肺燥咳嗽，瘿瘤瘰疬，鼻衄。

【用法用量】 内服：煎汤，30～60g；入丸、散剂。

【类同品】 部分地区亦将同科动物网纹海兔 *Aplysia*（*Varria*）*pulmonica* Gould（分布于东海）、黑斑海兔 *Aplysia*（*Varria*）*kurodai*（Baba）（分布于南海）作为药用。

90. 吐铁

【别名】 土铁、麦螺、梅螺、土螺、泥板、泥螺、沙衣、沙屑。

【来源】 为阿地螺科（Atyidae）动物泥螺 *Bullacta exarata*（Philippi）的软体。

【分布】 我国各海域。

【性味归经】 甘、咸，寒。归肺、肝、肾经。

【功能主治】 补肝肾明目，生津润肺。用于视物不清，咽喉肿痛，肺痨咳血，阴虚咳嗽。

【用法用量】 内服：盐、酒渍食，或煮服，每次30～60g。

91. 海牛

【来源】 为石磺海牛科（Homoiodorididae）动物石磺海牛 *Homoiodoris japonica* Bergh 的全体。

【分布】 我国南北沿海。

【性味归经】 咸，温。归肾经。

【功能主治】 补肾壮阳，固精止遗。用于肾阳虚之腰痛，阳痿，早泄，滑精。

【用法用量】 内服：煎汤，6～15g，或10～15条。

【类同品】 部分地区亦将拟海牛科（Aglajidae）动物小拟海牛 *Philinopsis minor* Tchang（分布于黄海、渤海、东海及南海等近岸）、肉食拟海牛 *Philiopsis gigliolii*（Tapparone-Canefri）（分布于渤海、黄海）、片鳃海牛科（Arminidae）动物舌海牛 *Linguella babai* Tchang（分布于黄海）、枝背海牛科（Dendrodorididae）动物树枝背海牛 *Dendronotus frondosus*（Ascanius）（分布于我国近海）作为药用。

92. 锥实螺

【别名】 水螺。

【来源】 为锥实螺科（Lymnaeidae）动物静水锥实螺 *Lymnaea stagnalis*（Linnaeus）的全体。

【分布】 黑龙江、新疆等。

【性味归经】 甘、咸，凉。归肝经。

【功能主治】 息风镇静，消肿止痛。用于小儿惊风，痔疮。

【用法用量】 内服：煎汤，5～10个。外用：适量。

93. 褐云玛瑙螺

【来源】 为玛瑙螺科（Achatinidae）动物褐云玛瑙螺 *Achatina furica*

Ferussac 的肉。又称东风螺、菜螺、花螺、非洲蜗牛。

【分布】 广东、广西、福建、台湾。

【性味归经】 甘，平、温。归肝、心经。

【功能主治】 滋补强壮，滋阴养血。用于久病体虚。

【用法用量】 内服：煮服，或研成粉末冲服，适量。

94. 缘桑螺

【别名】 桑牛、天螺。

【来源】 为琥珀螺科（Succineidae）动物赤琥珀螺 *Succinea erythrophana* Ancey 的全体。

【分布】 河北、山西、陕西、新疆、江苏、江西、湖北、湖南、广东、广西、四川等。

【性味归经】 甘、咸，寒。归肝经。

【功能主治】 息风镇惊，消肿止痛。用于小儿惊风，痔疮，脱肛。

【用法用量】 内服：研成粉末，3～10g。外用：煅后研成粉末调敷，适量。

95. 皱巴坚螺

【别名】 天螺、圆螺。

【来源】 为肋齿螺科（Pleurodontidae）动物皱巴坚螺 *Camaena cicatricose*（Müller）的贝壳。

【分布】 广西、广东、湖南、江苏等。

【性味归经】 咸、涩，凉。归心经。

【功能主治】 收敛止血，解毒消疮。用于外伤出血，阴疮不敛。

【用法用量】 外用：煅酥研成粉末外撒，适量。

96. 蜗牛

【别名】 仆累、小牛螺、黄犊、蜗嬴、蜾嬴、蠡嬴、陵螺、山蜗、瓜牛、蠡牛、负壳蜒蚰、海羊、蜒蚰嬴、土牛儿、负壳蛞蝓、天螺、天螺蛳、无靥螺、肌母螺、圆螺虫、贝壳蜒蚰、圆螺狮、里牛、蜗牛子、寄居、书梁、蜗虫、蜗舍、篆壁、水蜒蚰、草螺子、野螺蛳、都马蛇、篆愁君。

【来源】 为蜗牛科（Bradybaenidae）动物蜗牛 *Eulota peliomphala* Pfr.、巴蜗牛科（Bradybaenidae）动物同型巴蜗牛 *Bradybaena similaris*（Ferussde）、条华蜗牛 *Cathaica fasciola*（Draparnaud）、灰巴蜗牛 *Bradybaena ravida*（Benson）及其近缘种的全体。灰巴蜗牛又称水牛、蜒蚰螺，条华蜗牛又称华蜗牛。

【分布】 蜗牛和同型巴蜗牛分布于内蒙、新疆、青海、甘肃、陕西、吉林、山西、河北、河南、山东、江苏、浙江、湖北、湖南、广东、广西、四川，条华蜗牛分布于吉林、河北、陕西、甘肃、山东、河南、湖南、四川；灰巴蜗牛分布于吉林、甘肃、陕西、河北、河南、四川。

【性味归经】 咸，寒，有小毒。归肝、膀胱、胃、大肠经。

【功能主治】 利水消肿，镇惊，清热解毒。用于石淋，小便不利，消渴，痔漏，喉风肿痛，风热惊痫，痄腮，瘰疬，痈肿疮毒，丹毒，蜈蚣咬伤。

【用法用量】 内服：煎汤，30～60g，或捣汁；焙干研成粉末，1～3g。外用：捣敷，或焙干研成粉末调敷，适量；鲜品，每次30～100g。

【类同品】 部分地区亦将巴蜗牛科（Bradybaenidae）动物江西巴蜗牛 *Bradybaena kingsiensis*（Martena）（分布于广西、江西、四川、湖北、湖南、河北、黑龙江）、三带壮蜗牛 *Euhadra moreletiana* Heude（分布于安徽、江苏、浙江）、马氏巴蜗牛 *Bradybaina maacki*（Gerstfeldt）（分布于吉林、辽宁）作为药用。

97. 蜗牛壳

【来源】 见“蜗牛”条，药用部位为壳。

【性味归经】 淡，寒。归肝经。

【功能主治】 清热消肿，杀虫。用于小儿疳积，脱肛。

【用法用量】 内服：研成粉末，每次 3 ~ 6g。外用：研成粉末调敷，适量。

98. 蛞蝓

【别名】 陵蠡、土蜗、附蜗、蜒蚰、托胎虫、蛞蜗、鼻涕虫、蜒蚰螺、蚰蜒、大蛞蝓、蝌蝠、蛉穷、猰貐、石夹子、无壳月拔伊。

【来源】 为蛞蝓科（Limacidae）动物黄蛞蝓 *Linax flavus* Linnaeus、野蛞蝓 *Agriolimax agrestris*（Linnaeus）、黏液蛞蝓科（Phiolimycidae）动物双线嗜黏液蛞蝓 *Philomycus bilineatus*（Benson）的新鲜全体。

【分布】 黄蛞蝓分布于上海、江苏、浙江、湖南、广西、广东、云南、四川、河南、新疆、黑龙江、吉林、北京，野蛞蝓分布于吉林、北京、河北、陕西、山西、新疆、山东、江苏、浙江、湖北、湖南、四川，双线嗜黏液蛞蝓分布于黑龙江、北京、河北、湖北、湖南、广东、上海、江苏、安徽、云南、四川、贵州、新疆、陕西、山西。

【性味归经】 咸，寒。归肺、肝、脾、大肠经。

【功能主治】 清热祛风，消肿解毒，破瘀通经，固脱。用于中风，惊痫，咽肿喉痹，热疮肿毒，丹毒，经闭，蜈蚣、全蝎咬伤，瘰疬，痔疮肿痛，脱肛。

【用法用量】 内服：煎汤，每日 2 ~ 3 条；焙干研成粉末；研烂为丸，2 ~ 3 条。外用：研成粉末或捣敷，5 ~ 10 条。

【类同品】 部分地区亦将黏液蛞蝓科（Phiolimycidae）动物皱纹嗜黏液蛞蝓 *Philomycus rugulosus* Chen et Kao（分布于浙江）作为药用。

99. 瓦楞子

【别名】 蚶壳、瓦屋子、瓦垄子、蚶子壳、花蚬壳、瓦垄蛤皮、血蛤皮、毛蚶皮、魁蚶壳、瓦弄子、瓦垅、毛蚶壳、泥蚶壳、瓦楞、瓦垄壳皮、垄蛤皮、毛蛤、鬼蛤壳、瓦垅子。

【来源】 为蚶科（Arcidae）动物泥蚶 *Tegilarca granosa*（Linnaeus）、魁蚶 *Scapharca broughtonii*（Schrenck）、毛蚶 *Scapharca subcrenata*（Lischke）的贝壳。泥蚶又称灰蛤、垅蛤、粒蚶、瓦垄蛤、蚶子，魁蚶又称魁陆、魁蛤、大毛蛤、赤贝，毛蚶又称血蚶、红螺、毛蛤蜊。

【分布】 泥蚶分布于黄海、东海、南海沿岸，魁蚶和毛蚶分布于我国各海域。

【性味归经】 甘、咸，平。归肝、肺、脾、胃经。

【功能主治】 活血祛瘀，制酸止痛，消痰软坚散结。用于癥瘕痞块，胃痛泛酸，顽痰积结而黏稠难咯，瘿瘤瘰疬。

【用法用量】 内服：煎汤，9～50g；研成粉末，每次 1～3g；或入丸、散剂。外用：研成粉末调敷，适量。

【类同品】 部分地区亦将同科动物半扭转蚶 *Arca*（*Parallelepipedum*）*semitorta* Lamarck、扭转蚶 *Arca*（*Parallelepipedum*）*tortuosa* Linne、舟蚶 *Arca*（*Arca*）*navicularis* Bruuiere、偏胀蚶 *Arca ventricoasa* Lamarck、娇嫩须蚶 *Area fenella*（Reeve）、古蚶 *Anadara antiquata* Linne（皆分布于我国南海）、球蚶 *Potiarca pilula* Reeve（分布于海南）、布氏蚶 *Arca*（*Naricula*）*boucardi* Jousseaume（分布于渤海）、鸟蛤科（Cardiidae）动物中华鸟蛤 *Cardium sinense* Sowerby（分布于海南）、加州扁鸟蛤 *Clinocardium californiense*（Deshayes）（分布于黄海北部和中部）、滑顶薄壳鸟蛤 *Fulvia mutica*（Reeve）（分布于黄海以北海域）、莓实脊鸟蛤 *Fragum unedo*（Linnaeus）（分布于南海）作为药用。

100. 蚶

【别名】 魁蛤、瓦屋子、蚶子、伏老、血蚶、毛蚶。

【来源】　见“瓦楞子”条，药用部位为肉。

【性味归经】　甘、咸，温。归脾、胃经。

【功能主治】　补气养血，温中健胃。用于血虚痿痹，胃痛，消化不良，下痢脓血，亦用于滋补强壮和病后体虚。

【用法用量】　内服：煎汤，10～30g；煮食，20～100g。

【类同品】　见“瓦楞子”条。

101. 蚶肉

【别名】　舟蚶肉。

【来源】　为蚶科（Arcidae）动物平行蚶 *Arca*（*Barbatia*）*parallelogramma* Busch、比那蚶 *Arca*（*Anadara*）*binakayansnsis* Faustino、青蚶 *Arca*（*Barbatia*）*virescens* Reeve、布纹蚶 *Arca*（*Barbatia*）*decussata* Sowerby 的肉。

【分布】　平行蚶分布于渤海、黄海，比那蚶分布于福建、广东、海南，青蚶分布于浙江、福建、广东、海南，布纹蚶分布于广东、海南、西沙群岛。

【性味归经】　甘、咸，温。归肝经。

【功能主治】　滋补强壮。用于癥瘕痞块，病后体虚。

【用法用量】　内服：煎汤，50～100g。

【类同品】　部分地区亦将同科动物球蚶 *Potiarca pilula* Reeve（分布于海南）、泥蚶 *Tegilarca granosa*（Linnaeus）、毛蚶 *Scapharca subcrenata*（Lischke）、古蚶 *Anadara antiquata* Linne 作为药用。

102. 蚶壳

【别名】　蚶子。

【来源】　为蚶科（Arcidae）动物比那蚶 *Arca*（*Anadara*）*binakayansnsis* Faustino、布纹蚶 *Arca*（*Barbatia*）*decussata* Sowerby 的贝壳。

【性味归经】　咸，凉。归肝经。

【功能主治】　平肝潜阳，制酸止痛，化痰软坚散结。用于肝阳上亢之头晕目眩，胃酸过多，癥瘕痞块，瘰疬。

【用法用量】　内服：煎汤，15～50g。

103. 青蚶

【别名】　蚶子。

【来源】　为蚶科（Arcidae）动物青蚶 *Arca*（*Barbatia*）*virescens* Reeve 的贝壳。

【性味归经】　咸，凉。归肝、胃经。

【功能主治】　平肝潜阳，制酸止痛，软坚散结，活血化瘀。用于肝阳上亢，胃痛泛酸，瘰疬，月经不调。

【用法用量】　内服：煎汤，15～50g。

104. 平行蚶

【来源】　为蚶科（Arcidae）动物平行蚶 *Arca*（*Barbatia*）*parallelogramma* Busch 的贝壳。

【性味归经】　辛、咸，凉，归胃、肝经。

【功能主治】　理气，制酸止痛。用于胃酸过多，癥瘕痞块。

【用法用量】　内服：煎汤，15～50g。

105. 淡菜

【别名】　东海夫人、壳菜、海蜌、红蛤、珠菜。

【来源】　为贻贝科（Mytilidae）动物贻贝 *Mytilus edulis* Linnaeus（*Mytilus galloprovincialis* Lamarck）、厚壳贻贝 *Mytilus coruscus* Gould、偏顶蛤 *Modiolus*（*Modiolus*）*modiolus*（Linnaeus）、翡翠贻贝 *Perna viridis*（Linnaeus）的软体。贻贝又称海红、紫贻贝，翡翠贻贝又称彩恋。

【分布】　贻贝分布于渤海、黄海，厚壳贻和偏顶蛤分布于黄海、渤海、东海，翡翠贻贝分布于东海、南海。

【性味归经】 甘、咸，温。归肝、肾经。

【功能主治】 补肝肾，益精血，软坚散结，止泻止痢。用于肾虚腰痛，虚劳阳痿，瘿瘤瘰疬，久痢不止，崩漏带下。

【用法用量】 内服：煎汤，15～50g；或入丸、散剂。

【类同品】 部分地区亦将同科动物黑荞麦蛤 *Vignadula atrata*（Lischke）（分布于我国沿海各地）、寻氏肌蛤 *Musculus senhousei*（Benson）（分布于我国沿海各地）、日本肌蛤 *Musculus japonica*（Dunker）、沟纹毛肌蛤 *Trichomusculus subsulcata*（Bonson）、曲线索贻贝 *Hormomya mutabilis*（Gould）（皆分布于南海）、直线偏顶蛤 *Volsella subrgosa subrgosa* Grabau et King（分布于渤海）、条纹隔贻贝 *Septifer virgatus*（Wiegmann）（分布于东海、南海）、栉毛贻贝 *Brachydontes*（*Hormomya*）*hirsutus*（Lamarck）（分布于东海南部、南海）、光石蛏 *Lithophaga teres*（Philippi）（分布于南海）、肥大石蛏 *Lithophaga*（*Leiosolenus*）*obesa*（Philippi）（分布于南海）、金石蛏 *Lithophaga zitteliana* Dunker（分布于南海）、羽状石蛏 *Lithophaga*（*Diberus*）*malaccana* Reeve（分布于南海）作为药用。

106. 丁蛎

【别名】 白丁蛎壳、白丁蛎、螺蛟、丁字贝、海丁子、海了子。

【来源】 为蚶蛤科（Isognomonidae）动物丁蛎 *Malleus malleus*（Linnaeus）的贝壳。

【分布】 南海。

【性味归经】 甘、咸，寒。归脾经。

【功能主治】 清热解毒。用于湿疮，疖肿。

【用法用量】 内服：煎汤，5～15g；或研成粉末。外用：研成粉末撒或磨水涂，适量。

【类同品】 部分地区亦将同科动物规矩丁蛎 *Malleus regula*（Forskeal）（分布于海南）作为药用。

107. 钳蛤

【来源】　为钳蛤科（Isognomonidae）动物方形钳蛤 *Isognomon acutirostris*（Reeve）、皱纹截蛏 *Solenocurtus exaratus* Philippi、钳蛤 *Isognomom isogonmon*（Reeve）的贝壳。

【分布】　方形钳蛤和皱纹截蛏分布于我国广东、海南，钳蛤分布于南海。

【性味归经】　咸、甘，寒。归肺、胃、肝经。

【功能主治】　滋阴清热，软坚散结，化痰止咳，制酸止痛。用于小儿高热抽搐，潮热盗汗，瘰疬，胃痛泛酸，咳嗽痰多。

【用法用量】　内服：煎汤，15～50g。

【类同品】　部分地区亦将同科动物细肋钳蛤 *Isognomon pernum*（Reeve）（分布于海南和西沙群岛）、匠尺胭蛤 *Pedalion isognomum* Linne（分布于海南）、豆荚蚶蛤 *Isognomon legumen*（Gmelin）（分布于我国各海域）作为药用。

108. 珍珠

【别名】　真珠、蚌珠、真珠子、药珠、珠子、濂珠、真朱、谷虾罗以、走球、南珠、神胎、麻尼、速不、滑珠、鲛珠、蚌胎、鳖珠、珎珠、西洋珠、北海珠、南海珠、李藏珍、走盘珠、南蕃珠、珍珠儿、恶思佛、花珠、明月、新光珠、新港珠、老光珠、玉身珠、马牙珠、湖珠、珍珠粉。

【来源】　为珍珠贝科（Pteriidae）动物马氏珍珠贝 *Pteria martensii*（Dunker）、蚌科（Unionidae）动物褶纹冠蚌 Cristaria plicata（Leach）、三角帆蚌 *Hyriopsis cumimgii*（Lea）等双壳类动物受到刺激而形成的珍珠。马氏珍珠贝又称合浦珠母贝、珍珠贝，褶纹冠蚌又称湖蚌、燕蛤蜊、大江贝、水壳，三角帆蚌又称大燕蛤蜊。

【分布】　马氏珍珠贝分布于南海，褶纹冠蚌分布于全国各地，三角帆蚌分布于河北、山东、安徽、江苏、浙江、江西、湖北、湖南。

【性味归经】 甘、苦、咸、涩，寒、凉、平。归心、肝经。

【功能主治】 平肝潜阳，清热解毒，安神镇静，清肝明目，收敛生肌。用于惊风抽搐，惊悸怔忡失眠，烦热口渴，口舌生疮，咽喉溃腐，目生翳障，疮疡久不收口。

【用法用量】 内服：研成粉末，每次0.3~1g；多入丸、散剂，不用汤剂。外用：研成粉末干撒、点眼或吹喉，适量。

【类同品】 部分地区亦将珍珠贝科（Pteriidae）动物珠母贝 *Pinctada margaritifera*（Linnaeus）（又称珍珠贝，分布于南海）、大珠母贝 *Pinctada maxima*（Jameson）（又称白蝶贝、珍珠贝，分布于海南和西沙群岛）、长耳珠母贝 *Pinctada chemnitzi*（Philippi）（又称解氏珠母贝，分布于南海）、珍珠贝 *Pteria margaritifera*（L.）（分布于海南、广西和西沙群岛）、蚌科（Unionidae）动物背角无齿蚌 *Anodonta woodiana woodiana*（Lea）（又称河蛤蜊、蛤蜊、河蚌，分布于全国各地）、珠母珍珠蚌 *Margaritiana dahurica*（Middendorff）（分布于黑龙江、吉林）所产珍珠作为药用。

109. 珍珠母

【别名】 珠牡、珠母、蚌粉、真珠母、明珠母。

【来源】 见“珍珠”条，药用部位为贝壳。

【性味归经】 咸、涩、甘，凉。归心、肝、肾经。

【功能主治】 平肝潜阳，镇惊安神，明目消翳。用于肝阳上亢之头目眩晕，烦躁心悸失眠，癫狂惊痫，目生翳障，肝热目赤，肝虚目昏。

【用法用量】 内服：煎汤，打碎先煎，10~30g；或研成粉末入丸、散剂，每次1~3g。外用：可入散剂、敷剂、软膏、眼粉、牙粉、吹粉等制剂，适量。

【类同品】 部分地区亦将蚌科（Unionidae）动物圆顶珠蚌 *Unio douglasiae*（Gray）（分布于全国各地）、扭蚌 *Arccnaia lanceolata*（Lea）（分布于安徽、江苏、浙江、江西、湖北、湖南）、巨首楔蚌 *Cuneopsis capitata*（Heude）（分布于安徽、浙江、江苏、江西、湖北、湖南）、短褶矛蚌 *Lanceolaria grayana*（Lea）（分布于黑龙江、吉林、辽宁、河北、山东、安徽、江苏、浙江、江西、湖南、湖北）、射线裂脊蚌 *Schistodesmus lampreyanus*（Baird et Adams）（分布于河北、山东、安徽、江苏、浙江、江西、湖北、湖南）、背瘤丽蚌 *Lamprotula leai*（Gray）（分布于吉林、河北、安徽、江苏、浙江、江西、湖北、湖南、广东、广西）、失衡丽蚌 *Lamprotula tortousa*（Lea）（分布于江苏、安徽、浙江、江西、湖北）、猪耳丽蚌 *Lamprotula rochechouarti*（Heude）（分布于安徽、江苏、江西、湖北、湖南）、多瘤丽蚌 *Lamprotula polysticte*（Heude）（分布于浙江、江苏、江西、湖南）、椭圆丽蚌 *Lamprotula gottschei*（Von martens）（分布于辽宁）、佛耳丽蚌 *Lamprotula mansuyi*（Dautzenberg et Fischer）（分布于广西）、环带丽蚌 *Lamprotula zonata*（Heude）（分布于安徽、江西）、洞穴丽蚌 *Lamprotula caveata*（Heude）（分布于江苏、江西、湖南）、三巨瘤丽蚌 *Lamprotula triclava*（Heude）（分布于江苏、浙江、湖南）、天津丽蚌 *Lamprotula tientsinensis*（Crosse et Debeauz）（分布于浙江、江苏、安徽、江西、湖南）、楔形丽蚌 *Lamprotula biniaz*（Heude）（分布于江西、湖南）、绢丝丽蚌 *Lamprotula fibrosa*（Heude）（分布于江苏、安徽、浙江、湖南）、刻裂丽蚌 *Lamprotula scripta*（Heude）（分布于江苏、安徽、江西、湖南）、背角无齿蚌 *Anodonta woodiana woodiana*（Lea）（分布于全国各地）、蚶形无齿蚌 *Anodenta arcaeformis*（Heude）（分布于黑龙江、吉林、辽宁、内蒙古、陕西、河北、河南、浙江、江苏、江西、湖北、湖南）、舟形无齿蚌 *Anodonta euscaphys*（Heude）（分布于黑龙江、吉林、河北、江苏、湖北）、球形无齿蚌 *Anodonta globosula*（Heude）（分布于安徽、江西、湖南）、河无齿蚌 *Anodonta fluminea*（Heude）（分布于河北、安徽、浙江、江苏）、高顶鳞皮蚌 *Lepidodesma languilati*（Heude）（分布于浙江、江苏、安徽、江西、湖南、湖北）、珍珠贝科（Pteriidae）动物鸦翅珍珠贝 *Pteria*（*Electroma*）*alacorvi*（Killwyn）（分布于南海）、瓦肋珍珠贝 *Pteria tegulata*（Reeve）（分布于南海）、企鹅珍珠贝 *Pteria penguin*（Roding）（分布于日本沿海）、美丽珍珠贝 *Pteria formosa*（Reeve）（分布于南海），以及“珍珠”条诸种作为药用。

110. 江珧柱

【别名】 马甲柱、角带子。

【来源】 为江珧科（Pinnidae）动物栉江珧 *Atrina*（*Servatrina*）*pectinata* Linnaeus 的闭壳肌。又称珧、玉珧、江瑶、簸箕蛤蜊。

【分布】 我国各海域。

【性味归经】 甘、咸，微温。归肾、脾经。

【功能主治】 滋阴补肾，和胃消食。用于消渴，小便频数，宿食停滞，食欲不振。

【用法用量】 内服：煮食，10～20g。

【类同品】 部分地区亦将同科动物紫色裂江珧 *Pinna atropurpurea* Sowerby（又称紫江珧，分布于南海）、细长裂江珧 *Pinna incurvata* Schroter（分布于东海、南海）、旗江珧 *Atrina vexillum* Born（分布于南海）作为药用。

111. 江珧壳

【来源】 见“江珧柱”条，药用部位为贝壳。

【性味归经】 咸、涩，凉。归肝经。

【功能主治】 清热解毒，息风镇静。用于湿疮，肝阳上亢之头痛。

【用法用量】 内服：煎汤，15～25g。外用：煅后研成粉末撒敷，适量。

【类同品】 部分地区亦将同科动物泡状江珧 *Pinna bullata* Gmilin、羽状江珧 *Pinna attenuata* Reeve、司氏江珧 *Pinna*（*Atrina*）*strangei* Reeve、多棘江珧 *Pinna muricata* Linne（皆分布于南海）作为药用。

112. 海菊蛤

【别名】 刺蛄、蝲蛄。

【来源】 为海菊蛤科（Spondyridae）动物堂皇海菊蛤 *Ereutherospondylus imperialis*（Chenu）、紫斑海菊蛤 *Spondylus nicobaricus* Chemnitz 的贝壳。

【分布】 堂皇海菊蛤分布于南海，紫斑海菊蛤分布于东海、南海。

【性味归经】　咸，凉。归肺经。

【功能主治】　清热解毒，止咳化痰，消肿散结。用于痈疮肿毒，咳嗽痰多，瘰疬。

【用法用量】　内服：煎汤，5～15g；外用：研成粉末吹耳，适量。

【类同品】　部分地区亦将同科动物草莓海菊蛤 *Spondylus fragum* Reeve（分布于南海）作为药用。

113. 海月壳

【别名】　蛃壳爿。

【来源】　为不等蛤科（Anomidae）动物海月 *Placuna placenta*（Linnaeus）的贝壳。又称窗贝、蚝蚬窗、明瓦。

【分布】　东海、南海。

【性味归经】　甘、咸，寒。归脾、胃经。

【功能主治】　消积滞，利五脏。用于小儿疳积，黄疸，消渴，湿疹，疮疡溃烂。

【用法用量】　内服：煎汤，5～15g；研成粉末入散剂，3～5g。外用：煅研成粉末外，敷或煎汤洗，适量。

114. 海月

【别名】　镜鱼、海镜、膏叶盘、蛎镜、石镜、窗具、镜月、窗贝肉。

【来源】　见“海月壳”条，药用部位为肉。

【性味归经】　甘，平。归脾、胃经。

【功能主治】　清热解毒，消食除积，化痰。用于痰结食积，黄疸，消渴。

【用法用量】　内服：煎汤，15～30g。

115. 不等蛤

【来源】 为不等蛤科（Anomidae）动物难解不等蛤 *Anomia aenigmatica*（Chemnitz）、盾形不等蛤 *Anomia cyteum* Gray 的贝壳。

【分布】 难解不等蛤分布于南海，盾形不等蛤分布于东海、南海。

【性味归经】 咸、甘，平。归肺、胃经。

【功能主治】 解疮毒，消积滞。用于湿疮，小儿麻疹，疳积，消化不良。

【用法用量】 内服：煎汤，15～25g。

116. 牡蛎

【别名】 蛎蛤、古贲、左顾牡蛎、牡蛤、蛎房、蠔山、蠔莆、左壳、蠔壳、海蛎子壳、海蛎子皮、左顾、左顾牡蛎、蚝莆、蚝壳、煅牡蛎、牡力、牡历、海蛎、左牡蛎、牝蛎、石牡蛎、真海、蛎壳。

【来源】 为牡蛎科（Ostreidae）动物近江牡蛎 *Ostrea rivularis* Gould、长牡蛎 *Ostrea gigas* Thunberg、大连湾牡蛎 *Ostrea talienwhanensis* Crosse 的贝壳。近江牡蛎又称蠔、海蛎子、猴蜊，长牡蛎又称大牡蛎、蠔，大连湾牡蛎又称海蛎子。

【分布】 近江牡蛎和长牡蛎分布于我国各海域，大连湾牡蛎分布于黄海、渤海。

【性味归经】 涩、咸，凉。归肝、肾经。

【功能主治】 滋阴潜阳，镇静安神，软坚散结，收敛固涩，制酸止痛。用于肝阳上亢之头痛头晕，惊悸失眠，瘿瘤瘰疬，癥瘕痞块，自汗盗汗，遗精崩漏，胃痛泛酸。

【用法用量】 内服：煎汤，打碎先煎，9～30g；入丸、散剂。外用：研成粉末干撒、调涂或作扑粉，适量。

【类同品】 部分地区亦将同科动物中华牡蛎 *Ostrea sinensis* Gmelin、咬齿牡蛎 *Ostrea mordax* Gould、叶片牡蛎 *Ostrea folium* Linne、团聚牡蛎 *Os-*

trea glomerate Gould、鸡冠牡蛎 *Ostrea cristagalli* Linnaeus、头巾牡蛎 *Ostrea cucullina* Deshayes、舌骨牡蛎 *Ostrea hyotis* Linne（皆分布于南海）、褶牡蛎 *Ostrea plicatnla* Gmelin（分布于我国各海域）、密鳞牡蛎 *Ostrea denselamellosa* Lischke（分布于我国各海域）、棘刺牡蛎 *Ostrea echinata* Quoy et Gaimard（分布于东海、南海）、僧帽牡蛎 *Ostrea cuccullata* Born（分布于福建、台湾及广东）作为药用。

117. 牡蛎肉

【别名】 蛎黄。

【来源】 见“牡蛎”条，药用部位为肉。

【性味归经】 甘、咸，平。归心、肝经。

【功能主治】 益阴生津，养血安神，软坚消肿。用于体虚，虚烦失眠，丹毒，瘰疬。

【用法用量】 内服：煮食，30～60g（鲜煮食50～100g）。外用：捣敷，适量。

118. 土牡蛎

【来源】 为蚌科（Unionidae）动物圆顶珠蚌 *Unio douglasiae*（Gray）的贝壳。

【分布】 全国各地。

【性味归经】 微涩、咸，微寒。归肝、肾经。

【功能主治】 收敛固涩，清热散结，软坚散结。用于自汗盗汗，遗精，崩漏带下，瘿瘤瘰疬。

【用法用量】 内服：煎汤，10～20g；或煅后研成粉末入丸、散剂，每次3～6g。

119. 马刀

【别名】 蜌、单姥、齐蛤、马蛤、燏岸。

【来源】 为蚌科（Unionidae）动物短褶矛蚌 *Lanceolaria grayana*（Lea）、巨首楔蚌 *Cuneopsis capitata*（Heude）的贝壳。短褶矛蚌又称长蚌、盐条子，巨首楔蚌又称老鸦嘴、楔子蚌。

【分布】 短褶矛蚌分布于黑龙江、吉林、辽宁、河北、山东、安徽、江苏、浙江、江西、湖南、湖北，巨首楔蚌分布于安徽、浙江、江苏、江西、湖北、湖南。

【性味归经】 辛，微寒，有毒。归肝、肾经。

【功能主治】 消瘿，止带，通淋。用于瘿瘤，痰饮，淋病，妇女赤白漏下。

【用法用量】 内服：煎汤，5～15g。

【类同品】 部分地区亦将同科动物圆头楔蚌 *Cuneopsis heudei*（heude）（分布于河北、山东、浙江、江苏、安徽、江西、湖北、湖南）、矛形楔蚌 *Cuneopsis celtiformis*（Heude）（分布于江西、湖南）、微红楔蚌 *Cuneopsis rufescens*（Heude）（分布于江西、湖南）、鱼尾楔蚌 *Cuenopsis pisciculus*（Heude）（分布于安徽、江苏、浙江、江西、湖北、湖南）、剑状矛蚌 *Lanceolaria gladiola*（Heude）（分布于河北、山东、安徽、江苏、浙江、湖南、湖北等省）、竹蛏科（Solenidae）动物花刀蛏 *Cultellus cultellus*（Linnaeus）（分布于南海）、直线竹蛏 *Solen linearis* Chemnitz（分布于南海）、菲律宾刀蛏 *Cultellus philippianus* Dunker（分布于南海）、小荚蛏 *Siliqua minima*（Gmelin）（分布于我国沿海）、尖齿钉塔蛏 *Pharella acutidens*（Sowerby et Broderip）（分布于南海）、总角截蛏 *Solenocurtus divancatus*（Lischke）（分布于黄海）作为药用。

120. 马刀肉

【来源】 见“马刀”条，药用部位为肉。

【性味归经】　甘，寒。归肝经。

【功能主治】　清热明目。用于消渴，目昏，妇人劳损下血。

【用法用量】　内服：煮食，5～100g。

【类同品】　见“马刀”条。

121. 蚌肉

【别名】　含浆、河歪、河蛤蜊。

【来源】　为蚌科（Unionidae）动物三角帆蚌 *Hyriopsis cumimgii*（Lea）、褶纹冠蚌 *Cristaria plicata*（Leach）、背角无齿蚌 *Anodonta woodiana woodiana*（Lea）等蚌类的肉。

【分布】　三角帆蚌分布于河北、山东、安徽、江苏、浙江、江西、湖北、湖南，褶纹冠蚌和背角无齿蚌分布于全国。

【性味归经】　甘、咸，寒。归肝、肾经。

【功能主治】　清热解毒，滋阴明目，收敛固涩。用于烦热消渴，目赤，崩漏带下，痔瘘，湿疹。

【用法用量】　内服：煮食，90～200g。外用：烧存性研末调敷，或取水溶液滴鼻。

【类同品】　部分地区亦将珍珠蚌科（Unionidae）动物珠母珍珠蚌 *Margaritiana dahurica*（Middendorff）（分布于黑龙江、吉林）、蚌科（Unionidae）动物圆顶珠蚌 *Unio douglasiae*（Gray）、扭蚌 *Arccnaia lanceolata*（Lea）（分布于安徽、江苏、浙江、江西、湖北、湖南）、圆头楔蚌 *Cuneopsis heudei*（Heude）（分布于河北、山东、浙江、江苏、安徽、江西、湖北、湖南）、矛形楔蚌 *Cuneopsis celtiformis*（Heude）（分布于江西、湖南）、微红楔蚌 *Cuneopsis rufescens*（Heude）（分布于江西、湖南）、鱼尾楔蚌 *Cuenopsis pisciculus*（Heude）（分布于安徽、江苏、浙江、江西、湖北、湖南）、剑状矛蚌 *Lanceolaria gladiola*（Heude）（分布于河北、山东、安徽、江苏、浙江、湖南、湖北）、射线裂脊蚌 *Schistodesmus lampreyanus*（Baird et Adams）（分布于河北、山东、安徽、江苏、浙江、江西、湖北、湖南）、背瘤丽蚌 *Lamprotula leai*（Gray）（分布于吉林、河北、安徽、江苏、浙江、江西、湖北、湖南、广东、广西）、失衡丽蚌 *Lamprotula tortousa*（Lea）（分布于江

苏、安徽、浙江、江西、湖北)、猪耳丽蚌 *Lamprotula rochechouarti* (Heude)(分布于安徽、江苏、江西、湖北、湖南)、多瘤丽蚌 *Lamprotula polysticte* (Heude)(分布于浙江、江苏、江西、湖南)、椭圆丽蚌 *Lamprotula gottschei* (Von martens)(分布于辽宁)、佛耳丽蚌 *Lamprotula mansuyi* (Dautzenberg et Fischer)(分布于广西)、环带丽蚌 *Lamprotula zonata* (Heude)(分布于安徽、江西)、洞穴丽蚌 *Lamprotula caveata* (Heude)(分布于江苏、江西、湖南)、三巨瘤丽蚌 *Lamprotula triclava* (Heude)(分布于江苏、浙江、湖南)、天津丽蚌 *Lamprotula tientsinensis* (Crosse et Debeauz)(分布于浙江、江苏、安徽、江西、湖南)、楔形丽蚌 *Lamprotula biniaz* (Heude)(分布于江西、湖南)、绢丝丽蚌 *Lamprotula fibrosa* (Heude)(分布于江苏、安徽、浙江、湖南)、刻裂丽蚌 *Lamprotula scripta* (Heude)(分布于江苏、安徽、江西、湖南)、蚶形无齿蚌 *Anodenta arcaeformis* (Heude)(分布于黑龙江、吉林、辽宁、内蒙古、陕西、河北、河南、浙江、江苏、江西、湖北、湖南)、舟形无齿蚌 *Anodonta euscaphys* (Heude)(分布于黑龙江、吉林、河北、江苏、湖北)、球形无齿蚌 *Anodonta globosula* (Heude)(分布于安徽、江西、湖南)、河无齿蚌 *Anodonta fluminea* (Heude)(分布于河北、安徽、浙江、江苏)作为药用。

122. 蚌粉

【别名】 蚌蛤灰、蜃灰、蚌壳粉、蚌壳灰。

【来源】 见"蚌肉"条，药用部位为贝壳制成的粉。

【性味归经】 咸，寒。归肺、肝、胃经。

【功能主治】 化痰消积，清热燥湿。用于痰饮咳嗽，小儿疳积，白带，湿疹，痱子，水火烫伤。

【用法用量】 内服：入丸、散剂，3～12g。外用：干掺或调敷，适量。

123. 蚌泪

【别名】 方诸水、活蚌水、蚌水、蚌清水。

【来源】　见“蚌肉”条，药用部位为体内分泌液。

【性味归经】　甘，寒。归肝经。

【功能主治】　清热解毒，明目。用于目赤肿痛，水火烫伤，鼻疔，消渴。

【用法用量】　内服：炖食，适量。外用：涂敷或点眼，适量。

124. 日月贝

【别名】　飞螺。

【来源】　为扇贝科（Pectinidae）动物日本日月贝 *Amussium japonica*（Gmelin）、长肋日月贝 *Amussium pleuronectes*（Linne）的肉。

【分布】　皆分布于南海。

【性味归经】　甘、咸，平。归肝、肾经。

【功能主治】　补益肝肾，养血生津。用于阴虚劳损，腰酸腿软，遗精滑精，崩漏带下。

【用法用量】　内服：煎汤，50～100g。

125. 干贝

【别名】　扇贝柱、扇贝。

【来源】　为扇贝科（Pectinidae）动物栉孔扇贝 *Chlamys farreri*（Jones et Preston）、华贵栉孔扇贝 *Chlamys nobilis*（Reeve）、花鹃栉孔扇贝 *Chlamys pica*（Reeve）的闭壳肌。栉孔扇贝又称海扇、干贝蛤。

【分布】　栉孔扇贝分布于渤海、黄海，华贵栉孔扇贝和花鹊栉孔扇贝分布于南海。

【性味归经】　甘、咸，微温。归肾经。

【功能主治】　滋阴养血，补肾调中。用于消渴，肾虚尿频，食欲不振。

【用法用量】　内服：煮食，10～30g。

【类同品】　部分地区亦将同科动物条纹栉孔扇贝 *Chlamys striata*

(Schumacher)(又称干贝蛤，分布于黄海)、太阳栉孔扇贝 *Chlamys solaris* Born（又称扇贝，分布于渤海)、日本栉孔扇贝 *Chalmys farreri nipponensis* Kuroda（又称平贝蛤，分布于我国北方沿海)、皱襞扇贝 *Pacten plica* (Linne)(分布于我国沿海)、齿舌栉孔扇贝 *Chlamys radula*（Linne)(又称扇贝、干贝，分布于南海）作为药用。

126. 蚬壳

【来 源】 为蚬科（Corbicuridae）动物河蚬 *Corbicula fruminda* (Müller)、闪蚬 *Corbiula nitens*（Philippi）的贝壳。河蚬又称扁螺、黄螺、沙蜊、金蚶、蟟蚌、蟟仔，闪蚬又称蚬子。

【分布】 河蚬分布于全国各地，闪蚬分布于辽宁、陕西、湖北、湖南、广东、贵州。

【性味归经】 甘、咸，寒。归肺、胃、肝经。

【功能主治】 清热解毒，利湿退黄，止咳化痰，制酸止痛，生肌收敛。用于痈疮肿毒，湿热黄疸，痰喘咳嗽，反胃吞酸，湿疮，溃疡久不收口，脚气。

【用法用量】 内服：煎汤，10～15g；入散剂。外用：适量，烧存性，研成粉末或捣敷。

127. 蚬肉

【来 源】 为蚬科（Corbicuridae）动物河蚬 *Corbicula fruminda* (Müller)、闪蚬 *Corbiula nitens*（Philippi)、刻纹蚬 *Corbicula largillierti*（Philippi）及其近缘动物的肉。刻纹蚬又称花蚬、黑蚬、拉氏蚬。

【分布】 刻纹蚬分布于江西、湖南。

【性味归经】 甘、咸，寒。归肝、胆经。

【功能主治】 清热解毒，利湿退黄。用于疔疮肿毒，湿热黄疸，湿毒脚气。

【用法用量】 内服：煎汤，15～100g；煮食，50～150g；烧存性研成粉末，每次 1 ~ 3g。外用：捣敷，适量。

128. 砗磲

【别名】　车渠、海扇、蚵筋。

【来源】　为砗磲科（Tridacnidae）长砗磲 *Tridacna*（*Chamestrachea*）*maxima*（Roeing）、鳞砗磲 *Tridacna*（*Chamestrachea*）*squamosa* Lamarck 的贝壳。

【分布】　皆分布于南海。

【性味归经】　咸、甘，寒。归心经。

【功能主治】　镇静安神，清热解毒。用于心烦失眠多梦，蜂虫螫伤。

【用法用量】　内服：煎汤，或入丸、散剂，5 ~ 15g；以人乳磨服，每次 5 ~ 10g。

【类同品】　部分地区亦将同科动物大砗磲 *Tridacna gigas*（Linnaeus）、库氏砗磲 *Tidacna cookiana*（Iridale）（皆分布于西沙群岛）、无鳞砗磲 *Tridacna derasa*（Roding）（分布于南海）作为药用。

129. 砗磲肉

【来源】　见“砗磲”条，药用部位为肉。

【性味归经】　甘、咸，寒。归肾经。

【功能主治】　滋阴生津，清热解毒。用于虚羸内热，消渴，痿痹，痈疮肿毒。

【用法用量】　内服：煮食，200 ~ 250g。

【类同品】　见“砗磲”条。

130. 车螯

【别名】　蜃、昌娥、海扇、砗蚝。

【来源】　为砗磲科（Tridacnidae）动物砗蚝 *Hippopus hippopus*（Linnaeus）的全体。

【分布】 西沙群岛。

【性味归经】 甘、咸，寒。归心经。

【功能主治】 清热解毒，消积解酒，安神。用于发背痈疽，疮疖肿毒，酒积癖块，失眠多梦。

【用法用量】 内服：煎汤，10～25g；入散剂。外用：研成粉末调敷，适量。

131. 蛤壳

【别名】 海蛤壳、蛤蜊、文蛤壳、白利壳、紫蛤、蛤粉。

【来源】 为帘蛤科（Veneridae）动物文蛤 *Meretix meretrix*（Linnaeus）、青蛤 *Cyclina sinensis*（Gmelin）、日本镜蛤 *Dosinia*（*Phacosoma*）*japonica*（Reeve）的贝壳。文蛤又称花蛤、黄蛤、圆蛤，青蛤又称海蛤、墨蚬，日本镜蛤又称海蛤子。

【分布】 皆分布于我国各海域。

【性味归经】 苦、咸，微寒。归肺、肾、胃经。

【功能主治】 清热化痰，软坚散结，制酸止痛，收湿敛疮。用于热痰咳嗽，瘿瘤瘰疬痰核，胃痛吞酸，崩漏，痔瘘，外治湿疹、烫伤。

【用法用量】 内服：煎汤（蛤粉宜包煎）6～15g；入丸、散剂，1～3g。外用：研成粉末调敷，适量。

【类同品】 部分地区亦将同科动物丽文蛤 *Meretrix lusoria*（Roeding）、狄氏斧蛤 *Donax dysoni* Deshayes、斧文蛤 *Meretrix Lamarckii* Deshayes、伊萨伯帘蛤 *Venus*（*Clausinella*）*isabellina* Philippi、美叶雪蛤 *Chinoe*（*Clausinella*）*calophylla*（Philippi）、颗粒加夫蛤 *Gafrarium disper*（Dillwyn）、梳加夫蛤 *Gafrarium pectinatum*（Linnaeus）、钝缀锦蛤 *Tapes turgida*（Lamarck）、四射缀锦蛤 *Tapes quadriradiata*（Deshayes）、锯齿巴非蛤 *Paphia*（*Protapes*）*gallus*（Gmelin）、面具美女蛤 *Circe stutzeri*（Donovan）（皆分布于南海）、薄片镜蛤 *Dosinia*（*Dall*）*corrugata*（Reeve）、饼干镜蛤 *Dosinia*（*Phacosoma*）*biscocta*（Reeve）、等边浅蛤 *Gomphina*（*Macridiscus*）*aequilatera*（Sowerby）、白帘蛤 *Venus*（*Ventricola*）*albina* Sowerby（皆分布于我国各海域）、红明樱

蛤 *Moerella rutila*（Dunker）（分布于东海）、江户布目蛤 *Protothaca jedoensis*（Lischke）（又称蚬仔、伊豆布目蛤、麻蚬子，分布于辽宁、河北、山东）、紫石房蛤 *Saxidomus purpuratus*（Sowerby）（分布于渤海）、鳞杓拿蛤 *Anomalodiscus*（*Chione*）*squamosa*（Linne）、曲畸心蛤 *Anomalocardia flexuosa*（Linnaeus）（皆分布于广东沿海）、波纹巴非蛤 *Paphia undulata*（Born）（分布于福建、广东、广西沿海）、沟纹巴非蛤 *Paphia exarata*（Philippi）、真曲巴非蛤 *Paphia euglypta*（Philippi）（皆分布于东海、南海）作为药用。

132. 文蛤肉

【别名】　海蛤肉、蛤蜊肉。

【来源】　为帘蛤科（Veneridae）动物文蛤 *Meretrix meretrix* Linnaeus 等的肉。

【性味归经】　咸，平。归肺、肝经。

【功能主治】　润燥止渴，软坚消肿。用于消渴，肺痨，瘿瘤瘰疬。

【用法用量】　内服：煮食，30～60g。

133. 蛤仔壳

【别名】　玄蛤、花蛤、蛤蜊、蚬子壳、蛤仔。

【来源】　为帘蛤科（Veneridae）动物菲律宾蛤仔 *Ruditapes philippinarum*（Adams et Reeve）、杂色哈仔 *Ruditapes variegata*（Sowerby）的贝壳。又称蚬子、砂蚬子。

【分布】　皆分布于我国各海域。

【性味归经】　咸，寒。归肺、肾经。

【功能主治】　清热解毒，生肌敛疮。用于治臁疮、黄水疮。

【用法用量】　外用：煅存性，研成粉末撒，适量。

134. 蛤仔肉

【来源】 见“蛤仔壳”条，药用部位为肉。

【性味归经】 咸，凉。归肝经。

【功能主治】 平肝潜阳。用于肝阳上亢之头晕目眩。

【用法用量】 内服：煮食，5～15g。

135. 帘蛤

【别名】 仙女蛤。

【来源】 为帘蛤科（Veneridae）动物中国仙女蛤 *Callista chinensis*（Holten）的贝壳。

【分布】 南海。

【性味归经】 咸，寒。归肝、肺经。

【功能主治】 软坚散结，清热解毒。用于瘰疬，咳嗽咯血，崩漏带下。

【用法用量】 内服：煎汤，10～15g。

【类同品】 部分地区亦将同科动物美女蛤 *Circe scripta*（Linnaeus）、美叶帘蛤 *Venus*（*Clausinella*）*calophylla* Hanley、波纹皱纹蛤 *Periglypta crispata* Deshayes（皆分布于南海）、皱纹蛤 *Periglypta puerpera*（Linnaeus）（分布于南海、台湾及海南）作为药用。

136. 加夫蛤

【来源】 为帘蛤科（Veneridae）动物加夫蛤 *Gafrarium*（*Grista*）*pectinatum*（Linne）的贝壳。

【分布】 南海。

【性味归经】 咸，寒。归肝、肺经。

【功能主治】 软坚散结，清热化痰。用于癥瘕积聚，咳嗽气喘，崩漏带下。

【用法用量】　内服：煎汤，10～15g。

【类同品】　部分地区亦将同科动物凸镜蛤 *Dosinia derupta* Roemer（分布于我国沿岸海域）、凸加夫蛤 *Gafrarium*（*Crista*）*tumidum* Roeding、方格帘蛤 *Venus*（*Periglypta*）*Lacerata* Hanley、棕带仙女蛤 *Callista erycina*（Linne）（皆分布于南海）作为药用。

137. 巴非蛤

【来源】　为帘蛤科（Veneridae）动物和蔼巴非蛤 *Paphia amabilis*（Philippi）、纹斑巴非蛤 *Paphia lirata*（Philippi）的贝壳。

【分布】　皆分布于南海。

【性味归经】　甘、咸，寒。归肝、肾、肺经。

【功能主治】　滋阴清热，软坚散结，化痰止咳，制酸止痛。用于阴虚内热之潮热盗汗，瘰疬，咳嗽痰多，胃痛泛酸，崩漏带下。

【用法用量】　内服：煎汤，10～15g。

【类同品】　部分地区亦将同科动物岐脊加夫蛤 *Gafrarium divarcatum*（Gmelin）（分布于南海）、环沟格特蛤 *Katelysia*（*Hemitapes*）*rimularis* Lamarck（分布于南海）作为药用。

138. 头巾雪蛤

【来源】　为帘蛤科（Veneridae）动物头巾雪蛤 *Clausinella tiara* Dillwyn 的贝壳。

【分布】　南海。

【性味归经】　咸，寒。归肝、肺经。

【功能主治】　软坚散结，清热解毒。用于瘰疬，咳嗽咯血，崩漏带下，疮疖等。

【用法用量】　内服：煎汤，10～15g。外用：适量。

139. 缀锦蛤

【来源】 为帘蛤科（Veneridae）动物缀锦蛤 *Tapes literate*（Linne）的贝壳。

【分布】 南海。

【性味归经】 咸，寒。归肝、肺经。

【功能主治】 化痰止咳，软坚散结，制酸止痛。用于气逆喘咳，瘿瘤瘰疬，胃酸过多。

【用法用量】 内服：煎汤，15～50g。

140. 西施舌

【别名】 车蛤、沙蛤、土匙。

【来源】 为蛤蜊科（Mactridae）动物西施舌 *Mactra antiquata* Spengler 的肉。

【分布】 我国各海域。

【性味归经】 甘、咸，平。归肝、肾经。

【功能主治】 清肝明目，凉肝息风，补肝肾，益精血。用于肝肾阴虚之腰膝酸软，消渴，肝火目赤，肝风内动之痉挛抽搐。

【用法用量】 内服：煮食，30～50g。

141. 珂

【别名】 马珂、马轲螺、珬、马鹿贝。

【来源】 为蛤蜊科（Mactridae）动物中国蛤蜊 *Mactra chinensis* Philippi 的贝壳。又称蛤蜊、凹线蛤蜊。

【分布】 黄海。

【性味归经】 咸，寒。归肝、心、脾经。

【功能主治】 清热退翳明目，清热化痰，软坚散结，制酸止痛，止血。用于角膜溃疡，胬肉攀睛，痰热咳嗽，瘿瘤瘰疬，胃痛泛酸，伤口出血及疮疡溃久新肉不生。

【用法用量】 内服：煎汤，50～100g；入丸、散剂。外用：少许，调敷或水飞点眼。

142. 蛤蜊肉

【来源】 见“珂”条，药用部位为肉。

【性味归经】 甘、咸，寒。归肝、心、脾经。

【功能主治】 滋阴补血，利水消肿。用于血虚，慢性肝炎，小便不利。

【用法用量】 内服：煎汤，50～100g。

143. 蛤蜊

【别名】 蛤梨、蛤刺、吹潮、沙蛤、沙蜊、布鸽头。

【来源】 为蛤蜊科（Mactridae）动物四角蛤蜊 *Mactra veneriformis* Reeve 的肉。又称白蚬子、泥蚬子、白蚶子。

【分布】 我国沿海各地。

【性味归经】 甘、咸，寒。归胃、肝、膀胱经。

【功能主治】 滋阴补血，利水消肿，消痰软坚。用于消渴，水肿，痰积，瘿瘤瘰疬，崩漏，痔疮。

【用法用量】 内服：煮食，50～100g；研成粉末冲服，每次3g。

【类同品】 部分地区亦将同科动物菲律宾泥蛤蜊 *Lutraria philippinarum* Deshayes、大蛤蜊 *Mactra grandis*（Lamarck）、大獭蛤 *Lutraria maxima* Jonas（皆分布于南海诸岛沿海）、中日立蛤 *Standella sinojaponica* Zhuang（分布于辽宁、河北、山东、福建、广东等沿海）作为药用。

144. 蛤蜊粉

【别名】 蛤蛎、四角蛤蜊、吹潮、沙蛤、沙蜊、中国蛤蜊、西施舌、蛤粉、海蛤粉。

【来源】 见“蛤蜊”条。药用部位为贝壳经加工制成的粉。

【性味归经】 咸，寒。归肺、肾、肝经。

【功能主治】 清热利湿，化痰，软坚散结，制酸止痛。用于水烫火伤，崩漏带下，痰多咳嗽，脚气浮肿，瘿瘤瘰疬、胃痛泛酸。

【用法用量】 内服：煎汤，50～100g；入丸、散剂，每次3～9g。外用：研成粉末调敷，适量。

【类同品】 见“蛤蜊”条。

145. 紫云蛤

【来源】 为紫云蛤科（Psammobiidae）动物双线紫云蛤 *Sanguinolaria*（*Soletellina*）*diphos*（Linnaeus）、中国紫蛤 *Sanguinolaria*（*Soletellina*）*chinensis*（Reere）、尖紫蛤 *Sanguinolaria acuta* Zhuang et Cai、橄榄血蛤 *Sanguinolara*（*Nuttallia*）*olivacea*（Jay）的贝壳。双线紫云蛤又称砂施，中国紫蛤又称紫血蛤，尖紫蛤又称沙螺，橄榄血蛤又称紫彩血蛤。

【分布】 双线紫云蛤分布于东海和南海，中国紫蛤分布于台湾、广东、海南，尖紫蛤分布于东海和南海分，橄榄血蛤布于黄渤海。

【性味归经】 甘，寒。归肝经。

【功能主治】 清热明目，止渴。用于虚劳烦热、青盲内障等。

【用法用量】 内服：煎汤，15～50g。

【类同品】 部分地区亦将同科动物紫蛤 *Soletellina violacens* Lamarck、和平紫蛤 *Sanguinolaria*（*Psammotaea*）*togata*（Deshayes）、绿紫蛤 *Sanguinolaria*（*Psammotaea*）*virescens*（Deshayes）、射带紫云蛤 *Psammobia radiata* Philippi（分布于南海）、对生蒴蛤 *Asaphis dichotoma*（Anton）（分布于台湾和海南）作为药用。

146. 紫云蛤壳

【来源】　见“紫云蛤”条，药用部位为贝壳。

【性味归经】　甘、咸，寒。归肝、肾、肺、胃经。

【功能主治】　软坚散结，滋阴清热，制酸止痛。用于瘰疬，阴虚潮热盗汗，胃酸过多，痰饮，淋病，带下。

【用法用量】　内服：煎汤，15～50g。

【类同品】　见“紫云蛤”条。

147. 斧蛤

【来源】　为斧蛤科（Donacidae）动物狄氏斧蛤 *Donax dysoni* Deshayes 的肉。

【分布】　广东、海南。

【性味归经】　甘，温。归肝、肾、胆经。

【功能主治】　滋补强壮，益肝补肾，利胆退黄。用于久病体虚，肝炎，黄疸，尿黄，尿浊等症。

【用法用量】　内服：煎汤，适量。

【类同品】　部分地区亦将同科动物楔形斧蛤 *Donax*（*Latona*）*cuneatus* Linnaeus、豆斧蛤 *Donax faba* Gmelin、肉色斧蛤 *Donax incarnatus* Chemnitz（分布于南海）、九州斧蛤 *Donax*（*Serrula*）*kiusiuensis* Pilsbry（分布于黄渤海及台湾）作为药用。

148. 斧蛤壳

【来源】　见“斧蛤”条，药用部位为贝壳。

【性味归经】　甘、咸，寒。归肝、肾、肺、胃经。

【功能主治】　软坚散结，制酸止痛，化痰止咳，滋阴清热。用于瘰疬，胃酸过多，咳嗽痰多，潮热盗汗等。

【用法用量】 内服：煎汤，15～50g。

【类同品】 部分地区亦将心蛤科（Carditidae）动物粗衣蛤 *Beguina semiorbiculata*（Linne）、异纹心蛤 *Cardita variegata* Bruguiere（分布于南海）、斜纹心蛤 *Cardita leana* Dunker（分布于东海）、双带蛤科（Mesodesmatidae）动物齿纹双带蛤 *Semele crenulata*（Sowerby）（分布于广东、海南）、索形双带蛤 *Semele cordiformis* Holten（又称中华双带蛤，分布于福建、广东、广西、海南）、脆琵琶蛤 *Theora fragilis* A. Adams（分布于山东半岛北部海域）、满月蛤科（Lucinidae）动物满月蛤 *Lucina edentula* Linnaeus、菲律宾满月蛤 *Lucina philippiana* Reeve、长格厚大蛤 *Codakia tigerina*（Linne）（皆分布于南海）、斑纹厚大蛤 *Codakia punctata*（Linnaeus）（分布于西沙群岛）、同心蛤科（Glossidae）动物同心蛤 *Isocardia vulgaris* Reeve、拉氏同心蛤 *Isocardia lamarckii* Reeve（皆分布于南海）、樱蛤科（Tellinidae）动物烟台腹蛤 *Heteromacoma irus*（Hanley）（分布于渤海、黄海）、红明樱蛤 *Moerella rutila*（Dunker）（分布于渤海）、异白樱蛤 *Macoma incongrua*（V. Marten）（分布于我国沿海）、美女白樱蛤 *Macoma galathaea* Lamarck、舌形樱蛤 *Tellina* Vulsella Chemnitz、粗纹樱蛤 *Tellina rugosa* Born、透明樱蛤 *Tellina dipahana*（Deshayes）、叶樱蛤 *Phylloda foliacea* Linne、火腿樱蛤 *Tellina perma* Spengler、沟纹巧樱蛤 *Leporimetis lacuosa*（Chemnit）、帝汶樱蛤 *Tellina timorensis* Lamarch（皆分布于南海），以及“斧蛤”条诸种作为药用。

149. 梅蛤

【别名】 扁蛤、海瓜子。

【来源】 为樱蛤科（Tellinidae）动物虹彩樱蛤 *Tellina iridescens*（Benson）的贝壳。

【分布】 东海。

【性味归经】 咸，寒。归肝、肺经。

【功能主治】 化痰止咳，软坚散结。用于咳嗽痰多，瘰疬。

【用法用量】 内服：煎汤，15～50g。

150. 环肋樱蛤

【来源】　为樱蛤科（Tellinidae）动物环肋樱蛤 *Cyclotellina temies*（Linne）的贝壳。

【分布】　海南沿海。

【性味归经】　甘、咸，寒。归肝、肾、胃经。

【功能主治】　软坚散结，制酸止痛，滋阴清热。用于瘰疬，阴虚潮热盗汗，胃痛泛酸。

【用法用量】　内服：煎汤，15～50g。

151. 蛏肉

【别名】　蛏肠、缢蛏、大蛏、土蛏、竹蛏。

【来源】　为竹蛏科（Solenidae）动物缢蛏 *Sinonovacula constricta*（Lamarck）的肉。又称蛏、蛏子、青子。

【分布】　我国南北沿海。

【性味归经】　甘、咸，寒。归心、肝、肾经。

【功能主治】　补阴，清热除烦，利尿消肿。用于产后虚损，烦热口渴，阴虚盗汗，水肿。

【用法用量】　内服：煮食，50～100g，鲜品可用至250g。

152. 蛏壳

【别名】　蛏子壳、蛏、竹蛏、大竹蛏、蛏子。

【来源】　为竹蛏科（Solenidae）动物缢蛏 *Sinonovacula constricta*（Limarck）、长竹蛏 *Solen gouldii* Conrad、大竹蛏 *Solen grandis* Dunker、细长竹蛏 *Solen gracilis* Philippi 等的贝壳。

【分布】　缢蛏、长竹蛏和大竹蛏皆分布于我国沿海，细长竹蛏分布于我国北部沿海。

【性味归经】 甘、咸，凉。归肾、心、肝经。

【功能主治】 补阴，清热除烦，利尿通淋。用于咽喉肿痛，痰饮，淋病，妇女赤白带下。

【用法用量】 内服：煮食，鲜肉250g；煎汤，5～15g；煅存性研成粉末入散剂，3～6g。外用：研成粉末调敷或吹喉，适量。

【类同品】 部分地区亦将同科动物小刀蛏 *Cultellus attenuatus* Dunker（分布于我国南北沿海）、尖刀蛏 *Cultellus scalprus*（Gould）（分布于东海）作为药用。

153. 蛏子

【来源】 为竹蛏科（Solenidae）动物剖刀蛏 *Cultellus scalpellum* Sowerby 的肉。

【分布】 辽宁、河北、山东、浙江。

【性味归经】 甘、咸，温。归肝、肾经。

【功能主治】 补虚，止痢。用于久病体虚，产后虚损，冷痢。

【用法用量】 内服：煎汤，50～100g。

154. 锉蛤

【来源】 为锉蛤科（Limidae）动物角耳锉蛤 *Lima basilanica* Adams et Reeve、索氏锉蛤 *Lima sowerbyi* Deshayes 的贝壳。

【分布】 皆分布于南海。

【性味归经】 咸，寒。归胃、肝经。

【功能主治】 软坚散结，制酸止痛。用于瘰疬，胃酸过多。

【用法用量】 内服：煎汤，15～50g。

155. 砂海螂

【别名】 蚶蛤、大蚶。

【来源】　为海螂科（Myidae）动物砂海螂 *Mya arenaria* Linnaeus 的壳。

【分布】　黄海、渤海。

【性味归经】　咸，寒。归胃、肝经。

【功能主治】　软坚散结，制酸止痛。用于瘰疬，胃酸过多。

【用法用量】　内服：煎汤，15～50g。

156. 海螵蛸

【别名】　乌鲗骨、乌贼鱼骨、乌贼骨、墨鱼骨、墨鱼盖、鱼古、乌鱼古、无针乌贼骨、针乌贼骨、金乌贼骨、明鲞、柔骨、墨乌骨、淡鱼古、花拉子骨、麻乌鲗骨、鱼骨、乌贼甲、海蛸、海硝、缆鱼骨、柔鱼骨、鲗骨、乌则骨、墨斗鱼骨。

【来源】　为乌贼科（Sepiidae）动物金乌贼 *Sepia esculenta* Hoyle、无针乌贼 *Sepiella maindroni* De Rochebrune 的内壳。金乌贼又称乌子、乌鱼、墨鱼，无针乌贼又称曼氏无针乌贼、青浜无针乌贼、乌鱼、墨鱼、花拉子、麻乌贼。

【分布】　金乌贼分布于渤海、东海、南海，无针乌贼分布于我国沿海各地。

【性味归经】　咸、涩，微温。归肝、脾、肾经。

【功能主治】　收敛固涩，制酸止痛，软坚散结。用于吐血，衄血，呕血，便血，崩漏，外伤出血，遗精，滑精，赤白带下，皮肤湿疹，慢性溃疡久不收口，胃痛吞酸，瘰疬。

【用法用量】　内服：煎汤，10～30g；研成粉末，1.5～3g。外用：研成粉末撒或调敷，适量。

【类同品】　部分地区亦将同科动物针乌贼 *Sepia andreana* Steenstrup（又称墨鱼，分布于黄海、东海）、白斑乌贼 *Sepia hercules* Pilsbry（分布于南海）、拟目乌贼 *Sepia subaculeata* Sasaki（分布于福建南部、广东沿海）、神户乌贼 *Sepia kobiensis* Hoyle（分布于东海、南海）、罗氏乌贼 *Sepia robsoni* Sasaki（分布于东海、南海）、白乌贼 *Sepia acrliata* Orbygny（分布于南海）、虎斑乌贼 *Sepia tigris* Sasaki（分布于东海、南海）作为药用。

157. 乌贼鱼肉

【来源】 为乌贼科（Sepiidae）动物金乌贼 *Sepia esculenta* Hoyle、针乌贼 *Sepia andreana* Steenstrup、无针乌贼 *Sepid maindroni* De Rochebrune 、白斑乌贼 *Sepia hercules* Pilsbry、虎斑乌贼 *Sepia tigris* Sasaki、拟目乌贼 *Sepia subaculeata* Sasaki 的肉。

【性味归经】 甘、咸，平。入肝、肾经。

【功能主治】 养血滋阴，调经。用于血虚经闭，崩漏，带下，病后体虚。

【用法用量】 内服：煮食，1～2 条，或 50～100g。

158. 乌贼鱼蛋

【来源】 见“乌贼鱼肉”条，药用部位为产卵腺。

【性味归经】 甘、咸。归脾经。

【功能主治】 健脾利水。用于水肿，小便不利。

【用法用量】 内服：煮食，10～30g。

159. 乌贼墨

【别名】 乌贼鱼腹中墨。

【来源】 见“乌贼鱼肉”条，药用部位为墨囊中的墨汁。

【性味归经】 涩，平。归肺、胃经。

【功能主治】 收敛止血。用于崩漏，吐血，咳血。

【用法用量】 内服：烘干研成粉末或醋磨，每次 2～3g。

160. 枪乌贼

【别名】 柔鱼、鱿鱼。

【来源】 为枪乌贼科（Loliginidae）动物火枪乌贼 *Loligo beka* Sasaki、日本枪乌贼 *Loligo japonica* Steenstrup、中国枪乌贼 *Loligo chinensis* Gray 的新鲜全体。火枪乌贼又称海兔子、水兔、墨鱼仔、鬼供、鱿鱼仔、笔管，日本枪乌贼又称笔管蛸，中国枪乌贼又称中国鱿鱼。

【分布】 火枪乌贼分布于我国南北沿海；日本枪乌贼分布于浙江舟山群岛以北沿海；中国乌贼分布于东海、南海。

【性味归经】 甘、咸、辛，温。归肝、肾经。

【功能主治】 祛风除湿，通淋，滋补。用于风湿痹证，腹泻，石淋，白带，产后或病后体弱，小儿疳积。

【用法用量】 内服：煮食，50～100g。

【类同品】 部分地区亦将柔鱼科（Ommastrephidae）动物太平洋柔鱼 *Ommatostrephes soluni pacificus*（Steenstrup）（又称鱿鱼、柔鱼，分布于我国沿岸海域）作为药用。

161. 乌贼

【来源】 为枪乌贼科（Loliginidae）动物莱氏拟乌贼 *Sepioteuthis lessoniana* Ferussac、耳乌贼科（Sepiolidae）动物双喙耳乌贼 *Sepiola birostrata* Sasaki、柏氏耳乌贼 *Euprymna berryi* Sasaki 的全体。

【分布】 莱氏拟乌贼分布于福建南部、广东沿海，双喙耳乌贼分布于我国各海域，柏氏耳乌贼分布于东海、南海。

【性味归经】 甘、咸，温。归肝、肾经。

【功能主治】 祛风除湿，清热解毒，活血化瘀，健骨强筋。用于风湿腰痛，疮疖，腰肌劳损，小儿疳积，产后体虚。

【用法用量】 内服：煎汤，100～200g。

162. 台湾枪乌贼

【来源】 为枪乌贼科（Loliginidae）动物台湾枪乌贼 *Loligo formosana* Sasaki 的全体。

【分布】 广东。

【性味归经】 辛、甘，温。归肝经。

【功能主治】 祛风湿，止痛解痉，消积。用于风湿腰痛，腰肌劳损，疮疖，肌肉痉挛，小儿疳积，产后体虚。

【用法用量】 内服：煎汤，100～200g。

163. 章鱼

【别名】 傿鱼、章举、鱆、望潮、小八梢鱼、络蹄、蛸、海蛸。

【来源】 为蛸科（Octopoddibae）动物真蛸 *Octopus vulgaris* Lamarak、长蛸 *Octopus variabilis*（Sasaki）、短蛸 *Octopus ocellatus* Gray 的肉。真蛸又称母猪章，长蛸又称石距、乌蛸、长腿蛸、章拒、长爪章、八带蛸、马蛸，短蛸又称坐蛸、短腿蛸、短脚章、短爪章、饭蛸、八带蜡、八带鱼、鱆。

【分布】 真蛸分布于东南沿海，长蛸分布于我国沿海；短蛸分布于我国辽宁至广东沿海。

【性味归经】 甘、咸，平。归脾经。

【功能主治】 养血益气，收敛生肌，通经下乳。用于气血虚弱，痈疽肿毒，疮疡溃烂，产后缺乳。

【用法用量】 内服：煎汤或煮食，30～60g；鲜品用 150～300g。外用：捣烂调敷，适量。

【类同品】 部分地区亦将同科动物卵蛸 *Octopus ovulum*（Sasaki）(分布于东海和南海）作为药用。

第三章　节肢类动物药

164. 茗荷

【来源】　为茗荷科（Lepadidae）动物茗荷 *Lepas anatifera* Linnaeus 的肉。

【分布】　全国各海区。

【性味归经】　甘、淡，平。归脾、胃经。

【功能主治】　补脾健胃，利水消肿。用于脾胃虚弱，肢体水肿。

【用法用量】　内服：煮食，100～150g。

165. 石蜐

【别名】　紫砝、紫蟂、佛手蚶。

【来源】　为铠茗荷科（Scalpellidae）动物龟足 *Mitella mitella* Linnaeus 的肉。又称紫蜐、紫藷、龟脚、龟脚蛏、观音掌。

【分布】　东海、南海及台湾省。

【性味归经】　甘、咸，平。归脾、胃经。

【功能主治】　滋补强壮，利水消肿，消积除痞。用于虚损、水肿、小便不利、痞胀。

【用法用量】　内服：煮食，120～200g；与米酒煮食，每次3～5g。

166. 藤壶肉

【别名】　石疥、大石疥、藤壶、锉。

【来源】 为藤壶科（Balanidae）动物白脊纹藤壶 *Balanus albicostatus* Pilsbry、网纹藤壶 *Balanus reticulatus* Utinomi 的肉。白脊纹藤壶又称白纹藤壶、白脊藤壶。

【分布】 皆分布于全国沿海。

【性味归经】 咸，寒。归心经。

【功能主治】 解毒疗疮。用于水火烫伤，小儿头疖，疔疮肿毒。

【用法用量】 外用：捣烂敷，适量。

【类同品】 部分地区亦将同科动物刺藤壶 *Balanus volcano* Pilsbry（又称石疥，分布于我国东海、南海）、巨刺藤壶 *Megabalanus volcano* Pilsbry（又称刺藤壶、刺红藤壶，分布于东南沿海）、布纹藤壶 *Balanus amphitriti communis* Darvin（分布于我国沿海）、笠藤壶科（Tetraclitidae）动物日本笠藤壶 *Tetraclita japonica* Pilsbry（分布于我国东海、南海）、鳞笠藤壶 *Tetraclita squamosa*（Bruguiere）（分布于我国东南沿海）作为药用。

167. 藤壶壳

【来源】 见“藤壶肉”条，药用部位为壳。

【性味归经】 咸，凉。归胃经。

【功能主治】 制酸止痛。用于胃痛泛酸。

【用法用量】 内服：煎汤，30～60g。

【类同品】 见“藤壶肉”条。

168. 鱼虱子

【别名】 鱼鳖、鱼寄生、鱼怪、鱼虱、鲤怪。

【来源】 为缩头水虱科（Cymothoidae）动物日本鱼怪 *Ichthyoxenus japonensis* Richardson、张氏鱼怪 *Ichthyoxenus tchangi* Yu、中华鱼怪 *Ichthyoxenus sinensis* Shen、祁氏鱼怪 *Ichthyoxenus geei* Boone 的全体。

【分布】 日本鱼怪分布于长江、黄河流域、京津及台湾、云南，张氏鱼怪分布于长江以南及四川等，中华鱼怪分布于黄河、长江流域及华北地区、浙江、台湾、云南，祁氏鱼怪分布于河北、江苏、浙江、湖南等地水域。

【性味归经】 辛、咸，寒。归胃、肝经。

【功能主治】 活血化瘀，行气降逆，止痛。用于胃痛，食道癌，子宫癌，噎膈，反胃，胃脘疼痛，胸痛。

【用法用量】 内服：研成粉末，3～5g。

【类同品】 部分地区亦将珊瑚水虱科（Corollanidae）动物中国急流水虱 *Tachaea chinensis* Thielemann（分布于浙江）作为药用。

169. 水虱

【来源】 为团水虱科（Sphaeromidae）动物腔齿海底水虱 *Dynoides dentisinus* Shen、栉水虱科（Asellidae）动物日本栉水虱 *Asellus nippoonensis* Nichols 的全体。

【分布】 腔齿海底水虱分布于浙江海域，日本栉水虱分布于全国各海区。

【性味归经】 辛、咸，寒。归肝经。

【功能主治】 降逆开郁，祛瘀消肿，止痛。用于胸膈胀痛，噎膈，跌打损伤，瘀血作痛。

【用法用量】 内服：煎汤，0.9～1.2g。外用：研成粉末或捣烂外敷，适量。

170. 海蟑螂

【别名】 海蛆。

【来源】 为海蟑螂科（Ligiidae）动物海岸水虱 *Ligia exotica* Roux 的全体。

【分布】 全国沿海。

【性味归经】 辛、咸，寒。归肝、胃经。

【功能主治】 活血解毒，消肿止痛，消积。用于小儿疳积，跌打损伤，痈疮肿毒。

【用法用量】 内服：煎汤或研成粉末，1～3g。外用：研成粉末外敷或捣烂外敷，适量。

【类同品】 部分地区亦将同科动物西方海蟑螂 *Ligia occident talis* Dana（分布于烟台）作为药用。

171. 鼠妇

【别名】 平甲虫、潮虫、伊威、蟠、鼠负、负蟠、蛜蝛、负蠜、鼠姑、鼠粘、鼠赖虫、地鸡、地虱、肥蛀蚋、西瓜虫、蒲鞋头虫、潮湿虫、地虱婆、豌豆虫、瓢虫、潮虫子、土孵、暗板虫、鞋板虫、委黍。

【来源】 为卷地鳖科（Armadillidae）动物普通卷地鳖 *Armadillidium vulgare* Latreille、潮虫科（Oniscidae）动物鼠妇 *Porcellio scaber* Latreille、长鼠妇 *Porcellio elongata* Shen 的全体。普通卷地鳖又称湿生虫、普通卷甲虫。

【分布】 普通卷地鳖分布于全国，鼠妇分布于吉林、辽宁、河北、山西、山东、江苏、浙江、湖北、湖南、贵州、广西，长鼠妇分布于浙江。

【性味归经】 酸、咸，凉。归肝、肾经。

【功能主治】 破瘀消癥，清热解毒，止痛，平喘，利水。用于癥瘕积聚，血瘀经闭，疮肿，牙齿疼痛，哮喘，小便不通。

【用法用量】 内服：煎汤，3～6g；入丸、散剂，每次 0.2～0.5g。外用：研成粉末敷，或用汁调敷，或活用直接搓擦，适量。

172. 舟山卷地鳖

【来源】 为卷地鳖科（Armadillidae）动物舟山卷地鳖 *Armadillidum zhoushansis* Latreille 的全体。

【分布】 浙江舟山。

【性味归经】 酸，温。归肝经。

【功能主治】 破瘀血，消癥瘕，利水。用于闭经，癥瘕，腹痛，小便不利。

【用法用量】 内服：煎汤，2～5g。

173. 柔毛喜阴虫

【来源】 为潮虫科（Oniscidae）动物柔毛喜阴虫 *Philoscia villosa* Jackson 的全体。

【分布】 浙江。

【性味归经】 辛，温。归肝经。

【功能主治】 破瘀血，消癥瘕，利水。用于闭经，癥瘕，腹痛，小便不利。

【用法用量】 内服：煎汤，3～6g。

174. 虾蛄

【别名】 螳螂虾。

【来源】 为虾蛄科（Squillidae）动物脊条虾蛄 *Squilla costata* De Haan、虾蛄 *Squilla oratoria* De Haan 的全体。

【分布】 脊条虾蛄分布于东海、南海，虾蛄分布于东海、黄海、渤海。

【性味归经】 涩，平。归肾经。

【功能主治】 收敛固涩。用于遗尿。

【用法用量】 内服：煎汤，15～30g。

175. 对虾

【别名】 海虾、蛀虾、大红虾、五色虾。

【来源】 为对虾科（Penaeidae）动物中国对虾 *Penaeus chinensis*（Osbeck）、对虾 *Penaeus orientalis* Kishinouye、长毛对虾 *Penaeus penicillatus*（Alcock）、墨吉对虾 *Peneus merguiensis* De Man、斑节对虾 *Penaeus monodon*

Fabricius 的肉或全体。中国对虾又称东方对虾、青虾（雌）、黄虾（雄），对虾又称中国对虾、明虾，长毛对虾又称红虾、大虾、白虾，斑节对虾又称草虾、角虾。

【分布】 中国对虾分布于黄海、渤海及东海北部，对虾分布于渤海、黄海及江苏、浙江以北海岸，斑节对虾分布于东海南部至南海沿海及福建、浙江、台湾、广东、广西沿海，长毛对虾、墨吉对虾分布于广东、福建沿海。

【性味归经】 咸、甘，平。归肺、脾、心、肾、肝经。

【功能主治】 补肾壮阳，舒筋壮骨，滋阴益气，息风止痉，健脾化痰，补气敛疮。用于肾虚阳痿遗精，筋骨疼痛，中风偏瘫，阴虚风动之手足抽搐，脾胃虚弱，气虚疮口不敛。

【用法用量】 内服：煎汤，15～30g；煮食或酒浸，9～15g。外用：捣敷，适量。

【类同品】 部分地区亦将同科动物长额仿对虾 *Parapenaeopsis nardwickii*（Miers）（分布于海南）、小仿对虾 *Parapenaeopsis tenellus*（Bate）（分布于黄海、渤海）、日本对虾 *Penaeus japonicus* Bate（分布于黄海南部至南海）、哈氏仿对虾 *Parapenaeopsis hardwickii*（Miers）（分布于黄海南部、东海）、南海墨吉对虾 *Penaeus merguiensis* Man（分布于广东、海南、广西、福建沿海）、鹰爪虾 *Trachynpenaeus curvirostris*（Stimpson）（又称鹰爪糙对虾，分布于全国各海区）、樱虾科（Sergestidae）动物中国毛虾 *Acetes chinensis* Hansen（分布于南北各海区）、日本毛虾 *Acetes japonicus* Kishinouye（分布于山东半岛以南各海区）、鼓虾科（Alpheidae）动物鲜明鼓虾 *Alpheus distinguendus* De Man（分布于南北沿海）、日本鼓虾 *Alpheus japonicus* Miers（分布于渤海）、藻虾科（Hippolytidae）动物水母虾 *Latreutes anoplonyx* Kemp（分布于南北沿海）、长臂虾科（Palaemonidae）动物葛氏长臂虾 *Palaemon gravieri* Yu（又称桃红虾、红虾、花虾，分布于渤海、东海、黄海、台湾海峡）、安氏白虾 *Exopalaemon annandalei* Kemp（分布于东海、黄海）、褐虾科（Crangonidae）动物褐虾 *Crangon crangon* Linnaeus（分布于黄海、渤海、东海北部）、脊尾褐虾 *Crangon affinis* De Haan（分布于黄海、渤海）、管鞭虾科（Solenoceridae）动物中华管鞭虾 *Solenocera sinensis* Yu（分布于东海、南海）作为药用。

176. 对虾壳

【来源】　见“对虾”条，药用部位为甲壳。

【性味归经】　甘、咸，凉。归心、肾经。

【功能主治】　安神，止痒，祛湿杀虫。用于心悸失眠，疥癣，脚气。

【用法用量】　内服：煎汤，10～15g。外用：研成粉末撒或涂，适量。

【类同品】　见“对虾”条。

177. 布氏新对虾肉

【别名】　虾、虾蝴。

【来源】　为对虾科（Penaeidae）动物布氏新对虾 *Metapenaeus burkenroadi* Kubo 雄虾的肉。

【分布】　南海，亦见于海南。

【性味归经】　甘、淡，温。归肝、肾经。

【功能主治】　补肾壮阳，利尿消肿。用于肾阳虚，水肿，小便不利。

【用法用量】　内服：煎汤，25～50g。

178. 布氏新对虾壳

【别名】　虾壳。

【来源】　见“布氏新对虾肉”条，药用部位为雄虾的壳。

【性味归经】　咸，温。归心、肝经。

【功能主治】　镇惊，杀虫。用于心悸失眠，疥癣。

【用法用量】　内服：煎汤，5～15g。外用：适量。

179. 周氏新对虾

【来源】 为对虾科（Penaeidae）动物周氏新对虾 *Metapenaeus joyneri*（Miers）、鹰爪糙对虾 *Trachypenaeus curvirostris*（Stimpson）的全体。

【分布】 周氏新对虾分布于山东半岛以南至广东海域，鹰爪糙对虾分布于全国各海区。

【性味归经】 甘，温。归肾经。

【功能主治】 补肾壮阳。用于肾阳虚。

【用法用量】 内服：煎汤，20～50g。

180. 青虾

【别名】 虾、虾米、长臂虾。

【来源】 为长臂虾科（Palaemonidae）动物日本沼虾 *Macrobrachium nipponensis*（De Haan）的肉或全体。又称青虾、河虾。

【分布】 全国各地。

【性味归经】 甘、咸，温。归肝、胃、肾经。

【功能主治】 补肾壮阳，通经下乳，透疹，托毒。用于肾虚阳痿，产后乳汁不下，麻疹透发不畅，阴疽，丹毒，臁疮。

【用法用量】 内服：鲜用或晾干，炸、炒、煎、煮，20～100g。外用：鲜虾捣碎外敷患处，适量。

【类同品】 部分地区亦将同科动物海南沼虾 *Macrobrachium hainanense*（Parisi）（分布于南方沿海）、细螯沼虾 *Macrobrachium superbum*（Heller）（分布于东海）、罗氏沼虾 *Macrobrachium rosenbergi*（De Man）（广西已引种试养）作为药用。

181 白虾

【别名】 虾、糠虾、梅虾、泥虾、虾米、青虾。

【来源】　为长臂虾科（Palaemonidae）动物脊尾白虾 *Palaemon*（*Exopalaemon*）*carinicauda*（Holthuis）、秀丽白虾 *Palaemon*（*Exopalaemon*）*modestus*（Heller）的肉或全体。

【分布】　脊尾白虾分布于我国沿海，秀丽白虾分布于全国淡水河湖中。

【性味归经】　甘，温。归肾经。

【功能主治】　补肾，通乳，托毒，润肠。用于肾虚之阳痿、精液不足、性欲低下，乳汁不下，筋骨疼痛，丹毒，大便干结。

【用法用量】　内服：煎汤，30～60g；入蜜膏、散剂、糖浆、眼粉、敷剂等。外用：适量。

【类同品】　部分地区亦将同科动物锯齿长臂虾 *Palaemon serrifer*（Stimpson）（分布于全国沿海）、太平洋长臂虾 *Palaemon pacificus* Stimpson（分布于东海）作为药用。

182. 龙虾

【别名】　鰝、大红虾、海虾、红虾。

【来源】　为龙虾科（Palinuridae）动物锦绣龙虾 *Panulirus ornatus*（Fabricius）、中国龙虾 *Panulirus stimpsoni* Holthuis 的全体。

【分布】　锦绣龙虾分布于黄海南部至南海海域，中国龙虾分布于东海南部至南海沿海。

【性味归经】　甘、咸，温。归脾、肝、肾经。

【功能主治】　补肾壮阳，益阴，镇静安神。用于肾虚阳痿，阴虚燥咳，手足抽搐，心悸失眠，头疮，疥癣，皮肤瘙痒。

【用法用量】　内服：煎汤，25～50g；酒烫服或炒食。外用：煅烧研成粉末吹喉或捣烂敷，适量。

【类同品】　部分地区亦将同科动物密毛龙虾 *Panulirus penicillatus*（Olivier）（分布于海南及西沙群岛海域）、日本龙虾 *Panulirus japonicus* De Hann（分布于东海及台湾北部）、波纹龙虾 *Panulirus homarus*（Linnaeus）（分布于南海近岸海区）作为药用。

183. 海虾壳

【来源】 见“龙虾”条，药用部位为甲壳。

【性味归经】 咸，温。归肾经。

【功能主治】 补肾。用于肾虚，疥癣，秃疮。

【用法用量】 内服：煎汤，20～50g。外用：研成粉末加白糖涂抹，适量。

184. 杂色龙虾

【来源】 为龙虾科（Palinuridae）动物杂色龙虾 *Panulirus versicolour* Fabricius 的全体。

【分布】 广东、海南及西沙群岛沿海。

【性味归经】 甘，温。归肾经。

【功能主治】 补肾壮阳。用于肾虚阳痿。

【用法用量】 内服：煎汤，20～50g。

185. 美人虾

【来源】 为美人虾科（Callianassidae）动物哈氏美人虾 *Callianassa harmandi* Bouvier、突尾美人虾 *Callianassa petalura* Stimpson 的全体。

【分布】 哈氏美人虾分布于辽宁、河北、山东沿海，突尾美人虾分布于辽宁、河北、山东、江苏等沿海。

【性味归经】 咸、甘，温。归肾经。

【功能主治】 补肾，健脾利水，透疹。用于肾虚之腰膝酸软无力，浮肿，小儿麻疹不透。

【用法用量】 内服：煎汤，15～25g。

186. 蝼蛄虾

【来源】 为蝼蛄虾科（Upogebiidae）动物大蝼蛄虾 *Upogebia major*（De Haan）、脊尾蝼蛄虾 *Upogebia carinicauda*（Stimpson）的全体。

【分布】 大蝼蛄虾分布于渤海、黄海，脊尾蝼蛄虾分布于南海。

【性味归经】 甘、微咸，温。归心经。

【功能主治】 养血通经，下乳。用于产后乳汁不足。

【用法用量】 内服：煮食喝汤或炒熟，100～300g。

【类同品】 部分地区亦将同科动物伍氏蝼蛄虾 *Upogebia wuhsienweni* Yu（分布于黄海、东海）作为药用。

187. 蝲蛄石

【别名】 东北蝲咕石、东北螯虾石、朝鲜蝲蛄石、朝鲜螯虾石。

【来源】 为河虾科（Astacidae）动物东北蝲蛄 *Cambaroides dauricus*（Pallas）、史氏蝲蛄 *Cambaroides schrenkii*（Kessler）、朝鲜蝲蛄 *Cambaroides similis*（Koelbel）的胃内磨石。东北蝲蛄又称东北螯虾、蝲蛄。

【分布】 东北蝲蛄分布于东北的黑龙江、松花江、鸭绿江、图门江、镜泊湖及千山附近等水域，史氏蝲蛄分布于黑龙江下游，朝鲜蝲蛄分布于辽宁。

【性味归经】 甘、涩、咸，平。归肾、心经。

【功能主治】 强壮筋骨，止血，止泻，利尿。用于小儿骨软，外伤出血，久泻久痢。

【用法用量】 内服：煎汤，5～15g；研成粉末，每次3～6g。外用：研成粉末撒，适量。

188. 寄居蟹

【别名】 寄居虫、寄居虾、方腕寄居蟹、大寄居蟹。

【来源】 为寄居蟹科（Paguridae）动物寄居蟹 *Pagurus ochotensis* Brandt、长腕寄居蟹 *Pagurus samuelis*（Stimpson）、下齿细螯寄居蟹 *Clibanarius infraspinatus* Hilgendorf 的全体。

【分布】 寄居蟹和长腕寄居蟹分布于全国沿海，下齿细螯寄居蟹分布于黄海、东海及南海。

【性味归经】 甘、微辛，温。归肾、肝经。

【功能主治】 补肾壮阳益阴，活血散瘀，利小便。用于肾虚之腰膝酸软、阳痿遗精、眩晕耳鸣，血瘀腹痛，跌打损伤，小便不利，瘰疬。

【用法用量】 内服：煎汤，3～10个；焙干研成粉末冲服。外用：醋磨涂敷，适量。

【类同品】 部分地区亦将同科动物中华束腹蟹 *Paguristes sinensis* Tung et Wang（又称中华长眼寄居虾，分布于浙江近海）、太平细螯寄居蟹 *Clibanarius pacificus* Stimpson（分布于福建、台湾）、蓝绿细螯寄居蟹 *Clibanarius virescens*（Krauss）（分布于福建、台湾）、寄居蟹 *Dardanus arrosor*（Herbst）（又称鳞片真寄居蟹，分布于福建、台湾）、印纹真寄居蟹 *Dardanus impressus*（De Haan）（分布于福建、台湾）、红星真寄居蟹 *Dardanus diogenes*（Fabricius）（分布于东南、南海）、刺足真寄居蟹 *Dardanus hessii*（Miers）（分布于东海、南海）、环纹寄居蟹 *Aniculus anlculus*（Fabricius）（分布于浙江）、扁环纹寄居蟹 *Aniculus strigatus*（Herbst）（分布于福建、台湾）、长螯活额寄居蟹 *Diogenes avarus* Heller（分布于东海、南海）、直螯活额寄居蟹 *Diogenes rectimanus* Miers（分布于黄海、东海和南海）、拟脊活寄居蟹 *Diogenes paracristimanus* Wang et Dung（分布于黄海、东海）、弯螯活额寄居蟹 *Diogenes deflectomanus* Wang et Dung（分布于山东、福建、浙江、广东）、绒螯活额寄居蟹 *Diogenes tomentosns* Wang et Dung（分布于舟山群岛）、海绵寄居蟹 *Pagurus pectinatus*（Stimpson）（又称栉螯寄居蟹，分布于黄海）、长指寄居蟹 *Pagurus dubius*（Ortmann）（分布于黄海、东海近岸）、红足寄居蟹 *Pagurus rubricatus* Henderson、斑粒腕寄居蟹 *Pagurus carpoforaminatus nephromma* Alcock、三角掌寄居蟹 *Pagurus trigonocheirus* Stimpson、印度线寄居蟹 *Nematopagurus indicus* Alcock、鳞纹线寄居蟹 *Nematopagurus spuanichelis* Alcock、方腕寄居蟹 *Pagurus ochotensis*（Brandt）、单弓拟寄居蟹 *Parapagurus arcuatus monstrosus* Alcock（皆分布于东海）、日本低寄居蟹 *Catapagurus japonicus* Yokoya（分布于浙江）等作为药用。

189. 活额寄居蟹

【别名】 寄居虫、寄居蟹、寄居虾、寄居、巢螺、寄生虾、海寄生、白住房、艾氏寄居蟹。

【来源】 为活额寄居蟹科（Diorgenidae）动物艾氏活额寄居蟹 *Diogenes edwardsii*（De Haan）的全体。

【分布】 我国各海区。

【性味归经】 甘、咸、微辛，温。归肝经。

【功能主治】 活血散瘀，止痛消肿。用于瘀血腹痛，跌打损伤，瘰疬。

【用法用量】 内服：煎汤，或焙干研成粉末服，5～10g。外用：醋磨涂敷，适量。

190. 日本关公蟹

【来源】 为关公蟹科（Dorippidae）动物日本关公蟹 *Dorippe japonica* Von Siebold 的全体。

【分布】 广东、海南、福建、浙江、山东半岛、辽东半岛。

【性味归经】 咸，寒，微毒。归肝经。

【功能主治】 活血，续筋骨。用于筋骨损伤，疥癣，扭伤，腰痛，子宫下垂。

【用法用量】 内服：煎汤，或焙干研成粉末服，3～6g。外用：醋磨涂敷，适量。

191. 馒头蟹

【别名】 雷公蟹。

【来源】 为馒头蟹科（Calappidae）动物公鸡馒头蟹 *Calappa gallus*（Herbst）、卷折馒头蟹 *Calappa lophos*（Herbst）、逍遥馒头蟹 *Calappa* *philargius*（Linnaeus）的壳和蟹黄。

【分布】 公鸡馒头蟹分布于南海及台湾、广东、海南，卷折馒头蟹分布于东海南部至南海沿海，逍遥馒头蟹分布于东海、南海。

【性味归经】 甘、咸，凉。归肝、肾经。

【功能主治】 理气止痛，活血散瘀消肿，杀虫。用于胸痛，跌打损伤，乳痈，冻疮，脚癣，避孕。

【用法用量】 内服：焙干研成粉末冲服，每次5～25g。外用：鲜蟹黄涂敷，适量。

【类同品】 部分地区亦将同科动物中华虎头蟹 *Orithyia sinica* Linnaeus（分布于我国黄海、渤海及东南沿海）、红线黎明蟹 *Matuat planipes* Fabricius（分布于我国广东、福建、山东半岛、渤海）、红点黎明蟹 *Matuta lunaris*（Forskal）（分布于我国东海、南海）作为药用。

192. 蟹黄

【来源】 为馒头蟹科（Calappidae）动物卷折馒头蟹 *Calappa lophos*（Herbst）的蟹黄。

【性味归经】 甘、咸，温。归脾经。

【功能主治】 除湿杀虫。用于脚癣。

【用法用量】 内服：煎汤，10～25g。外用：适量。

193. 常氏束腰蟹

【来源】 为束腰蟹科（Parathelphusidae）动物常氏束腰蟹 *Somanniathelphusa chongi* Wu 的全体。

【分布】 云南。

【性味归经】 辛，温。归肝经。

【功能主治】 活血止痛，散瘀消肿。用于产后血瘀腹痛，癥瘕积块，跌打损伤。

【用法用量】 内服：煎汤，10～20g。

194. 中华束腰蟹

【别名】 螃蟹。

【来源】 为束腰蟹科（Parathelphusidae）动物中华束腰蟹 *Somanniathelphusa sinensis*（H. Milne-Edwards）的全体。又称河蟹、横行介士。

【分布】 广西、广东、福建。

【性味归经】 咸，寒，有小毒。归肝经。

【功能主治】 散瘀血，续筋接骨，通经络，解毒。用于跌打损伤，扭伤，冻伤，乳痈。

【用法用量】 内服：入散剂，1～3g。外用：1～3g。

195. 毛蟹

【别名】 甲指红、坞蟹、绒球蟹。

【来源】 为蜘蛛蟹科（Majidae）动物羊毛绒球蟹 *Doclea ovis*（Herbst）的新鲜全体或腌制品。又称日本绒球蟹。

【分布】 我国东海南部、南海。

【性味归经】 苦、涩、咸，寒。归大肠经。

【功能主治】 清热燥湿，清肠止痢，解毒消肿。用于湿热痢疾，脱肛，痔疮肿痛。

【用法用量】 内服：煎汤，1～2 只。

196. 糙壳菱蟹

【来源】 为菱蟹科（Parthenopidae）动物粗糙菱蟹 *Daldorfia*（*parthenope*）*horrida* Linnaeus 的壳。又称石蟹。

【分布】 台湾海峡至南海沿海。

【性味归经】 咸，寒。归肝经。

【功能主治】 化瘀解毒散结。用于痈肿疮疖。

【用法用量】 外用：捣碎研成细粉用，1～3个。

197. 菱蟹肉

【来源】 见“糙壳菱蟹”条，药用部位为肉。

【性味归经】 咸，寒。归肝经。

【功能主治】 平肝潜阳。用于肝阳上亢之头晕目眩。

【用法用量】 内服：鲜肉适量，煎汤。外用：研成粉末调敷适量。

198. 青蟹

【别名】 锯缘青蟹、朝蟹、膏蟹、青蟳、红膏蟳、羔蟹、红蟳。

【来源】 为梭子蟹科（Portunidae）动物锯缘青蟹 *Scylla serrata* Forskal 的全体。

【分布】 广东、福建、台湾、浙江、广西、海南等沿海。

【性味归经】 咸、甘，温。归肝经。

【功能主治】 活血化瘀，利水消肿，滋补强壮。用于产后腹痛，体虚水肿，产后乳少，浮肿。

【用法用量】 内服：煮食、鲜用或腌咸，每次1只；研成粉末，适量。

199. 青蟹壳

【来源】 见“青蟹”条，药用部位为甲壳。

【性味归经】 咸、辛，温。归肝经。

【功能主治】 活血化瘀。用于产后腹痛。

【用法用量】 内服：煎汤，10～25g。

200. 赤夹红

【别名】 拨掉子、蟳、海蟳、金蟳、赤甲红、石其角、石蟹、火蠓、红夹子、鬼脸儿、蝤蛑、日本蚂、虎蟳、待考。

【来源】 为梭子蟹科（Portunidae）动物日本蟳 *Charybdis japonica*（A. Milne-Edwards）、环纹蟳 *Charybdis annulata*（Fabricius）、斑纹蟳 *Charybdis cruciata* Herbst 的全体。日本蟳又称赤夹子、鬼脸儿、海蟳、蝤蛑，斑纹蟳又称锈斑蟳。

【分布】 日本蟳分布于辽宁、河北、山东、江苏、浙江、福建、广东，环纹蟳分布于南海沿海，斑纹蟳分布于全国沿海。

【性味归经】 辛、淡、咸，温。归肝、肾、胃经。

【功能主治】 破血通经，通乳，消食化积。用于产后瘀滞腹痛，血滞经闭，消化不良，小儿软骨病，乳汁不下，黄疸。

【用法用量】 内服：煮食 5～15g；焙干研成粉末，1～3 只。

201. 梭子蟹

【别名】 海蟹、海螃蟹、蚷、三疣梭子蟹。

【来源】 为梭子蟹科（Portunidae）动物三疣梭子蟹 *Portunus trituberculatus*（Miers）的全体。又称枪蟹、蠘

【分布】 辽东半岛、山东半岛、江苏、浙江、福建、广东沿海。

【性味归经】 咸，寒。归肝经。

【功能主治】 破血散瘀，滋阴养血，清热解毒。用于产后腹痛，血枯经闭，跌打损伤，阴血亏虚，痈疮肿毒，乳痈，冻疮，漆过敏。

【用法用量】 内服：煅存性研成粉末服，5～25g。外用：捣敷，或煎汤洗，适量。

【类同品】 部分地区亦将同科动物远海梭子蟹 *Portunus pelagicus*（Linnaeus）、红星梭子蟹 *Portunus sanguinolentus*（Herbst）（皆分布于东海南部至南海沿海）作为药用。

202. 海蟹壳

【来源】 见“梭子蟹”条，药用部位为甲壳。

【性味归经】 咸、辛，温。归脾、肝经。

【功能主治】 消食化滞，活血止痛，清热解毒，消肿生肌。用于饮食积滞，跌伤损伤瘀痛，痈肿疮毒，乳痈，无名肿毒，皮肤溃疡，接触性皮炎，漆过敏。

【用法用量】 内服：煅存性，研成粉末冲服，3～10g。外用：研成粉末调敷或捣烂敷，适量。

【类同品】 见“梭子蟹”条。

203. 山螃蟹

【别名】 纵横子、束腹蟹。

【来源】 为溪蟹科（Potamonidae）动物束腹蟹 *Paratelphusa*（*Paratelphusa*）*chongi* Wu 的全体。

【分布】 云南。

【性味归经】 咸，寒。归肝、肾经。

【功能主治】 活血止痛，散瘀消癥。用于血瘀腹痛，癥瘕积块，跌打损伤。

【用法用量】 内服：焙干研成粉末，适量。外用：捣敷，适量。

204. 锯齿溪蟹

【别名】 螃蟹、方海。

【来源】 为溪蟹科（Potamonidae）动物锯齿溪蟹 *Potamon denticulatus* H. Milne-Edwards 的全体。

【分布】 云南、山东、河南、江苏、安徽、浙江、江西、福建、河南、四川。

【性味归经】　甘、咸，平。归肝经。

【功能主治】　化瘀消肿，软坚散结。用于跌打损伤，骨折，癥瘕积聚。

【用法用量】　内服：全蟹煮食，壳晒干研成粉末冲服，每次1只。

【类同品】　部分地区亦将同科动物云南溪蟹 *Potamon yunnanense* Kemp、锐刺溪蟹 *Potamon*（*Paratelphusula*）*spinescens* Calman（皆分布于云南）作为药用。

205. 华溪蟹

【来源】　为华溪蟹科（Sinopotamidae）动物锯齿华溪蟹 *Sinopotamon denticulatum* H. Milne-Edwards 的全体。

【分布】　陕西、安徽、河南、湖北、湖南、四川、贵州。

【性味归经】　甘、咸，平。归肺、肝经。

【功能主治】　活血散结，清热消肿。用于跌打损伤，肺热咳嗽。

【用法用量】　内服：煮食，10～50g。

206. 方海

【别名】　蟹、郭索、无肠公子、螃蟹、横行介士、稻蟹、胜芳蟹、大闸蟹、方蟹埏钳、蟹、蚝、蜅、蜅鞘、蟹螯、横行甲虫、蝑、埏钳。

【来源】　为方蟹科（Grapsidae）动物中华绒螯蟹 *Eriocheir sinensis* H. Milne-Edwards 、日本绒螯蟹 *Eriocheir japonicus* De Haan 的肉和内脏。中华绒螯蟹又称河蟹、毛蟹、毛夹子、淡水蟹。

【分布】　中华绒螯蟹分布于长江流域及辽宁至福建沿海各省，日本绒螯蟹分布于台湾、福建、广东雷州半岛东岸。

【性味归经】　甘、微辛、咸，凉，有毒。归肝、肾、心经。

【功能主治】　清热，散瘀，续筋接骨，解毒消肿。用于骨折，筋骨损伤，癥瘕积聚，闭经，产后腹痛，冻疮，痈肿疔毒，乳痈，疥癣，漆疮，水火烫烧伤，湿热黄疸，胸中烦热。

【用法用量】 内服：蒸食，或用酒浸食；焙干研成粉末，用黄酒送服，每日15～25g；烧存性研成粉末；入丸剂，适量。外用：捣烂敷患处，或绞汁滴耳，或焙干研成粉末调敷，适量。亦可入蜜膏、片剂、散剂、眼粉、漱口剂、敷剂、软膏等制剂。

【类同品】 部分地区亦将溪蟹科（Potamonidae）动物云南溪蟹 *Potamon yunnanense* Kemp（分布于云南）、方蟹科（Grapsidae）动物绒毛近方蟹 *Hemigrapus penicillatus*（De Haan）（分布于广东、福建、台湾、浙江、江苏、山东半岛、渤海湾、辽东湾）、肉球近方蟹 *Hemigrapus sanguineus*（De Haan）（分布于广东、福建、台湾、浙江、江苏、山东半岛、渤海湾、辽东湾）、沙蟹科（Ocypodidae）动物宽身大眼蟹 *Macrophthalmus dilatatus* De Haan（分布于中国广东、海南岛、福建、台湾、浙江、山东半岛、渤海湾、辽东湾、辽东半岛）、日本大眼蟹 *Macrophthalmus japonicus* De Haan（中国广东、海南、福建、台湾、浙江、山东半岛、渤海湾、辽东湾、辽东半岛）、玉蟹科（Leucosiidae）动物豆形拳蟹 *Philyra pisam* Hann（分布于广东沿海至辽东半岛）、馒头蟹科（Calappidae）动物红线黎明蟹 *Matuta planipes* Fabricius（分布于中国广东、福建、山东半岛、渤海湾）、关公蟹科（Dorippidae）动物日本关公蟹 *Dorippe japonica* Von Siebord（分布于中国海南、福建、浙江、山东半岛、渤海湾、辽东湾、辽东半岛）作为药用。

207. 蟹爪

【来源】 见“方海”条，药用部位为螯肢。

【性味归经】 酸，寒。归肝经。

【功能主治】 破血催生。用于难产，胎死腹中，产后腹痛，癥瘕。

【用法用量】 内服：煎汤，或烧存性研成粉末服，30～60g。

【类同品】 见“方海”条。

208. 蟹壳

【来源】 见“方海”条，药用部位为壳。

【性味归经】 咸、酸，寒，有小毒。归肝经。

【功能主治】 活血散瘀止痛，解毒消肿。用于瘀血腹痛，蓄血发狂，血瘀崩漏，乳痈，冻疮，痈疮肿毒，走马牙疳，毒虫螫伤。

【用法用量】 内服：煅存性研成粉末，每次5～15g。外用：烧灰研成粉末擦牙，或调敷，适量。

【类同品】 见“方海”条。

209. 蟛蜞

【别名】 螃蜞。

【来源】 为方蟹科（Grapsidae）动物无齿相手蟹 *Sesarma*（*Holometopus*）*dehaani* H. Milne-Edwards、红螯相手蟹 *Sesarma*（*Holometopus*）*haematocheir*（De Haan）的脂肪及肉。无齿相手蟹又称相手蟹。

【分布】 无齿相手蟹分布于辽宁、山东、江苏、安徽、浙江、福建、台湾、广东、海南，红螯相手蟹分布于胶洲湾、江苏、浙江、福建、台湾、广东、华东等地沿海。

【性味归经】 咸，凉，有小毒。归心经。

【功能主治】 清热解毒，消肿生肌，敛疮，除湿止痒。用于痈肿疮毒，湿癣，皮肤瘙痒，河豚中毒。

【用法用量】 内服：煮食，适量。外用：取膏涂敷或捣敷，适量。

210. 石蟹

【别名】 蟹化石、大石蟹、灵石蟹、石螃蟹。

【来源】 为弓蟹科（Varunidae）动物石蟹 *Macreophtalmus Latreilli* Edw. 及其近缘动物的化石。

【分布】 我国沿海。

【性味归经】 辛、咸，平，有小毒。归肝经。

【功能主治】 清热利湿，消肿解毒，去翳明目。用于湿热淋浊，带下，喉痹，痈肿，漆疮，青盲，目赤，翳膜遮睛。

【用法用量】 内服：煎汤或磨汁服，6～9g。外用：适量。

211. 鲎肉

【别名】 鲎鱼肉、马蹄蟹肉、两公婆肉、鲎蟹、东方鲎肉、鲎帆、鲎簰、王蟹。

【来源】 为鲎科（Tatypleidae）动物中国鲎 *Tachypleus tridentatus* Leach 的肉。又称鲎鱼、三叶虫、马蹄蟹、东方鲎、三刺鲎、两公婆、鲎。

【分布】 浙江、福建、台湾、广东、海南、广西等沿海。

【性味归经】 辛、咸，平，有小毒。归肝经。

【功能主治】 清热解毒，明目，活血消痔。用于脓疱疮，白内障，青光眼，痔疮。

【用法用量】 内服：煎汤，5～10g；蒸食 30～60g。外用：适量。

【类同品】 部分地区亦将同科动物黄鲎 Tachypleus sp.（分布于广西沿岸）、南方鲎 *Tachypleus gigas* Müller（又称巨鲎，分布于广西沿岸和香港）、圆尾鲎 *Carcinoscopius rotundicauda* Latreille（分布于北部湾、雷州半岛和海南沿海）作为药用。

212. 鲎壳

【别名】 鲎鱼壳、鲎甲、马蹄蟹壳、两公婆壳。

【来源】 见“鲎肉”条，药用部位为壳。

【性味归经】 咸、辛、涩，平，有小毒。归肝、脾、肾经。

【功能主治】 收敛止血，活血祛瘀，疗伤止痛，化痰止咳，清热解毒。用于创伤出血，跌打损伤，水火烫伤，咳嗽气急痰鸣，带状疱疹，丹毒。

【用法用量】 内服：研成粉末冲服，10～15g；入丸、散剂，每次 3～6g。外用：研成粉末撒或调敷，适量。

【类同品】 见“鲎肉”条。

213. 鲎尾

【别名】　剑尾。

【来源】　见“鲎肉”条，药用部位为尾。

【性味归经】　咸、涩，平。归肺、胃、大肠经。

【功能主治】　清热解毒，清肠止痢，止血止带。用于皮肤过敏，肠风下血，赤白久痢，崩漏，肺痨咳血，痈疮疔肿，鼻衄，胃出血，外伤出血，带下。

【用法用量】　内服：研成粉末，15～30g。外用：研成粉末撒，或调敷，适量。

【类同品】　见“鲎肉”条。

214. 鲎胆

【别名】　鲎鱼胆。

【来源】　见“鲎肉”条，药用部位为胆。

【性味归经】　苦、咸，寒。归肺经。

【功能主治】　解毒，祛风杀虫。用于风癫，疥癣。

【用法用量】　内服：煎汤，3～6g。外用：适量。

【类同品】　见“鲎肉”条。

215. 全蝎

【别名】　虿、杜伯、虿、主薄虫、蛜蝌、虿尾虫、全虫、茯背虫、蝎子、趸尾虫、名虿、蛜蝌尾、蝎尾、蝎、蝎子、干蝎、蛬、杜白、蛜螂、蛜螂、蝎梢、伏蝎、春蝎、伊祁、溻沙、螫、薄虫。

【来源】　为钳蝎科（Buthidae）动物东亚钳蝎 *Buthus martensi* Karsch 的全体。又称远东全蝎、问荆蝎、钳蝎、山蝎、东全蝎、马氏全蝎。

【分布】　河南、山东、河北、河南、辽宁、湖北、安徽、浙江、江苏、陕西、云南。

【性味归经】 辛、甘、咸，平，有毒。归肝经。

【功能主治】 息风止痉，攻毒散结，通络止痛。用于小儿惊风，抽搐痉挛，癫痫，中风之半身不遂、口眼歪斜、破伤风、风湿顽痹，偏正头痛，痈肿疮疡，瘰疬痰核，毒蛇咬伤，水火烫烧伤。

【用法用量】 内服：煎汤，2～5g；研成粉末，入丸、散剂，每次0.5～1g。外用：研成粉末掺、熬膏或油浸涂敷衔，适量。

216. 蝎毒

【别名】 全蝎毒素。

【来源】 见“全蝎”条，药用部位为蝎尾末节分泌的一种毒液。

【性味归经】 甘，寒，有大毒。归心、肝经。

【功能主治】 息风止痉，攻毒散结，通络止痛。用于癫痫，中风，惊厥，风湿痹痛，破伤风，心脏病，癌症，神经系统各种疾病。

【用法用量】 通常制成蝎毒注射液使用。

217. 螲蟷

【别名】 土蜘蛛、蛈蝪、虫蛈蝪、蚈蟷、蚈母。

【来源】 为螲蟷科（Ctenizidae）动物戴氏拉土蛛 *Latouchia davidi* Simon、巴氏拉土蛛 *Latouchia pavlovi* Schenkel 的全体。戴氏拉土蛛又称蛈蝪、颠蟷虫、蛈母、垃土蛛。

【分布】 戴氏拉土蛛分布于陕西、安徽、河南、广西、西藏，巴氏拉土蛛分布于山东、陕西、河南、广西、湖北、湖南、四川、西藏。

【性味归经】 咸，寒，有毒。归肝、脾经。

【功能主治】 解毒蚀疮，消肿排脓。用于一切疔疮痈肿，骨结核，赘疣。

【用法用量】 外用：焙干研成粉末和猪脂敷之，适量。

218. 蜘蛛

【别名】 蛛蝥、蛑蛛、鼅鼄、网工、蟏蛸、社公、蚰蜒、网虫、扁蛛、圆蛛、癞癞蛛、蛛蛛、蝂蝓、络新妇、到麻、大腹圆网蛛、喜虫、天狗、蟏蛸、蟾蛛。

【来源】 为圆蛛科（Araneidae）动物大腹圆蛛 *Araneus ventricosus*（L. Koch）的全体。

【分布】 全国各地。

【性味归经】 辛、苦，寒，有小毒。归肝、大肠经。

【功能主治】 祛风镇惊，解毒消肿，软坚散结，截疟，止痢。用于中风，小儿慢惊，小儿疳积，痄腮，痈肿疔毒，恶疮，聤耳，蜂、蜈蚣、蝎螫伤，瘰疬，霍乱，疟疾，泄痢。

【用法用量】 内服：研成粉末，每次0.3～1g；浸酒或入丸、散剂，不入汤剂。外用：焙干研成粉末或捣烂，取汁调敷，适量。

【类同品】 部分地区亦将同科动物棘圆蛛 *Araneus angulopictus* Schenkel（分布于山西）作为药用。

219. 蜘蛛网

【别名】 蜘蛛膜、蜘蛛丝、喜虫、天狗、蟏蛸、蟾蛛。

【来源】 见“蜘蛛”条，药用部位为网丝。

【性味归经】 苦，微寒，有毒。归心经。

【功能主治】 止血，解毒，消疣赘。用于金创出血，吐血，痈疮疔毒，赘疣。

【用法用量】 内服：炒黄研成粉末，适量。外用：贴敷。

【类同品】 见“蜘蛛”条。

220. 蜘蛛蜕壳

【别名】 蜘蛛壳、忍蒙膏。

【来源】 见“蜘蛛”条，药用部位为蜕壳。

【性味归经】 苦，平。归心经。

【功能主治】 止血，清热解毒，消肿止痛，杀虫止痒。用于龋齿，牙疳出血，高热不退，疥癣，疔疮痈疖脓肿，蜈蚣咬伤。

【用法用量】 外用：研成粉末，敷、擦、绵裹填塞或捣敷，适量。

【类同品】 见“蜘蛛”条。

221. 圆蛛

【来源】 为圆蛛科（Araneidae）动物角圆蛛 *Araneus cornutus* Clerck 的全虫。

【分布】 云南、山东、江西、湖南、河北、陕西、河南、贵州、甘肃、山西、湖北、北京、辽宁、黑龙江。

【性味归经】 苦，寒，有小毒。归肝、心经。

【功能主治】 解毒散结。用于痈疮肿毒，毒蛇咬伤，瘰疬。

【用法用量】 外用：研成粉末敷，适量。

222. 花蜘蛛

【别名】 斑蜘蛛。

【来源】 为圆蛛科（Araneidae）动物横纹金蛛 *Argiope bruennichii* (Scopoli)、悦目金蛛 *Argiope amoena* L. Koch 的全体或网丝。横纹金蛛又称布氏黄金蛛，悦目金蛛又称美丽金蛛。

【分布】 横纹金蛛分布于广东、吉林、辽宁、山东、福建、贵州、云南、江苏、安徽、浙江、江西、湖北、湖南、四川，悦目金蛛分布于浙江、湖南、四川、江苏、安徽、台湾。

【性味归经】　微苦，平，小毒。归肾经。

【功能主治】　解毒消肿，补肾壮阳。用于瘰疬，痈肿疔毒，痔疮瘘管，毒蛇咬伤，癌症，肾虚阳痿。

【用法用量】　内服：研成粉末入丸、散剂，每次0.5～1g。外用：研成粉末撒或调敷，适量。

223. 悦目金蛛毒

【来源】　为圆蛛科（Araneidae）动物悦目金蛛 *Argiope amoena* L. Koch 毒腺内的毒素。

【备注】　该毒素有促进红细胞凝集和裂解作用，在钙离子环境下毒素对红细胞的裂解作用更强。其药效作用有待进一步研究。

224. 络新妇

【来源】　为络新妇科（Nephilidae）动物络新妇 *Nephila clavata* L. Koch 的全体。

【分布】　山东、台湾、贵州、湖南、四川、安徽、河南、北京、辽宁、云南。

【性味归经】　微苦，凉，有小毒。归心经。

【功能主治】　解毒消肿。用于疔疮肿毒，毒蛇咬伤，瘰疬，癌症。

【用法用量】　内服：煎汤，0.9～1.5g。

225. 壁钱

【别名】　壁虫、蟏蛸、长跻、长踦、蟢子、南国壁钱、扁珠、墙蜘蛛、壁钱虫、蟾蝎、壁喜蛛、伏巢蜘蛛、蟢蛛。

【来源】　为壁钱科（Urocteidae）动物华南壁钱 *Uroctea compactilis* L. Koch、北国壁钱 *Uroctea lesserti* Schenkel 的全虫。华南壁钱又称壁蟢，北国壁钱又称七星蛛。

【分布】 华南壁钱分布于华东、中南，北国壁钱分布于华北、东北。

【性味归经】 酸、咸、苦，寒。归大肠、肺经。

【功能主治】 清热解毒，攻毒散结，凉血止血，定惊。用于咽喉肿痛，口舌生疮，白喉，乳蛾，瘿瘤，衄血，痔血，外伤出血，小儿急惊风。

【用法用量】 内服：煮汁呷之，或研成粉末冲服，每次1~2个。外用：鲜品挤汁滴鼻或敷患处；研成粉末喷喉或敷患处，适量。

226. 壁钱幕

【别名】 壁茧、壁钱窠幕、白蛛窠、白蟢窠、壁蟢窠、壁蟢窝、蟢蛛窝、喜儿窠、壁钱茧、壁蚕茧、华南壁饯、墙蜘蛛。

【来源】 见“壁钱”条，药用部位为卵囊。

【性味归经】 咸、苦，寒。归肺、胃经。

【功能主治】 清热解毒散结，收敛生肌，止血。用于喉痹，烂喉痧，乳蛾，牙痛，疮疡溃后久不收口，鼻衄，外伤出血，痔疮。

【用法用量】 内服：煎汤，1~3个。外用：研成粉末敷或吹喉，适量。

227. 草蜘蛛

【别名】 花蜘蛛、草蛛、迷宫漏斗蛛。

【来源】 为漏斗网蛛科（Agelenidae）动物迷路草蛛 *Agelena labyrinthica*（Clerck）、缘纹边漏斗蛛 *Agelena limbata* Thorell 的全体。迷路草蛛又称迷路漏斗网蛛。

【分布】 迷路草蛛分布于全国，缘纹边漏斗蛛分布于华东、中南及山西、贵州。

【性味归经】 甘，微温。归肾经。

【功能主治】 补肾，解毒消肿。用于肾虚阳痿，疔肿恶疮。

【用法用量】 内服：入丸、散剂，适量。外用：捣烂敷，适量。

228. 华丽漏斗蛛

【来源】　为漏斗网蛛科（Agelenidae）动物华丽漏斗蛛 *Agelena opulenta* L . Koch 的全体。

【分布】　云南、台湾、四川、吉林、内蒙古。

【性味归经】　苦，寒，有毒。归心经。

【功能主治】　清热解毒，消肿止痛。用于疔疮肿毒。

【用法用量】　外用：捣烂敷，适量。

229. 家隅蛛

【来源】　为漏斗网蛛科（Agelenidae）动物家隅蛛 *Tegenaria domestica*（Clerck）的全体。又称螺马蜘蛛。

【分布】　内蒙古及东北。

【性味归经】　苦、咸，寒，有小毒。归心、肝经。

【功能主治】　祛风，消肿，解毒。用于中风口眼歪斜，口疮，扁桃体炎，小儿疳积，瘰疬。

【用法用量】　内服：入丸、散剂，适量。外用：捣烂敷，适量。

230. 蝇虎

【别名】　虩、蝇狐、蝇蝗、蝇豹、花蜘蛛。

【来源】　为跳蛛科（Salticidae）动物浊斑扁蝇虎 *Menemerus confusus* Boesenberg et Strand 的全体。又称蝇虎、短螯蝇虎、花背跳蛛。

【分布】　北京、河北、吉林、安徽、山西、陕西、山东、江苏、浙江、台湾、河南、湖北、湖南等地。

【性味归经】　辛，温。归肝经。

【功能主治】　活血祛瘀。用于跌打损伤。

【用法用量】　内服：煎汤，2～3 个；研成粉末，用酒送服或冲服，适量。外用：捣烂敷，适量。

【类同品】 部分地区亦将同科动物云南扁蝇虎 *Menemerus yunnanensis* Schenkel（分布于云南）作为药用。

231. 滚山虫

【别名】 滚山珠、地罗汉。

【来源】 为球马陆科（Glomeridae）动物日本球马陆 *Glomeris nipponica* Kishida、蟠马陆科（Sphaerotheriidae）动物毛圆刺马陆 *Sphaerobelum hirsutum* Verhoeff 全虫。日本球马陆又称滚山球马陆、山球马陆，毛圆刺马陆又称山苏甲、地罗汉。

【分布】 日本球马陆分布于广西、四川、云南，毛圆刺马陆分布于广西、云南。

【性味归经】 辛、咸，温。归肝、肾经。

【功能主治】 活血散瘀，消肿止痛，祛风除湿，舒筋通络，清热解毒。用于跌打损伤，风湿痹痛，筋脉拘挛，痈疮肿毒，子宫脱垂，脱肛。

【用法用量】 内服：鲜品煎汤，3～5个；研成粉末，每次1～3g。外用：干品调敷，或鲜品捣敷，适量。

232. 马陆

【别名】 千脚虫、蚿、蜋、马蚿、百足、马蚿、蛆蝶、马蚰、马蠲、秦渠、飞蚿虫、马轴、蚼、马蠲、千足、刀环虫、马蠸、百节虫、蛃、蛩、百脚陆、大草鞋虫、马蘿蘿、篦子虫、锅耳朵、蚚。

【来源】 为圆马陆科（Strongylosomidae）动物宽跗陇马陆 *Kronopolites svenhedini*（Verhoeff）的全体。又称摔子虫、花鞭杆。

【分布】 甘肃、四川、广西。

【性味归经】 辛、苦，寒，有小毒。归心、胃经。

【功能主治】 清热解毒，和中破积。用于痈肿疮疖，乳痈，癥瘕痞块，胃脘痛胀痞满食少。

【用法用量】　内服：煎汤，3～6g；研成粉末或制成片剂，每次1～2g。外用：研成粉末，熬膏或捣敷。

【类同品】　部分地区亦将同科动物窄跗陇带马陆 *Kronopolites swirhoei* (Pocock)（分布于浙江）、尖跗陇带马陆 *Kronopolites acuminatus biagrilectus* Hoffman（分布于广西）、约安巨马陆 *Prospirobolus joannsi* (Brolemann)（分布于四川）作为药用。

233. 山蛩虫

【别名】　百脚陆、千脚虫、蓖子虫、锅耳朵、大草鞋虫、百节虫、闷棒虫、空筒筒虫、马陆、闷棒虫、锅耳朵、大草脚虫、百草、马蚿、蚿、马蚿虫、蜫、马蚿、百足、蛆螺、马蚰、秦渠、马轴、蚼、千足虫、刀环虫、马蠸、蛩、燕山蛩。

【来源】　为山蛩科（Spirobolidae）动物燕山蛩 *Spirobolus bungii* Brandt 的全体。又称约安巨马陆。

【分布】　全国大部分地区。

【性味归经】　辛，温，有大毒。归心、肝经。

【功能主治】　破癥积，消痞结，解疮毒，辟邪疟。用于癥瘕积聚，瘰疬，痈疮肿毒，乳蛾。

【用法用量】　内服：煎汤，适量；研成粉末，每次0.3～1g。外用：捣烂或研成粉末油调敷患处，适量。本品有毒，内服宜慎。

【类同品】　部分地区亦将同科动物丽山蛩 *Spirobolus exquisitus* Karsh、绿山蛩 *Spirobolus marginatus* Brolemann、浙山蛩 *Spirobolus walkeri* Pocock（皆分布于华北、华东、中南）作为药用。

234. 约安山蛩

【别名】　锅耳朵。

【来源】　为山蛩科（Spirobolidae）动物约安山蛩 *Spirobolus joannisi* Brolenmann 的全体。

【分布】 全国大部分地区。

【性味归经】 辛，温，有大毒。归心经。

【功能主治】 破积活血，祛风，解毒。用于痈肿疮毒，癥瘕痞满，风湿痛。

【用法用量】 内服：研成粉末，每次 0.1 ~ 0.2g。外用：捣烂或研成粉末调敷，适量。

235. 蜈蚣

【别名】 蝍蛆、吴公、天龙、百脚、百足虫、千足虫、酒蜈蚣、大蜈蚣、全蜈蚣、百足、赤足蜈蚣、嗷高姆、多棘蜈蚣、撑子虫、鱼公、多棘巨蜈蚣、多脚虫。

【来源】 为蜈蚣科（Scolipendridae）动物少棘蜈蚣 *Scolopendra subspinipes mutilans* L . Koch 的全体。又称金头蜈蚣、少棘巨蜈蚣。

【分布】 全国大部分地区。

【性味归经】 辛、微咸，温，有毒。归肝经。

【功能主治】 息风止痉，攻毒散结，通络止痛。用于小儿惊风，痉挛抽搐，癫痫，瘰疬，中风半身不遂，破伤风，风湿顽痹，偏正头痛。

【用法用量】 内服：煎汤，2 ~ 5g；研成粉末吞服，每次 0.5 ~ 1g。外用：研成粉末撒、油浸涂敷患处，或研成粉末调敷，适量。

【类同品】 部分地区亦将同科动物多棘蜈蚣 *Scolopendra subspinipes multidens* Newport（又称金头蜈蚣、多棘巨蜈蚣，分布于福建、湖北、广西、云南，广东、浙江）、墨江蜈蚣 *Scolopendra mojiangica* Zhang et Chi（又称黑头蜈蚣，分布于云南省墨江县）、模棘蜈蚣 *Scolopendra subspinipes* Leach（分布于台湾沿海有分布）、哈氏蜈蚣 *Scolopendra dehaani* Brandt（分布于我国广东、广西、云南、海南）、马氏蜈蚣 *Scolopendra mazbii* Gravely（分布于西藏察隅）作为药用。

236. 花蚰蜒

【别名】 钱串。

【来源】 为蚰蜒科（Scutigeridae）动物花蚰蜒 *Thereuonema tuberculata*（Wood）的全体。

【分布】 长江流域以南各省。

【性味归经】 苦，寒。归心经。

【功能主治】 清热解毒。用于毒蛇咬伤。

【用法用量】 外用：适量。

237. 衣鱼

【别名】 蟫、蛃鱼、衣中白鱼、壁鱼、铰剪虫、毛衣鱼、鱼中白鱼。

【来源】 为衣鱼科（Lepismatidae）动物衣鱼 *Lepisma saccharina*（Linnaeus）、毛衣鱼 *Ctenolepisma villosa*（Fabr.）、栉衣鱼 *Ctenolepisma urbana*（Slabaugh）的全体。衣鱼又称蠹鱼、白鱼、蟫鱼。

【分布】 衣鱼、毛衣鱼分布于全国各地；栉衣鱼分布于河北。

【性味归经】 咸，平。归小肠、膀胱、肝经。

【功能主治】 祛风止痉，解毒散结，明目，利尿通淋。用于中风，小儿惊痫，疮疖肿痛，目生翳障，水肿小便不利瘢痕疙瘩。

【用法用量】 内服：煎汤，3～6g；研成粉末或入散剂，每次0.6～1g。外用：研成粉末撒、调敷或点眼，适量。

238. 大蜻蜓

【别名】 虰蛵、负劳、蜻蛉、蜻蜓、蝍蛉、桑根、仓螘、胡蝶、狐梨、诸乘、胡蜊、蜻虰、虰蛏、纱羊、蝍蛉、桑根、负劳、蟌、桑根、大头马、赤衣使者、黄衣、赤蜻蛉。

【来源】 为蜓科（Aeschnidae）动物大蜻蜓 *Anax parthenope*（Selys）、蜻科（Aeschnidae）动物赤蜻蜓 *Crocothemis servilia*（Druey）、夏赤卒 *Sympetrum darwinianum*（Selys）、褐顶赤卒 *Sympetrum infuscatum*（Selys）、黄衣 *Plantala flavescens* Fabricius 的全虫。大蜻蜓又称碧尾蜓、绿蜻蜓、绿豆蜻蜓、马大头，赤蜻蜓又称红蜻、赤卒，夏赤卒又称夏茜，褐顶赤卒又称褐

顶赤蜻，黄衣又称海蜻蛉、黄蜻。

【分布】 大蜻蜓几遍全国各地，赤蜻蜓、黄衣分布于全国各地，夏赤卒分布于福建、广西、四川，褐顶赤卒分布于南北各地。

【性味归经】 咸、涩、甘，平。归肺、肾经。

【功能主治】 补肾益精，解毒消肿，止咳定喘。用于肾虚阳痿遗精，咽喉肿痛，咳嗽喘促，百日咳。

【用法用量】 内服：煎服，2～4只；研成粉末服，每次3～6g。

239. 蜻蜓

【来源】 为蜓科（Aeschnidae）动物蜻蜓 *Aeschna higroflava*（Martin）、斑蜻蜓 *Aeschna mixta* Latreille、黄绿棘臀蜓 *Polycanthagyna melanictera*（Selys）的全体。

【分布】 蜻蜓分布于陕西，斑蜻蜓分布于东北、内蒙、河北、山东、河南、陕西，黄绿棘臀蜓分布于陕西、浙江、四川。

【性味归经】 咸、辛，平。归肺、肾经。

【功能主治】 补肾益精，清肺止咳。用于腰膝酸软，咳嗽咽痛。

【用法用量】 内服：煎服，3～5只；入丸、散剂，每次3～6g。

240. 蟑螂

【别名】 蜚蠊、蜚、飞蠊、蚱蜢、飞蠊、东方蠊。

【来源】 为蜚蠊科（Blattidae）动物东方蜚蠊 *Blatta orientalis*（Linnaeus）、澳洲蜚蠊 *Periplaneta australasiae*（Fabricius）、美洲蜚蠊 *Periplaneta americana*（L.）的全体。东方蜚蠊又称飞蠊、负盘、石姜、滑虫、茶婆虫、香娘子、赃郎、偷油婆、酱虫、黄贼，美洲蜚蠊又称美洲蠊、大蜚蠊、美洲大蠊。

【分布】 东方蜚蠊分布于全国各地，澳洲蜚蠊分布于广州、云南，美洲蜚蠊分布于我国北方各地。

【性味归经】 咸，寒，有小毒。归心、肝经。

【功能主治】 活血破瘀，清热解毒，消积。用于癥瘕积聚，痈疮肿毒，乳蛾，虫蛇咬伤，小儿疳积。

【用法用量】 内服：煎汤，1～3 只；焙干研成粉末，1～5 只。外用：捣敷，适量。

【类同品】 部分地区亦将同科动物德国蜚蠊 *Blattella germanica*（L.）（分布于华北）作为药用。

241. 土鳖虫

【别名】 土元、地鳖虫、过街、蚵蚾虫、地乌龟、地蜱虫、山蛛螂、地乌龟、臭虫母、土别、山虫螂、药用光蠊、金边地鳖虫、苏土元、大土元、地虫、汉土元、盖子虫、土虫、节节虫、蚂蚁虎、地必虫、蠊、灰鳖虫、常羊、老婆虫（雌虫体）、蚵蚾虫、地蜱虫。

【来源】 为鳖蠊科（Corydiidae）动物地鳖 *Eupolyphaga sinensis*（Walker）、冀地鳖 *Polyphaga plancyi*（Bolivar）雌虫的全体。地鳖又称中华地鳖、土鳖虫、簸箕虫。

【分布】 地鳖分布于全国各地，冀地鳖分布于河北、河南、陕西、甘肃、青海、湖南、山东、山西。

【性味归经】 咸，寒，有小毒。归肝经。

【功能主治】 破血逐瘀，消肿止痛，续筋接骨。用于治癥瘕，血滞经闭，产后腹痛，跌打损伤。

【用法用量】 内服：煎汤，3～10g；入丸、散剂，1～1.5g。外用：研成粉末撒或鲜品捣敷，适量。

【类同品】 部分地区亦将姬蠊科（Blattellidae）动物东方后片蠊 *Opisthoplatia orientalis*（Burm）（又称赤边水蟅，分布于广东、广西）作为药用。

242. 家白蚁

【别名】 飞蚁。

【来源】 为鼻白蚁科（Rhinotermitidae）动物家白蚁 *Coptotermes formosanus*（Shiraki）的全体。又称蜚、飞螘。

【分布】 安徽、江苏、浙江、江西、湖北、湖南、四川、福建、台湾、广东、广西、云南。

【性味归经】 甘、咸，温。归肝、肾经。

【功能主治主治】 益肝肾，补气血。用于年老体衰，久病气血虚弱。

【用法用量】 内服：晒干研成粉末，每次3~5g。

【类同品】 部分地区亦将同科动物土垅大白蚁 *Macrotermes annandalei*（Silvetri）（分布于广东、广西、云南）作为药用。

243. 桑螵蛸

【别名】 蜱蛸、蚀肬、桑蛸、螵蜅、乌洟、冒焦、螵蛸、致神、螳螂子、桑上螳螂窠、野狐鼻涕、赖尿郎、刀螂子、老鸹芯脐、螳螂蛋、尿唧唧、流尿狗、猴儿包、螳螂壳、螵、螵蛸、短螵蛸、刀螂窝、螳螂窠、圆螵蛸、元螵蛸、软螵蛸、团螵蛸、长螵蛸、硬螵蛸、流尿狗、螳螂巢、黑螵蛸、炒桑螵蛸、盐桑螵蛸、螵蛸虫、遗尿窝、螳蠰卵、夷目、螳螂窝、刀螂蛋、撒尿果、遗尿窠。

【来源】 为螳螂科（Mantidae）动物昆虫大刀螂 *Tenodera sinensis* Saussure、小刀螂 *Statilia maculata*（Thunberg）、巨斧螳螂 *Hierodula patellifera*（Serville）的卵鞘。昆虫大刀螂又称中国绿螳螂、刀螂、中国螳螂、老虎哥、大刀郎，小刀螂又称斑翅螳螂，巨斧螳螂又称广腹螳螂、二星螳螂、二点螳螂。

【分布】 昆虫大刀螂分布于全国各地，小刀螂分布于四川、浙江、江西、山东、台湾，巨斧螳螂分布于辽宁、河北、四川、广东、台湾、湖北。

【性味归经】 咸、甘、涩，平。归肝、肾、膀胱经。

【功能主治】 补肾助阳，固精缩尿。用于遗精滑精，早泄，白浊，遗尿，尿频。

【用法用量】 内服：煎汤，5~10g；研成粉末，入丸、散剂，每次3~5g。

【类同品】　部分地区亦将同科动物华北螳螂 *Paratenodera augustipennis* Saussure（分布于华北和东北）、薄翅螳螂 *Mantis religiosa* L.（分布于全国）、勇斧螳螂 *Hierodula membranacea*（Burmeister）（分布于浙江、安徽、湖南、四川、西藏、广西）、绿污斑螳 *Statilia nemoralis*（Saussure）（分布于全国各地）、南方刀螂 *Tenodera aridifolia*（Stoll）（又称二点螳螂、素叫螳螂，分布于南方各地）作为药用。

244. 螳螂

【别名】　莫貈、螳蠰、蛑、巨斧、拒斧、髦、天马、螗螂、石螂、食肬、刀螂、斫父、斫螂、猴儿、马螂康、蛑、蚀肬、薄翅螳螂、当郎、刀娘、拒斧、羊匕、天蝼、夷昌、敷常、昕父、昕郎。

【来源】　为螳螂科（Mantidae）动物昆虫大刀螂 *Tenodera sinensis* Saussure、小刀螂 *Statilia maculata*（Thunberg）、南方刀螂 *Tenodera aridifolia*（Stoll）、广腹螳螂 *Hierodula patellifera* Serville 的全体。广腹螳螂又称巨腹螳螂。

【性味归经】　甘、咸，温。归心、肝、肾经。

【功能主治】　补肾助阳，镇惊安神，解毒消肿，活血化瘀。用于肾虚阳痿遗精，小儿惊痫抽搐，咽喉肿痛，疔肿恶疮，痔疮，外伤肿痛。

【用法用量】　内服：研成粉末入丸、散剂，1~2只。外用：研成粉末，捣敷、嗃鼻、吹喉或调敷，适量。

【类同品】　部分地区亦将同科动物华北螳螂 *Paratenodera augustipennis* Saussure、薄翅螳螂 *Mantis religiosa* L.、拟宽腹螳螂 *Hierodula saussurei* Kirby（又称索氏螳螂，分布于湖北）作为药用。

245. 蚱蜢

【别名】　皇螽、蠜（干燥全虫）、螽、蟒、蝛蟒、百蜷、蛨蚝、蚝蛨、簸蹱、蝗虫、蚂蚱、蚱蜢（新鲜或干燥成虫）、草螽、土螽、螽斯、蟼螽、土磔、草蜢子、稻蝗、土蚂蚱。

【来源】 为剑角蝗科（Acrididae）动物稻叶大剑角蝗 *Acrida lata*（Motsch）、蝗科（Oedipodidae）动物飞蝗 *Locusta migratoria* Linnaeus、斑退蝗科（Catantopidae）动物中华稻蝗 *Oxya chinensis*（Thunberg）的成虫全体。稻叶大剑角蝗又称尖头蚱蜢，中华稻蝗又称油蚂蚱。

【分布】 稻叶大剑角蝗和飞蝗分布于全国各地，中华稻蝗分布于我国大部分地区。

【性味归经】 辛、甘，温。归肺、脾、肝经。

【功能主治】 止咳平喘，定惊止痉，祛风透疹。用于治百日咳，咳喘痰多，小儿惊风，破伤风，疹出不畅，咽喉肿痛，外用治中耳炎。

【用法用量】 内服：煎汤，5～12g；研成粉末，入散剂，每次1.5～3g。外用：研成粉末撒或调敷，适量。

【类同品】 部分地区亦将剑角蝗科（Acrididae）动物中华蚱蜢 *Acrida chinensis*（Westw）（又称扁担钩，分布于河北、山东、江苏、安徽、浙江、四川、广东、广西）、斑退蝗科（Catantopidae）动物长翅稻蝗 *Oxya velox*（Fabricius）（分布于山东、河北、陕西、山西、江苏、安徽、江西、湖北、广东、广西）、小稻蝗 *Oxya intricate*（Stal）（分布于湖北、湖南、江苏、浙江、江西、福建、广东、广西）、网翅蝗科（Oedipodidae）动物黄脊竹蝗 *Ceracris kiangsu*（Tsai）（分布于广东、广西、湖南、江西、福建、湖北、四川、浙江、安徽、江苏、云南）、锥头蝗科（Pyrgomrphidae）动物日本黄脊蝗 *Patanga japonica*（I. BoL.）（分布于山东、江苏、浙江、安徽、江西、湖南、福建、广东、广西、台湾、四川、云南、甘肃）作为药用。

246. 无齿稻蝗

【来源】 为斑退蝗科（Oedipodidae）动物无齿稻蝗 *Oxya adentata*（Willemse）的全体。

【分布】 东北、内蒙、河北、山西、陕西、宁夏、甘肃、青海、西藏、云南。

【性味归经】 辛，温。归肺、肝经。

【功能主治】 止咳平喘，定惊止抽。用于咳喘痰多，惊风抽搐。

【用法用量】 内服：煎汤，5～10g。

247. 蝈蝈

【别名】　聒子、山蝈蝈、豆聒聒。

【来源】　为螽斯科（Tettigoniidae）动物螽斯 *Gampsaocleis gratiosa* Brunner（Wattenwyl）的全体。又称蝈蝈、聒聒。

【分布】　东北及河北、江苏。

【性味归经】　辛、微甘，平。归肾经。

【功能主治】　通络止痛，利水消肿。用于水肿尿少，腰膝肿痛，耳痛，湿脚气。

【用法用量】　内服：煎汤，2～5 只；焙焦研成粉末服。外用：研成粉末吹耳，适量。

248. 叫姑姑

【别名】　叫耳哥、叫哥哥、络丝娘、络织娘。

【来源】　为蠡斯科（Tettigoniidae）动物纺织娘 *Mecopoda elongata*（Linnaeus）的全虫。又称大蟋蟀、莎鸡、络纬螽。

【分布】　我国江苏、浙江、山东、福建、广东、广西、四川。

【性味归经】　辛，平。归肝经。

【功能主治】　息风止痉。用于小儿惊风，痉挛抽搐。

【用法用量】　内服：煎汤，1～4 只；焙干研成粉末。

249. 蟋蟀

【别名】　蛬、蜻蛚、促织、吟蛩、将军、屈屈、蛆蛆、叫鸡、唧唧、斗鸡、蛐蛐、夜鸣虫、秋虫、秋虫干、突蟀子、将军虫、蛩、莎鸡、酸鸡、梅鸡、火鸡、促机、纱绩、晴蚵、吟蛩、蛩秋、马蠘、斯螽、络纬、赚清、才节、虷孙、将军干。

【来源】　为蟋蟀科（Gryllidae）动物蟋蟀 *Scapipedus aspersus*（Walker)、棺头蟋蟀 *Loxoblemmus doenitzi* Stein、花生大蟋蟀 *Brachytrapes portentosis*（Lichenste）的全体。蟋蟀又称夜鸣虫，棺头蟋蟀又称棺材头、斗蟋蟀。

【分布】 蟋蟀分布于全国各地，棺头蟋蟀分布于河北、山西、河南、江苏、山东等，花生大蟋蟀分布于江苏。

【性味归经】 辛、咸，凉，有小毒。归膀胱、小肠经。

【功能主治】 利水消肿，利尿，催生，清热解毒。用于水肿小便不利，癃闭，腹水，难产，外用治红肿疮毒。

【用法用量】 内服：煎汤，4～6 只；研成粉末，每次 1～3 只。外用：研成粉末撒，适量。

【类同品】 部分地区亦将同科动物斗蟋 *Velarifictorus micado*（Saussure）（分布于山东、江苏、浙江、福建、广东、海南）作为药用。

250. 大头狗

【别名】 大蟋蟀、土蚱子、土蚂蚱子、毫螭虫。

【来源】 为蟋蟀科（Gryllidae）动物油葫芦 *Gryllus testaceus* Walker、台湾油葫芦 *Gryllus mitratus*（Burmeister）的全体。台湾油葫芦又称黑油葫芦。

【分布】 油葫芦分布于吉林、辽宁等省，台湾油葫芦分布于河北、山西、山东、江苏，安徽、台湾、河南、广西、贵州、西藏。

【性味归经】 辛，温。归心经。

【功能主治】 利水消肿，解毒。用于水肿，小便不利。

【用法用量】 内服：煎汤，5～10g。

251. 双斑蟋蟀

【来源】 为蟋蟀科（Gryllidae）动物双斑蟋蟀 *Gryllus bimaculatus*（De Geer）、中华蟋蟀 *Gryllus chinensis*（Weber）的全体。双斑蟋蟀又称乌龙仔、赤龙仔、画镜、花镜、黄头颈。

【分布】 双斑蟋蟀分布于福建、广东、广西、云南、台湾，中华蟋蟀分布于全国各地。

【性味归经】　甘、淡，温。归膀胱经。

【功能主治】　利水消肿，解毒退热。用于水肿，小便不利，痈疮肿毒。

【用法用量】　内服：煎汤，1～2只。外用：研成粉末外敷，适量。

252. 突灶螽

【别名】　灶鸡、灶马。

【来源】　为穴螽科（Rhaphidophoridae）动物突灶螽 *Diestrammena japonica* Karny 的全体。

【分布】　世界各地均有分布

【性味归经】　辛、咸，温。归肺、脾经。

【功能主治】　拨刺消肿。用于竹刺入肉。

【用法用量】　外用：捣敷。

253. 蝼蛄

【别名】　蝼蝈、螜、天蝼、蝚、蚚蝼、螻蛄、蝼窐、蟓蛉、杜狗、杜蛒蛞蝼、炙鼠、津姑、蝼蜮、仙蛄、石鼠、硬鼠、蟷蛄、土狗、地狗、拉拉古、土狗崽、地牯牛、拉拉狗、拉蛄、螜、大蝼蛄、天螻蝼蝈、地蛄、水狗拉拉蛄、砧鼠、土狗蝈、拉拉蛄、硕鼠、梧鼠、蛞蝼、蛄蜕、褐斑、蟑蜕（羽化后的蜕壳）、蝼蛄古、啦啦蛄、扒田狗、耕狗、地牛、地志虎、肋蛄。

【来源】　为蝼蛄科（Gryllotalpidae）动物非洲蝼蛄 *Gryllotalpa africana*（Palisot et Beauvois）、台湾蝼蛄 *Gryllotalpa formosana*（Shiraki）、华北蝼蛄 *Gryllotalpa unispina*（Saussure）的全体。非洲蝼蛄又称蝼蛄、地蝲蛄、南方蝼蛄，台湾蝼蛄又称小蝼蛄，华北蝼蛄又称北方蝼蛄、大蝼蛄。

【分布】　非洲蝼蛄和华北蝼蛄分布于全国各地，台湾蝼蛄分布于广东、广西、台湾。

【性味归经】 咸、苦，寒，有小毒。归胃、膀胱、小肠、大肠经。

【功能主治】 利水通淋，清热解毒。用于水肿小便不利，石淋，痈肿恶疮，瘰疬。

【用法用量】 内服：煎汤，1～3只；焙干研成粉末，每次1～2g。外用：研成粉末调涂，适量。

254. 红娘子

【别名】 么姑虫、红女、红姑娘、红蝉、樗鸡、灰花蛾、花大鸡、红娘、山鸡腰、红盖虫。

【来源】 为蝉科（Cicadidae）动物黑翅红娘子 *Huechys sanguinea*（DeGeer）、短翅红娘子 *Huechys thoracica*（Distant）、褐翅红娘子 *Huechys philaemata*（Fabr.）的成虫全体。

【分布】 黑翅红娘子分布于广东、广西、四川、福建、台湾、浙江、江苏、湖南、河南，短翅红娘子分布于云南，褐翅红娘子分布于江苏、浙江、安徽、山西、四川、福建、海南、云南、广东、广西、台湾。

【性味归经】 苦、辛，平，有毒。归肝、胆、心经。

【功能主治】 破血逐瘀，攻毒散结。用于血瘀经闭，狂犬咬伤，瘰疬，恶疮，疥癣，目翳。

【用法用量】 内服：煎汤或入丸、散剂，1～3g。外用：调敷或研成粉末作饼敷，适量。本品剧毒，内服宜慎。

255. 蝉蜕

【别名】 蜩甲、蝉壳、伏壳、伏蜟、枯蝉、蝉甲、蜩蟟退皮、蝉退壳、金牛儿、蝉退、蝉脱、蝉衣、催米虫壳、唧唧猴皮、唧唧皮、知了皮、热皮、麻儿鸟皮、仙人衣、麻蜘蟟皮、麻唧蟟皮、爬儿猴皮、黑蚱皮、蚱蟟皮、蚱蝉、土蝉衣、齐女衣、点儿猴皮、点蟟子皮、麻了皮、金衣、楉蝉、金牛儿皮、蝉皮、蜩虫壳、虫蜕、虫退、蝉蜕壳、唧了皮、唧嘹皮、唧猴皮、虫衣、金蝉衣、净蝉衣、蝉肚、麻唧鸟皮、唧蟟皮、蚱蟟皮。

【来源】　为蝉科（Cicadidae）动物黑蚱 *Cryptotympana pustulata*（Fabricius）若虫羽化时的蜕壳。又称蚱蝉、鸣蝉、鸣蜩、秋蝉、知了。

【分布】　辽宁、河北、河南、山东、江苏、浙江、江西、山西、福建、台湾、广东、湖北、四川。

【性味归经】　咸、甘，寒。归肺、肝经。

【功能主治】　疏散风热，利咽喉，透疹，明目退翳，息风止痉。用于风热感冒，咽痛音哑，麻疹透发不畅，风疹瘙痒，目赤肿痛，目生翳障，惊风抽搐，破伤风，小儿惊痫。

【用法用量】　内服：煎汤，3～10g；研成粉末，冲服，每次1～3g。外用：煎水洗或研成粉末调敷，适量。

【类同品】　部分地区亦将同科动物山蝉 *Cicada flammatus* Dist.（分布于浙江）、华南蝉 *Cryptotympana mandarina*（Dist.）(分布于华南)、黑蚱蝉 *Cryptotympana atrata*（Fabricius）(分布于浙江)、鸣蝉 *Oncotympana maculaticollis*（Motsch.）(分布于河北、山西)、松寒蝉 *Meimuna opalifera*（Walker）(分布于河北、四川、陕西、贵州、广东、福建、湖南、江西、浙江)、透翅蝉 *Hyalessa ronsnana*（China）(分布于华北、华南)、云南黑蝉 *Cicadatra shaluensis*（China）(分布于云南)、草蝉 *Mogannia conica* Germer(分布于华北)、寒蝉 *Melampsalta pellosoma*（Uhler）(分布于东北、河北、山东、江苏、西北)、朝鲜黑背鸣蝉 *Oncotympana coreana*（Kato）(分布于东北、河北)、蟪蛄 *Platypleura kaempferi*（Fabricius）(分布于河北、山东) 作为药用。

256. 蚱蝉

【别名】　蜩、鸣蜩、蝒、马蜩、老蝉、鸣蝉、秋蝉、蝉、黑蚱、蜘蟟、蚱蟟、知了。

【来源】　见“蝉蜕”条，药用部位为成虫全体。

【性味归经】　咸、甘，寒。归肝经。

【功能主治】　清热，息风，镇惊。用于小儿惊风夜啼，癫痫，声音嘶哑，小儿疳积发热，偏头痛。

【用法用量】 内服：煎汤，1～3 只；入丸、散剂。外用：适量。

257. 蝉花

【别名】 虫花、大蝉虫草、冠蝉、胡蝉、螗蜩、蝘、蝉蛹、蝉茸。

【来源】 为麦角菌科（Clavicipitaceae）真菌大蝉草 *Cordyceps cicadae* Shing 寄生在蝉科（Cicadidae）昆虫山蝉 *Cicada flammata* Dist 若虫上的子座及若虫尸体的复合体。

【分布】 浙江。

【性味归经】 甘，寒。归肺、肝经。

【功能主治】 疏散风热，祛风定惊，明目，透疹，滋补强壮。用于外感风热，小儿惊风夜啼，惊痫抽搐，翳膜遮睛，麻疹透发不畅。

【用法用量】 内服：煎汤，5～10 g；研成粉末冲服，每次 0.3～0.6g。

【类同品】 同类寄主昆虫还有同科昆虫草蝉 *Mogannia conica* Germer。

258. 小蝉花

【别名】 土蝉花、小蝉虫草。

【来源】 为麦角菌科（Clavicipitaceae）真菌小蝉草菌 *Cordyceps sobolifera*（Hill）Berk. et Br. 子座或其分生孢子阶段 Isaria sp. 的孢梗束与寄生蝉科（Cicadidae）昆虫蟪蛄 *Platypleure kaempferi*（Fabricius）若虫尸体的复合体。

【分布】 广东、福建。

【性味归经】 甘，寒。归肺、肝经。

【功能主治】 疏散风热，明目退翳，定惊。用于小儿夜啼，惊痫抽搐，翳膜遮睛。

【用法用量】 内服：煎汤，5～10 g。

【类同品】 同类寄主昆虫还有同科昆虫云南黑蝉 *Cicadatra shaluensis*（China）、透翅蝉 *Hyalessa ronsnana*（China）。

259. 樗鸡

【别名】 红娘子、灰花蛾、斑衣、花娘子、花媳妇灰蝉。

【来源】 为樗鸡科（Fulgoridae）动物樗鸡 *Lycorma delicatula*（White）的成虫全体。又称斑衣蜡蝉、椿皮蜡蝉、斑衣蜡蝉、斑衣花娘子、灰蝉。

【分布】 我国北方及山东、河南。

【性味归经】 苦、辛，平，有小毒 。归肝经。

【功能主治】 破血逐瘀，攻毒散结。用于血瘀经闭，瘰疬，癥瘕，疮癣，狂犬咬伤，瘰疬。

【用法用量】 内服：研成粉末入丸、散剂，每次 0.1 ~ 0.2g。外用：研成粉末敷贴或调涂，适量。

260. 紫草茸

【别名】 赤胶、紫铆、紫矿、紫梗、紫胶、虫胶、胶虫胶、渴廪、棒状虫胶、胶质紫草茸。

【来源】 为胶蚧科（Lacciferidae）动物紫胶虫 *Laccifer lacca*（Kerr）在树枝上分泌的胶质。又称胶虫。

【分布】 西南部及台湾、广东。

【性味归经】 辛、苦，凉。归心、肾经。

【功能主治】 清热解毒，凉血止血，活血化瘀。用于麻疹透发不畅，疮痈肿痛，牙龈出血，崩漏，产后晕血，疮疡，湿疹，癥瘕。

【用法用量】 内服：煎汤，1.5 ~ 6g；研成粉末，每次 1.5 ~ 3g。外用：研成粉末撒或熬膏涂敷，适量。

261. 五倍子

【别名】 文蛤、百虫仓、木附子、花倍、五棓子、五构子、棓子、角倍、菱倍、肚倍、独角倍、百药煎、法酿、五去风、川文蛤、倍子、蚊阁、猪角倍。

【来源】 为绵蚜科（Pemphigidae）动物五倍子蚜 *Melaphis chinensis*（Bell）Baker、棓蛋蚜 *Melaphi paitan* Tsai et Tang 在寄主漆树科（Anacardiaceae）植物盐肤木 *Rhus chinensis* Mill、青麸杨 *Rhus potaninii* Maxim、红麸杨 *Rhus punjabensis* Stew. *var. sinica*（Diels）Rehd. et Wils. 等树上形成的虫瘿。角倍蚜又称倍蚜、五倍蚜。

【分布】 角倍蚜分布于河南、陕西、湖北、湖南、四川、贵州、云南、广西、江西、台湾、福建、广东、江苏、浙江、安徽，棓蛋蚜分布于贵州、四川、云南、湖南、湖北、陕西。

【性味归经】 酸、涩，寒，有小毒。归肺、大肠、胃经。

【功能主治】 敛肺降火，止咳敛汗，收敛止血，涩肠止泻，收湿敛疮。用于肺虚久咳，肺热痰咳，自汗盗汗，消渴，崩漏，咳血，便血痔血，外伤出血，久泄久痢，久泄脱肛，湿疮，水火烫伤，瘰疬，疮疖。

【用法用量】 内服：煎汤，3～10g；入丸、散、膏剂，1.5～6g。外用：煎汤熏洗，或研成粉末撒或调敷，适量。

【类同品】 部分地区亦将同科动物圆角棓蚜 *Nurudea sinica* Tsai et Tang（分布于贵州、湖南、陕西）、棓花蚜 *Nurudea shiraii* Matsumura（分布于台湾）、红棓花蚜 *Nurudea rosea* Matsumura（分布于贵州、四川、湖北、陕西、湖南、浙江）、红小铁枣棓蚜 *Meitanaphis elongallis* Tsai et Tang（分布于贵州、四川、陕西）、枣铁棓蚜 *Kaburagia ensignallis* Tsai et Tang、蛋铁棓蚜 *Kaburagia ovogallis* Tsai et Tang（分布于贵州、四川、云南、湖南、湖北、陕西）、铁花棓蚜 *Floraphis meitanensis* Tsai et Tang（分布于贵州、四川、湖北、陕西）作为药用。

262. 五倍子内虫

【来源】 见“五倍子”条，药用部位为虫瘿中的幼虫。

【性味归经】 苦、酸，凉。归肝经。

【功能主治】 清肝明目，清热泻火。用于目赤烂弦。

【用法用量】 外用：点眼，适量。

【类同品】 见“五倍子”条。

263. 虫白蜡

【别名】　虫蜡、白蜡、木蜡、树蜡、蜡膏、蜡骨、川占。

【来源】　为介壳虫科（Coccidae）动物白蜡虫 *Ericerus pela*（Chavannes）雄虫群栖于白蜡树等植物枝干上所分泌的白色蜡质精致而成。

【分布】　陕西、江西、江苏、浙江、河南、山东、湖北、湖南、福建、广东、广西、四川、贵州、云南、西藏。

【性味归经】　甘、淡，温。归肝经。

【功能主治】　止血定痛，生肌敛疮。用于尿血，便血，下血，疮疡久溃不敛，金疮出血。

【用法用量】　内服：煎汤，9～15g；入丸、散剂，3～7g。外用：熔化调敷药膏，或作为制膏药、油膏和丸衣的原料，适量。

264. 九香虫

【别名】　黑兜虫、瓜黑蝽、屁板虫、放屁虫、瓜里春、臭虫、臭巴虫、臭大姐、臭青龟虫、褐黄黑龟虫、蜣螂虫、打屁虫、屁巴虫、酒九香虫。

【来源】　为蝽科（Pentatomidae）动物九香虫 *Aspongopus chinensis*（Dallas）的全虫。

【分布】　除东北、西北外，全国大部分地区均有分布。

【性味归经】　咸、甘，温。归脾、肝、肾经。

【功能主治】　理气止痛，温中止痛，温肾壮阳。用于肝胃不和或寒郁中焦之胸胁胃脘胀痛，肾阳不足之腰痛，阳痿。

【用法用量】　内服：煎汤，3～10g；入丸、散剂，每次0.6～1.2g。

【类同品】　部分地区亦将同科动物小皱蝽 *Cyclopelta parva*（Distana）（分布于山东、江苏、浙江、湖南、湖北、四川、福建、云南、广东、辽宁、内蒙古、海南）作为药用。

265. 蝽象

【来源】 为蝽科（Pentatomidae）动物稻绿蝽 *Nezara viridula smaragdula*（Fabricius）、荔枝蝽象 *Tessaratoma pipillosa*（Dcrury）的全体。稻绿蝽又称荔枝蝽、象青鱼龟虫、绿蝽，荔枝蝽象又称荔枝蝽、甘佩、金背、石柜、臭屁虫、臭屁蛋、狗屁虫、臭便桶、臭屁甲、臭乌龟、狗屁蛋。

【分布】 稻绿蝽分布于广东、广西、浙江、江苏、福建、江西、吉林、甘肃、青海、云南、四川、河北、陕西、山西、台湾，荔枝蝽象分布于广东、广西、福建、江西、云南、台湾、贵州。

【性味归经】 辛，温。归肝经。

【功能主治】 活血散瘀，消肿止痛。用于治跌打损伤，瘀血肿痛。

【用法用量】 内服：煎汤，3～6g。外用：调敷，适量。

266. 水黾

【别名】 水马、水爬子、婆子、水和尚、水豆油。

【来源】 为水黾科（Gerridae）动物水黾 *Rhagadotarsus kraepelini*（Breddin）的成虫。

【分布】 广东、广西、海南、台湾。

【性味归经】 苦、甘，寒，有毒。归大肠经。

【功能主治】 清热解毒，消痔疗疮，截疟。用于痔疮，疟疾。

【用法用量】 内服：研成粉末调酒服，5～10只。

267. 地牯牛

【别名】 倒推车、倒退牛、地股牛、山老牛、蚁狮、蚁地狱、地拱、沙虱、沙挼子、摇摇锅、砂牛、倒后虫、啊喽喽。

【来源】 为蚁蛉科（Myrmeleontidae）动物中华东蚁蛉 *Euroleon sinicus*（Navas）、蛟蜻蛉 *Myrmeleon micans* Mac Lachlan 的幼虫。

【分布】　中华东蚁蛉分布于河北、山西、陕西、四川，蛟蜻蛉分布于陕西、甘肃、湖北、四川、云南。

【性味归经】　辛、咸，寒，有毒。归肝经。

【功能主治】　平肝息风，解热镇惊，祛瘀散结，截疟，利尿通淋。用于肝阳上亢之中风，小儿高热惊厥，癫痫，跌打损伤，瘸瘕，疟母，疟疾，热淋，阴疽久溃不敛，瘰疬。

【用法用量】　内服：煎汤或冲服，0.5 ~3g；研成粉末入散剂，1.5 ~5g。外用：研成粉末撒或捣烂敷，适量。

【类同品】　部分地区亦将蚁蛉科（Myrmeleontidae）动物蚁蛳 *Myrmeleon formicarius*（L.）(又称倒退虫、缩缩、砂猴、砂王八，分布于台湾、山东）作为药用。

268. 砂挼子

【别名】　沙牛、倒行狗子、睡虫、沙谷牛、金沙牛、地拱、沙猫、蚁地狱。

【来源】　为蚁蛉科（Myrmeleontidae）昆虫黄足蚁蛉 *Hagenomyia micans*（Mclachlan）新鲜或干燥的幼虫全体。又称地牯牛、蚁蛳。

【分布】　我国华南及四川、海南、台湾。

【性味归经】　辛、咸，温。归肝经。

【功能主治】　平肝息风，解热止痉，祛瘀散结，截疟。用于小儿高热惊厥，癫痫，中风，跌打损伤，疟疾，痈疮肿毒，骨髓炎，中耳炎。

【用法用量】　内服：煎汤，0.5 ~1g；入散剂，每次 0.1 ~0.3g。外用：适量。

【类同品】　部分地区亦将齿蛉科（Corydalidae）动物东方巨齿蛉 *Acanthocorydaris orientalis*（Mclachlan）(分布于贵州）作为药用。

269. 茴香虫

【别名】　柑橘凤蝶、燕尾蝶、凤子蝶、橘狗、凤蝶、蒜香虫。

【来源】 为凤蝶科（Papilionidae）动物凤蝶 *Papilio xuthus*（Linne）、黄凤蝶 *Papilio machaon*（Linnaeus）的幼虫。凤蝶又称花椒凤蝶，黄凤蝶又称金凤蝶、胡萝卜凤蝶。

【分布】 皆分布于全国大部分地区。

【性味归经】 辛、咸、甘，温。归胃、肝经。

【功能主治】 理气止痛，止呕止呃，温中散寒。用于虚寒胃痛，噎膈，小肠疝气。

【用法用量】 内服：煎汤，1～3g。

【类同品】 部分地区亦将同科动物麝凤蝶 *Byasa alcinous*（Klug）（分布于贵州）、浓眉碧凤蝶 *Papilio bianor mandchurica*（Matsumura）（分布于东北及陕西）、丝带凤蝶 *Sericinus telamon*（Donovan）（分布于陕西）作为药用。

270. 白粉蝶

【别名】 粉蝶、白蝴蝶、菜白蝶、白蝴蝶、菜青虫、青菜虫。

【来源】 为粉蝶科（Pieridae）动物白粉蝶 *Pieris rapae*（L.）的成虫全体。

【分布】 全国各地。

【性味归经】 苦，寒。归肝经。

【功能主治】 消肿止痛。用于跌打损伤。

【用法用量】 外用：捣敷或浸酒搽，适量。

271. 粉蝶

【来源】 为粉蝶科（Pieridae）动物斑缘豆粉蝶 *Colias erate*（Esper）、棕黄粉蝶 *Colias fieldi*（Meretries.）、黄粉蝶 *Colias hyale*（L.）的全体。斑缘豆粉蝶又称黄蝴蝶。

【分布】 斑缘豆粉蝶分布于全国各地，棕黄粉蝶分布于陕西、贵州，黄粉蝶分布于全国大部地区。

【性味归经】　甘，温。归脾经。

【功能主治】　止痉。用于四肢拘挛缩痛。

【用法用量】　内服：煎汤，3～6g。

272. 绢蝶

【来源】　为绢蝶科（Parnassiidae）动物绢蝶 *Parnassius imperator musagreta*（Gr. –Grsh）的全体。又称花蝴蝶。

【分布】　四川、青海、西藏。

【性味归经】　甘，温。归脾经。

【功能主治】　止痉。用于吞咽困难。

【用法用量】　内服：煎汤，2～5g。

273. 香蕉弄蝶

【别名】　弄蝶、芭蕉卷叶蛾、蕉包虫。

【来源】　为弄蝶科（Hesperiidae）动物香蕉弄蝶 *Erionota thorax*（Linnaenus）的幼虫或成虫。

【分布】　广东、广西、福建、台湾、江西、湖南。

【性味归经】　苦，寒。归胆经。

【功能主治】　清热解毒，消肿止痛。用于治化脓性中耳炎，耳痛流脓。

【用法用量】　外用：焙干研成粉末吹耳，适量。

274. 雀翁

【别名】　躁舍、蛄蟖房、雀儿饭瓮、毛虫窠、棘刚子、天浆子。

【来源】　为刺蛾科（Cochlidiidae）动物黄刺蛾 *Cnidocampa flavescens*（Walker）带有石灰质硬茧的幼虫全体。

【分布】　全国各地。

【性味归经】 甘，平。归肝经。

【功能主治】 清热解毒，息风止惊。用于小儿惊风，癫痫，乳蛾肿痛，流涎，脐风。

【用法用量】 内服：入丸、散剂或取汁灌服，1～5个。

275. 钻杆虫

【别名】 钻心虫、挖心虫、钻茎虫、箭杆虫。

【来源】 为螟蛾科（Pyralidae）动物高粱条螟 *Proceras venosatus* Walker、二点螟 *Chilo irrfuscatellus*（Snellen）、野螟科（Pyraustidae）动物玉米螟 *Ostrinia nubilalis*（Hubner）的新鲜或干燥幼虫。高粱条螟又称高粱钻心虫，玉米螟又称玉米钻心虫、玉米髓虫、粟野螟。

【分布】 高粱条螟与二点螟分布于全国大部分地区，玉米螟分布于辽宁、吉林、黑龙江、河北、河南、山东、山西、陕西、江苏、浙江、四川、广西、广东、台湾。

【性味归经】 咸、苦，寒。归大肠经。

【功能主治】 凉血止血，清热解毒。用于便血。

【用法用量】 内服：煎汤，10～15条。

276. 白僵蚕

【别名】 僵蚕、天虫、僵虫、白僵虫、炒僵蚕、姜虫、姜蚕、白苟、死冰、白甘遂、直僵蚕、蚁僵子、白姜蚕、江蚕。

【来源】 为家蚕蛾科（Bombycidae）动物家蚕 *Bymbyx mori*（Linnaeus）幼虫感染白僵菌而僵死的尸体。又称家蚕蛾、晚蚕蛾、桑蚕。

【分布】 全国各地。

【性味归经】 咸、辛，平。归肝、肺、胃经。

【功能主治】 祛风止痉，化痰散结，解毒消肿。用于小儿惊痫抽搐，风痰之半身不遂，中风口眼喎斜，风热头痛目赤，偏正头痛，咽喉肿痛，风疹瘙痒，瘰疬痰核，疮痈肿毒，丹毒。

【用法用量】　内服：煎汤，5 ~ 10g；研成粉末，每次 1 ~ 3g，或入丸、散剂。外用：研成粉末撒、调敷或煎水洗，适量。

277. 原蚕砂

【别名】　蚕沙、原蚕屎、晚蚕沙、蚕砂、原蚕沙、马鸣肝、晚蚕矢、蚕屎、蚕粪、蚕矢、虫沙、夏蚕沙、二蚕沙、晚蚕砂。

【来源】　见“白僵蚕”条，药用部位为幼虫的粪便。

【性味归经】　甘、辛，温。归肝、脾、胃经。

【功能主治】　祛风除湿，和胃化浊，活血定痛，清热明目。用于风湿痹痛，腰膝冷痛，急剧吐泻转筋，头风头痛，皮肤不仁，风疹瘙痒，经闭，崩漏，风热目痛，烂弦风眼。

【用法用量】　内服：纱布包煎，10 ~ 15g；入丸、散剂。外用：炒熨、煎水洗或研成粉末调敷，适量。

278. 原蚕蛾

【别名】　蚕蛾、晚蚕蛾、天蛾、雄原蚕蛾、魏天蛾。

【来源】　见“白僵蚕”条，药用部位为雄虫全体。

【性味归经】　辛、咸，温。归肝、肾经。

【功能主治】　补肾壮阳，止血生肌。用于肾虚阳痿遗精，尿血，外伤出血，溃疡，水火烫伤。

【用法用量】　内服：研成粉末；入丸、散剂，每次 1.5 ~ 5g。外用：研成粉末撒或捣烂敷，适量。

279. 蚕蜕

【别名】　蚕退、马鸣退、佛退、蚕退皮、蚕衣、马明退、蚕蜕皮、蚕儿衣。

【来源】　见“白僵蚕”条，药用部位为幼虫蜕皮。

【性味归经】 甘，平。归肝经。

【功能主治】 祛风明目，解毒消肿，凉血止血。用于目翳，牙疳，口疮，喉风，崩漏，带下，吐血，衄血，肠风便血。

【用法用量】 内服：烧灰研成粉末，每次1.5～5g。外用：研成粉末撒，适量。

280. 蚕蛹

【别名】 小蜂儿。

【来源】 见“白僵蚕”条，药用部位为蛹。

【性味归经】 甘、辛、咸，平。归肺、脾、胃经。

【功能主治】 生津止渴，退疳热，杀虫。用于肺痨，消渴，小儿疳热，癫痫，蛔虫病。

【用法用量】 内服：炒食或煎汤，9～30g；研成粉末服，每次3～6g。外用：研成粉末敷，适量。

281. 蚕茧

【别名】 蚕衣、茧黄、绵茧、蚕茧壳、山蛾绵茧、蚕黄。

【来源】 见“白僵蚕”条，药用部位为茧壳。

【性味归经】 甘、凉，温。归胃、大肠经。

【功能主治】 凉血止血，清热止渴，解毒疗疮，缩尿，祛寒，补心安神。用于肠风便血，淋痛尿血，漏崩，消渴，痈疽脓成不溃，心悸不安。

【用法用量】 内服：煎汤，1～15g；研成粉末。外用：烧存性，研成粉末撒或调敷，适量。

282. 蚕蜕纸

【别名】 蚕子故纸、蚕纸、蚕沙纸、蚕布纸、蚕退纸、蚕连、蚕连纸。

【来源】　见“白僵蚕”条，药用部位为卵子孵化后的卵壳。

【性味归经】　甘、苦，平。归大肠、心经。

【功能主治】　凉血止血，止痢，解毒消肿。用于吐血，衄血，便血，崩漏，赤白痢疾，牙疼，咽喉肿痹，口疮，聤耳，牙疳。

【用法用量】　内服：研成粉末服，每次1.5～6g；蜜丸含咽；入丸、散剂。外用：研成粉末撒或调敷，适量。

283. 僵蛹

【来源】　见“白僵蚕”条，药用部位为蚕蛹经白僵菌感染的制成品。

【性味归经】　辛、咸，平。归肝、肾经。

【功能主治】　清热镇惊，化痰止咳，消肿散结。用于高热惊风，痉挛抽搐，癫痫，急性喉炎，腮腺炎，急、慢性支气管炎，荨麻疹，高血脂症。

【用法用量】　内服：研成粉末，每次1.5～6g，或制成片剂用。

284. 原蚕子

【别名】　蚕种、蚕子。

【来源】　见“白僵蚕”条，药用部位为卵子。

【性味归经】　甘、咸，平。归肝、肾经。

【功能主治】　清热凉血，利水通淋，催生，祛风止痉。用于血淋，热淋，难产，死胎不下，破伤风。

【用法用量】　内服：研成粉末，每次1.5～6g。外用：研成粉末撒，适量。

285. 柞蚕蛹

【别名】　茧蛹。

【来源】 为天蚕蛾科（Saturniidae）动物柞蚕 *Sntheraea pernyi*（Guerin）的蛹。

【分布】 黑龙江、吉林、辽宁、河北、陕西、山东、安徽、四川、贵州、云南。

【性味归经】 淡、甘，平。归肝、胃经。

【功能主治】 生津止渴，消食理气，止痉。用于消渴，食积，膨胀，癫痫，惊风。

【用法用量】 内服：炒食或煎汤，10～15g；研成粉末服。外用：研成粉末敷，适量。

286. 蓖麻蚕

【别名】 木薯蚕。

【来源】 为天蚕蛾科（Saturniidae）动物蓖麻蚕 *Philosamia cynthia ricini*（Donovan）的幼虫或茧。

【分布】 广东、海南、广西、浙江、安徽、江西、江苏、福建、台湾。

【性味归经】 辛，平。归脾经。

【功能主治】 祛风湿，止痹痛。用于风湿痹痛。

【用法用量】 内服：煎汤，5～10g；入丸、散剂。

287. 蠹蛾

【来源】 为蠹蛾科（Cossidae）动物柳乌蠹蛾 *Holconcerus vicarius*（Walker）的幼虫。

【分布】 东北、河北、山东、江苏、台湾。

【性味归经】 辛，温。归肝经。

【功能主治】 活血化瘀。用于血瘀劳损，月闭不调。

【用法用量】 内服：煎汤，5～10g。

288. 天蛾

【来源】　为天蛾科（Sphingidae）动物茄天蛾 *Aeherontia styx*（Westwood）、鬼脸天蛾 *Acherontia lachesis*（Fabricius）的幼虫。

【分布】　天蛾分布于河北、河南、山东、陕西、江苏、浙江、江西、广东、广西、云南，鬼脸天蛾分布于云南、福建、广东、广西、湖南、海南、台湾。

【性味归经】　苦，寒。归心经。

【功能主治】　清热解毒，透疹。用于麻疹透发不畅。

【用法用量】　内服：煎汤，3～9g。

289. 灯蛾

【别名】　飞蛾、火花、慕光、扑灯蛾、豹灯蛾。

【来源】　为天蛾科（Sphingidae）动物豹灯蛾 *Arctia caja*（L.）的成虫。

【分布】　全国大部分地区。

【性味归经】　咸，温。归脾、大肠经。

【功能主治】　解毒敛疮。用于痔瘘。

【用法用量】　外用：研成粉末撒，适量。

290. 大避债蛾

【来源】　为蓑蛾科（Psychidae）动物大避债蛾 *Clania preyeri*（Leech.）的活体幼虫。又称蓖麻窠蓑蛾、大蓑蛾、昂吊虫、袋蛾、皮虫、吊袋蛾、袋子虫。

【分布】　湖北、安徽、江苏、江西、广西、广东、福建、台湾。

【性味归经】　咸、苦、酸，寒。

【功能主治】　清热解毒，生肌敛疮，消肿止痛。用于痈肿疮疖，瘰疬。

【用法用量】 外用：将活幼虫剪去1～2只脚，流出淡黄色体液，直接滴入疮口内，5～10滴；也可用注射器取出滴入或涂搽局部。

291. 冬虫夏草

【别名】 虫草、冬虫草、菌虫草。

【来源】 为麦角菌科（Clavicipitaceae）真菌冬虫夏草 *Cordyceps sinensis*（Berk.）寄生在蝙蝠蛾科（Hepialidae）昆虫蝙蝠蛾 *Hepialus armoricanus* Oberthiir 幼虫上的子座与幼虫尸体的复合体。蝙蝠蛾又称虫草蝙蝠蛾。

【分布】 青海、西藏、甘肃、四川、云南。

【性味归经】 甘，温。归肺、肾经。

【功能主治】 补肾益肺，止血化痰。用于肾阳虚之阳痿遗精，腰膝酸软，病后久虚不复，久咳虚喘，劳嗽咳血。

【用法用量】 内服：煎汤，3～9g；入丸、散剂。

【类同品】 有文献报道，作为冬虫夏草的同科寄主昆虫很多，以下是一部分：玉树蝠蛾 *Hepialus yushuensis*（Chu et Wang）（分布于青海玉树巴塘雪山、称多）、斜脉蝠蛾 *Hepialus obifurcus*（Chu et Wang）（分布于四川康定、青海玉树）、康定蝠蛾 *Hepialus kangdingensis*（Chu et Wang）（分布于四川康定虫草坪）、白马蝠蛾 *Hepialus baimaensis*（Liang）（分布于云南德钦白马雪山、人支雪山）、白纹蝠蛾 *Hepialus albipictus*（Yang）（分布于云南德钦人支雪山）、异翅蝠蛾 *Hepialus anomopterus*（Yang）（分布于云南剑川和丽江老君山）、美丽蝠蛾 *Hepialus callinivalis*（Liang）（分布于云南和西藏梅里雪山）、白带蝠蛾 *Hepialus cingulatus*（Yang et Zhang）（分布于甘肃文县仝乡寨雪山）、德氏蝠蛾 *Hepialus davidi*（Poujade）（分布于四川宝兴雪山）、东隅蝠蛾 *Hepialus ferrugineus*（Li，Yang et Shen）（分布于云南德钦、西藏芒康）、贡嘎蝠蛾 *Hepialus gonggaensis*（Fu et Huang）（分布于四川贡嘎雪山）、甲郎蝠蛾 *Hepialus jialangensis*（Yang）（分布于西藏左贡梅里雪山）、剑川蝠蛾 *Hepialus jianchuanensis*（Yang）（分布于云南剑川和丽江的老君山）、金沙蝠蛾 *Hepialus jinshaensis*（Yang）（分布于云南白马雪山）、康姬蝠蛾 *Hepialus kangdingroidea*（Chu et Wang）（分布于四川康定虫草坪）、丽江蝠蛾 *Hepialus lijiangensis*（Chu et Wang）（分布于云南玉龙雪山）、埋塘蝠蛾 *Hepialus litangensis*（Liang）（分布于四川埋塘、巴塘）、碌曲蝠蛾 *Hepialus luquensis*（Yang et Yang）（分布于甘肃碌曲夏卜加琼钦雪山）、芒康蝠蛾 *Hepialus markamensis*（Yang，Li et Shen）（分布于西藏芒康雪山）、梅里蝠蛾 *Hepialus meiliensis*（Liang）（分布于云南德钦梅里雪山）、暗色蝠蛾 *Hepialus nebulosus*（Alpheraky）（分布于西藏那曲、青海玉树）、草地蝠蛾 *Hepialus pratensis*（Yang）、（分布于云南德钦白马雪山）、人支蝠蛾 *Hepialus renzhiensis*（Yang）（分布于云南德钦人支雪山）、四川蝠蛾 *Hepialus sichuanus*（Chu et Wang）（分布于四川峨眉、阿坝）、异色蝠蛾 *Hepialus varians*（Staudinger）（分布于西藏昌都、四川巴塘）、循化蝠蛾 *Hepialus xunhuaensis*（Yang et Yang）（分布于青海循化达里加雪山）、叶日蝠蛾 *Hepialus yeriensis*（Liang）（分布于云南德钦白马雪山）、玉龙蝠蛾 *Hepialus yulongensis*（Liang）（分布于云南丽江玉龙雪山）、云龙蝠蛾 *Hepialus yunlongensis*（Chu et Wang）（分布于云南云龙志奔山、大理苍山）、云南蝠蛾 *Hepialus yunnanensis*（Yang，Li et Shen）（分布于云南丽江、剑川、兰坪、维西）、樟木蝠蛾 *Hepialus zhangmoensis*（Chu et Wang）（分布于西藏樟木）、门源蝠蛾 *Hepialus menyuanicus* Chu et Wang.（分布于青海门源）、蔡隅蝠蛾 *Hepialus zhayuensis* Chu et Wang.（分布于西藏蔡隅拉扎）、条纹蝠蛾 *Hepialus ganna* Hubner.（分布于青海玉树、杂多）、三角纹蝠蛾 *Hepialus macilentus* Lvers Mann.、阿尔泰蝠蛾 *Hepialus altaicola* Wang.、尼泊尔类蝠蛾 *Hepialiscus nepalensis* Waker.、Y 纹类蝠蛾 *Hepialiscus sylvinus* Linnaeus、黄类蝠蛾 *Hepialischs flavas* Chu et Wang.、湖南棒蝠蛾 *Napialus hunanensis* Chu et Wang.、西藏二岔蝠蛾 *Forkalus xizangensis* Chu et Wang.、云南双栉蝠蛾 *Bipectilus yunnanensis* Chu et Wang.（皆分布于青海、西藏、云南、四川）。

292. 凉山虫草

【来源】　为麦角菌科（Clavicipitaceae）真菌凉山虫草 *Cordyceps liangshanensis* Zhang，Liu et Hu 寄生在蝙蝠娥科（Hepialidae）昆虫幼虫上的子座与幼虫尸体的复合体。

【分布】　四川、云南。

【性味归经】 甘，温。归肾经。

【功能主治】 补肺益肾。用于虚喘劳嗽。

【用法用量】 内服：煎汤，15～30g。

293. 亚香棒虫草

【别名】 霍克斯虫草。

【来源】 为麦角菌科（Clavicipitaceae）真菌亚香棒虫草 *Cordyceps hawkesii* Gray 寄生在蝙蝠娥科（Hepialidae）昆虫幼虫上的子座与幼虫尸体的复合体。

【分布】 安徽、湖北、湖南、广东、广西、四川、云南等地。

【性味归经】 甘，温。归肾、肺经。

【功能主治】 补益肺肾，益精止血。用于肺结核，咳嗽痰血，身体虚弱，阳痿，遗精。

【用法用量】 内服：煎汤，6～10g；与鸡、鸭炖食。

294. 香棒虫草

【来源】 为麦角菌科（Clavicipitaceae）真菌香棒虫草 *Cordyceps barnesii* Thwaites 寄生在金龟子科（Scarabaeidae）动物金龟子 *Holotrichia koraiensis*（Hope）幼虫上所形成的子座与菌核的复合体经干燥而得。

【分布】 山西。

【性味归经】 甘，温。归肾、肺经。

【功能主治】 补益肺肾，益精止血。用于肺结核，咳嗽痰血，身体虚弱，阳痿，遗精。

【用法用量】 内服：煎汤，6～10g。

295. 蛹虫草

【别名】 北冬虫夏草、北虫草。

【来源】　为麦角菌科（Clavicipitaceae）真菌蛹虫草 *Cordyceps militaris*（L.）Link 寄生在鳞翅目、鞘翅目、双翅目等多种昆虫的蛹和幼虫上的子座及蛹和幼虫尸体的复合体。

【分布】　吉林、辽宁、山西、河北、陕西、安徽、广西、广东、云南、四川、贵州、湖北、湖南等地。

【性味归经】　甘、平。归肺、肾经。

【功能主治】　润肺益肾，止血化痰。用于肾阳虚之阳痿遗精，腰膝酸软，病后久虚不复，久咳虚喘，劳嗽咳血。

【用法用量】　内服：煎汤，15～30g。

【类同品】　有文献报道，作为蛹虫草的同类寄主昆虫也很多，以下是一部分：舟蛾科（Notodontidae）昆虫白齿舟蛾 *Leucodnda bicoria* Denis et SehiffMüller、半齿舟蛾 *Semidonta biloba* Oberthur、黄斑舟蛾 *Notodonta dembowskii* Oberthur、圆掌舟蛾 *Phalera bucephala* L.、栎黄掌舟蛾 *Phalera assimilis* Bremeret et Grey，天蛾科（Sphingidae）昆虫柳天蛾 *Smerinthus planus* Walker、洋槐天蛾 *Clanis deucalin* Walker，大蚕蛾科（Saturniidae）昆虫柞蚕 *Antheraea perayi* Guerinmeneville，蚕蛾科（Bombycoidea）昆虫桑蚕 *Bombyx mori* Linn，刺蛾科（Limacodidae）昆虫扁刺蛾 *Thosea shensis* Walker、暗扁刺蛾 *Thosea loesa* Mocre，尺蛾科（Geometridae）昆虫油茶尺蛾 *Biston marginata* Matsumura、褐纹大尺蛾 *Biston robuatum* Butler，枯叶蛾科（Lasiocampidae）昆虫云南松毛虫 *Dendrol imusletipennis* Walker、马尾松毛虫 *Dendrol punctatus* Walker，螟蛾科（Pyralididae）昆虫玉米螟 *Ostrinia furnacalis* Guence，金龟科（Scarabaeidae）昆虫桑褐金龟 *Holotricha parallela* Motschalsky，花金龟科（Cetoniidae）昆虫小青花金龟 *Oxycetonia jucun*De Faldermann，大蚊科（Tipulidae）昆虫治泽大蚊 *Tipula paludasa* Meig。

296. 虫茶

【来源】　为夜蛾科（Noctuidae）动物化香夜蛾 *Hydrillodes repugnalis*（Walker）幼虫的粪便。

【分布】　台湾、福建、广西、广东、湖南。

【性味归经】　苦，寒。归心、肝经。

【功能主治】 解毒消肿，散瘀止痛。用于鼻、牙出血，痔疮出血，痈疮肿痛。

【用法用量】 内服：煎汤（包煎），5～10g。

297. 行夜

【别名】 负盘、屁盘、屁蜚虫、夜行、屁盘虫、放屁虫、气蟞。

【来源】 为步行虫科（Carabidae）动物虎斑步甲 *Pheropsophus jessoensis* Moraw 的全体。又称短鞘步岬。

【分布】 吉林、辽宁、山东、江苏、浙江、江西、福建、广东、广西、四川、云南。

【性味归经】 辛，温，有小毒。归肝经。

【功能主治】 活血化瘀，通脉止痛，杀虫止痒。用于闭经，痛经，产后腹痛，癥瘕积聚，跌打损伤，顽癣，恶疮，神经性皮炎。

【用法用量】 内服：研成粉末服，每次3～5g。外用：原汁或以酒精浸液作搽剂，适量。

298. 云南琵琶甲

【来源】 为步行虫科（Carabidae）动物云南琵琶甲 *Balaps japanensis yunnanensis* Mars 的全体。

【分布】 云南。

【性味归经】 咸，寒。归肝经。

【功能主治】 清火解毒，软坚散结，消肿止痛，熄风定惊。用于小儿高热惊风，无名肿毒，腮腺，颌下淋巴结肿痛，湿疹，各种痒症，乳房肿瘤，腮腺癌，鼻咽癌，直肠腺癌，淋巴肉瘤，胃脘疼痛。

【用法用量】 内服：研成粉末，6.0g；开水泡服。外用：泡酒外搽，适量。

299. 花蚁虫

【别名】 黄蚂蚁、花腰虫、大花虫、红腰虫、青腰虫。

【来源】 为隐翅虫科（Staphilinidae）动物多毛隐翅虫 *Paederus densipennis* Bernh 的成虫全体。又称蚁隐翅虫。

【分布】 全国各地。

【性味归经】 辛、苦，寒，有毒。归肝、肺经。

【功能主治】 解毒散结，杀虫止痒。用于瘰疬，牙痛，神经性皮炎，顽癣，恶疮。

【用法用量】 外用：捣敷，原汁或以酒精浸液作搽剂，适量。

【类同品】 部分地区亦将同科动物黄胸青腰 *Paederus idea* Lew（又称青腰虫，分布于吉林、浙江、广东）作为药用。

300. 龙虱

【别名】 射尿龟、尿缸贼、水龟子、名虫、水马、水老虎。

【来源】 为龙虱科（Dytiscidae）动物三星龙虱 *Cybister tripunctatus orientalis* Gschwendtner、黄边大龙虱 *Cybister japonicus* Sharp 的成虫全体。三星龙虱又称东方潜龙虱、水鳖虫。

【分布】 三星龙虱分布于东北、华东、华北、华南、西南，黄边大龙虱分布于华北、华东、东北。

【性味归经】 咸、甘，平。归膀胱经。

【功能主治】 滋阴补肾，缩尿，健脾。用于肾虚之小便频数，小儿遗尿，老人尿频，小儿疳积，食欲不振，面部褐斑。

【用法用量】 内服：煮熟、炒香，每次 3～5g；焙干研成粉末入丸、散剂。

301. 叩头虫

【别名】 跳百丈、跳搏虫、腷膊虫、跳米虫、剥剥跳。

【来源】 为叩头虫科（Elateridae）动物有沟叩头虫 *Pleonomus canaliculatus* Faldermann 的全体。又称金沟针虫。

【分布】 福建、浙江、陕西。

【性味归经】 辛，温。归肝、肾经。

【功能主治】 强筋健骨，截疟。用于疗筋骨酸痛，四肢痿痹，疟疾。

【用法用量】 内服：炖熟 10 ~ 20g；焙干研成粉末冲服。外用：贴敷，适量。

【类同品】 部分地区亦将同科动物褐纹叩头虫 *Melanotus caudex* Lewis（又称褐纹金针虫，分布于华北）、细胸叩头虫 *Agriotes fuscicollis* Miwa（又称细胸金针虫，分布于东北及内蒙、甘肃、陕西、贵州）作为药用。

302. 豉虫

【别名】 豉母虫。

【来源】 为豉甲科（Gyrinidae）动物豉虫 *Gyrinus curtus* Motsch 的全体。

【分布】 全国各地。

【性味归经】 咸，寒，有毒。归肺经。

【功能主治】 解毒，蚀疮。用于赘疣，疖肿，恶疮。

【用法用量】 外用：1 ~ 5 个，烧灰研成粉末，调油涂敷。

303. 褐粉蠹

【来源】 为粉蠹科（Lyctidae）动物褐粉蠹 *Lyctus brunneus* Stephens 的幼虫全体及所蛀之粉末。

【分布】 江苏、浙江、江西、广东、广西、湖南。

【性味归经】　甘，平。归肺经。

【功能主治】　解毒排脓，祛湿止痛。用于鼻腔溃烂，中耳炎，小儿蜡梨头疮。

【用法用量】　外用：烘干研成粉末，调涂患处，适量。

304. 竹蠹虫

【别名】　竹子虫、竹扁蠹、竹蛀虫、竹蠹。

【来源】　为粉蠹科（Lyctidae）动物褐粉蠹 *Lyctus brunneus* Stephens 的新鲜幼虫。

【分布】　江苏、浙江、江西、广东、广西、湖南。

【性味归经】　苦、甘、咸，平。归肺经。

【功能主治】　解毒消肿散结。用于小儿蜡梨头疮，秃疮，聤耳。

【用法用量】　外用：捣敷或焙干研成粉末撒，调涂患处，适量。

305. 竹蠹虫蛀末

【别名】　竹蛀屑、枯竹蛀屑、竹中蠹虫末。

【来源】　见“竹蠹虫”条，药用部位为幼虫蚀害竹竿后的蛀屑。

【性味归经】　苦、甘，微寒。归肺经。

【功能主治】　清热解毒，祛湿敛疮。用于聤耳流脓水，湿毒臁疮，水火烫伤。

【用法用量】　外用：撒敷或调涂，适量。

306. 萤火

【别名】　宵行、即照、夜光、夜照、景天、救火、据火、挟火、耀夜、宵烛、放光、夜明虫、燐然、照燐、蠲磷、丹鸟、丹良、飞萤、放光磷。

【来源】　为萤科（Lampyridae）动物萤火虫 *Luciola vitticollis* Kies 的成

虫全体。又称源氏萤。

【分布】 全国大部分地区。

【性味归经】 辛，温。归肺、肝经。

【功能主治】 清热解毒，清肝明目，乌发。用于疮疡肿痛，水火烫伤，青盲，头发早白。

【用法用量】 内服：煎汤，7～14 只；研成粉末服，每次 10～20 枚。外用：研成粉末点眼或敷局部，适量。

307. 洋虫

【别名】 九龙虫。

【来源】 为拟步行虫科（Tenebrionidae）动物洋虫 *Martianus dermestoides* Chevrolat 的全体。

【分布】 海南、福建、广东、江苏、浙江。

【性味归经】 甘、辛、咸，温，有毒。归肺、胃、大肠、心、肾经。

【功能主治】 温中理气，活血祛瘀止痛。用于心胃气痛，噎膈反胃，腹胀吐泻，中风半身不遂，跌打损伤，月经不调，赤白带下。

【用法用量】 内服：研成粉末或入丸、散剂，每次 9～15g；陈酒冲服，每次 1～2 只。外用：捣敷，适量。

308. 苍耳蠹虫

【别名】 苍耳虫、苍耳子虫、苍耳草梗中虫、苍耳节内虫。

【来源】 为天牛科（Cerambycidae）动物麻坚毛天牛 *Thyestilla gebleri* Faldermann、菊小筒天牛 *Phytoecia rufiventris* Gaut 寄生在苍耳 *Xanthium sibiricum* Patr et Widd 茎中的幼虫。麻坚毛天牛又称麻虫、麻天牛。

【分布】 麻坚毛天牛分布于辽宁、吉林、黑龙江、贵州、宁夏、广东、广西、江西、四川、山东，菊小筒天牛分布于全国大部分地区。

【性味归经】 苦、咸，寒。归肺经。

【功能主治】 清热解毒，消肿止痛，排脓生肌。用于耳鼻疖肿，颜面疖肿，甲沟炎，乳腺炎，角膜溃疡，痔疮，疔疮疖毒，体表化脓性感染。

【用法用量】　外用：捣敷，1～3条；焙干研成细粉末，放入膏药中贴患处或用无菌纱布包扎，每次0.5～1g。

309. 桑蠹虫

【别名】　蝤蛴、桑蠹、桑蝎、桑虫、蛀虫、桑蚕、铁炮虫、老母虫。

【来源】　为沟胫天牛科（Lammidae）动物星天牛 *Anoplophora chinensis* Forster、天牛科（Cerambycidae）动物桑天牛 *Apriona germari*（Hope）或其近缘昆虫的幼虫。星天牛又称柑橘星天牛、铁牯牛、钻心虫、盘根虫、红兜虫、缘根虫、蛤虫、钻木虫、水牛郎、花生牯牛、锯木虫、脚虫，桑天牛又称水天牛、桑牛。

【分布】　皆分布于全国大部分地区。

【性味归经】　甘、苦，平，有毒。归心、肝、脾、肺经。

【功能主治】　活血祛瘀，通络止痛，解毒。用于闭经，胸痹，痘疮毒盛不起，痈疽脓成难溃。

【用法用量】　内服：煎汤，3～6g；入丸、散剂。

310. 天牛

【别名】　蠰、啮桑、天蝼、啮发、天水牛、八角儿、郭璞、锯木虫、牵牛虫、老木虫、盘根虫、红儿虫、缘根虫、蛤虫、钻木虫、水牛郎、花生牯虫、独角仙、铁牯牛、脚虫。

【来源】　为沟胫天牛科（Lammidae）动物星天牛 *Anoplophora chinensis* Forster、天牛科（Cerambycidae）动物桑天牛 *Apriona germari*（Hope）、云斑天牛 *Batocera horsfieldi*（Hope）的成虫。云班天牛又称白条天牛。

【分布】　皆分布于河北、安徽、江苏、浙江、江西、湖北、湖南、福建、台湾、广东、广西、四川、云南等。

【性味归经】　甘，温，有小毒。归心、肝经。

【功能主治】 活血祛瘀，息风定惊，解毒消肿。用于闭经，痛经，跌打损伤，小儿惊风，疔疮肿毒。

【用法用量】 内服：煎汤，5~10g；入丸、散剂，干粉2~4g，用黄酒送服。外用：研成粉末调敷，或作膏敷贴，或化水点滴，适量。

【类同品】 部分地区亦将天牛科（Cerambycidae）动物橘褐天牛 *Nadezhdiella cantori*（Hope）（分布于河南、江西、湖南、湖北、四川、江苏、浙江、广西、贵州、云南、福建、台湾）作为药用。

311. 光肩星天牛

【来源】 为沟胫天牛科（Lammidae）动物光肩星天牛 *Anoplophora glabripennis*（Motsch）的幼虫。

【分布】 全国大部分地区。

【性味归经】 辛，温。归肝经。

【功能主治】 活血祛瘀，通经。用于闭经，崩漏，小儿急惊风，疔肿。

【用法用量】 内服：煎汤，3~5g。外用：适量。

【类同品】 部分地区亦将天牛科（Cerambycidae）动物竹红天牛 *Purpurricenus temminckii* Gnerin-Meneville（分布于河北）、锯天牛 *Prionus insularis* Mots（分布于贵州）作为药用。

312. 蛴螬

【别名】 蟦、蟦蛴、应条、地蚕、蛪齐、勃齐、乳齐、土蚕、老母虫、核桃虫、粪虫、大脑袋虫子。

【来源】 为鳃金龟科（Melolonthidae）动物华北大黑鳃金龟 *Holotrichia obrita*（Fal.）、东北大黑鳃金龟 *Holotrichia diomphalia* Bates 等同属近缘昆虫的幼虫。华北大黑鳃金龟又称白地蚕、白土蚕、大头虫，东北大黑鳃金龟又称大黑鳃角金鱼、朝鲜黑金龟甲、朝鲜黑金龟子。

【分布】 华北大黑鳃金龟分布于东北、华北、华中地区，东北大黑鳃金龟分布于黑龙江、吉林、辽宁、内蒙古、河北、甘肃。

【性味归经】 咸，平，有小毒。归肝经。

【功能主治】 破血逐瘀，散结止痛，解毒消肿，散风，平喘，明目，退翳，行血化瘀，通乳。用于血瘀闭经，癥瘕，跌打损伤，哮喘，痛风，破伤风，丹毒，恶疮，痈疽，痔瘘，目翳。

【用法用量】 内服：煎汤，1～3g；研成粉末，每次2～5g。外用：研成粉末调敷或捣敷，或用汁涂，适量。

【类同品】 部分地区亦将同科动物暗黑鳃金龟 *Holotrichia parallela* Motschulsky（分布于东北、华北、华东）、棕褐鳃金龟 *Holotrichia titanis* Reitter（分布于东北、华北及淮河流域）、华南大黑鳃金龟 *Holotrichia sauteri* Moser（又称棕色金龟子，分布于河南、山西、陕西）、华脊鳃金龟 *Holotrichia sinensis* Hope（又称中华褐毛金龟子，分布于华南）、金龟子科（Scarabaeidae）动物东北蜣螂 *Geotrupes auratus*（Mots）（又称紫蟑螂，分布于东北）、突背蔗龟 *Alissonotum impressiclle* Arrow（又称黑色金龟子，分布于福建、广东、广西）、大条丽金龟 *Minela costata* Hope（分布于东北）、金龟甲 *Minela lucidula* Hope（分布于全国大部分地区）、红脚绿金龟 *Anomala cupripes*（Hope）（分布于华南及台湾）、铜绿丽金龟 *Anomala corpulenta* Motschulsky（分布于东北及黄河、长江流域）、黄褐丽金龟 *Anomala exoleta* Faldermann（分布于东北、华北、江苏、安徽）、独角蜣螂虫 *Allomyrina dichotoma* L.（分布于河北、山东、山西、江苏）、白星花金龟 *Liocola brevitarsus* Lewis（分布于东北、华北、华东、华中）、阔脚犀金龟 *Pentodon patruelis* Friv.（分布于华北），犀金龟科（Dynastidae）动物橡胶犀金龟 *Dynastes gdeon*（L.）（分布于贵州）作为药用。

313. 蜣螂

【别名】 桔蜣、渠螂、天社、转丸、弄丸、推丸、胡蜣螂、推车客、天水牛、推屎虫、黑牛儿、铁甲将军、大乌壳硬虫、夜游将军、屎蜣螂、滚屎虫、车屎客、牛屎虫、推车虫、大将军、独角蜣螂、触角牛、铁角牛、粪球虫、独角牛、紫蜣螂、粪金龟、蜣螂、蛣蜣、推屎虫心、偷屎虫、蜣娘、蜉蝣、屎壳螂、推粪虫、推屎爬、推车郎、矢甲、天仙子、独角仙、独角蜣螂、独角虎、独角将军、蜣螂虫、屎蜣螂、天社虫、触牛角、屎咯螂、侠客螂、尿壳螂。

【来源】 为金龟子科（Scarabaeidae）动物屎壳螂 *Catharsius molossus*（L.）的成虫。

【分布】 全国各地。

【性味归经】 咸，寒，有毒。归胃、肝、大肠经。

【功能主治】 镇静安神，定惊，攻毒散结。用于惊痫癫狂，小儿惊风，癥瘕，噎膈反胃，腹胀，疔疮肿毒，痢疾。

【用法用量】 内服：煎汤，1～5g；研成粉末，入丸、散剂，每次1～2g。外用：研成粉末撒、调敷或捣烂敷，适量。

【类同品】 部分地区亦将同科动物独角仙 *Xylotrupes dichotomus* Linnaeus（又称双叉犀金龟、兜虫，分布于吉林、辽宁、河北、山东、河南、江苏、安徽、浙江、湖北、江西、湖南、福建、台湾、广东、海南、广西、四川、贵州、云南）、大蜣螂 *Scarabaeus sacer* L.（分布于我国北部）、东北蜣螂 *Geotrupes auratus*（Mots）（又称紫蜣螂，分布于东北）、粪金龟子科（Geotrupidae）动物粪金龟 *Geotrupes laevistriatus* Motsch（分布于东北、内蒙古、华北）作为药用。

314. 紫弯边蜣螂

【来源】 为鳃角金龟科（Scarabaeidae）动物紫弯边蜣螂 *Gymnopleurus sinuatus* Olivier的成虫。

【分布】 广东、广西、福建。

【性味归经】 咸，寒。归脾经。

【功能主治】 攻毒，通便。用于疳积，瘘管，脱肛。

【用法用量】 内服：煎汤，1～3g；研成粉末，每次1～2g。

315. 竹象鼻虫

【别名】 竹象、象鼻虫。

【来源】 为象虫科（Curculionidae）动物竹象鼻虫 *Cyrtotrachelus ongimanus*（Fabr.）的成虫。又称笋嗽、笋蛆、长竹弯颈象。

【分布】 湖南、浙江、江西、福建、四川、陕西、广东、广西、陕西、台湾。

【性味归经】 苦、辛，温。归肝经。

【功能主治】 祛风湿，止痹痛。用于风湿痹痛。

【用法用量】 内服：浸酒，3～5个。

316. 吉丁虫

【来源】 为吉丁虫科（Buprestidae）动物日本大吉丁虫 *Chalcophora japonica* Gory 的全体。

【分布】 全国各地。

【性味归经】 苦，温。归肺经。

【功能主治】 祛风燥湿，杀虫止痒。用于疥癣、皮肤瘙痒、风疹斑块。

【用法用量】 外用：浸酒涂搽，适量。

317. 东方巨齿蛉

【来源】 为齿蛉科（Corydalidae）动物东方巨齿蛉 *Acanthacorydalis orientalis*（Mclachlan）的幼虫。

【分布】 贵州。

【性味归经】 甘，温。归脾、肾经。

【功能主治】 补肾壮阳，活血祛瘀，除湿止痛。用于肾虚阳痿，小儿遗尿，跌打损伤，风湿痹痛。

【用法用量】 内服：炖服或油煎，每次20～30条；泡酒，20～50条。

318. 石下新

【来源】 为石蛾科（Phryganeidae）动物石下新 *Holostomis phalaenoides* Linnaeus、胡麻斑石蛾 *Holostomis melalcuca* ML. 的幼虫。

【分布】 石下新分布于江苏、浙江，胡麻斑石蛾分布于江苏、四川、湖北。

【性味归经】 淡，微寒。归心、小肠经。

【功能主治】 清热利水通淋。用于热淋。

【用法用量】 内服：煎汤，2～5g。

319. 石蚕

【别名】 沙虱、石蠢虫、石下新妇。

【来源】 为石蛾科（Phryganeidae）动物石蛾 *Phryganea japonica* Ml. 及近缘昆虫的幼虫。

【分布】 广西。

【性味归经】 咸，寒。归小肠经。

【功能主治】 利水通淋。用于石淋。

【用法用量】 内服：研成粉末，每次0.5～3g。

320. 蠮螉

【来源】 为蜾蠃科（Eumenidae）动物蠮螉蜂 *Eumenes pomifomis* Fabr.、蜾蠃 *Eumenes petiolata*（Fabr.）的成虫全体。蠮螉蜂又称蜾蠃、蒲芦、土蜂、细腰蜂、缸瓦蜂、蠮螉。

【分布】 蠮螉蜂分布于我国大部分地区，蜾蠃分布于广东、广西、海南。

【性味归经】 辛，平，有小毒。归肺经。

【功能主治】 降逆止咳，止呕，消痈肿。用于咳嗽，呕逆，痈肿，蜂蜇。

【用法用量】　内服：炒后研成粉末，每次0.5～1g。外用：研成粉末调敷，适量。

【类同品】　部分地区亦将同科动物黑秀蜾蠃 *Pareumenes curvatus* Sau.（分布于云南、四川）作为药用。

321. 蠮螉窠

【别名】　土蜂窠。

【来源】　见“蠮螉”条，药用部位为巢。

【性味归经】　甘，平。归心经。

【功能主治】　祛风止痛，和中，解毒。用于头风头痛，霍乱，吐泻，痈疮肿毒，蜂螫伤。

【用法用量】　内服：煎汤，3～6g；研成粉末，每次1.5～3g。外用：研成粉末调敷，适量。

322. 蜂蜜

【别名】　石蜜、石饴、食蜜、蜜、白蜜、白沙蜜、蜜糖、沙蜜、蜂糖、崖蜜、卉酿、百花蕊、灵雀蜜、桧花蜜、梨花蜜、利花蜜、黄蜜、范蜜、生蜜、炼蜜、蜡蜂蜜、白蜂蜜、中蜂蜜、百花精、百卉花醴、何首乌蜜。

【来源】　为蜜蜂科（Apidae）动物中华蜜蜂 *Apis cerana* Fabr.、意大利蜂 *Apis mellifera* L. 所酿的蜜。中华蜜蜂又称蜜、蠓螉、蜡蜂、东方蜜蜂、中蜂，意大利蜂又称西方蜜蜂、意大利蜜蜂、意蜂。

【分布】　皆分布于全国各地。

【性味归经】　甘，平。归肺、脾、大肠、胃经。

【功能主治】　补中益气，润肺止咳，润肠通便，缓急止痛，清热解毒，润燥。用于五脏虚弱，疮疡溃后不敛，肺燥咳嗽，肠燥便秘，胃脘挛作疼痛，乌头中毒，水火烫伤，手足皲裂，白癜风。

【用法用量】 内服：冲服，每次 10～50g；入丸、膏剂，每次 40ml。外用：涂局部，适量。亦可入汤剂、糖浆剂、蜜膏、糖膏、消食膏、甜剂、软膏、敷剂、糊剂、滴剂等。

323. 蜂毒

【别名】 蜜蜂毒素。

【来源】 见“蜂蜜”条，药用部位为工蜂尾部螫刺腺中排出的毒汁。

【性味归经】 辛、苦，平，有毒。归肺、心经。

【功能主治】 平喘，祛风除湿，镇痛，祛风，降压。用于支气管喘息，风湿痹证，神经痛，甲状腺肿，高血压。

【用法用量】 蜂毒有活蜂螫刺法及蜂毒注射法两种。活蜂螫刺法：每次用 1～5 只蜜蜂，用手捏住蜜蜂头将蜜蜂尾贴近患处皮肤，使之螫刺，约 1 分钟后，将蜂弹去，拔出蜂头，次日或隔日再进行螫刺。蜂毒注射法：选用患处痛点、四肢穴位的皮内或皮下轮换注射，用量从每次 0.1～0.3ml 蜂毒开始，后逐渐增加 0.1～0.2ml 蜂毒，直至每日 10～15ml 蜂毒，再逐日下降至每日 0.3～0.5ml 蜂毒，维持 1～2 个月，每个疗程用蜂毒总量约 200～300ml，间歇 3～5 日再进行第 2 疗程。

324. 蜂乳

【别名】 蜂王浆、王浆、王乳、蜂皇浆、皇浆、蜂宝、乳浆。

【来源】 见“蜂蜜”条，药用部位为工蜂咽腺分泌的乳白色胶状物。

【性味归经】 甘、酸，平。归脾、肝经。

【功能主治】 滋补强壮，益肝健脾。用于病后虚弱，小儿营养不良，老年体虚，传染性肝炎，高血压，风湿关节炎，十二指肠溃疡，支气管哮喘，糖尿病，血液病，精神病，月经不调，机能性不孕及秃发，白细胞减少症，迁延性及慢性肝炎，亦可作癌症的辅助治疗剂。

【用法用量】 内服：用温开水冲服，每日 50～200mg，10 日为一疗程。

325. 蜂蜡

【别名】　蜜蜡、蜡、蜜蹠、黄蜡、白腊、黄占、白占、蜂白蜡、蜜脾底、白蜡、蜡跖、黄蜂蜡、黄蜜蜡。

【来源】　见“蜂蜜”条，药用部位为工蜂蜡腺分泌的蜡质经人工精制而成的胶块状物。

【性味归经】　甘、涩、淡，平。归脾、胃经。

【功能主治】　益气安胎，收敛生肌，解毒敛疮。用于胎动不安，胎漏，疮疡久不收口，臁疮糜烂，蛇虫蛰伤，冻伤，水火烫伤，子宫颈炎，宫颈糜烂。

【用法用量】　内服：溶化冲服，0.5～1g；入煎剂、丸剂、膏剂；溶敷。外用：熔化调敷，适量。

326. 蜂房子

【别名】　蜜蜂巢、中蜂房、蜜蜂窠、蜜月脾、蜜牌、蜜蜂巢脾、蜜蜂房。

【来源】　见“蜂蜜”条，药用部位为巢。

【性味归经】　甘，平。归肺经。

【功能主治】　清热解毒，祛风消肿。用于痈肿疖疮，风湿痛，湿疹，疥癣，扁桃体炎，咽频炎，鼻窦炎，乳腺炎，气管炎，肝炎。

【用法用量】　内服：咀嚼吮汁，每次1～5g；烧存性冲散剂，3～10g。外用：适量。

327. 蜂胶

【来源】　见“蜂蜜”条，药用部位为用于修补蜂巢所分泌的黄褐色或黑褐色粘性物质。

【性味归经】　甘、辛、酸，平。归肺、肝、胃经。

【功能主治】 解毒消炎，收敛生肌，止痒止痛。用于化脓性皮肤病，湿疹，黄癣，溃疡，烧伤，足癣，甲癣，皮肤瘙痒症，神经性皮炎，银屑病，斑秃，浸润性秃发，蹠疣，寻常疣，带状疱疹，玫瑰糠疹，脱屑性红皮病，皮肤结核，牛皮屑，皮肤裂痛，鸡眼，胼胝，孢子菌丝病，褥疮，痔瘘，急性化脓性中耳炎，鼻炎，慢性咽炎，喉炎，口腔黏膜溃疡，感染性口炎，牙周病，更年期综合症，乳腺炎，乳头皲裂，宫颈糜烂，滴虫性阴道炎，子宫颈炎，胃及十二指肠溃疡，慢性胃炎，高血脂症，高血压病，慢性肠炎，肝炎。

【用法用量】 内服：片剂或醇剂浸液，1～2g。外用：单用或和其他药物混合涂敷患处，或用3%蜂胶酒精液滴入鼻腔或耳内，或制成酊剂或软膏涂敷，适量。

328. 蜜蜂子

【别名】 蜂子、蜜蜂幼虫。

【来源】 见“蜂蜜”条，药用部位为未成熟的幼虫。

【性味归经】 甘，平。归脾、肝、肾经。

【功能主治】 滋补强壮，通经下乳，解毒杀虫，祛风。用于虚羸，产后乳少，月经不调，痛经，小儿疳积，虫积腹痛，风疹，丹毒，疥癣。

【用法用量】 内服：用温水送服，每次0.6～0.9g；炒炙研成粉末，入散剂，每次1～2g，每日3次。

329. 竹蜂

【别名】 笛师、留师、竹蜜蜂、乌蜂、熊蜂、象蜂、留师蜂、黑蜂。

【来源】 为蜜蜂科（Apidae）动物竹蜂 *Xylocopa dissimilis* Lepel、中华木蜂 *Xylocopa*（*Koptortosoma*）*sinensis* Smith 的成虫全体。竹蜂又称竹筒蜂。

【分布】 竹蜂分布于广东、广西、云南，中华木蜂分布于辽宁、河北、西北、浙江、江西、湖北、四川、广东、广西、云南。

【性味归经】　甘、酸，寒。归胃、大肠经。

【功能主治】　清热泻火，消肿止痛，祛风化痰，定惊止搐。用于口疮，咽喉肿痛，疮疖肿毒，乳蛾，小儿惊风。

【用法用量】　内服：煎汤，3～5只；烘干研成粉末，2～4只；入散剂。外用：用少许盐水捣烂外敷，适量。

【类同品】　部分地区亦将同科动物竹木蜂 *Xylocopa*（*Biluna*）*nasalis* Westwood（分布于江苏、浙江、江西、湖北、湖南、福建、广东、广西、四川、云南）、黄胸木蜂 *Xylocopa*（*Alloxylocopa*）*phalothorax*（Lepeletier）（分布于辽宁、河北、山西、山东、河南、陕西、甘肃、江苏、安徽、浙江、江西、湖北、湖南、四川、贵州、福建、广东、广西、云南、西藏）作为药用。

330. 留师蜜

【别名】　竹蜂蜜。

【来源】　为蜜蜂科（Apidae）动物竹蜂 *Xylocopa dissimilis* Lepel 等所酿的蜜。

【性味归经】　甘、酸，寒。归心经。

【功能主治】　清心泻火。用于牙痛，龋齿，口疮。

【用法用量】　内服：局部含化，3～6g。

331. 木蜂

【来源】　为蜜蜂科（Apidae）动物蓝紫木蜂 *Xylocopa violacea* L.、赤足木蜂 *Xylocopa*（*Mimoxylocopa*）*rufipes* Smith 的全体。

【分布】　蓝紫木蜂分布于江苏，赤足木蜂分布于陕西、江苏、浙江、安徽、江西、湖北、湖南、福建、广西、四川、贵州。

【性味归经】　酸、苦、咸，寒。归肺、肝经。

【功能主治】　清热化痰，定惊止抽。用于肺热咳嗽，小儿惊风。

【用法用量】　内服：煎汤，5～10只；烘干研成粉末，1～2只。

332. 树叶蜂

【来源】 为叶蜂科（Tenthredinidae）动物回叶蜂 *Tenthredo hilaris* Sm.，树蜂科（Siricidae）动物日本树蜂 *Sirex japonicus* Sm.、冷杉大树蜂 *Sirex giaga* L.、黑顶树蜂 *Tgremex apicalis* Matsumura、桦树蜂 *Tgremex fuscicornis* Fabr. 的全体。

【分布】 回叶蜂、日本树蜂分布于东北，冷杉大树蜂分布于东北、华北及云南、新疆，黑顶树蜂分布于辽宁、河南、湖北、江苏、浙江，桦树蜂分布于辽宁、吉林、河北、陕西、江苏、浙江、福建。

【性味归经】 苦，寒。归心经。

【功能主治】 清热解毒。用于疔肿痈疽。

【用法用量】 内服：煎汤，5～10只；烘干研成粉末，1～2只。

333. 土蜂

【别名】 蜚零、马蜂、蟺、地蜂。

【来源】 为土蜂科（Soliidae）动物赤纹土蜂 *Seolia vittifrons* Sau.、胡蜂科（Vespidae）动物环黄胡蜂 *Vespula koreensis orbata* Buysson 的成虫。赤纹土蜂又称黄叶带土蜂。

【分布】 赤纹土蜂分布于东北、河北、山东、山西、河南、甘肃、江西、广东，环黄胡蜂分布于四川等地。

【性味归经】 甘、辛，平，有毒。归心经。

【功能主治】 清热解毒，消肿止痛。用于疗丹毒，痈疮肿毒，蜘蛛、蜈蚣、蝎子等毒虫螫伤。

【用法用量】 外用：烧灰研成粉末外敷或和油涂敷，1～5只。

334. 土蜂子

【别名】 蜚零子、地蜂子、蟺蜂子、马蜂子。

【来源】 见“土蜂”条，药用部位为未成熟的幼虫。

【性味归经】 甘，平，有毒。归心、肺经。

【功能主治】 解毒消肿止痛，止惊，祛风止痒，通利二便。用于痈肿，咽喉肿痛，丹毒，小儿惊风，风疹瘙痒，产妇乳汁不下，二便不通。

【用法用量】 内服：研成粉末，每次1～3g；入丸剂。外用：适量。

335. 露蜂房

【别名】 蜂肠、草蜂窠、百穿、蜂勦、蜂房、大黄蜂窠、紫金沙、马蜂包、马蜂窝、虎头蜂房、野蜂房、纸蜂房、长脚蜂窝、革蜂子窝、蜂巢、革蜂窠、露风房、蜂窠、蜂窝、黄蜂窝、蜂房、大黄蜂房、马蜂房、黄蜂窠、蜂家、野马蜂窝、野蜂窝、虎头蜂窝、草蜂子窝、百穿之巢、牛蜂家、独蜂窠、石蜂窠、金房、牛舌蜂、胡蜂房、玄瓠蜂、瓠蜂、一寸楼台、黄蛋蜂窠、蜜房。

【来源】 为胡蜂科（Vespidae）动物黄星长脚黄蜂 *Polistes mandarinus* Saussure、墨胸胡蜂 *Vespa nigrithorax* Buysson，马蜂科（Polistidae）动物陆马蜂 *Polistes grahami* Van der Vecht、柞蚕马蜂 *Polistes gallicus gallicus*（L.）的蜂巢。黄星长脚黄蜂又称露蜂、大黄蜂。

【分布】 黄星长脚黄蜂在全国各地均有分布，墨胸胡蜂分布于浙江、江西、福建、四川、广东、广西、云南、贵州、西藏，陆马蜂分布于黑龙江、辽宁、河北、山东、江苏、浙江、四川、湖北、安徽、江西、福建、广东，柞蚕马蜂分布于山西、吉林、河北、黑龙江、新疆、甘肃、江苏。

【性味归经】 甘，平，有小毒。归胃、肝、肾经。

【功能主治】 祛风止痛，杀虫止痒，清热解毒，攻毒消肿。用于风疹，皮肤顽癣，瘾疹瘙痒，风湿痹证，湿疹，痈疮肿毒，乳痈，惊痫，瘰疬，蜂螫肿痛。

【用法用量】 内服：煎汤，5～10g；研成粉末服，每次1.5～3g。外用：研成粉末掺调敷或水煎洗患处，适量。

【类同品】 部分地区亦将马蜂科（Polistidae）动物日本长脚胡蜂 *Polistes japonicus* Sau.（分布于江苏、江西、云南、贵州、四川、福建、广东、广西）、华黄蜂 *Polistes chinensis* Sauss（分布于全国各地）、约马蜂

Polistes jokahamae Radoszkowski（分布于河北、河南、浙江、江西、四川、福建、广东、广西）、澳门马蜂 *Polistes macaensis* Fabr.（分布于河北、江苏、福建、广东、广西）、和马蜂 *Polistes rothneyi iwatai* Van der Vecht（分布于河北）、果马蜂 *Polistes olivaceus*（De Geer）（分布于四川、云南、广东、广西）、斯马蜂 *Polistes snelleni* Sau.（分布于河北、山东、甘肃、江苏、江西、云南、贵州、四川、浙江、福建）、褐胡蜂 *Polistes confusa*（Smith）（分布于广东、福建、台湾）、梨长足黄蜂 *Polistes hebraeus* Fabr.（分布于广东、海南、广西）、长脚黄蜂 *Polistes yokohamae* Rad.（分布于东北及河北、江苏、浙江、江西、福建）、胡蜂科（Vespidae）动物台湾黄蜂 *Polistes formosana* Sonan（分布于广东、台湾）、黑尾胡蜂 *Vespa ducalis* Sm.（分布于辽宁、河北、江苏、浙江、江西、福建）、斑胡蜂 *Vespa mandarinia* Sm.（分布于全国各地）、大胡蜂 *Vespa magnifica*（Sonan）（分布于广东、海南、广西）、大金箍胡蜂 *Vespa rtopica leefmansi* Van der Vecht（分布于福建）、异腹胡蜂科（Polybiidae）动物异腹胡蜂 *Parapolybia varia* Fabricius（分布于江苏、福建、台湾、湖北、广东、云南）作为药用。

336. 大黄蜂子

【别名】 露蜂房子、蜂房子。

【来源】 为胡蜂科（Vespidae）动物黄星长脚黄蜂 *Polistes mandarinus* Saussure 的幼虫。

【性味归经】 甘，凉，有小毒。归心、胃经。

【功能主治】 清热燥湿，止痛，止呕。用于治胸腹胀痛，呕吐，头癣。

【用法用量】 内服：煎汤或研成粉末吞服，1.5～3g。外用：调搽，适量。

337. 大胡蜂子

【来源】 为胡蜂科（Vespidae）动物大胡蜂 *Vespa magnifica*（Sonan）

的幼虫。

【性味归经】 咸，平。归心经。

【功能主治】 解毒消肿。用于疮疡。

【用法用量】 内服：煎汤，6～9g；用酒调敷。

338. 赤翅蜂

【别名】 赤蜂、土蜂。

【来源】 为胡蜂科（Vespidae）动物赤翅蜂 *Vespa simillima* Smith 的全虫。

【分布】 福建等地。

【性味归经】 辛、苦，凉，有小毒。归肺经。

【功能主治】 解毒消肿。用于疔疮肿疡，蜘蛛咬伤。

【用法用量】 外用：烧灰研成粉末涂敷，适量。

339. 蚂蚁

【别名】 蚁、玄驹、蚍蜉、马蚁。

【来源】 为蚁科（Formicidae）动物拟黑多刺蚁 *Polyrhachchis vicina* Roger、丝光褐林蚁 *Formica fusca* L. 的全体。丝光褐林蚁又称黑蚂蚁、大黑蚁。

【分布】 拟黑多刺蚁分布于广东、广西、浙江、云南，丝光褐林蚁分布于全国大部分地区。

【性味归经】 咸、酸，平。归肝、肾经。

【功能主治】 补肾益精，祛风除湿，通经活络，清热解毒。用于肾虚之阳痿遗精、头昏耳鸣、失眠多梦，风湿、类风湿性关节炎，中风偏瘫，手足麻木，红斑性狼疮，硬皮病，皮肌炎，痈肿疔疮，毒蛇咬伤。

【用法用量】 内服：研成粉末入丸、散剂，每次2～5g；用酒浸用。外用：捣烂涂敷，适量。

【类同品】 部分地区亦将同科动物狭头山蚁 *Formica exsectoides* Forel

（分布于黑龙江、吉林、辽宁）、红林蚁 *Formica rufa* L.（又称赤蚁，分布于全国各地）、刺蚁 *Polyrhachis lamellidens* Sm.（分布于陕西）、黄猄蚁 *Oecophylla smaragdina*（Fabr.）（分布于云南、广东、广西、四川、湖南、福建）、赤山蚁 *Formica anguinea* Last（分布于全国大部分地区）、红蚂蚁 *Tetramorium guineense* Fabricius（分布于江苏、福建、台湾、广东、广西）、双齿多刺蚁 *Polyrhachis dives* Smith（又称双突多刺蚁，分布于浙江、安徽、云南、福建、湖南、广东、广西、海南、台湾）、角赤山蚁 *Formica exsecta var. fukaii* Wheeler（分布于浙江、安徽、福建、广东、广西）作为药用。

340. 五谷虫

【别名】 蛆、谷虫、水仙子、屎虫、粪蛆、蛆蜕、粪虫、天浆子。

【来源】 为丽蝇科（Calliphoridae）动物大头金蝇 *Chrysomya megacephala*（Fabricius）、丝光绿蝇 *Lucilia*（*phaenicia*）*sericata*（Meigen）及其近缘种的幼虫或蛹壳。大头金蝇又称红点蝇、红头蝇。

【分布】 分布于全国各地。

【性味归经】 咸、甘，寒。归脾、胃经。

【功能主治】 清热解毒，消积导滞。用于温热病神昏谵语，毒痢作吐，小儿疳积发热，腹胀，食积泻痢，走马牙疳。

【用法用量】 内服：煎汤，3～10g；研成粉末，每次3～5g；入丸、散剂。外用：研成粉末搽敷，适量。

341. 舍蝇

【来源】 为蝇科（Muscidae）动物舍蝇 *Musca domestica vicina* Macquart 的幼虫。

【分布】 全国大部分地区。

【性味归经】 甘，平。归肝经。

【功能主治】 用于倒睫。

【用法用量】 外用：3～5个。

342. 狗虱蝇

【来源】　为狗虱蝇科（Hippoboscidae）动物长茎狗虱蝇 *Hippobosca longipennis* Fabr. 的幼虫。

【分布】　全国大部分地区。

【性味归经】　甘，平。归肝经。

【功能主治】　解毒。用于痘疮。

【用法用量】　外用：调涂，3～6个。

343. 蜂蝇

【别名】　花虻、食蚜蝇、拟蜂蝇、鼠尾蛆、雄蜂蝇。

【来源】　为狂蝇科（Oestridae）动物蜂蝇 *Eristalis tenax*（Linnaeus）的幼虫。

【分布】　全国各地。

【性味归经】　甘、苦、咸，平。归脾、胃经。

【功能主治】　消食积，健脾胃。用于消化不良，脘腹胀满，体倦乏力。

【用法用量】　内服：煎汤，3～5g；入丸、散剂。

344. 虻虫

【别名】　蜚虻、牛虻、牛蚊子、绿头猛钻、牛苍蝇、瞎虻虫、瞎蚂蜂、瞎蠓、牛磨（魔）蚊、牛蝇子、瞎眼蠓、牛蝇、瞎蒙、复带虻、土虻虫。

【来源】　为虻科（Tabanidae）动物双斑黄虻 *Atylotus bivittateinus* Takahasi、华虻 *Tabanus mandarinus* Schiner、复带虻 *Tabanus bivittatus* Mats 的雌虫。双斑黄虻又称复带虻，华虻又称中华虻、白斑虻、灰虻、白纹虻。

【分布】　双斑黄虻分布于东北、华北、华东，华虻分布于全国各地，复带虻分布于黑龙江、河北、江苏、浙江、陕西等地。

【性味归经】 苦、微咸，寒，有小毒。归肝经。

【功能主治】 破血逐瘀通经，消癥破积。用于癥瘕积聚，少腹蓄血，闭经，跌打伤痛，产后腹痛。

【用法用量】 内服：煎汤，1～3g；焙干研成粉末吞服，每次0.3～0.6g；入丸、散剂。外用：研成粉末敷或调搽，适量。

【类同品】 部分地区亦将同科动物雁虻 *Tabanus pleskei* Krober（分布于黑龙江、吉林、辽宁、河北）、江苏虻 *Tabanus kiangsuensis* Krober（分布于河北、江苏、浙江、广东、广西、福建）、布虻 *Tabanus budda* Portsh（又称佛光虻，分布于河北、黑龙江、吉林、辽宁）、黄巨虻 *Tabanus chrysurus* Loew（分布于黑龙江）、庐山虻 *Tabanus lushanensis* Liu（分布于江西、陕西、湖北）、黄头虻 *Tabanus flavicapitis* Wang et Liu（分布于广东）、浙江虻 *Tabanus chekiangensis* Ouchi（分布于浙江、广西、福建、四川）、红腹面虻 *Tabanus rufiventris* Fabricius（分布于福建、云南、台湾、广东）、类柯虻 *Tabanus subcordiger* Liu（分布于河北、内蒙古、陕西）、缅甸虻 *Tabanus birmanicus* Bigot（分布于浙江、福建、台湾）、金壳虻 *Tabanus aurotestaceus* Walker（分布于江苏、台湾、云南）、全黑虻 *Tabanus nigra* Liu et Wang（分布于广西、福建）、副菌虻 *Tabanus parabactrianus* Liu（分布于河北、内蒙古、辽宁）、木村虻 *Tabanus makimura* Ouchi（分布于江苏）、广西虻 *Tabanus kwangsinensis* Wang et Liu（分布于广西、福建）、中角虻 *Tabanus signifer* Walker（分布于四川、福建）、姚虻 *Tabanus yao* Macquart（分布于北京、辽宁、上海、江苏、浙江、江西、四川、福建、云南）、峨眉山虻 *Tabanus omeishanensis* Xu（又称峨眉虻，分布于四川）、鳌虻 *Tabanus trigeminus* Coquilet（分布于全国各地）、村黄虻 *Atylotus rusticus*（L.）（分布于黑龙江、吉林、辽宁）、土灰虻 *Tabanus amaenus* Walker（分布于黑龙江、吉林、辽宁、河北、陕西、江苏、浙江、广东）、微赤虻 *Tabanus rubidus* Wiedemann（分布于云南、福建、广东、广西）、三角虻 *Tabanus trigonus* Coquillett（分布于辽宁）、山崎虻 *Tabanus yamasakii* Ouchi（分布于辽宁、河北、江苏、浙江、四川、云南、广西、湖北、福建）作为药用。

345. 斑蝥

【别名】　斑猫、龙尾、盤蝥、斑蚝、龙蚝、斑菌、滕发、盤蛩、晏青、龙苗、斑毛、班蝥、羊米虫、老虎斑毛、花斑毛、花壳虫、小豆虫、放屁虫、花罗虫、章瓦、龙蚝、大斑蝥、黄斑芫青、小斑蝥、斑毛虫、斑苗、花斑蝥、米斑蝥、赤头、龙蛇、盤蝥虫、花罗虫、苦苣斑蝥。

【来源】　为芫菁科（Meloidae）动物南方大斑蝥 *Mylabris phalerata* Pallas、黄黑小斑蝥 *Mylabris cichorii* L. 的全体。南方大斑蝥又称大斑芫菁，黄黑小斑蝥又称眼斑芫菁。

【分布】　南方大斑蝥分布于全国各地，黄黑小斑蝥分布于河北、安徽、浙江、江苏、湖北、福建、台湾、广东、广西。

【性味归经】　苦、辛，热，有大毒。归肝、胃、肾经。

【功能主治】　破血逐瘀，散结消癥，攻毒蚀疮。用于癥瘕积聚，闭经，痈疽恶疮，顽癣，瘰疬，扁平疣，湿疹，皮肤瘙痒。

【用法用量】　内服：入丸、散剂，0.03～0.06g。外用：研成粉末或浸酒、醋，或制油膏涂敷患处，适量。本品有剧毒，内服应十分审慎，并应严格控制剂量。

【类同品】　部分地区亦将同科动物苹斑芫菁 *Mylabris calida* Pallas（分布于黑龙江、内蒙古、新疆、河北、山东、江西）、丽斑芫菁 *Mylabris speciosa* Pallas（分布于内蒙古、河北）作为药用。

346. 葛上亭长

【别名】　亭长、豆蚝、豆斑蝥、红娘、鸡冠虫、红头娘。

【来源】　为芫菁科（Meloidae）动物锯角豆芫菁 *Epicauta gorhami* Marseul 的全体。又称豆芫青、白条（黑）芫青。

【分布】　河北、山西、陕西、山东、江苏、江西、湖南、福建、浙江、四川、广东、广西、台湾。

【性味归经】　辛，温，有毒。归肝经。

【功能主治】 破血逐瘀，解毒。用于血瘀经闭，癥瘕积聚，恶疮肿毒。

【用法用量】 内服：炒炙后煎汤，1～2只；入丸、散剂，1～2只。外用：捣烂敷或煮酒搽，适量。

【类同品】 部分地区亦将同科动物中华豆芫菁 *Epicauta chinensis* Laporte（分布于东北及宁夏、甘肃、陕西、山西、河北、山东、江苏、台湾）、毛角芫菁 *Epicauta ruficeps* Illiger（分布于江西、四川、广东、广西）、毛胫豆芫菁 *Epicauta tibialis* Wat（分布于广西、云南、台湾）、红头豆芫菁 *Epicauta ruficeps* Illiger（分布于北疆地区）、毛角豆芫菁 *Epicauta hirticornis* Haag-Rutenberg（分布于广西、云南、台湾）、花生叶（豆）芫菁 *Epicauta waterhousei* Haag-Rutenberg（分布于广东、福建、台湾）、大头豆芫菁 *Epicauta megalocephala* Gebl（分布于东北及内蒙、河北）、长毛芫菁 *Epicauta apicipennis* Tan（分布于四川）、豆小翅芫菁 *Epicauta aptera*（Kasz-ab）（分布于浙江、福建、广西、四川）、黑豆芫菁 *Epicauta taishoensis* Lewis（分布于浙江、福建）、沟角芫菁 *Epicauta impressicornis* Pic（分布于云南）、陷胸芫菁 *Epicauta tentusi*（Kasbab）（分布于江西、河北、江苏、四川）作为药用。

347. 芫菁

【来源】 为芫菁科（Meloidae）动物疑豆芫菁 *Epicauta dubia* Fabr.、肩斑芫菁 *Mylabris axillaris* Billb 的全体。

【分布】 皆分布于陕西。

【性味归经】 辛，温，有毒。归肝经。

【功能主治】 破血逐瘀，解毒。用于血瘀经闭，癥瘕积聚，恶疮肿毒。

【用法用量】 内服：炒炙后煎汤，1～2只。

348. 青娘子

【别名】 芫青、青娘虫、相思虫、青虫、绿芫菁、缝纹绿芫青、北芫青、芫蜻。

【来源】　为芫菁科（Meloidae）动物绿芫菁 *Lytta caraganae* Pallas、缝纹绿芫菁 *Lytta suturella* Motschulsky 的全体。

【分布】　绿芫菁分布于全国各地，缝纹绿芫菁分布于内蒙古、宁夏、河北。

【性味归经】　辛，微温，有大毒。归肺、肾经。

【功能主治】　破血逐瘀，攻毒散结，利尿。用于血瘀经闭，癥瘕恶疮，狂犬病，瘰疬，水肿尿少。

【用法用量】　内服：炒炙后煎汤，1～2 只；入丸、散剂。外用：研成粉末调敷，适量。本品有剧毒，内服宜慎。

【类同品】　青娘子的来源较为复杂，亦有将“葛上亭长”条的类同品作为药用。

349. 地胆

【别名】　蚖青、杜龙、青虹、蛇要、青蚋、土斑蝥。

【来源】　为芫菁科（Meloidae）动物地胆 *Meloe coarctutus* Motschulsky、长地胆 *Meloe violaceus* Mars 的全体。

【分布】　地胆分布于全国各地，长地胆分布于东北。

【性味归经】　辛，微寒，有毒。归脾、胃、肾经。

【功能主治】　破血祛瘀，攻毒消癥。用于癥瘕痞块，瘰疬，恶疮，鼻息肉。

【用法用量】　内服：炮制后煎汤，0.03～0.06g；入丸、散剂用。外用：研成粉末或浸酒、醋，适量；制油膏涂敷患处。本品有剧毒，内服应十分审慎，并应严格控制剂量。

350. 青蚨

【别名】　蚨蝉、蚷蜗、蠍蝎、蒲虻、鱼父、鱼伯。

【来源】　昆虫卵生类动物青蚨的全虫及子。

【分布】 南方各地。

【性味归经】 苦、辛，温。归脾、胃、肺经。

【功能主治】 温肾，补中。用于肾虚之遗精遗尿，气血不足。

【用法用量】 内服：煎汤，6～10g。

351. 云实蛀虫

【别名】 黄牛刺虫、黄寮刺虫、天牛幼虫、云实蠹虫、老姆木虫、阎王刺虫。

【来源】 为寄生于豆科（Leguminosae）植物云实 *Caesalpinia sepiaria* Roxb. 树茎中昆虫的幼虫。

【分布】 华东、中南、西南及河北、陕西、甘肃。

【性味归经】 辛、甘，温。归脾、胃经。

【功能主治】 益气，止咳，解毒。用于脾胃虚弱，咳喘，疮疡。

【用法用量】 内服：煎汤3～10g。外用：适量。

352. 虫笋

【来源】 为禾本科（Gramineae）植物毛金竹 *Phyllostachys nigra*（Lodd）Munro *var. henonis*（Mitf）Stapf ex Rendle 的笋被虫蛀枯萎后的带虫笋干。

【分布】 湖南、安徽、福建、甘肃、广东、广西、河南、湖北、江苏、江西、陕西、四川、西藏、云南、浙江。

【性味归经】 甘、淡，平。归肾、膀胱经。

【功能主治】 利水消肿。用于腹水肿胀，小便不利。

【用法用量】 内服：煎汤，9～12g。

353. 青蒿蠹虫

【别名】 青蒿蛀虫、青蒿虫。

【来源】　为寄居于菊科（Compositae）植物青蒿 *Artemisia annua* L. 茎节中昆虫的幼虫。

【分布】　吉林、辽宁、河北、陕西、山东、江苏、安徽、浙江、江西、福建、河南、湖北、湖南、广东、广西、四川、贵州、云南。

【性味归经】　辛、咸、苦，凉。归心、肝经。

【功能主治】　息风止痉。用于肝风内动之惊风抽搐。

【用法用量】　内服：入丸、散剂，每次 5～10 条。

354. 茄稞虫

【别名】　野茄稞内虫。

【来源】　为寄居于茄科（Solanaceae）植物茄子 *Solanum melongena* L. 茎中昆虫的幼虫。

【分布】　全国各地。

【性味归经】　淡、辛，温。归肾经。

【功能主治】　补肾。用于肾虚之身体瘦弱、皮毛焦枯。

【用法用量】　内服：煮食，6～10 条。

355. 芦囊虫

【来源】　为禾本科（Gramineae）植物芦苇 *Phragmites australis* L. 的节中蛀虫。

【分布】　全国各温带地区。

【性味归经】　甘，寒。归胃经。

【功能主治】　降气止呕。用于小儿饮乳呕吐。

【用法用量】　内服：煎汤，6～9g。

356. 皂荚蠹虫

【来源】　为豆科（Leguminosae）植物皂荚 *Gleditsia sinensis* Lam. 中蛀

虫。

【分布】 东北、华北、华东、华南以及四川、贵州。

【性味归经】 辛，平。归胆经。

【功能主治】 杀虫。用于蝇入人耳。

【用法用量】 外用：研烂敷。

357. 黄麻梗虫

【别名】 黄麻虫、麻虫。

【来源】 为椴树科（Tiliaceae）植物黄麻 *Corchorus capsularis* L. 茎中的一种昆虫的幼虫。

【分布】 我国长江以南各地。

【性味归经】 甘，寒。归心经。

【功能主治】 清热解毒。用于疔疮。

【用法用量】 外用：捣敷，适量。

第四章　棘皮类动物药

358. 海参

【别名】　辽参、海男子、沙噀、海瓜皮、海鼠、光参。

【来源】　为刺参科（Stichopodidae）动物刺参 *Apostihopus japonicus*（Selenka）、绿刺参 *Stichopus chlorontus* Brandt、花刺参 *Stichopus variegatus* Semper 除去内脏的全体。刺参又称刺海参、仿海参，绿刺参又称方刺参、方柱参、方参，花刺参又称方参、黄肉、白刺参、黄海参。

【分布】　刺参分布于辽宁、河北、山东沿岸浅海，绿刺参分布于海南及西沙群岛，花刺参分布于海南及雷州半岛、西沙群岛等沿岸浅海。

【性味归经】　咸、甘，温。归心、肾、肺经。

【功能主治】　补肾益肺，养血润燥，止血。用于肾虚之阳痿梦遗，水肿，缺乳，肠燥便秘，肺痨。

【用法用量】　内服：煮食，10～30g；入丸、散剂，每次 9～15g。外用：研成粉末敷，适量。

【类同品】　部分地区亦将同科动物糙刺参 *Stichopus horrens* Selenka（分布于海南及西沙群岛）、海参科（Holothuriidae）动物二斑白尼参 *Bohadschia biwittata*（Mitsukuri）（又称二斑布氏参、白瓜、白乳参，分布于广东、西沙群岛）、糙海参 *Holothuria scabra* Jaeger（分布于西沙群岛）、瓜参科（Cucumariidae）动物刺瓜参 *Cucumaria echinata* Marenzeller（又称海花生米、海胡瓜、红刺参，分布于福建、广东沿海）、二色桌片参 *Mensamaria intercedens*（Lampert）、五角参 *Pentaeta australis*（Lampert）（分布于福建东山到海南）、海参科（Holothuriidae）动物辐肛参 *Actinopyga lubrica* Jaeger（分布于南海）、丑海参 *Hololthuria impatiens* Jaeger（分布于台湾、海南及西沙群岛等地）、指参科（Chiridotidae）动物紫轮参 *Polycheira fusca*（Quoy et Gaimard)(分布于台湾岛、福建、广东、广西、海南、西沙群岛等地)、锚参科（Synaptidae）动物真锚参 *Eurptosynapta ooplaz* Jaeger（分布于广东、广西）作为药用。

359. 海参内脏

【别名】 海参肠。

【来源】 见“海参”条，药用部位为内脏。

【性味归经】 咸、辛，平。归肝、大肠经。

【功能主治】 镇惊，和胃，透疹，止血。用于癫痫，小儿消化不良，胃痛泛酸，麻疹，外伤出血。

【用法用量】 内服：研成粉末服，每次 3～12g。外用：研成粉末敷，适量。

360. 海参肠

【来源】 见“海参”条，药用部位为肠。

【性味归经】 咸、甘，温。归脾、胃经。

【功能主治】 温中补虚，解毒透疹。用于胃痛，小儿麻疹透发不畅。

【用法用量】 内服：研成粉末服，每次 0.3～0.6g。外用：0.5～20g。

361. 梅花参

【别名】 凤梨参。

【来源】 为刺参科（Stichopodidae）动物梅花参 *Thelenota ananas*（Jaeger）除去内脏的全体。

【分布】 海南及南海诸岛。

【性味归经】 甘、咸，温。归心、肾、肺经。

【功能主治】 补肾壮阳，温阳利水，养血宁心。用于肾阳虚之阳痿，痰饮，水肿，心悸失眠，虚喘，肺痨。

【用法用量】　内服：煮食，适量；研成粉末，每次 5～10g。

362. 黑乳参

【别名】　乌圆参。

【来源】　为刺参科（Stichopodidae）动物黑乳参 *Microthele nobilis*（Selenka）的全体。

【分布】　南海诸岛。

【性味归经】　甘、咸，温。归肾经。

【功能主治】　补肾壮阳，通乳。用于肾虚阳痿，产后催乳。

【用法用量】　内服：煎汤，5～15g。

363. 白尼参

【来源】　为海参科（Holothuriidae）动物蛇目白尼参 *Bohadschia argus* Jaeger、图纹白尼参 *Bohadschia marmorata* Jaeger 除去内脏的全体。蛇目白尼参又称蛇目布氏参、蛇目参、虎参、豹参、虎鱼、豹纹鱼、斑鱼，图纹白尼参又称二斑布氏参、二斑白尼参、凯利白尼参、网纹白尼参、白瓜参、白乳参、白底靴。

【分布】　海南及西沙、南沙群岛。

【性味归经】　甘，温。归肾经。

【功能主治】　补肾利水。用于水肿。

【用法用量】　内服：煮食，适量；研成粉末服，每次 5～15g。

【类同品】　部分地区亦将同科动物白底辐肛参 *Actinopyga mauritiana*（Quoy et Gaimard）（分布于西沙群岛）作为药用。

364. 黑海参

【别名】　黑怪参、黑狗参、黑参。

【来源】　为海参科（Holothuriidae）动物黑海参 *Holothuria atra* Jaeger、黑赤星海参 *Holothuria cinerascens*（Brandt）、米氏海参 *Holothuria moebi* Ludwig 除去内脏的全体。黑海参又称黑怪海参、黄海参，黑赤星海参又称黑赤星坚参、黑星赤参，米氏海参又称虎皮海参、米氏怪参、米氏参。

【分布】 黑海参分布于广东、海南及西沙群岛，黑赤星海参分布于南海及西沙群岛，米氏海参分布于福建南部、广东沿岸及西沙群岛。

【性味归经】 甘，温。归肾经。

【功能主治】 补肾，养血催乳。用于产后乳少，水肿。

【用法用量】 内服：煮食，适量。

【类同品】 部分地区亦将同科动物红腹海参 *Holothuria edulis* Lesson（又称红腹怪参、红腹参，分布于海南南部）、黄疣海参 *Holothuria hilla* Lesson（分布于台湾、广西、海南及西沙群岛等）作为药用。

365. 乌参

【别名】 荡皮参、乌虫参、红参。

【来源】 为海参科（Holothuriidae）动物玉足海参 *Holothuria leucospilota*（Brandt）的活体或除去内脏的全体。又称白斑海参。

【分布】 自福建东山、广东、海南至西沙群岛。

【性味归经】 甘、咸，温。归肝、肾经。

【功能主治】 补肾养血，催乳，止血。用于虚弱劳怯，产后乳少，肠燥便秘，外伤出血。

【用法用量】 内服：煮食，适量。

【类同品】 部分地区亦将同科动物棕环海参 *Holothuria fuscocinerea* Jaeger（分布于广东、海南及西沙群岛）作为药用。

366. 乌尼参

【别名】 黑乳参、乌圆参、开乌参、大乌参、乳房参、乌乳参。

【来源】 为海参科（Holothuriidae）动物黑乳海参 *Holothuria nobilis*（Selenka）除去内脏的全体。

【分布】　海南及西沙群岛。

【性味归经】　甘、咸，温。归肾经。

【功能主治】　补肾，滋阴，通乳。用于身体虚弱，水肿，产后乳少。

【用法用量】　内服：煮食，适量。

367. 荡皮海参

【别名】　乌虫参、乌参、红参、荡皮参。

【来源】　为海参科（Holothuriidae）动物荡皮海参 *Holothuria vagabunda* Selenka 的全体。

【分布】　南海海域及广东、海南、西沙群岛。

【性味归经】　甘，温。归肺、肾经。

【功能主治】　补肾壮阳，生肌止血。用于肾虚腰痛遗精，血虚之心悸失眠，肺痨，外伤出血。

【用法用量】　内服：煮食，适量。

368. 红鞋参

【别名】　红参、棘辐肛参。

【来源】　为海参科（Holothuriidae）动物红鞋参 *Actinopyga echintes*（Jaeger）的体壁。

【分布】　广东、海南沿岸。

【性味归经】　甘，温。归肺、肾经。

【功能主治】　温阳滋阴，养血养胎。用于肾虚阳痿腰痛，胎动不安，肺痨。

【用法用量】　内服：煮食，适量。

369. 石参

【别名】 黄瓜参、子安贝参。

【来源】 为海参科（Holothuriidae）动物石参 *Actinopyga Lecanora*（Jaeger）的体壁。

【分布】 西沙群岛。

【性味归经】 甘，温。归肺、肾经。

【功能主治】 温阳滋阴，养血养胎。用于肾虚阳痿腰痛，胎动不安，肺痨。

【用法用量】 内服：煮食，适量。

370. 海地瓜

【来源】 为尻参科（Caudinidae）动物海地瓜 *Acaudina molpadioidea*（Semper）除去内脏的全体。

【分布】 广东、福建、浙江沿海。

【性味归经】 甘，温。归心、肝、肾经。

【功能主治】 补肾益精，养血润燥。用于肾虚之阳痿梦遗，水肿，缺乳，肠燥便秘，肺痨。

【用法用量】 内服：煮食，适量。

371. 海星

【别名】 五角星。

【来源】 为槭海星科（Astropectinidae）动物镶边海星 *Craspidaster hesperus*（Müller et Troschel）的全体。

【分布】 浙江、福建、广东等沿海及南沙群岛。

【性味归经】 咸，平。归肝、胃经。

【功能主治】 散结，和胃。用于瘿瘤瘰疬，胃痛泛酸，腹泻。

【用法用量】　内服：煎汤，20～30g；研成粉末服，每次3g。

【类同品】　部分地区亦将角海星科（Goniasteidae）动物骑士章海星 *Stellaster epuestris*（Retzins）（分布于东海、南海）、中华五角海星 *Anthenea chinensis*（Gray）（又称真五角海星，分布于东海、南海海域）、蔷薇海星 *Rosaster symbolicus*（Sladen）（分布于南海及西沙群岛）作为药用。

372. 槭海星

【别名】　海星。

【来源】　为槭海星科（Astropectinidae）动物多棘槭海星 *Astropecten polyacanthus* Müller et Troschel、单棘槭海星 *Astropecten monocanthus* Sladen、华普槭海星 *Astropecten vappa* Müller et Troschel、怒棘槭海星 *Astropecten velitaris* Martens 的全体。

【分布】　多棘槭海星分布于广东、福建、香港，单棘槭海星分布于广东、福建、海南及南海，华普槭海星分布于南方沿海的沙泥底区域，怒棘槭海星分布于南海和台湾沿海。

【性味归经】　咸，温。归肝经。

【功能主治】　软坚散结。用于瘿瘤瘰疬。

【用法用量】　内服：煎汤，5～10g。

【类同品】　部分地区亦将长棘海星科（Acanthasteridae）动物长棘海星 *Acanthaster planci*（Linne）（分布于海南南部及西沙群岛）、角海星科（Goniasteidae）动物黄五角海星 *Anthenea flavescens*（Gray）（分布于福建、广东沿海）、砂海星科（Luidiidae）动物砂海星 *Luidia quinaria von* Martens（分布于全国沿海）、东方砂海星 *Luidia orientalis* Fisher（分布于东海、南海）、斑砂海星 *Luidia maculata* Müller et Troschel（分布于广东、海南）、虾夷砂海星 *Luidia yesoensis* Goto（分布于渤海、黄海）作为药用。

373. 太阳海星

【别名】　太阳鱼。

【来源】 为太阳海星科（Solasteridae）动物陶氏太阳海星 *Solaster duwsom* Verrill 的全体。

【分布】 黄海、渤海、南海。

【性味归经】 咸，平。归肝、胃经。

【功能主治】 平肝镇惊，和胃止痛，制酸止痛。用于肝阳上亢之头痛头晕，癫痫，食欲不振，消化不良，胃痛吐酸，瘿瘤瘰疬，高血脂，冠心病，缺血性脑血管病。

【用法用量】 内服：研成粉末，用酒冲服，每次3g。

【类同品】 部分地区亦将同科动物轮海星 *Crossaster papposus*（Linnaeus）（分布于渤海、黄海）作为药用。

374. 棘海星

【来源】 为棘海星科（Echinasteridae）动物鸡爪海星 *Henricia leviuscula*（Stimpson）、吕宋棘海星 *Echinaster luzonicus*（Gray）的全体。

【分布】 鸡爪海星分布于渤海、黄海，吕宋棘海星分布于海南南部及西沙群岛。

【性味归经】 咸，辛。归胃、肝经。

【功能主治】 消胀，镇惊。用于胃脘痛胀，肝炎。

【用法用量】 内服：煎汤，5～10g。

375. 瘤海星

【来源】 为飞白枫海星科（Archasteridae）动物飞白枫海星 *Archaster typicus* Müller et Troschel、瘤海星科（Oreasteridae）动物原瘤海星 *Protoreaster nodosus*（Linne）、面包海星 *Culcita novaeguineae* Müller et Troschel、粒皮海星 *Choriaster garnulatus* Lutken 的全体。

【分布】 飞白枫海星分布于海南和粤西沿海，原瘤海星分布于海南，面包海星分布于海南及西沙群岛，粒皮海星分布于西沙群岛。

【性味归经】 咸，平。归肝经。

【功能主治】　软坚散结。用于癥瘕瘰疬。

【用法用量】　内服：煎汤，10～20g。

376. 海燕

【别名】　五角星、海五星。

【来源】　为海燕科（Asterinidae）动物海燕 *Asterina pectinifera*（Müller et troschel）全体。

【分布】　辽宁、河北、山东等沿海。

【性味归经】　咸，温。归肾、胃经。

【功能主治】　补肾壮阳，祛风湿，制酸止痛。用于肾虚阳痿，风湿痹证，胃痛泛酸。

【用法用量】　内服：煎汤，6～15g；焙干研成细末冲服，每次2～3g。

【类同品】　部分地区亦将同科动物林氏海燕 *Asterina limboonkengi*（G. A. Smith）（又称闽粤海燕、小五角星，分布于福建、台湾、广东沿海）作为药用。

377. 海盘车

【别名】　海星、五角星、星鱼。

【来源】　为海盘车科（Asteriidae）动物罗氏海盘车 *Asterias rollestoni* Bell、多棘海盘车 *Asterias amurensis* Lutken 的全体。

【分布】　罗氏海盘车分布于渤海、黄海，多棘海盘车分布于辽宁、山东、河北沿海。

【性味归经】　咸、甘、苦，平，有小毒。归肝、胃、肾经。

【功能主治】　平肝镇惊，制酸止痛，软坚散结。用于惊风，癫痫，胃痛泛酸，瘿瘤。

【用法用量】　内服：煎汤，10～30g；研成粉末冲服，每次3～6g。外用：研成粉末涂，适量。

【类同品】 部分地区亦将同科动物粗钝海盘车 *Asterias argonanta* Djakonov（分布于渤海、黄海）、尖棘筛海盘车 *Coscinasterias acutispina*（Stimpson）（分布于东海、南海及福建、广东沿海）作为药用。

378. 滑海盘车

【别名】 双棘海盘车、张氏双棘海盘车。

【来源】 为海盘车科（Asteriidae）动物日本滑海盘车 *Aphelasterias japonica*（Bell）、张氏滑海盘车 *Aphelasterias changfengyingi* Baranova et Wu、异色海盘车 *Asterias versicolor*（Sladen）的全体。

【分布】 皆分布于渤海和黄海北部。

【性味归经】 咸，平。归胃、肝经。

【功能主治】 制酸止痛，镇静。用于胃酸过多，癫痫。

【用法用量】 内服：煎汤，5～10g。

379. 阳遂足

【别名】 蛇尾、海蛇尾。

【来源】 为阳遂足科（Amphiuridae）动物滩栖阳遂足 *Amphiura vadicola* Matsumoto 的全体。

【分布】 我国各海区沿岸。

【性味归经】 咸，温。归肝、肺经。

【功能主治】 祛风湿，杀虫止痒。用于风湿疼痛，顽癣。

【用法用量】 内服：煎汤，6～15g。外用：研成粉末调敷，适量。

380. 金式真蛇尾

【来源】 为鳞蛇尾科（Ophiolepididae）动物金式真蛇尾 *Ophiura kinbergi* Ljungman 的全体。

【分布】 我国各海域。

【性味归经】　辛，温。归肝经。

【功能主治】　软坚散结。用于瘿瘕瘰疬。

【用法用量】　内服：煎汤，5 ~ 10g。

381. 海胆黄

【来源】　为刻肋海胆科（Temnopleuridae）动物细雕刻肋海胆 *Temnopleurus toreunmaticus*（Leske）、北方刻肋海胆 *Temnopleurus hardwichii*（Gray）除去壳的软体部分。

【性味归经】　甘，温。归肝、肾经。

【功能主治】　滋补强壮。用于体虚。

【用法用量】　内服：煮食，适量。

【类同品】　部分地区亦将同科动物芮氏刻肋海胆 *Temnopleurus reevesii*（Gray）（分布于东海、南海）、刻孔海胆 *Temnotrema sculptum*（A. Agassiz）（分布于山东近海及台湾海峡沿岸）、疏棘角孔海胆 *Salmacis bicolor rarispina* L . Agassiz（分布于南海沿岸）、球海胆科（Strongylocentrotidae）动物马粪海胆 *Hemicentrotus pulcherrimus*（A. Agassiz）（分布于黄海、渤海及浙江、福建浅海）、光棘球海胆 *Strongylocentrotus nudus*（A. Agassiz）（分布于辽东半岛及山东半岛的北部）、长海胆科（Echinometridae）动物紫海胆 *Anthocidaris crassispina*（A. Agassiz）（分布于浙江、福建、广东等沿海）作为药用。

382. 海胆

【别名】　海肚脐、刺锅子、刺海螺、海锅。

【来源】　为球海胆科（Strongylocentrotidae）动物马粪海胆 *Hemicentrotus pulcherrimus*（A. Agassiz）、光棘球海胆 *Strongylocentrotus nudus*（A. Agassiz）、长海胆科（Echinometridae）动物紫海胆 *Anthocidaris crassispina*（A. Agassiz）、刻肋海胆科（Temnopleuridae）动物细雕刻肋海胆 *Temnopleurus toreunmaticus*（Leske）、北方刻肋海胆 *Temnopleurus hardwichii*（Gray）的石灰质骨壳。光棘球海胆又称大连紫海胆、黑刺锅子，紫海胆又称海

针、海栗子、海底空，细雕刻肋海胆又称刺沙螺，北方刻肋海胆又称哈氏刻肋海胆。

【分布】 马粪海胆分布于黄海、渤海、东海及浙江、福建浅海，光棘球海胆分布于辽东半岛及山东半岛的北部，紫海胆分布于浙江、福建、广东等沿海，细雕刻肋海胆分布于南北各沿海，北方刻肋海胆分布于黄海、渤海及舟山群岛和台湾海峡。

【性味归经】 咸，平，有小毒。归肺、肝、胃经。

【功能主治】 化痰软坚散结，制酸止痛，理气。用于瘰疬痰核，哮喘，胸肋胀痛，胃痛，心痛。

【用法用量】 内服：煎汤，3～9g；研成粉末服，每次2g。

【类同品】 部分地区亦将刻肋海胆科（Temnopleuridae）动物芮氏刻肋海胆 *Temnopleurus reevesii*（Gray）（又称芮氏海胆，分布于东海、南海）、刻孔海胆 *Temnotrema sculptum*（A. Agassiz）（分布于山东近海及台湾海峡沿岸）、疏棘角孔海胆 *Salmacis bicolor rarispina* L . Agassiz（分布于南海沿岸）、哈氏刻肋海胆 *Temnopleurus hardwickii*（Gray）（分布于辽宁、河北、山东沿海）、柔海胆科（Echinothuridae）动物饭岛囊海胆 *Asthenosoma ijimai* Yoshiwara（分布于南海海域）、冠海胆科（Diadematidae）动物冠刺棘海胆 *Echinothris diadema*（Linne）（分布于西沙群岛、海南）、蛛网海胆科（Arachnoididae）动物扁平蛛网海胆 *Arachnoides placenta*（Linnacus）（分布于南海及福建、广东沿岸）、口鳃海胆科（Stomopneustidae）动物口鳃海胆 *Stomopneustes variolaris*（Lamarck）（分布于西沙群岛和海南南部）、拉文海胆科（Loveniidae）动物心形海胆 *Echinocardium cordatum*（Pennant）（分布于黄海）作为药用。

383. 石笔海胆

【别名】 烟嘴海胆、海胆、粗棒海胆。

【来源】 为长海胆科（Echinometridae）动物石笔海胆 *Heterocentrotus mammillatus*（Linnaeus）的棘刺。

【分布】 海南及西沙、南沙等沿海。

【性味归经】 苦、咸，平。归胆经。

【功能主治】　清热解毒。用于中耳炎。
【用法用量】　外用：研成粉末吹耳，适量。

384. 白棘三列海胆

【别名】　海胆虎。

【来源】　为毒棘海胆科（Toxopneustidae）动物白棘三列海胆 *Tripneustes gratilla*（Linnaeus）的壳。

【分布】　南海及台湾、广东、海南、西沙群岛。

【性味归经】　咸，平。归胃经。

【功能主治】　解毒消肿。用于胃脘痛胀，甲沟炎。

【用法用量】　内服：研成粉末，5～15g。外用：研成粉末外涂，适量。

385. 毒棘海胆

【来源】　为毒棘海胆科（Toxopneustidae）动物喇叭毒棘海胆 *Toxopneustes pileolus*（Lamarck）的壳。

【分布】　海南、西沙群岛。

【性味归经】　辛，温，有毒。归肝经。

【功能主治】　通络。肢体麻木。

【用法用量】　内服：研成粉末，3～5g。

386. 环刺棘海胆

【别名】　海胆。

【来源】　为冠海胆科（Diadematidae）动物环刺棘海胆 *Echinothrix calamaris* Pallas 的壳。

【分布】　海南、西沙群岛。

【性味归经】　咸，寒。归肺、肝经。

【功能主治】 软坚散结，化痰消肿，清热解毒。用于瘰疬，哮喘，胸胁胀痛。

【用法用量】 内服：煎汤，3～6g。

387. 冠海胆

【别名】 海胆。

【来源】 为冠海胆科（Diadematidae）动物沙氏冠海胆 *Diadema savignyi* Michetin、刺冠海胆 *Diadema setosum* Leske 的骨壳。刺冠海胆又称魔鬼海胆、海须、海针、岩隐子。

【分布】 沙氏冠海胆分布于海南，刺冠海胆分布于西沙群岛、海南南岸及广东、广西。

【性味归经】 咸，寒。归胃、肺、肝经。

【功能主治】 软坚散结，化痰消肿，制酸止痛。用于瘰疬，哮喘，痰积不化，甲沟炎，胃痛泛酸。

【用法用量】 内服：煎汤，3～6g。外用：适量。

388. 星肛海胆

【别名】 海胆。

【来源】 为冠海胆科（Diadematidae）动物星肛海胆 *Astropyga radiata*（Leske）的骨壳。

【分布】 南海，以北部湾为多。

【性味归经】 咸，平，寒。归肝、肺、胃经。

【功能主治】 软坚散结，化痰消肿，制酸止痛。用于瘰疬，哮喘，甲沟炎，胃痛泛酸。

【用法用量】 内服：煎汤，3～6g。外用：适量。

389. 吉多果化石（维）

【别名】 哈者卢黎野胡的、艾节如星也胡地、散格、也胡德。

【来源】 为头帕海胆科动物冠状头帕海胆 *Plegiocidaris pomel*（Leske）的大棘突化石。

【分布】 我国无分布，国外主产于约旦的山区。

【性味归经】 咸，微寒。归肝、肾、膀胱经。

【功能主治】 软坚，利尿排石。用于石淋，小便不通。

【用法用量】 内服：煎汤，1～2g；入散、蜜膏、小丸等。

第五章　鱼类动物药

390. 文昌鱼

【来源】　为文昌鱼科（Branchiostomidae）动物白氏文昌鱼 *Branchiostoma belcheri*（Gray）的全体。

【分布】　黄海、渤海。

【性味归经】　辛，温。归肝经。

【功能主治】　抗癌。用于癌证。

【用法用量】　提取副肌球蛋白，制备制剂后使用。

391. 黏盲鳗肉

【来源】　为黏盲鳗科（Eptaretidae）动物蒲氏黏盲鳗 *Eptaretus burgeri*（Girard）的肉。

【分布】　东海、黄海。

【性味归经】　咸，凉。归肝、肺经。

【功能主治】　清热解毒。用于恶疮，瘰疬，疥癣，痔瘘。

【用法用量】　内服：煮食，50～100g。外用：捣碎涂敷，适量。

392. 黏盲鳗腮囊

【来源】　见“黏盲鳗肉”条，药用部位为腮囊。

【性味归经】　咸、苦，寒。归肝、胆经。

【功能主治】　清热解毒。用于痈疮肿毒。
【用法用量】　外用：捣敷，适量。

393. 黏盲鳗心

【来源】　见“黏盲鳗肉”条，药用部位为心。
【性味归经】　甘，温。归心经。
【功能主治】　强心。用于心悸。
【用法用量】　内服：煎汤或焙干研成粉末服，5～10g。

394. 黏盲鳗肝

【来源】　见“黏盲鳗肉”条，药用部位为肝。
【性味归经】　甘，平。归肝经。
【功能主治】　养肝明目。用于视物昏花。
【用法用量】　内服：煎汤，5～15g。

395. 七鳃鳗

【别名】　七星鳗、八目鳗、七星子鱼、七星鱼。

【来源】　为七鳃鳗科（Petromyzontidae）动物日本七鳃鳗 *Lampetra japonica*（Martens）的全体。

【分布】　黑龙江、乌苏里江、图门江、松花江等水系。

【性味归经】　甘，温。归肝经。

【功能主治】　通经活络，滋补强壮，明目。用于口眼歪斜，眼干，夜盲症，角膜干燥。

【用法用量】　内服：煮食，1～2条。外用：鲜品捣烂外敷，适量。

【类同品】　部分地区亦将同科动物雷氏七鳃鳗 *Lamoetra reissneri*（Dybowski）（分布于黑龙江、松花江、嫩江）、东北七鳃鳗 *Lamoetra morii*（Bberg）（分布于东北及鸭绿江）作为药用。

396. 七鳃鳗血

【来源】 见“七鳃鳗”条，药用部位为鱼血。

【性味归经】 咸，温。归心经。

【功能主治】 通络。用于口眼歪斜。

【用法用量】 内服：饮用，5～10ml。

【类同品】 见“七鳃鳗”条。

397. 七鳃鳗油

【来源】 见“七鳃鳗”条，药用部位为鱼油。

【性味归经】 辛，温。归肝经。

【功能主治】 活血化瘀，平肝潜阳。用于淤血证，肝阳上亢之头晕目眩。

【用法用量】 内服：胶囊剂，1～2粒。

【类同品】 见“七鳃鳗”条。

398. 鲨鱼肉

【别名】 鲛鱼肉、鲨鱼肉、鹿沙、虎沙、胡沙、锯沙。

【来源】 为皱唇鲨科（Triakidae）动物白斑星鲨 *Mustelus manazo* Bleeker、灰星鲨 *Mustelus griseus*（Pietschmann）、白斑角鲨 *Squalus acanthias* Linnaeus 的肉。皆称为鲨鱼，白斑星鲨又称鲛鱼、环雷鱼、沙鱼、鳆鱼、溜鱼、鲛鲨、沙皮、白点鲨，灰星鲨又称灰皮鲨、灰鲨、白布鲨，白斑角鲨又称锉鱼。

【分布】 白斑星鲨和白斑角鲨分布于黄海、东海，灰星鲨分布于黄海、东海、南海。

【性味归经】 甘、咸，温。归脾、胃、肾、肺经。

【功能主治】 滋补强壮，解毒止痛，活血消肿，托毒生肌，软坚。

用于久病体虚，脾虚浮肿，脱肛，子宫下垂，夜盲症，小儿腹泻，痔疮，痈疽，痛经，跌打损伤，瘰疬，积聚。

【用法用量】 内服：煮食，50~200g。

【类同品】 部分地区亦将同科动物皱唇鲨 *Triakis scyllium* Müller et Henle（分布于黄海、东海、南海）、须鲨科（Orectolobidae）动物条纹斑竹鲨 *Chiloscyllium phagiosum*（Bennett）（分布于南海、东海）、六鳃鲨科（Hexanchidae）动物扁头哈那鲨 *Notorhynchus cepedianus*（Péron）（分布于东海、黄海、东海）、真鲨科（Carcharhinidae）动物阔口真鲨 *Carcharhinus plumbeus*（Nardo）（分布于黄海、东海）、侧条真鲨 *Carcharhinus pleurotaenia*（Bleeker）（分布于东海、南海）、沙拉真鲨 *Carcharhinus sorrah*（Müller et Henle）（分布于南海）、黑印真鲨 *Carcharhinus menisorrah*（Müller et Henle）（分布于东海、南海及黄海南部）、小眼真鲨 *Carcharhinus microphthalmus* Chu（分布于南海）、恒河真鲨 *Carcharhinus gangeticus*（Müller et Henle）（分布于南海、东海）、长鳍真鲨 *Carcharhinus longimanus*（Poey）（分布于台湾东北部及西南部、南海海域）、白边真鲨 *Carcharhinus albimarginatus*（Ruppell）（分布于台湾西南和东北、东海和南海诸岛海域）、乌翅真鲨 *Carcharhinus melanopterus*（Quoy et Gaimerd）（分布于东海、南海）、长吻基齿鲨 *Hypoprion macloti*（Müller et Henle）（又称真吻基齿鲨，分布于南海和东海沿岸）、黑鳍基齿鲨 *Hypoprion atripinnis* Chu（分布于东海、南海）、姥鲨科（Cetorhinidae）动物姥鲨 *Cetorhinus maximus*（Gunner）（分布于我国沿海），鲸鲨科（Rhinocodontidae）动物鲸鲨 *Rhincodon typus* Smith（分布于我国沿海）、猫鲨科（Scyliorhinidae）动物梅花鲨 *Halaelurus buergeri*（Müller et Henle）（分布于东海、南海）、双髻鲨科（Sphyrnidae）动物双髻鲨 *Sphyrna zygaena*（Linnaeus）（分布于东海和、黄海）、路氏双髻鲨 *Sphyrna lewini*（Griffith）（分布于我国沿海）、无沟双髻鲨 *Sphyrna mokarran*（Ruppell）（分布于台湾北部海域、南海）、丁字双髻鲨 *Sphyrna blochii*（Guvier）（分布于南海）、虎鲨科（Heterodontidae）动物宽纹虎鲨 *Heterodontus japonicus*（Dumeril）（分布于东海、黄海）、狭纹虎鲨 *Heterodontus zebra*（Gray）（分布于东海、南海）、角鲨科（Squalidae）动物法氏角鲨 *Squalus fernadinus* Molina（分布于南海）、短吻角鲨 *Squalus megalops*（Mscleay）（分布于黄海、东海和台湾西南海域、南海）、长吻角鲨 *Squalus mitsukurii* Jordan et Fowler（分布于我国沿海）、扁鲨科（Squatinidae）动物日本扁鲨 *Squarina japonica*

Bleeker（分布于东海、黄海）、星云扁鲨 *Squatina nebulosa* Regan（分布于南海）、锥齿鲨科（Carchariidae）动物后鳍锥齿鲨 *Eugomphodus taurus* Rafinesque（分布于东海、南海）、欧氏锥齿鲨 *Carcharias owstoni* Garman（分布于上海、浙江、福建、台湾、辽宁、山东、江苏）作为药用。

399. 鲨鱼翅

【别名】 鱼翅、鲛鱼翅、鲛鲨翅、沙鱼翅、金丝菜。

【来源】 为皱唇鲨科（Triakidae）动物白斑星鲨 *Mustelus manazo* Bleeker 及其他多种鲨鱼的鱼鳍。

【性味归经】 甘，平。归肺、肾、胃经。

【功能主治】 益气补虚，开胃。用于虚劳，腹泻。

【用法用量】 内服：煮食，适量；煅炭研成粉末服。

【类同品】 见“鲨鱼肉”条。

400. 鲨鱼白

【别名】 鲛鲨白。

【来源】 见“鲨鱼翅”条，药用部位为雄性精巢。

【性味归经】 甘、咸，平。归心、肺经。

【功能主治】 补气益精，补益心肺。用于遗精滑泄，肺虚劳嗽。

【用法用量】 内服：煮食，适量。

401. 鲨鱼皮

【别名】 鲛鱼皮。

【来源】 见“鲨鱼翅”条，药用部位为皮。

【性味归经】 甘、咸，平。归脾、肺、胃经。

【功能主治】 解鱼毒，润肺。用于食鱼中毒，肺痨。

【用法用量】 内服：煮食，适量；或研成粉末服，6～9g。

402. 鲨鱼胆

【别名】 鲛鱼胆。

【来源】 见“鲨鱼翅”条，药用部位为胆。

【性味归经】 苦，寒。归肺经。

【功能主治】 清热解毒。用于喉痹，疮痈。

【用法用量】 外用：涂敷；焙干研成粉末调敷，适量。

【类同品】 部分地区亦将鲸鲨科（Rhincodontidae）动物鲸鲨 *Rhincodon typus* Smith（分布于南海）作为药用。

403. 鱼肝油

【来源】 为六鳃鲨科（Hexanchidae）动物扁头哈那鲨 *Notorhynchus japonica*（Péron）、须鲨科（Orectolobidae）动物条纹斑竹鲨 *Chiloscyllium phagiosum*（Bennett）及其他鲨鱼的肝脏或肝脏经提炼而得的鱼肝油。扁头哈那鲨又称哈那鲨，条纹斑竹鲨又称狗鲨。

【性味归经】 甘，温。归肝、肺经。

【功能主治】 养肝明目，解毒敛疮。用于夜盲症，眼干，软骨病，水火烫伤，皮肤溃疡，外伤创面久不愈合。

【用法用量】 内服：鲜品煎汤，30～60g；鱼肝油，10～30ml。外用：用鱼肝油涂抹，适量。

【类同品】 部分地区亦将同科动物灰星鲨 *Mustelus griseus*（Pietschmann）、皱唇鲨 *Triakis scyllium* Müller et Henle、白斑星鲨 *Mustelus manazo* Bleeker、日本扁鲨 *Squatina japonica* Bleeker、姥鲨 *Cetorhinus maximus*（Gunner）、双髻鲨 *Sphyrna zygaena*（Linnaeus）、宽纹虎鲨 *Heterodontus japonicus*（Dumeril）、狭纹虎鲨 *Heterodontus zebra*（Gray）、鲸鲨 *Rhincodon typus* Smith、阔口真鲨 *Carcharhinus latistomus* Fang et Wang、后鳍锥齿鲨 *Eugomphodus* taurus Rafinesque 作为药用。

404. 鲨鱼油

【来源】 为六鳃鲨科（Hexanchidae）动物扁头哈那鲨 *Notorhynchus cepedianus*（Péron）的脂肪油。

【性味归经】 苦，凉。归肺经。

【功能主治】 清热解毒，止痛。用于水火烫伤。

【用法用量】 外用：制成乳剂，20ml；涂抹，适量。

【类同品】 见“鲨鱼翅”条。

405. 鲨鱼胎

【来源】 为六鳃鲨科（Hexanchidae）动物扁头哈那鲨 *Notorhynchus japonica*（Péron）、皱唇鲨科（Triakidae）动物白斑星鲨 *Mustelus manazo* Bleeker 等雌性鲨鱼的胎。

【性味归经】 甘、咸，平。归脾、肺经。

【功能主治】 补虚，止泻，养血调经。用于久病体虚，咳嗽，小儿腹泻，痛经。

【用法用量】 内服：炖食，1～2 条；焙黄研成粉末，用黄酒或米汤冲服。

【类同品】 部分地区亦将同科动物灰星鲨 *Mustelus griseus*（Pietschmann）、皱唇鲨 *Triakis scyllium* Müller et Henle、后鳍锥齿鲨 *Eugomphodus* taurus Rafinesque、日本扁鲨 *Squatina japonica* Bleeker、黑鳍基齿鲨 *Hypoprion atripinnis* Chu（分布于北部湾等地）等作为药用。

406. 鲨鱼软骨

【来源】 见“鲨鱼油”条，药用部位为软骨。

【性味归经】 辛，温。归脾经。

【功能主治】 祛风湿，止痹痛，止泻，抗癌。用于风湿痹痛，头痛，腹泻，癌证。

【用法用量】 内服：煎汤，5～10g。

【类同品】 部分地区将同科动物后鳍锥齿鲨 *Eugomphodus taurus* Rafinesque 作为药用。

407. 姥鲨鱼油

【来源】 为姥鲨科（Cetorhinidae）动物姥鲨 *Cetorhinus maximus*（Gunner）的脂肪油。

【性味归经】 甘，温。归肝、脾、胃、肺经。

【功能主治】 滋补强壮，明目，壮骨。用于夜盲症，眼干，佝偻病，软骨症，肺痨，久病体虚。

【用法用量】 内服：口服，适量。

408. 鲨鱼血清

【来源】 为须鲨科（Orectolobidae）动物条纹斑竹鲨 *Chiloscyllium phagiosum*（Bennett）的血清。

【性味归经】 甘，温。归脾经。

【功能主治】 健脾补气。用于虚劳，乏力，痔疮。

【用法用量】 内服：口服，5～10ml。

409. 猫鲨肉

【来源】 为猫鲨科（Scyliorhinidae）动物伊氏锯尾鲨 *Galeus eastmani*（Jordan et Snyder）的肉。

【分布】 东海中部。

【性味归经】 甘，温。归脾经。

【功能主治】 健脾利水。用于脾虚浮肿，久病体虚。

【用法用量】 内服：煮食，适量。

410. 猫鲨翅

【来源】 见“猫鲨肉”条，药用部位为鳍。

【性味归经】 甘，平。归肺经。

【功能主治】 补肺气。用于肺虚咳喘。

【用法用量】 内服：煎汤，或焙干研成粉末，1～2个。

411. 猫鲨肝

【来源】 见“猫鲨肉”条，药用部位为肝。

【性味归经】 甘，温。归肝经。

【功能主治】 明目。用于夜盲症。

【用法用量】 内服：炖食，适量。

412. 猫鲨肝油

【来源】 见“猫鲨肉”条，药用部位为肝提取的油。

【性味归经】 辛，温。归肝经。

【功能主治】 活血化瘀，明目。用于瘀血证，视物不清。

【用法用量】 内服：胶囊剂，1～2粒。

413. 鲨鱼心

【来源】 为真鲨科（Carcharhinidae）动物阔口真鲨 *Carcharhinus latistomus* Fang et Wang、皱唇鲨科（Triakidae）动物灰星鲨 *Mustelus griseus* （Pietschmann）、扁头哈那鲨 *Notorhynchus japonica* （Péron）等多种鲨鱼的心脏。

【分布】 阔口真鲨分布于东海、黄海。

【性味归经】　甘，微温。归心、脾、胃经。

【功能主治】　养心，健脾。用于心悸，脾胃虚弱。

【用法用量】　内服：炒食，适量。

【类同品】　部分地区亦将真鲨科（Carcharhinidae）动物黑印真鲨 *Carcharhinus menisorrah*（Müller et Henle）（分布于东海、南海及黄海南部）、乌翅真鲨 *Carcharhinus melanopterus*（Quoy et Gaimerd）（分布于东海、南海）等作为药用。

414. 鲨鱼骨

【来源】　见“鲨鱼心”条，药用部位为骨骼。

【性味归经】　咸，平。归肾、脾经。

【功能主治】　祛风湿，止痛，止泻。用于风湿痹证，头痛，腹泻。

【用法用量】　内服：煎汤，5～10g。

【类同品】　部分地区亦将真鲨科（Carcharhinidae）动物黑印真鲨 *Carcharhinus menisorrah*（Müller et Henle）（分布于东海、南海及黄海南部）、鲸鲨科（Rhinocodontidae）动物鲸鲨 *Rhincodon typus* Smith（分布于我国沿海）等作为药用。

415. 印度真鲨胎

【来源】　为真鲨科（Carcharhinidae）动物印度真鲨 *Carcharhinus hemiodon*（Müller et Henle）雌性鲨鱼的胎。

【分布】　南海。

【性味归经】　甘，温。归脾、胃、肾经。

【功能主治】　滋补强壮。用于久病体虚，水肿。

【用法用量】　内服：焙干研成粉末，用黄酒冲服；晒干捣碎煮粥，适量。

416. 铅灰真鲨鳍

【来源】 为真鲨科（Carcharhinidae）动物铅灰真鲨 *Carcharhinus plumbeus*（Nardo）的鳍。

【分布】 东海、黄海。

【性味归经】 甘，温。归肺、胃经。

【功能主治】 补肺气，健胃。用于肺气不足，胃痛。

【用法用量】 内服：去皮煎汤；煅灰冲服，适量。

417. 铅灰真鲨胎

【来源】 见“铅灰真鲨鳍”条，药用部位为雌性鲨鱼的胎。

【性味归经】 辛，温。归肝经。

【功能主治】 通经。用于痛经。

【用法用量】 内服：焙黄研成粉末，用黄酒或米汤冲服，1个。

418. 铅灰真鲨骨

【来源】 见“铅灰真鲨鳍”条，药用部位为骨。

【性味归经】 咸，温。归脾经。

【功能主治】 祛风湿，止痹痛，止泻。用于风湿痹证，腹泻。

【用法用量】 内服：煎汤，或研成粉末服，10～20g。

419. 铅灰真鲨心

【来源】 见“铅灰真鲨鳍”条。药用部位为心脏。

【性味归经】 甘，温。归心经。

【功能主治】 养心。用于心悸。

【用法用量】　内服：煮食，1～2个。

420. 铅灰真鲨鱼油

【来源】　见“铅灰真鲨鳍”条。药用部位为脂肪。
【性味归经】　甘，平。归心经。
【功能主治】　止痛。用于水火烫伤。
【用法用量】　外用：涂敷，适量。

421. 铅灰真鲨鱼肝

【来源】　见“铅灰真鲨鳍”条，药用部位为肝。
【性味归经】　甘，温。归肝经。
【功能主治】　明目。用于夜盲症。
【用法用量】　内服：煎汤，1～2个。

422. 铅灰真鲨软骨

【来源】　见“铅灰真鲨鳍”条，药用部位为软骨。
【性味归经】　咸，凉。归脾、肾经。
【功能主治】　祛风湿，强筋骨。用于风湿痹证，筋骨不健。
【用法用量】　内服：煎汤，5～10g。

423. 尖吻斜锯牙鲨

【来源】　为真鲨科（Carcharhinidae）动物尖吻斜锯牙鲨 *Rhizoprion-don acutus*（Ruppell）的肉。
【分布】　南海、东海。
【性味归经】　甘，温。归脾、胃经。

【功能主治】 补气健脾。脾气虚证。
【用法用量】 内服：煮食，适量。

424. 尖吻斜锯牙鲨鱼鳍

【来源】 见“尖吻斜锯牙鲨”条，药用部位为翅。
【性味归经】 咸，温。归脾经。
【功能主治】 止泻。用于小儿腹泻。
【用法用量】 内服：烧灰研成粉末冲服，5～10g。

425. 尖吻斜锯牙鲨鱼油

【来源】 见“尖吻斜锯牙鲨”条，药用部位为鱼油。
【性味归经】 甘，平。归肺经。
【功能主治】 解毒止痛。用于水火烫伤。
【用法用量】 外用：涂搽，适量。

426. 尖吻斜锯牙鲨胎

【来源】 见“尖吻斜锯牙鲨”条，药用部位为雌性鲨鱼的胎。
【性味归经】 辛、甘，温。归肝经。
【功能主治】 养血调经。用于痛经。
【用法用量】 内服：焙黄研成粉末，用黄酒或米汤冲服，1 个。

427. 尖吻斜锯牙鲨软骨

【来源】 见“尖吻斜锯牙鲨”条，药用部位为软骨。
【性味归经】 咸，凉。归脾、肾经。
【功能主治】 祛风湿，强筋骨。用于风湿痹证，筋骨不健。

【用法用量】　内服：煎汤，5～10g。

428. 梅花鲨鱼皮

【来源】　为鲨科（Scyliorhinidae）动物梅花鲨 *Halaelurus buergeri*（Müller et Henle）的鱼皮。又称梅花鲨鱼、黑鳍基齿鲨、明鲨。

【分布】　东海、南海。

【性味归经】　甘、咸，寒。归脾、肺经。

【功能主治】　滋补脾肺，解诸血毒。用于虚劳。

【用法用量】　内服：鲜用或晒干用，100～200g。

429. 梅花鲨鱼胆

【来源】　见“梅花鲨鱼皮”条，药用部位为胆或胆汁。

【性味归经】　苦、咸，凉。归脾、肺经。

【功能主治】　祛风除湿，止咳。用于风湿痹证，痈疮肿毒，喉闭。

【用法用量】　内服：鲜品5～10滴，干品1～3g。外用：涂抹，适量。

430. 梅花鲨鱼胎

【别名】　明鲨胎。

【来源】　见“梅花鲨鱼皮”条，药用部位为雌性鲨鱼的胎。

【性味归经】　甘、咸，平。归脾胃经。

【功能主治】　消积化滞。用于小儿消化不良。

【用法用量】　内服：煮食，适量。

431. 梅花鲨鱼肝

【来源】　见“梅花鲨鱼皮”条，药用部位为肝。

【性味归经】　苦、咸，平。归肝经。

【功能主治】　解毒。用于癥瘕。

【用法用量】　内服：煮食，适量。

432. 双髻鲨

【来源】　为双髻鲨科（Dalatiidae）动物锤头双髻鲨 *Sphyrna zygaena* (Linnaeus)、路氏双髻鲨 *Sphyrna lewini*（Griffith）的肉。

【分布】　锤头双髻鲨分布于东海、黄海，路氏双髻鲨分布于我国沿海。

【性味归经】　甘、淡，平。归脾、肾经。

【功能主治】　健脾益气，利水，强壮。用于脾虚浮肿，久病体虚，创伤久不愈合。

【用法用量】　内服：煮食，100～200g。

433. 双髻鲨翅

【来源】　见“双髻鲨”条，药用部位为鳍。

【性味归经】　甘，平。归脾、胃、肺经。

【功能主治】　健脾胃，益气血，补肺气，托疮毒。用于久病体虚，肺气虚弱，疮毒。

【用法用量】　内服：煎汤，50～100g。

434. 鲨鱼肝

【来源】 见“尖吻斜锯牙鲨”、“双髻鲨”条，药用部位为肝。

【性味归经】 甘，温。归肝经。

【功能主治】 明目。用于夜盲症。

【用法用量】 内服：煎汤，1～2个。

【类同品】 部分地区亦将扁鲨科（Squatinidae）动物星云扁鲨 *Squatina nebulosa* Regan 作为药用。

435. 鲨鱼肝油

【来源】 见“尖吻斜锯牙鲨”、“双髻鲨”条，药用部位为肝提取的油。

【性味归经】 甘，温。归肝、肾经。

【功能主治】 明目，强壮。用于夜盲症，软骨病。

【用法用量】 内服：胶囊剂，1～2个。

【类同品】 部分地区亦将真鲨科（Carcharhinidae）动物低鳍真鲨 *Carcharhinus leucas*（Valenciennes)（分布于台湾太平洋沿海）作为药用。

436. 铠鲨肉

【来源】 为铠鲨科（Dalatiidae）动物蒲原氏霞鲨 *Centrosclliium kamoharai*（Abe)、欧氏荆鲨 *Centroscymnus owstoni* Garman、异鳞荆鲨 *Centroscymnus squamulosus*（Günther）、铠鲨 *Dalatias licha*（Bonnaterre)、亮乌鲨 *Etmopterus lucifer* Jordan et Snyder 的肉。

【分布】 蒲原氏霞鲨、欧氏荆鲨和铠鲨分布于东海，异鳞荆鲨和亮乌鲨分布于南海、东海。

【性味归经】 甘，温。归脾经。

【功能主治】 补气健脾。用于脾虚浮肿，久病虚弱。

【用法用量】 内服：煮食，适量。

【备注】 该类动物的第一和第二背鳍棘外包皮磨合皮膜内有毒腺组织。

437. 铠鲨翅

【来源】 见“铠鲨肉”条，药用部位为鳍。

【性味归经】 甘，温。归肺、脾经。

【功能主治】 滋补强壮。用于脾肺气虚之乏力气短。

【用法用量】 内服：炖食，50～100g。

438. 铠鲨肝

【来源】 见“铠鲨肉”条，药用部位为肝及肝提取的油。

【性味归经】 甘，温。归肝、肾经。

【功能主治】 明目，健骨。用于夜盲症，软骨症，体虚无力。

【用法用量】 内服：炖食，50～100g。

439. 棘鲨肉

【来源】 为棘鲨科（Echinorhinidae）动物棘鲨 *Echinorhinus cookie* Pietschmann 的肉。

【分布】 台湾。

【性味归经】 甘，温。归脾经。

【功能主治】 补气健脾。用于脾虚浮肿，久病虚弱。

【用法用量】 内服：煮食，适量。

440. 棘鲨鳍

【来源】 见“棘鲨肉”条，药用部位为鳍。

【性味归经】 甘，平。归肺经。

【功能主治】 补肺气。用于肺气虚弱之气短，喘咳无力。

【用法用量】 内服：去皮煎汤；煅灰冲服，适量。

441. 棘鲨肝和肝油

【来源】 见“棘鲨肉”条，药用部位为肝及肝提取的油。

【性味归经】 甘，温。归肝、肾经。

【功能主治】 明目，强壮，活血化瘀。用于夜盲症，软骨病，瘀血证。

【用法用量】 内服：胶囊剂，1～2粒。

442. 刺鲨肉

【来源】 为刺鲨科（Centrophoridae）动物台湾刺鲨 *Centrophorus niaukang* Teng、粗体刺鲨 *Centrophorus robustus* Deng，Xiong et Zhan、叶鳞刺鲨 *Centrophorus squamosus*（Bonnaterre）、喙吻田氏鲨 *Deania calcea*（Lowe）的肉。

【分布】 台湾刺鲨分布于台湾东部沿海，粗体刺鲨和喙吻田氏鲨分布于东海，叶鳞刺鲨分布于东海、南海。

【性味归经】 甘，温。归脾经。

【功能主治】 补气健脾。用于脾虚浮肿，久病虚弱。

【用法用量】 内服：煮食，适量。

【备注】 该类动物的第一和第二背鳍棘外包皮磨合皮膜内有毒腺组织。

443. 刺鲨翅

【来源】 见“刺鲨肉”条，药用部位为鳍。

【性味归经】 甘，温。归肺经。

【功能主治】 补肺气。用于肺气虚弱。

【用法用量】 内服：适量。

444. 刺鲨肝

【来源】 见“刺鲨肉”条，药用部位为肝及肝提取的油。

【性味归经】 甘，平。归肝、肾经。

【功能主治】 补益肝肾。用于延缓衰老，降低胆固醇，减肥，美容，保肝，改善视力，调节免疫力等。

【用法用量】 内服：适量。

445. 角鲨肉

【来源】 为角鲨科（Squalidae）动物白斑角鲨 *Squalus acanthias* Linnaeus、大眼角鲨 *Squalus megalops*（Macleay）、长吻角鲨 *Squalus mitsukurii* Jordan et Snyder 的肉。

【分布】 白斑角鲨分布于东海、黄海，大眼角鲨和长吻角鲨我国沿海。

【性味归经】 甘，温。归脾经。

【功能主治】 健脾利水，生肌收敛，强壮。用于脾虚浮肿，久病虚弱，创伤久不愈合等。

【用法用量】 内服：100～200g。

446. 角鲨鳍

【来源】　见“角鲨肉”条，药用部位为鳍。

【性味归经】　甘，温。归脾经。

【功能主治】　补气健脾。用于脾虚浮肿，久病虚弱。

【用法用量】　内服：煮食，适量。

447. 角鲨肝

【别名】　白斑角鲨肝油。

【来源】　见“角鲨肉”条，药用部位为肝。

【性味归经】　甘，温。归肝、肾经。

【功能主治】　滋补强壮，明目。用于久病体虚，夜盲症，干眼，佝偻病，软骨病。

【用法用量】　内服：煎汤，50～100g。

448. 日本扁鲨脂

【来源】　为扁鲨科（Squatinidae）动物日本扁鲨 *Squatina japonica* Bleeker 的脂肪油。又称琵琶鲨。

【性味归经】　甘，温。归肝、肾经。

【功能主治】　滋补强壮，明目壮骨。用于干眼，夜盲症，软骨症，病后体虚。

【用法用量】　内服：2～10ml。

449. 锯鲨翅

【别名】　锯鲨鳍、锯鱼鳍。

【来源】 为锯鳐科（Pristidae）动物尖齿锯鳐 *Pristis cuspidatus* Latham 的鳍。

【分布】 东海、南海。

【性味归经】 甘、咸，温。归肺、胃、肾经。

【功能主治】 滋补强壮。用于久病体虚，虚劳诸疾，遗精，腰膝酸软。

【用法用量】 内服：煮食，适量。

450. 锯鲨胆

【别名】 锯鳐胆、锯鱼胆。

【来源】 见“锯鲨翅”条，药用部位为胆囊。

【性味归经】 苦、咸，寒。归肝、胆、脾经。

【功能主治】 祛风除湿，解毒生肌，活血散瘀。用于风湿痹证，痈疮疖肿，皮肤溃疡，跌打损伤。

【用法用量】 内服：研成粉末，用黄酒冲服，3～9g；鲜胆汁，5～10 滴。外用：研成粉末，用醋抹涂，适量。

【类同品】 部分地区亦将同科动物小齿锯鳐 *Pristis microdon* Latham（分布于南海）、锯鲨科（Pristiophoridae）动物日本锯鲨 *Pistiophorus japonicus* Günther（分布于黄海、东海）作为药用。

451. 锯鲨肝

【别名】 锯鳐肝。

【来源】 见“锯鲨翅”条，药用部位为肝脏。

【性味归经】 甘，平。归肝、肺经。

【功能主治】 滋补强壮，明目。用于夜盲症，肺痨羸瘦。

【用法用量】 内服：将肝蒸出油，加糖食用，10ml。

452. 锯鲨卵

【别名】　锯鱼卵、锯鳐卵。

【来源】　见“锯鲨翅”条，药用部位为卵。

【性味归经】　甘、涩、咸，平。归胃、大肠经。

【功能主治】　滋补强壮，健脾涩肠止痢。用于久病体虚，脾虚久痢，湿热痢疾。

【用法用量】　内服：煮食，9～15g。

453. 许氏犁头鳐鳍

【来源】　为犁头鳐科（Rhinibatidae）动物许氏犁头鳐 *Rhinobatos schlegelii* Müller et Henle 的鳍。

【分布】　我国沿海。

【性味归经】　甘，平。归肺、胃经。

【功能主治】　补肺气，健胃。用于肺气虚弱之气短，喘咳无力，脾胃虚弱之消化不良。

【用法用量】　内服：去皮煎汤；煅灰冲服，适量。

454. 许氏犁头鳐肝

【来源】　见“许氏犁头鳐鳍”条，药用部位为肝。

【性味归经】　甘，平。归肝经。

【功能主治】　滋补强壮，明目壮骨。用于夜盲症，干眼，软骨症。

【用法用量】　内服：煮食，适量。

455. 孔鳐

【来源】 为鳐科（Rajidae）动物孔鳐 *Raja porosa* Günther 的肉。

【分布】 黄海、东海。

【性味归经】 辛，温。归脾、肾经。

【功能主治】 祛风除湿。用于风湿痹痛，关节屈伸不利。

【用法用量】 内服：煮食，适量。

【类同品】 部分地区亦将同科动物斑鳐 *Raja kenojei* Müller et Henle（分布于黄海、东海）、美鳐 *Raja pulchra* Liu（分布于黄海、东海）作为药用。

456. 鳐鱼胆

【别名】 鯆鱼胆、劳子鱼胆、老板鱼胆。

【来源】 为鳐科（Rajidae）动物何氏鳐 *Raja hollandi* Jordan et Richardson、孔鳐 *Raja porosa* Günther 及其近缘种的胆囊。

【分布】 何氏鳐分布于南海、台湾海峡及东海。

【性味归经】 苦，寒。归肝、脾经。

【功能主治】 祛风除湿，散瘀止痛，解毒敛疮。用于风湿痹证，跌打肿痛，疮疖溃疡。

【用法用量】 内服：研成粉末服，3～6g；鲜胆汁，5～10 滴。外用：研成粉末，用醋抹涂，适量。

【类同品】 见“孔鳐”条。

457. 鳐鱼肝

【来源】 见“鳐鱼胆”条，药用部位为肝脏。

【性味归经】 甘，平。归肝经。

【功能主治】 滋补强壮，明目壮骨。用于夜盲症，干眼，软骨症。

【用法用量】　内服：煮食，适量。

【类同品】　见“孔鳐”条。

458. 鳐鱼油

【来源】　见“孔鳐”条，药用部位为肝油。

【性味归经】　甘，温。归肝经。

【功能主治】　滋补强壮，明目壮骨。用于夜盲症，干眼，软骨症。

【用法用量】　内服：2～10ml。

459. 六鳃魟毒

【来源】　为六鳃魟科（Hexatrygonidae）动物长吻六鳃魟 *Hexatrygon longirostra*（Chu et Meng）尾刺外包皮膜和皮膜中毒腺组织分泌的毒液。

【分布】　南海。

【备注】　被刺后剧痛，红肿、烧灼感。其活性作用有待进一步研究。

460. 扁魟毒

【来源】　为扁魟科（Urolophidae）动物达氏深水尾魟 *Plesiobatis daviesi*（Wallace）、褐黄扁魟 *Urolophus aurantiacus* Müller et Henle 尾刺外包皮膜和皮膜中毒腺组织分泌的毒液。

【分布】　达氏深水尾魟分布于东海，褐黄扁魟分布于东海外海。

【备注】　毒性强烈，若被刺后极痛，造成严重创伤。其活性作用有待进一步研究。

461. 海鹞鱼

【别名】　魟鱼、虎鱼、蕃蹹鱼、邵阳鱼、赤魟、鸡子鱼、石蛎、少阳鱼、荷鱼、鲼鱼、鯆鱼比 鱼、蒲鱼、锅盖鱼、洋鱼、箭洋鱼、滑子鱼、铺鱼、草帽鱼、盘鱼、龙州红鱼、黄鲂。

【来源】 为魟科（Dasyatidae）动物赤魟 *Dasyatis akajei*（Müller et Henle）、花点魟 *Dasyatis uarnak*（Forskal）及其近缘多种动物的肉。

【分布】 赤魟分布于我国沿海，花点魟分布于东海和南海。

【性味归经】 甘、咸，平。归肾经。

【功能主治】 清热解毒，利湿通淋。用于乳痈，咽喉肿痛，膏淋，小便涩痛，阴茎涩痛。

【用法用量】 内服：煮食，60～90g；干品100g蒸或炖服；焙干研成粉末服，1.5～3g。

【类同品】 部分地区亦将同科动物尖嘴魟 *Dasyatis zugei*（Müller et Henle）（分布于我国沿海）、黄魟 *Dasyatis bennetti*（Müller et Henle）（分布于南海、东海）、奈氏魟 *Dasyatis navarrae*（Steindachener）（分布于渤海、黄海和东海）、黑斑条尾魟 *Taeniura melanospilos* Bleeker（分布于东海、南海）、齐氏窄尾魟 *Dasyatis gerrardi*（Gray）（又称黄点魟，分布于南海和东海南部）、小眼魟 *Dasyatis microphthalmus* Chen（分布于东海南部和南海）、古氏魟 *Dasyatis kuhlii*（Müller et Henle）（又称钝吻魟，分布于南海、东海）、光魟 *Dasyatis laevigatus* Chu（分布于渤海、黄海、东海及台湾海峡）、中国魟 *Dasyatis sinensis*（Steindachner）（分布于渤海、黄海、东海）、扁魟科（Urolophidae）动物褐黄扁魟 *Urolophus aurantiacus* Müller et Henle（分布于渤海和台湾海峡）作为药用。

462. 海鹞鱼齿

【别名】 魟鱼齿。

【来源】 见“海鹞鱼”条，药用部位为齿。

【性味归经】 咸，寒。归肝、胆经。

【功能主治】 解毒，杀虫，截疟。用于瘴疟。

【用法用量】 内服：煅研成粉末服，或烧黑研成粉末，用酒调服，1.5～2g。

463. 海鹞鱼胆

【别名】　魟鱼胆。

【来源】　见“海鹞鱼”条，药用部位为胆囊。

【性味归经】　苦，寒。归脾、胃经。

【功能主治】　健胃，散瘀，清热利湿退黄。用于胃痛，跌打损伤，湿热黄疸。

【用法用量】　内服：研成粉末或用酒浸，3～9g；鲜胆汁煮沸，3～5ml。

464. 海鹞鱼油

【别名】　魟鱼脂。

【来源】　见“海鹞鱼”条，药用部位为脂肪油。

【性味归经】　甘，温。归肝经。

【功能主治】　活血化瘀。用于高血脂症、高血压、冠心病、脑栓塞的防治。

【用法用量】　内服：制成胶丸，常规服。

465. 海鹞鱼肝

【别名】　魟鱼肝。

【来源】　见“海鹞鱼”条，药用部位为肝脏。

【性味归经】　甘、苦，温。归肝经。

【功能主治】　滋补强壮，益肝明目。用于佝偻病，软骨病，久病体虚，夜盲症。

【用法用量】　内服：煮食，适量；鱼肝油，1～10ml。

【类同品】　部分地区亦将同科动物尖嘴魟 *Dasyatis zugei*（Müller et Henle）（分布于我国沿海）、黄魟 *Dasyatis bennetti*（Müller et Henle）（分布于

南海、东海)、光魟 *Dasyatis laevigatus* Chu(分布于黄海、东海及台湾海峡)、古氏魟 *Dasyatis kuhlii*(Müller et Henle)(分布于南海、东海)、奈氏魟 *Dasyatis navarrae*(Steindachener)(分布于渤海,黄海和东海)作为药用。

466. 海鹞鱼尾刺

【别名】 魟鱼刺。

【来源】 见“海鹞鱼”条,药用部位为尾刺。

【性味归经】 甘、咸,寒,有小毒。归胃、肾经。

【功能主治】 清热解毒,消癥散结,止痛。用于乳痈,咽喉肿痛,痈肿,恶疮,疟疾。

【用法用量】 内服:焙干研成粉末,用黄酒送服,1~2g。外用:研成粉末调敷,适量。

【备注】 尾刺外包皮膜中有毒腺组织,毒液可影响中枢神经系统、心血管系统和呼吸系统。毒性强烈,被刺后立即产生剧痛,拔出时造成严重创伤,并伴有全身症状,如血压下降、呕吐、腹泻、发烧、畏寒、心跳加速、肌肉麻痹,甚至死亡。其活性作用有待进一步研究。

467. 白皮

【来源】 为魟科(Dasyatidae)动物齐氏窄尾魟 *Himantura gerrardi*(Gray)背部一块外表含有沙质之脊皮里面的一层白皮。又称黄点魟。

【性味归经】 甘、淡。归脾经。

【功能主治】 止带。用于白带。

【用法用量】 内服:加冰糖煮食,适量。

468. 齐氏窄尾魟胆

【来源】 见“白皮”条,药用部位为胆。

【性味归经】 苦,寒。归胆、胃经。

【功能主治】　解毒止痛。用于胃痛。

【用法用量】　内服：晒干研成粉末，用开水冲服，3～6g。

469. 齐氏窄尾魟尾刺

【来源】　见“白皮”条，药用部位为尾刺。

【性味归经】　苦，寒。归肝、胃、大肠经。

【功能主治】　散结除癥，清热止痛。用于牙痛，乳痈，咽喉肿痛。

【用法用量】　内服：1～3g。

470. 魟毒

【来源】　为魟科（Dasyatidae）动物赤魟 *Dasyatis akajei*（Müller et Henle）、花点魟 *Dasyatis uarnak*（Forskal）、尖嘴魟 *Dasyatis zugei*（Müller et Henle）、黄魟 *Dasyatis bennetti*（Müller et Henle）、奈氏魟 *Dasyatis navarrae*（Steindachener）、黑斑条尾魟 *Taeniura melanospilos* Bleeker、齐氏窄尾魟 *Himantura gerrardi*（Gray）、小眼魟 *Dasyatis microphthalmus* Chen、古氏魟 *Dasyatis kuhlii*（Müller et Henle）、光魟 *Dasyatis laevigatus* Chu、中国魟 *Dasyatis sinensis*（Steindachner）尾刺外包皮膜和皮膜中毒腺组织分泌的毒液。

【备注】　毒性强烈，若被刺后极痛，造成严重创伤。其活性作用有待进一步研究。

471. 燕魟

【来源】　为燕魟科（Gymnuridae）动物日本燕魟 *Gymnura japonica*（Temminck et Schlegel）的肉。

【分布】　南海、东海南部。

【性味归经】　辛，温。归脾、胃经。

【功能主治】　滋补强壮，除风湿。用于体虚，风湿痹痛，关节屈伸不利。

【用法用量】 内服：炖食，适量。

【类同品】 部分地区亦将同科动物双斑燕魟 *Gymnra bimaculata*（Norman）（分布于南海、东海）、花尾燕魟 *Gymnura poecilura*（Shaw）（分布于我国沿海）作为药用。

472. 燕魟胆汁

【来源】 见“燕魟”条，药用部位为胆汁。

【性味归经】 苦，寒。归胃、肝、胆经。

【功能主治】 散瘀，健胃，清热利湿。用于胃痛，跌打损伤，湿热黄疸。

【用法用量】 内服：研成粉末冲服，1～3g。

473. 燕魟肝

【来源】 见“燕魟”条，药用部位为肝脏。

【性味归经】 甘，温。归肝、肾经。

【功能主治】 强壮，明目。用于软骨症，久病体虚，夜盲症。

【用法用量】 内服：煮食，适量。

474. 燕魟尾刺

【来源】 见“燕魟”条，药用部位为尾刺。

【性味归经】 咸，平。归胃经。

【功能主治】 止痛。用于牙痛。

【用法用量】 内服：焙干研成粉末冲服，适量。外用：研成粉末，涂于患处，适量。

475. 燕魟毒

【来源】　为燕魟科（Gymnuridae）动物条尾鸢魟 *Aetoplatea zonura* Bleeker、日本燕魟 *Gymnura japonica*（Temminck et Schlegel）、双斑燕魟 *Gymnra bimaculata*（Norman）、花尾燕魟 *Gymnura poecilura*（Shaw）尾刺外包皮膜和皮膜中毒腺组织分泌的毒液。

【分布】　条尾鸢魟分布于我国南海和东海、日本、印度尼西亚、印度洋、红海。

【备注】　若被刺后极痛，造成严重创伤。其活性作用有待进一步研究。

476. 鸢鲼鳃

【来源】　为鲼科（Myliobatidae）动物鸢鲼 *Myliobatis tobijei* Bleeker 的鳃。

【分布】　黄海、东海。

【性味归经】　苦，寒。归肺经。

【功能主治】　清热解毒，透疹。用于小儿麻疹，疮疡。

【用法用量】　内服：煎汤，10～20g。

【类同品】　部分地区亦将鳐鲼科（Aetobtidae）动物斑点鳐鲼 *Aetobatus guttatus*（Shaw）（分布于东海）、无斑鳐鲼 *Aetobatus flagellum*（Bloch et Schneider）（分布于东海、南海）、牛鼻鲼科（Rhinopteridae）动物海南牛鼻鲼 *Rhinoptera hainanica* Chu（分布于南海）作为药用。

477. 鸢鲼

【来源】　见“鸢鲼鳃”条，药用部位为胆汁和肝。

【性味归经】　甘、辛、苦，温。归肝、胆经。

【功能主治】　祛风湿。用于风湿痹证。

【用法用量】 内服：研成粉末服，适量。

478. 鲼毒

【来源】 为鲼科（Myliobatidae）动物鸢鲼 *Myliobatis tobijei* Bleeker、鳐鲼科（Aetobtidae）动物斑点鳐鲼 *Aetobatus guttatus*（Shaw）、无斑鳐鲼 *Aetobatus flagellum*（Bloch et Schneider）、牛鼻鲼科（Rhinopteridae）动物海南牛鼻鲼 *Rhinoptera hainanica* Chu 尾刺外包皮膜和皮膜中毒腺组织分泌的毒液。

【备注】 被刺后非常疼痛，造成严重创伤。其活性作用有待进一步研究。

479. 膨鱼鳃

【别名】 蝠鲼鱼鳃。

【来源】 为蝠鲼科（Mobulidae）动物双吻前口蝠鲼 *Manta birostris*（Wallbaum）、日本蝠鲼 *Mobula japonica*（Müller et Henle）及其近缘种的鳃。

【分布】 双吻前口蝠鲼分布于黄海、东海、南海，日本蝠鲼分布于渤海、黄海、南海、台湾海峡、东海。

【性味归经】 咸、辛，寒。归脾、肺经。

【功能主治】 活血化瘀，清热解毒透疹。用于小儿麻疹，疮疡疖肿，跌打损伤。

【用法用量】 内服：煎汤，5～20g；煮粥食，10～15g。

【类同品】 部分地区亦将同科动物无刺蝠鲼 *Mobula diabolus*（Shaw）（分布于东海、南海）作为药用。

480. 膨鱼脑

【别名】 蝠鲼脑、角膨脑、黑膨脑、角燕。

【来源】 见“膨鱼鳃”条，药用部位为脑髓。

【性味归经】　辛、咸，平。归肝经。

【功能主治】　活血祛瘀，化瘀通络。用于跌打损伤。

【用法用量】　内服：煎服，6～9g；浸酒服，适量。

481. 膨鱼肝

【别名】　角膨肝、角鱼肝、角花鱼肝、虾膨肝、鲾鲼肝。

【来源】　见“膨鱼鳃”条，药用部位为肝。

【性味归经】　甘，温。归肝经。

【功能主治】　滋补肝肾，明目。用于久病体虚，夜盲症，干眼，软骨症。

【用法用量】　内服：焙干研成粉末，适量。

482. 膨鱼尾刺

【来源】　见“膨鱼鳃”条，药用部位为尾刺。

【性味归经】　苦，寒。归肝、胃、肺经。

【功能主治】　清热解毒。用于牙痛，乳腺炎，咽喉炎，胃癌，食管癌，肺癌。

【用法用量】　内服：研成粉末冲服，5～10g。

483. 银鲛

【别名】　银鲛鱼、兔子鱼。

【来源】　为银鲛科（Chimaeridae）动物黑线银鲛 *Chimaera phantasma* （Jordan et Snyder）的肉和鳍。

【分布】　黄海、东海、南海。

【性味归经】　甘，温。归肝、肾、脾、胃经。

【功能主治】　滋补强壮，消积。用于食少羸瘦，腰膝无力，久病体虚，消化不良，小儿疳积。

【用法用量】 内服：煮食，10～100g。

【类同品】 部分地区亦将同科动物乔氏银鲛 *Chimaera jordani* Tanaka（分布于我国各海域）、太平洋吻银鲛 *Rhinochimaera pacifica*（Mitsukuri）（分布于南海、东海）、曾氏兔银鲛 *Hydrolagus tsengi*（Fang et Wang）（分布于黄海、东海）作为药用。

484. 银鲛毒

【来源】 见“银鲛”条，药用部位为背鳍棘外包皮膜和皮膜内毒腺分泌的毒液。

【类同品】 见“银鲛”条。

【备注】 若被刺后，伤处剧痛。其活性作用有待进一步研究。

485. 鳇鱼肉

【别名】 鳇鱼、鳇、含光、蜡鱼、腊鱼、黄鱼、𫚉鱼、阿八儿忽鱼、𫚉鱼、玉版鱼、鲟鳇鱼、鳇鱼。

【来源】 为鲟科（Acipenseridae）动物鳇 *Huso dauricus*（Georgi）、中华鲟 *Acipenser sinensis* Gray 的肉。鳇又称鳇鱼、东亚鳇鱼，中华鲟又称腊子、大腊子、黄鲟。

【分布】 鳇分布于东北，中华鲟分布于长江干流、黄河下游、钱塘江河口区、东海、黄海。

【性味归经】 甘，平。归肺、心包、肝经。

【功能主治】 益气补血，壮筋骨。用于筋骨无力，病后体虚，腰膝酸软。

【用法用量】 内服：煮食，适量。

【类同品】 部分地区亦将同科动物东北鲟 *Acipenser schrenckii*（Brandt）（又称施氏鲟，分布于我国黑龙江、松花江、嫩江、乌苏里江、兴凯湖）、达氏鲟 *Acipenser dabryanus* Dumeril（又称长江鲟，分布于我国长江干流金沙江以下至入海河口）作为药用。

486. 鳣鱼肝

【来源】　见“鳣鱼肉”条，药用部位为肝脏。

【分布】　见“鳣鱼肉”条。

【性味归经】　甘、微苦，平。归肺经。

【功能主治】　解毒杀虫。用于恶疮疥癣。

【用法用量】　内服：煮食，适量。外用：熬油或捣敷，适量。

487. 鳣鱼鳔

【来源】　见“鳣鱼肉”条，药用部位为鳔。

【性味归经】　甘、咸，温。归肺、心、肾经。

【功能主治】　补肾缩尿，止血，止带。用于肾阳虚之阳萎，滑精，遗尿，腰痛，咯血，吐血，便血，白带。

【用法用量】　煎汤，15～25g。

488. 鲟鱼

【别名】　中华鲟、鲟、鹿头、鲔、鮥、叔鲔、鲖鲔、鲳鯍、鲳鳙鲽、尉鱼、仲明鱼、鳣 、乞里麻鱼、碧鱼。

【来源】　为白鲟科（Polydontidae）动物白鲟 *Psephurus gladius*（Martens）的肉。

【分布】　四川宜宾以下至河口的长江干流及沱江、岷江、嘉陵江、洞庭湖、鄱阳湖等支流或大型湖泊中。

【性味归经】　甘、咸，平。归肺、肝、脾经。

【功能主治】　滋补强壮，活血，利尿通淋。用于久病体虚，筋骨无力，脾虚泄泻，血淋，跌打损伤。

【用法用量】　内服：煎汤，50～200g。

489. 鲟精巢

【来源】　见“鲟鱼鳔”条。药用部位为精巢。
【性味归经】　咸，温。归脾、肾经。
【功能主治】　抗肿瘤。用于肿瘤。
【用法用量】　内服：煎汤，5~10g。

490. 北梭鱼毒

【来源】　为北梭鱼科（Albulidae）动物北梭鱼 *Albula glossodonta*（Forsskal）体内含有的珊瑚礁鱼毒素。
【分布】　南海及台湾海峡。
【备注】　生活于珊瑚礁区的个体有的含有珊瑚礁鱼毒素，食后引起腹痛呕吐、全身乏力，甚至造成呼吸麻痹致死。其活性作用有待进一步研究。

491. 遮目鱼毒

【来源】　为遮目鱼科（Chanidae）动物遮目鱼 *Chanos chanos*（Forsskal）体内积累的珊瑚礁鱼毒素。
【分布】　南海、东海南部及台湾海峡。
【备注】　生活于珊瑚礁区的个体有的含有珊瑚礁鱼毒素，食后引起腹痛呕吐、全身乏力，甚至造成呼吸麻痹致死。其活性作用有待进一步研究。

492. 远东拟沙丁鱼毒

【来源】　为鲱科（Clupeidae）动物远东拟沙丁鱼 *Sardinops melanos-*

tictus（Temminck et Schlegel）的毒素。

【分布】　南海、东海和黄海。

【备注】　进食不新鲜的鱼，食后易引起过敏性食物中毒。其活性作用有待进一步研究。

493. 鲱鱼

【别名】　太平洋鲱、青鱼、青条鱼、鰊。

【来源】　为鲱科（Clupeidae）动物太平洋鲱 *Clupea pallasi* Cuvier et Valenciennes 的肉。

【分布】　黄海、渤海。

【性味归经】　甘，平。归肺、肾经。

【功能主治】　利水，补虚平喘。用于水肿，小便不利，脚气肿痛，肺痨咳嗽，气喘。

【用法用量】　内服：煮食或焙干研成粉末服，适量。

494. 鲱鱼子

【别名】　鲱鱼籽。

【来源】　见“鲱鱼”条，药用部位为卵巢。

【性味归经】　甘，温。归肺、心经。

【功能主治】　补虚，止咳平喘。用于哮喘，脚气病。

【用法用量】　内服：研成粉末服，2.5～5g。

495. 鲱鱼白

【来源】　见“鲱鱼”条，药用部位为精巢。

【性味归经】　甘，温。归肾、脾经。

【功能主治】　补肾，止血。用于消渴，肌衄。

【用法用量】　内服：煮食，3～5g。

496. 青鳞鱼

【别名】 青皮、青鳞、柳叶鱼、神仙青鳞鱼、青皮子、柳叶青。

【来源】 为鲱科（Clupeidae）动物中华青鳞鱼 *Harengula nymphaea*（Richardson）、青鳞鱼 *Harengula zunasi* Bleeker 除去内脏的全体。

【分布】 皆分布于我国各海域。

【性味归经】 甘、咸、辛、淡，平。归肝、胆经。

【功能主治】 清热解毒，解海蛇毒。用于缠腰火丹，海蛇咬伤。

【用法用量】 内服：鲜鱼肉浸醋生吃，100～200g；入丸、散剂。外用：鲜鱼捣烂敷伤口，适量。

【类同品】 部分地区亦将同科动物大眼青鳞鱼 *Harengula ovalis*（Bennett）（分布于东海、南海）作为药用。

497. 金色小沙丁鱼

【别名】 青鳞鳁、鳁鱼。

【来源】 为鲱科（Clupeidae）动物金色小沙丁鱼 *Sardinella aurita* Valenciennes 的肉。

【分布】 华南沿海。

【性味归经】 甘、淡，温。归脾、肠经。

【功能主治】 消食利气，止血，解毒。用于久痢，咳血，海蛇咬伤等症。

【用法用量】 内服或外用，适量。

498. 鳓鱼

【别名】 勒鱼、鳓、鲞鱼、勒鲞、鲙鱼、白鳞鱼、克鳓鱼、火鳞鱼、白鱼、快鱼、力鱼、白力鱼、曹白鱼、糟白鱼。

【来源】 为鲱科（Clupeidae）动物鳓 *Ilisha elongata*（Bennett）的肉。

【分布】　我国从北至南沿海及台湾。

【性味归经】　甘、咸，温。归脾、胃、肺、心经。

【功能主治】　滋补强壮，温中健脾，养心安神，补肺养阴。用于虚劳羸瘦，脾虚泄泻，消化不良，反胃，消渴，盗汗，尿频，心悸怔忡，泄泻，咳嗽气短。

【用法用量】　内服：煮食，100～200g；焙干研成粉末服，10～20g。

499. 小沙丁鱼

【来源】　为鲱科（Clupeidae）动物寿南小沙丁鱼 *Sardinella zunasi* Bleeker、大眼小沙丁鱼 *Sardinella ovalis*（Bennett）的肉。

【分布】　寿南小沙丁鱼分布于我国沿海，大眼小沙丁鱼分布于东海。

【性味归经】　甘、淡，寒。归肺经。

【功能主治】　解毒。用于痈疮肿毒。

【用法用量】　内服：鲜鱼肉浸醋生吃，适量。外用：鲜鱼捣烂敷伤口，适量。

500. 鲥鱼

【别名】　时鱼、鲥、瘟鱼、三黎、三米、箭鱼、鲥刺、三来、鳉、当魱。

【来源】　为鲱科（Clupeidae）动物鲥 *enualosa reevesii*（Richardson）除去内脏的全体。

【分布】　我国沿海及长江、钱塘江、珠江等水系。

【性味归经】　甘，温、平。归脾、肺经。

【功能主治】　滋补强壮。用于虚劳羸弱，水火烫伤。

【用法用量】　内服：煮食，适量。外用：蒸油涂抹，适量。

【类同品】　部分地区亦将同科动物花点鲥 *Macrura kelee*（Cuvier）（分布于南海）作为药用。

501. 鲥鱼油

【来源】 见“鲥鱼”条，药用部位为鱼油。

【性味归经】 甘，温。归肺经。

【功能主治】 润泽生肌。用于水火烫伤。

【用法用量】 外用：将蒸鱼时蒸出的鱼油，盛于瓶内，埋土中保存，用时涂患处。

502. 鲥鱼鳞

【别名】 鲥鱼靥。

【来源】 见“鲥鱼”条，药用部位为鱼鳞。

【性味归经】 苦、咸，寒。归肝、肺经。

【功能主治】 清热解毒，生肌收敛。用于疔疮痈肿，下疳，水火烫伤。

【用法用量】 外用：敷贴，或用香油熬涂，或研成粉末调敷，适量。

503. 鲚鱼

【别名】 刀鲚、凤尾鱼、刀鱼、刹鱼、子鱼、靠子鱼、毛花鱼、望鱼、鮆鱼、鳢鱼、江鲚、麻鲚、鱴刀、鮤。

【来源】 为鳀科（Engraulidae）动物刀鲚 *Coilia nasus* Temminck et Schlegel 及其近缘品种的肉或全体。

【分布】 我国沿海及长江流域中下游及其附属湖泊。

【性味归经】 甘，温、平。归脾、胃经。

【功能主治】 补气健脾，解毒泻火排脓。用于体弱无力，消化不良，疮疖痈疽，败疽痔瘘。

【用法用量】 内服：煮食，100～200g；煎汤，30～60g。外用：捣敷，适量。

【类同品】　部分地区亦将同科动物凤鲚 *Coilia mystus*（Linnaeus）（分布于我国沿海各地，主产于长江口一带）、七丝鲚 *Coilia grayii* Richardson（分布于东海、南海）作为药用。

504. 刀鲚肉

【来源】　见“刀鲚”条，药用部位为肉。

【性味归经】　甘、苦，寒。归肺经。

【功能主治】　解毒消痈。用于疖疮痈疽。

【用法用量】　外用：与冰片一起捣烂，敷患处，适量。

505. 日本鳀

【来源】　为鳀科（Engraulidae）动物日本鳀 *Engraulis japonicus* Temminck et Schlegel 的全体。

【分布】　南海、台湾海峡及东海。

【性味归经】　甘，平。归脾经。

【功能主治】　健脾益气。用于久病体虚。

【用法用量】　内服：与姜煎煮食用，适量。

506. 日本鳀鱼油

【来源】　见“日本鳀”条，药用部位为鱼油。

【性味归经】　甘，温。归肝经。

【功能主治】　活血化瘀，明目。用于高血脂症、高血压、冠心病、脑栓塞的防治，夜盲症。

【用法用量】　内服：胶丸，常规服。

【类同品】　部分地区亦将同科动物秘鲁鳀 *Engraulis ringens* Jenyns（分布于太平洋东南部）作为药用。

507. 康氏小公鱼

【别名】 公鱼。

【来源】 为鳀科（Engraulidae）动物康氏小公鱼 *Anchoviella commersenii*（Lacepede）的全体。

【分布】 我国沿海。

【性味归经】 甘、苦，平。归脾、肺经。

【功能主治】 补气，活血。用于久病体虚，疮疖痈疽。

【用法用量】 内服：煮食，100～200g。

508. 大麻哈鱼

【别名】 大马哈鱼、果多、马哈鱼、大马哈、果冬、大发哈、秋鲑。

【来源】 为鲑科（Salmonidae）动物大麻哈鱼 *Oncorhynchus keta*（Walbaum）除去内脏及鳞片的鲜肉或全体。

【分布】 黑龙江、乌苏里江、松花江、图们江。

【性味归经】 甘、淡、辛，温。归脾、胃经。

【功能主治】 健脾胃，利水消肿。用于虚劳羸瘦，食积不化，纳呆，脘腹胀满，水肿，小便不利。

【用法用量】 内服：煮食，100～200g；焙干研成粉末用，适量。

509. 大麻哈鱼籽

【来源】 见“大麻哈鱼”条，药用部位为卵。

【性味归经】 甘，温。归脾、胃经。

【功能主治】 健胃。用于消化不良，膨闷胀饱，呕吐酸水。

【用法用量】 内服：研成粉末服，10～20g。

510. 大麻哈鱼头

【来源】 见“大麻哈鱼”条，药用部位为鲜鱼头。

【性味归经】 甘、苦，平。归肺、胃、肾经。

【功能主治】 解毒敛疮，利水。用于痈疮肿毒，水肿，消化不良，膨闷饱胀，呕吐酸水。

【用法用量】 内服：焙干研成粉末加牡蛎壳粉，温水送服。

511. 香鱼

【来源】 为香鱼科（Plecoglossidae）动物香鱼 *Plecoglossus altivelis* Temminck et Schlegel 的全体。

【分布】 我国沿海。

【性味归经】 甘、辛，温。归肝经。

【功能主治】 补气活血。用于产妇少乳。

【用法用量】 内服：加葱、姜煮汤食用，适量。

512. 银鱼

【别名】 王余、鲙残鱼、银条鱼、面条鱼、大银鱼。

【来源】 为银鱼科（Salangidae）动物尖头银鱼 *Salanx acuticeps* Regan、长鳍银鱼 *Salanx longianalis*（Regan）的全体。

【分布】 尖头银鱼分布于我国沿海，长鳍银鱼分布于渤海、黄海和东海。

【性味归经】 甘、咸，平。归脾、胃、肺经。

【功能主治】 补虚，健胃宽中，止咳。用于病后体虚，食积腹胀，大便泄泻，脾虚泄泻，消化不良，小儿疳积，肺痨，咳嗽。

【用法用量】 内服：煎汤，30～100g。

【类同品】 部分地区亦将同科动物中国大银鱼 *Protosalanx chinensis*

(Osbeck)(分布于黄海、东海，有时也进入长江和淮河中下游河道)、前颌银鱼 *Hemisalanx prognathus* Regan（分布于鸭绿江口、山东沿岸至瓯江口）作为药用。

513. 水晶鱼

【别名】 银鱼、面条鱼、鱙鱼。

【来源】 为银鱼科（Salangidae）动物太湖短吻银鱼 *Neosalanx tangkankeii taihuensis* Chen、间银鱼 *Hemisalanx prognathus* Regan 的全体。

【分布】 太湖短吻银鱼分布于江苏太湖和沿长江中下游湖泊中，间银鱼分布于山东至浙江沿海地区。

【性味归经】 甘，平。归脾、胃、肺经。

【功能主治】 补虚，健脾强胃，润肺止咳。用于久病体虚，食积腹痛，消化不良，脾虚泄泻，小儿疳积，久咳，阴虚燥咳。

【用法用量】 内服：煎汤或鲜品煮食，30～90g。

【类同品】 部分地区将同科动物陈氏新银鱼 *Neosalanx tangkahkeii* (Wu)(分布于长江中、下游的附属湖泊中)、大银鱼 *Protosalanx hyalocranius*（Abbott)(分布于黄海、渤海、东海海域以及华北、华东)、长鳍银鱼 *Salanx ariakensis* Kishinouye（分布于上海、浙江、福建、台湾、辽宁、山东、江苏、河北、天津）作为药用。

514. 狗母鱼

【来源】 为狗母鱼科（Synodidae）动物大头狗母鱼 *Trachinocephalus myops*（Forster）的尾部。又称公奎鱼、奎龙鱼、沙狗棍、公奎龙。

【分布】 南海和东海沿岸。

【性味归经】 咸、辛，寒。归肝经。

【功能主治】 清热解毒。用于咽喉肿痛，扁桃体炎。

【用法用量】 外用：煅存性加冰片，研成粉末吹喉，适量。

515. 狗棍

【别名】 蛇鲻、丁鱼、海乌、奎龙、沙狗棍、神仙梭、沙梭、大丁仔、狗母鱼。

【来源】 为狗母鱼科（Synodidae）动物长蛇鲻 *Sauride elongata*（Temminck et Schlegel）、多齿蛇鲻 *Saurida tumbil*（Bloch）等多种蛇鲻的肉或全体。

【分布】 长蛇鲻分布于我国沿海，多齿蛇鲻分布于南海、东海。

【性味归经】 甘、苦、咸，平。归脾、肾经。

【功能主治】 健脾补肾，固精缩尿，利咽。用于肾虚之遗精遗尿，脾虚之体倦乏力，咽喉肿痛。

【用法用量】 内服：煮食，100～200g。

【类同品】 部分地区亦将同科动物长条蛇鲻 *Saurid filamentosa*（Ogilby）（分布于南海）、花斑蛇鲻 *Saurid undospuamis*（Richardson）（分布于东海、南海）、细蛇鲻 *Saurida gracilis*（Quoy et Gaimard）（分布于西沙群岛和台湾）作为药用。

516. 狗棍尾

【来源】 见“狗棍”条，药用部位为尾部。

【性味归经】 咸、甘，寒。归肝经。

【功能主治】 清热消炎，利咽，消肿止痛。用于咽喉肿痛，扁桃体炎。

【用法用量】 内服：盐渍后煮食，适量。外用：烧存性研成粉末吹喉，适量。

517. 海鳝

【别名】 鳝鱼。

【来源】 为海鳝科（Muraenidae）动物豆点裸胸鳝 *Gymnothorax favagineus* Bloch et Schneider、网纹裸胸鳝 *Gymnothorax reticularis* Bloch、波纹裸胸鳝 *Gymnothorax undulates*（Lacepede）等同属多种动物的全体。豆点裸胸鳝又称大斑裸胸鳟、黑斑裸胸鳟，网纹裸胸鳝又称黄海鳝、海黄鳝。

【分布】 豆点裸胸鳝分布于南海及台湾海峡，网纹裸胸鳝分布于黄海、东海、南海及台湾海峡，波纹裸胸鳝分布于南海诸岛、台湾和广东沿海。

【性味归经】 甘、辛，温，有毒。入肺、心、大肠经。

【功能主治】 解毒消肿，收敛止血，消炎。用于痔疮，胸痛，无名肿毒，外伤出血。

【用法用量】 内服：煅炭冲服，或用黄酒冲服，适量。外用：研成粉末用麻油调匀外敷，适量。

【类同品】 部分地区亦将同科动物吕氏裸胸鳝 *Gymnothorax reevesi*（Richardson）、细斑裸胸鳝 *Gymnothorax fimbriatus*（Bennett）、白斑裸胸鳝 *Gymnothorax ieucostigma* Jordan et Richardson、斑条裸胸鳝 *Gymnothorax punctatofasciata*（Bleeker）、李氏裸胸鳝 *Gymnothorax richardsoni*（Bleeker）、黑点裸胸鳝 *Gymnothorax melanospilus*（Bleeker）（皆分布于南海）、斑点裸胸鳝 *Gymnothorax meleagris*（Shaw）（分布于南海诸岛、台湾和广东沿海）、鞍斑裸胸鳝 *Gymnothorax pelelli*（Bleeker）（分布于西沙群岛、台湾海峡）、黄边裸胸鳝 *Gymnothorax flavimarginatus*（Ruppell）（分布于南海诸岛及台湾海峡）作为药用。

518. 海鳝毒

【来源】 为海鳝科（Muraenidae）动物爪哇裸胸鳝 *Gymnothorax javanicus*（Bleeker）、斑第氏裸胸鳝 *Gymnothorax berndti* Snyder、蠕纹裸胸鳝 *Gymnothorax kidako*（Temminck et Schlegel）、细点双犁海鳝 *Siderea picta*（Ahl）、云纹蛇鳝 *Echidna nebulosa*（Ahl）、泽鳝 *Enchelycore lichenosa*（Jordan et Snyder）、豹纹泽鳝 *Enchelycore nudivomer*（Playfair et Günther）、星斑裸胸鳝 *Gymnothorax nudivomer*（Playfair et Günther）、豆点裸胸鳝 *Gymnothorax favagineus* Bloch et Schneider、黄边裸胸鳝 *Gymnothorax flavimarginatus*

（Ruppell）、斑点裸胸鳝 *Gymnothorax meleagris*（Shaw）、波纹裸胸鳝 *Gymnothorax undulates*（Lacepede）体内积累的珊瑚礁鱼毒素。

【分布】 爪哇裸胸鳝分布于南海及台湾海峡，斑第氏裸胸鳝分布于台湾沿岸，蠕纹裸胸鳝分布于东海及台湾海峡，细点双犁海鳝分布于南海诸岛及台湾海峡，云纹蛇鳝分布于西沙群岛、海南及台湾海域，泽鳝、豹纹泽鳝和星斑裸胸鳝分布于台湾沿海。

【备注】 血清中含有鱼血清毒素，具有溶血作用，甚至引起神经麻痹致死。生活于珊瑚礁海域的个体，体内累积有珊瑚礁鱼毒素。其活性作用有待进一步研究。

519. 海鳝血

【别名】 鳝鱼血。

【来源】 见“海鳝”条，药用部位为鲜血。

【性味归经】 涩、咸，凉。归心经。

【功能主治】 凉血止血。用于外伤出血。

【用法用量】 外用：将鲜血滴于吸水纸上阴干，贴于伤口，或用鲜血干粉外敷。

【类同品】 部分地区亦将海鳝科（Muraenidae）动物密花裸胸鳝 *Gymnothorax thyrsoideus*（Richardosn）（分布于南海）作为药用。

520. 海鳝鱼

【来源】 见“海鳝”条，药用为活鱼全体。

【性味归经】 甘，温。归脾、胃经。

【功能主治】 补虚。用于体虚。

【用法用量】 内服：煎汤，加酒炖食，适量。

【类同品】 见“海鳝”条。

521. 裸胸鳝

【来源】 为海鳝科（Muraenidae）动物密花裸胸鳝 *Gymnothorax thyrsoideus*（Richardosn）、花斑裸胸鳝 *Gymnothorax pictus* Ahl 的全体。

【分布】 南海。

【性味归经】 咸、苦，寒。归心、大肠经。

【功能主治】 清热解毒，止痛生肌。用于痔疮，无名肿毒。

【用法用量】 外用：研成粉末调醋或油敷患处，适量。

522. 长体鳝

【来源】 为海鳝科（Muraenidae）动物长体鳝 *Thyrsoidea macrurus*（Bleeker）的全鱼。

【分布】 南海、东海及台湾海峡。

【性味归经】 甘、苦，平。归心、脾、胃经。

【功能主治】 解毒，补虚。用于无名肿毒，体虚。

【用法用量】 内服：加酒炖食，适量。外用：焙干研成粉末敷患处，适量。

523. 鳗鲡鱼

【别名】 白鳝、蛇鱼、风鳗、鳗鱼、白鳗、藤鳝、青鳝、鳗、鯬鱼来、鳗鱼来、鳗鯬、黑耳鳗、黑鳗鱼。

【来源】 为鳗鲡科（Anguillidae）动物鳗鲡 *Anguilla japonica* Temminck et Schlegel 的全体或肉。

【分布】 长江、闽江、珠江流域及海南。

【性味归经】 甘，平，有毒。归肝、肾、肺、脾经。

【功能主治】 补肝肾，益脾肺，祛风湿，杀虫，解毒敛疮。用于五脏虚损，阳萎，肺痨咳嗽，消化不良，小儿疳积，赤白带下，崩漏，瘰疬，恶疮，风湿痹痛，脚气水肿，风疹，肠风下血，疮疡痔瘘。

【用法用量】 内服：煮食，100～200g；烧灰研成粉末用，适量。外用：烧存性研粉末调敷，适量。

【类同品】 部分地区亦将同科动物花鳗鲡 *Anguilla marmorata* Quoy et Gamard（又称大鳗、雪鳗、鳗王，分布于珠江下游及台湾）、中华鳗鲡 *Anguilla subebsus* Mc Clelland（分布于南海、东海及台湾海峡）、康吉鳗科（Congridae）动物星康吉鳗 *Astroconger myriaster*（Brevoort）（又称星鳗，分布于东每、黄海）作为药用。

524. 鳗鲡鱼膏

【别名】 鳗鲡鱼脂。

【来源】 见"鳗鲡鱼"条，药用部位为脂肪。

【性味归经】 咸，寒。归肺、胆经。

【功能主治】 解毒消肿。用于瘘疮，恶疮，耳痛，白癜风。

【用法用量】 外用：熬油涂敷，适量。

525. 鳗鲡鱼毒

【来源】 见"鳗鲡鱼"条，药用部位为血清中含有的鱼血清毒素。

【备注】 血清中含有鱼血清毒素，可被胃液破坏，加热亦可将其破坏；皮肤分泌黏液毒素。其活性作用有待进一步研究。

526. 鳗鲡鱼血

【来源】 见"鳗鲡鱼"条，药用部位为血。

【性味归经】 酸，平。归肝经。

【功能主治】 明目退翳。用于疮疹入眼生翳。

【用法用量】 外用：点眼，适量。

527. 鳗鲡鱼骨

【别名】 蛇鱼骨。

【来源】 见“鳗鲡鱼”条，药用部位为骨。

【性味归经】 咸，平。归肾经。

【功能主治】 强筋骨，解毒敛疮。用于筋骨不健，恶疮，肠风下血，崩漏带下，痔瘘。

【用法用量】 内服：炙后研成粉末服，适量。外用：烧灰研成粉末调敷；烧烟熏，适量。

528. 鳗鲡鱼鳔

【来源】 见“鳗鲡鱼”条，药用部位为鱼鳔。

【性味归经】 咸，平。归肺经。

【功能主治】 祛风通络、行气活血。用于白癜风。

【用法用量】 外用：曝干微炙，取油涂患处，适量。

529. 海鳗

【别名】 海鳗鲡、慈鳗、狗鱼、乌皮鳗、门鳝、狗头鳗、勾鱼、即勾、狼牙鳝、尖嘴鳗、慈鳗鲡、乌皮鳗、九鳝、鳗、犸狗鱼、海鳝、麻鱼、港鳗、狼牙、黄鳗、赤鳗、鳗鱼、门銑。

【来源】 为海鳗科（Muraenesocidae）动物海鳗 *Muraenesox cinereus* Forskal 除去内脏的全体。

【分布】 我国沿海。

【性味归经】 甘，平，有毒。归肝、肺、肾经。

【功能主治】 补虚强壮，解毒消肿，活血通络，祛风明目。用于产后体虚，肾虚腰痛，痈疮肿毒，疥癣，皮肤恶疮，痔瘘，关节肿痛，阴痒，崩漏带下，口眼歪斜，目赤肿痛。

【用法用量】　内服：炖食，30～60g。外用：鲜血涂；将鲜血滴于吸水纸上，阴干贴敷，适量。

【类同品】　部分地区亦将同科动物鹤海鳗 *Muraenesox talabonoides* (Bleeker)（分布于南海）作为药用。

530. 海鳗鳔

【别名】　海鳝胶，麻鱼肢、白花胶。

【来源】　见“海鳗”条，药用部位为鱼鳔。

【性味归经】　甘、咸，平。归胃经。

【功能主治】　清热解毒，补肾固精，活血止痛。用于疮疖痈肿，肾虚遗精，风湿痹痛。

【用法用量】　内服：炖食，5～25g；焙干研成粉末，冲服或水煎服，3～6g。

531. 海鳗胆

【来源】　见“海鳗”条，药用部位为胆。

【性味归经】　苦，寒。归肝、胃、肺经。

【功能主治】　清肝明目，止咳。用于目赤肿痛，百日咳。

【用法用量】　内服：吞服，1～2个。

532. 海鳗卵

【来源】　见“海鳗”条，药用部位为卵。

【性味归经】　甘，温。归肝、肾、心经。

【功能主治】　滋补强壮。用于体虚羸弱，癥瘕，血虚，心悸，失眠，健忘。

【用法用量】　内服：焙黄研成粉末冲服，6～12g。

533. 海鳗头

【来源】 见“海鳗”条，药用部位为头。

【性味归经】 甘、辛，温。归肝、脾、肺、心经。

【功能主治】 散风通经止痛，生肌敛疮。用于风湿头痛，产后头风，头晕，中风头痛，外阴溃疡久不收口，体虚羸弱，心悸，失眠，健忘。

【用法用量】 内服：煎汤，1～2个；晒干，焙黄研成粉末冲服。外用：烧存性，研成粉末敷。

534. 海鳗血

【来源】 见“海鳗”条，药用部位为血。

【性味归经】 甘，温。归肝经。

【功能主治】 祛风明目，活血通络。用于口眼歪斜，面部神经麻痹。

【用法用量】 外用：涂抹，适量；滴于吸水纸上阴干，贴敷。

535. 短体鳗

【别名】 油鲇、土龙、鳗鱼。

【来源】 为蛇鳗科（Ophichthyidae）动物鳄形短体鳗 *Brachysomophis vcrocdilinus*（Bennett）、中华须鳗 *Cirrhimuraena chinensis* Kaup 的肉。

【分布】 鳄形短体鳗分布于南海、东海，中华须鳗分布于南海、东海及台湾海峡。

【性味归经】 辛、甘，温。归脾经。

【功能主治】 祛风湿，补气血，强筋骨，活血通络。用于风湿痹证，气血不足，病后虚弱，腰背酸痛，跌打损伤，骨折。

【用法用量】 内服：煮食或炖食，适量。

【类同品】 部分地区亦将同科动物尖吻蛇鳗 *Ophichthys apicalis*（Bennett）、食蟹豆齿鳗 *Pisoodonophis macrurus*（Richardson）（皆分布于南海、东

海及台湾海峡）作为药用。

536. 康吉鳗毒

【来源】 为康吉鳗科（Congridae）动物星康吉鳗 *Astroconger myriaster*（Brevoort）、日本康吉鳗 *Conger japonicus* Bleeker 的血清毒素。

【分布】 日本康吉鳗分布于上海、浙江、福建、台湾、辽宁、山东、江苏。

【备注】 血清中含有鱼血清毒素，皮肤也可分泌黏液毒素，毒性弱。其活性作用有待进一步研究。

537. 麻鱼肉

【别名】 麻鱼、麻花鱼、重唇花鱼、厚唇重唇鱼。

【来源】 为鲤科（Cyprinidae）动物厚齿重唇鱼 *Diptychus*（Gymnodiptychus）*pachycheilus*（Herzenstein）、青海湖裸鲤 *Gymnocypris przewalskii*（Kessler）、花斑裸鲤 *Gymnocypris eckloni* Herzensten 的肉。

【分布】 厚齿重唇鱼分布于兰州以上黄河上游干支流及湖泊，长江上游、雅砻江上游干支流，青海湖裸鲤分布于青海湖及其支流，花斑裸鲤分布于甘肃、青海、四川与黄河邻近水系。

【性味归经】 甘、咸，寒。归肾经。

【功能主治】 祛瘀调经，补肾止带。用于月经不调，肾虚带下。

【用法用量】 内服：煮食，100～200g；研成粉末冲服。外用：研成粉末撒或调敷，适量。

538. 麻鱼骨

【别名】 麻花鱼骨。

【来源】 见“麻鱼肉”条，药用部位为骨骼。

【性味归经】 甘、咸、淡，平。归肾、膀胱经。

【功能主治】 利水消肿。用于水肿，小便不利。

【用法用量】 内服：煅研成粉末服，6～9g。

539. 麻鱼胆

【别名】 麻花鱼胆、重唇花鱼胆、厚唇重唇鱼胆。

【来源】 见“麻鱼肉”条，药用部位为胆囊。

【性味归经】 苦、咸，凉。归肝、胆经。

【功能主治】 清热解毒，明目退翳。用于疮疡肿痛，水火烫伤，目翳目赤。

【用法用量】 内服：煎汤，3～6g；去净皮膜研成粉末服，适量。外用：鲜胆汁外擦或点眼，适量。

540. 麻鱼眼

【来源】 见“麻鱼肉”条，药用部位为眼。

【性味归经】 甘，平。归心经。

【功能主治】 醒神。用于昏睡不醒。

【用法用量】 内服：煮食，适量。

541. 麻鱼胃黏液

【来源】 见“麻鱼肉”条，药用部位为胃内黏液。

【性味归经】 咸，温。归肺经。

【功能主治】 生肌。用于伤口愈合。

【用法用量】 外用：涂抹，适量。

542. 麻鱼胆汁

【来源】　见“麻鱼肉”条，药用部位为胆汁。

【性味归经】　苦，寒。归肺经。

【功能主治】　清热解毒，消肿止痛。用于疮疡热痛，水火烫伤。

【用法用量】　外用：搽患处，适量。

543. 云南弓鱼

【来源】　为鲤科（Cyprinidae）动物云南弓鱼 *Racoma yunnanensis*（Norman）的肉。

【分布】　澜沧江中游。

【性味归经】　甘、苦，平。归肝、肺经。

【功能主治】　滋补，止血，解毒。用于劳损，崩漏下血，小儿痰热，风湿痹痛。

【用法用量】　内服：煎汤，适量。

544. 公鱼

【别名】　弓鱼、工鱼、面鱼。

【来源】　为鲤科（Cyprinidae）动物云南裂腹鱼 *Schizothorax*（*Schizopyge*）*yunnanensis*（Norman）、大理裂腹鱼 Schizothorax（Schizopyge）taliensis（Regan）的肉。

【分布】　云南裂腹鱼分布于云南的剑湖、洱海和澜沧江水系，大理裂腹鱼分布于云南的洱海和澜沧江水系。

【性味归经】　甘，温。归肺、脾经。

【功能主治】　滋补强壮，止血，解毒。用于虚劳，妇人劳损，崩漏下血，小儿痰热风痫，丹毒。

【用法用量】　内服：煮食，50～200g。

545. 裸尻裂鱼

【别名】 黄河裸尻裂鱼、小嘴巴鱼、湟鱼。

【来源】 为鲤科（Cyprinidae）动物黄河裸裂尻鱼 *Schizopygopsis pylzovi*（Kesslar）除去内脏的全体。

【分布】 黄河上游及四川、甘肃、青海靠近黄河的邻近水域。

【性味归经】 苦、咸，寒。归脾、胃、肺经。

【功能主治】 活血祛瘀，解毒排脓，健胃。用于疮疖化脓，肠痈，消化不良。

【用法用量】 内服：煮食，100～200g；研成粉末服，适量。

【类同品】 部分地区亦将同科动物嘉陵江裸裂尻鱼 *Schizopygopsis kialingensis* Tsao et Tun（分布于嘉陵江水域）、软刺裸裂尻鱼 *Schizopygopsis malacanthus* Herzenstein 的肉（分布于长江上游的金沙江和雅砻江水系）作为药用。

546. 唇鱼毒

【来源】 为鲤科（Cyprinidae）动物条纹光唇鱼 *Acrossocheilus*（*Acrossocheilus*）*fasciatus*（Steindachner）、虹彩光唇鱼 *Acrossocheilus*（*Acrossocheilus*）*iridescens*（Nichols et Pope）、薄颌光唇鱼 *Acrossocheilus*（*Acrossocheilus*）*kreyenbergii*（Regan）、云南光唇鱼 *Acrossocheilus*（*Acrossocheilus*）*yunnanensis*（Regan）、长鳍光唇鱼 *Acrossocheilus*（*Acrossocheilus*）*longipinnis*（Wu）、半刺厚唇鱼 *Acrossocheilus*（*Lissochilichthys*）*hemispinus*（Nichols）、厚唇鱼 *Acrossocheilus*（*Lissochilichthys*）*labiatus*（Regan）、侧条厚唇鱼 *Acrossocheilus*（*Lissochilichthys*）*parallens*（Nichols）、温州厚唇鱼 *Acrossocheilus*（*Lissochilichthys*）*wenchowensis*（Wang）、厚齿重唇鱼 *Diptychus*（*Gymnodiptychus*）*pachycheilus*（Herzenstein）、小头高原鱼 *Herzensteinia microcephalus*（Herzenstein）、云南弓鱼 *Racoma yunnanensis*（Norman）、大理弓鱼 *Racoma taliensis*（Regan）、软刺裸裂尻鱼 *Schizopygopsis malacanthus* Herzenstein 的卵中毒素。

【分布】　条纹光唇鱼分布于长江、甬江、钱塘江、瓯江、闽江等水系，虹彩光唇鱼分布于海南，薄颌光唇鱼分布于海河、钱塘江、甬江、灵江、闽江、汀江等水系，云南光唇鱼分布于金沙江、南盘江及其附属湖泊，长鳍光唇鱼分布于广西西江水系的干流和支流，半刺厚唇鱼分布于福建、广东、广西等地淡水河流，厚唇鱼分布于我国长江中上游、钱塘江、汀江、珠江各水系及海南、台湾各地河河流，侧条厚唇鱼分布于广西左江、右江、漓江等，温州厚唇鱼分布于钱塘江、瓯江、闽江、汀江及赣江水系，小头高原鱼分布于青藏高原唐古拉山南北两侧的江河及湖泊，大理弓鱼分布于云南洱海。

【备注】　误食后可引起食物中毒，表现为头昏、恶心、腹痛剧烈、上吐下泻等。其活性作用有待进一步研究。

547. 裂腹鱼毒

【来源】　为鲤科（Cyprinidae）动物昆明弓鱼 *Racoma grahami* Regan、灰裂腹鱼 *Schizothorax griseus* Pellegrin、四川裂腹鱼 *Schizothorax kozlovi* Nikolsky、青海湖裸鲤 *Gymnocypris przewalskii*（Kessler）、黄河裸裂尻鱼 *Schizopygopsis pylzovi*（Kesslar）的精巢和卵巢中毒素。

【分布】　昆明弓鱼分布于昆明，灰裂腹鱼和四川裂腹鱼分布于澜沧江及南、北盘江和乌江。

【备注】　精巢和卵巢有毒，误食后有不同程度的恶心、目眩，甚至视力暂时减退的症状。其活性作用有待进一步研究。

548. 草鱼

【别名】　鲩鱼、鲜鱼、鰀鱼、青鲩、白鲩、混子、草根、草鲩、鰀。

【来源】　为鲤科（Cyprinidae）动物草鱼 *Ctenopharyngodon idellus*（Valenciennes）的肉。

【分布】　全国大部分地区。

【性味归经】　甘，温。归脾、胃经。

【功能主治】 补虚，暖中和胃，平肝祛风，截疟。用于虚劳，脾胃虚寒之消化不良、食后胀饱、呕吐、泄泻，肝风头痛。

【用法用量】 内服：煮食，100～200g。

549. 草鱼胆

【别名】 鲩鱼胆、鲜鱼胆、鰀鱼胆。

【来源】 见“草鱼”条，药用部位为胆。

【性味归经】 苦，寒，有毒。归肝、肺经。

【功能主治】 清热解毒，明目，消肿利咽，祛痰止咳。用于疮疡肿毒，目赤肿痛，喉闭，咽喉肿痛，咳嗽痰多，骨鲠。

【用法用量】 内服：鲜用或晾干，1.5～2g。外用：外敷或胆汁滴耳、滴眼或搽，适量。

550. 草鱼肠

【来源】 见“草鱼”条，药用部位为肠。

【性味归经】 咸，平。归肝经。

【功能主治】 益眼明目。用于视物不清。

【用法用量】 内服：洗净切段油调，加入胡椒粉、鸡蛋蒸食。

551. 鳡鱼

【别名】 鳡、黄颊、鳋鱼、生母鱼、鰥鱼、黄颊鱼、竹鱼、竿鱼、杆条鱼、黄鳋、黄鲭、鰥、哆口鱼、黄颊鱼、大口鳡、水老虎。

【来源】 为鲤科（Cyprinidae）动物鳡 *Elopichthys bambusa*（Richardson）的肉。

【分布】 除西北、西南地区外均有分布。

【性味归经】 甘，温。归脾、胃经。

【功能主治】 温中止呕。用于脾胃虚寒之反胃吐食。

【用法用量】　内服：煮食，100～200g。

552. 鯮鱼

【别名】　尖头鳡、长嘴鳡、喇叭鱼、火筒嘴、鲅鱼、马头鯮、鸭嘴鯮、吹火筒、鲅鱼。

【来源】　为鲤科（Cyprinidae）动物鯮 *Luciobrama macrocephalus*（Lacepede）除去鳞片及内脏的全体。

【分布】　长江、珠江、闽江等水系。

【性味归经】　甘，温。归脾、胃、肾经。

【功能主治】　补肾，强筋骨，补脾胃。用于久病体弱，肾虚之腰膝酸软、行走不利，脾胃虚弱之食欲不振、脘腹胀满。

【用法用量】　内服：煎汤，100～200g。

553. 青鱼

【别名】　鲭、青鲩、青棒、马鲭、乌鲭、乌鲩、铜鲭、螺蛳青、五侯鲭、乌青、乌鲻鱼、铜青。

【来源】　为鲤科（Cyprinidae）动物青鱼 *Mylopharygodon piceus*（Richardson）的肉。

【分布】　长江流域的金沙江至河口及长江以南的平原地区、珠江等水域。

【性味归经】　甘，平。归肝经。

【功能主治】　化湿除痹，益气和中，截疟，养肝明目。用于脚气烦闷，头晕乏力，食欲下降，目赤肿痛，胃脘疼痛，疟疾。

【用法用量】　内服：煮食，100～200g。

554. 青鱼胆

【别名】　鲭胆、青鲩胆、青棒胆、马鲭胆、乌鲩胆、铜青胆、螺蛳青胆、五侯鲭胆。

【来源】 见“青鱼”条，药用部位为胆囊或新鲜胆汁。

【性味归经】 苦，寒，有毒。归肝、胆经。

【功能主治】 清肝明目退翳，清热解毒。用于目赤肿痛，翳障，恶疮肿毒。

【用法用量】 内服：入丸、散剂，1.5～2g。外用：鲜汁研成粉末涂敷，适量。

【备注】 许多文献记载内服青鱼胆治病、滴眼治眼疾，但也有文献证实其胆有毒，不宜内服或滴眼。

555. 青鱼枕

【来源】 见“青鱼”条，药用部位为头中的枕骨。

【性味归经】 咸，平。归心经。

【功能主治】 理气化瘀止痛，利水解毒。用于心腹卒气痛，水气浮肿。

【用法用量】 内服：煎服，9～15g；水研磨服，适量；蒸后晒干，研成粉末冲服。

556. 鳟鱼

【别名】 鲋、赤眼鱼、红目鳟、红眼棒、红眼鱼、醉角眼、野草鱼。

【来源】 为鲤科（Cyprinidae）动物赤眼鳟 *Squaliobarbus curriculus*（Richardson）除去鳞片及内脏的全体。

【分布】 除新疆及西藏高原无自然分布外，我国各大江河水系均有分布。

【性味归经】 甘，温。归脾、胃经。

【功能主治】 温中散寒，健脾止泻。用于胃气上逆之呕吐，脾胃虚弱或虚寒之腹泻，纳少。

【用法用量】 内服：炖食，100～200g。

557. 石鲋鱼

【别名】 宽鳍鱲、桃花鱼、双尾鱼、红翅子、七色鱼、鱲鱼。

【来源】 为鲤科（Cyprinidae）动物宽鳍鱲 *Zacco platypus*（Temminck et Schlegel）的肉。

【分布】 长江中上游、黑龙江、珠江流域及台湾。

【性味归经】 甘，平，有小毒。归心经。

【功能主治】 解毒杀虫。用于诸疮疥癣。

【用法用量】 内服：煮食，100～200g。外用：鲜品捣烂外敷，或焙干研成粉末撒敷，适量。

【类同品】 部分地区亦将同科动物大鳞鱲 *Zacco macrolepis* Yang et Hwang（分布于闽江、木兰溪、交溪、漳江等水系）、成都鱲 *Zacco chengtui* Kimura（分布于四川）作为药用。

558. 鲮鱼

【别名】 雪鲮、鲮鱼、土鲮鱼。

【来源】 为鲤科（Cyprinidae）动物鲮鱼 *Cirrhina molitorella*（Valenciennes）的肉。

【分布】 岷江、九龙江、珠江、元江、澜沧江等及台湾、海南各水系。

【性味归经】 甘，平。归肝、肾、膀胱经。

【功能主治】 活血行气，利水通淋，健筋骨。用于跌打损伤，中风半身不遂，下肢水肿，小便不利，热淋，黄疸。

【用法用量】 内服：煎汤，晒干或烘干研成粉末，100～250g。外用：研成粉末外敷，适量。

【备注】 胆有毒，毒性成分为鲤醇硫酸酯钠，毒性较弱。其活性作用有待进一步研究。

559. 鲈鲤

【别名】 花鱼肉。

【来源】 为鲤科（Cyprinidae）动物鲈鲤 *Percocypris pingi*（Tchang）的肉。又称花鱼、青脖、江鲿、秉氏鲈鲤。

【分布】 宜昌以上长江的干支流中。

【性味归经】 甘，平。归肝、肾、脾、胃经。

【功能主治】 祛痰止咳，止血，镇静，健脾胃，解毒截疟。用于咳嗽喘促痰多，痰中带血，百日咳，吐血，衄血，崩漏下血，癫痫，失眠，消化不良，诸疮，疟疾。

【用法用量】 内服：煮食，100～200g；焙黄烧灰研成粉末服，适量。

560. 油鱼

【别名】 拟圆唇鱼。

【来源】 为鲤科（Cyprinidae）动物泉水鱼 *Pseudogyrincheilus prochilus*（Sauvage et Dabry）的全体。

【分布】 长江干流、金沙江、岷江、大渡河、西江中上游等水系。

【性味归经】 甘，平。归脾、肾经。

【功能主治】 补中，止血。用于久痢，吐血，崩漏。

【用法用量】 内服：炖汤或煮食，100～200g。

561. 金线鱼

【来源】 为鲤科（Cyprinidae）动物金线鱼 *Sinocyclocheilus grahami*（Regan）的肉。又称滇池金线鲃、洞鱼、波罗鱼、小鲈鲤。

【分布】 云南东部各湖泊中。

【性味归经】 甘，温。归肾经。

【功能主治】 滋阴补元，暖肾填精。用于虚损劳伤，肾虚滑精。

【用法用量】 内服：炖汤或煮食，100～250g。

【类同品】 部分地区亦将同科动物阳宗金线鱼 *Sinocyclocheilus grahami yangzongensis* Tsii et Chen（分布于云南阳宗海）、抚仙金线鱼 *Sinocyclocheilus grahami tingi* Fang（分布于云南抚仙湖）作为药用。

562. 金线鱼胆

【来源】 见“金线鱼”条，药用部位为胆。

【性味归经】 苦，寒，有毒。归肝、胆经。

【功能主治】 清热解毒，明目。用于痈疮肿毒，目赤肿痛。

【用法用量】 内服：入丸、散剂，0.5～1.5g。外用：鲜汁研成粉末涂敷，适量。

563. 鲃鱼

【别名】 倒刺鲃、青竹、青竹鲤、青鲋鲤、青鱼。

【来源】 为鲤科（Cyprinidae）动物锯倒刺鲃 *Spinibarbus denticulatus*（Oshima）的肉。

【分布】 珠江、元江、西江上游及海南各水系。

【性味归经】 甘，热，有小毒。归脾、胃、肾经。

【功能主治】 补肾壮阳，强腰膝，补中健胃。用于肾阳虚之腰膝酸软、阳萎、早泄，脾胃虚弱。

【用法用量】 内服：炖食，50～100g。

564. 重唇鱼

【别名】 鲮螖、重口鱼、土风鱼、重唇螖、真螖鱼、于哥。

【来源】 为鲤科（Cyprinidae）动物唇螖 *Hemibarbus labeo*（Pallas）的全体。

【分布】 长江流域的岷江、嘉陵江、汉水等及黑龙江流域各水系中。

【性味归经】 甘，平。归脾、肾经。

【功能主治】 补肾强筋骨，利水消肿。用于腰膝疼痛，肢体麻木，水肿，小便不利。

【用法用量】 内服：炖食，50~100g。

【类同品】 部分地区亦将同科动物花䱻 *Hemibarbus maculatus* Eleeker（又称麻鲤、吉花鱼、季花，分布于甘肃）、长吻䱻 Hemibarbus longirostris（Regan）（分布于珠江水系的西江、北江及东北、浙江各水系）作为药用。

565. 华鳈

【别名】 石鲫、老母猪鱼、山鲫鱼、山鲤子、花石鲫、脂鳙、花鱼、鳈。

【来源】 为鲤科（Cyprinidae）动物华鳈 *Sarcocheilichthys sinensis*（Bleeker）的全体。

【分布】 黑龙江、珠江和长江水系。

【性味归经】 甘、苦，平。归脾、胃经。

【功能主治】 补气健脾，利小便，清热解毒。用于脾胃虚弱，食后饱胀，消化不良，水肿胀满，小便不利，黄疸，痈疮肿毒。

【用法用量】 内服：炖食，100~200g。

566. 鳑鲏鱼

【别名】 鳑鲏、鳜鳎、鱼节 、鳑鲏鱼、中华鳑鲏鱼、婢鳎、青衣鱼、旁皮鲫、鲏、文鲏、鳑鲏鱼、鲏鱼、鱼婢、妾鱼、鳑鲏鲫、糠片鱼。

【来源】 为鲤科（Cyprinidae）动物中华鳑鲏 *Rhodeus sinensis*（Günther）的全体。

【分布】 长江、闽江等水域。

【性味归经】 甘、苦，平。归脾、胃、肾经。

【功能主治】 补肾添精，补益脾胃，清热解毒。用于久病体虚，精血不足，脾胃虚弱之消化不良、食少倦怠，疥疮痘毒。

【用法用量】　内服：煮食，100～200g。

【类同品】　部分地区亦将同科动物长身鱊 *Acheilognathus elongatus* (Regan)(分布于长江和珠江水系)、黑龙江鳑鲏 *Rhodeus sericeus* (Pallas)(分布于黑龙江水系)、高体鳑鲏 *Rhoderus ocellatus* (Kner)(又称石鲋鱼，分布于黑龙江、辽河、鸭绿江、长江、珠江、黄河、澜沧江)、越南刺鳑鲏 *Acanthorhodeus tonkinensis* Vaillant（分布于长江以南各水体)、兴凯刺鳑鲏 *Acanthorhodeus chankaensis* (Dybowsky)(分布于全国各主要水系)、白河刺鳑鲏 *Acanthorhodeus peihoensis* (Fowler)（分布于湖北、江苏等地)、峨眉鱊 *Acheilognathus omeiensis* Shih et Tchang（又称峨眉刺鳑鲏，分布于四川)、大鳍鱊 *Acheilognathus macropterus* Bleeker（又称大鳍刺鳑鲏、斑条刺鳑鲏，分布于东北)、彩石鲋 *Rhodeus lighti* (Wu)(分布于我国中东部)、小须鱊 *Acheilognathus barbatulus* Günther（又称短须鱊，分布于长江、澜沧江水系）作为药用。

567. 鳙鱼

【别名】　鳝鱼、鰫鱼、鰫、皂包头、皂鲢、黑包头鱼、鳙头鲢、鳔鱼、包头鱼、胖头鱼、黑鲢、花鲢、胖头、大头鲢、鳝鱼、胖仔、松鱼。

【来源】　为鲤科（Cyprinidae）动物鳙 *Aristichthys noblilis*（Richardson）的肉。

【分布】　长江、珠江、黄河、黑龙江等水域。

【性味归经】　甘，温。归脾、胃经。

【功能主治】　补脾利水，补肾强筋，消痰喘。用于脾虚水肿，腰膝酸软，步履无力，行动不便，老人痰喘，消化不良。

【用法用量】　内服：炖食，100～200g。

568. 鳙鱼头

【来源】　见“鳙鱼”条，药用部位为头。

【分布】 见“鳙鱼”条。
【性味归经】 甘，温。归肾、肺经。
【功能主治】 补虚，散寒。用于头晕，风寒头痛。
【用法用量】 内服：煎汤，1个。

569. 鳙鱼胆

【来源】 见“鳙鱼”条，药用部位为胆。
【分布】 见“鳙鱼”条。
【性味归经】 苦、寒，有毒。归肝经。
【功能主治】 降压。用于高血压。
【用法用量】 内服：煎汤，0.5～1.5g。

570. 鲢鱼

【别名】 鲊鱼、白鲊、白脚鲢、扁鱼、洋胖头、白鲢、白叶、胖头、鲢子、洋胖子、苦鲢子、鲊。
【来源】 为鲤科（Cyprinidae）动物鲢 *Hypophthalmichthys molitrix*（Cuvier et Valenciennes）的全体。
【分布】 长江、珠江、黄河、黑龙江、西江等水域。
【性味归经】 甘，温。归脾、胃、肺经。
【功能主治】 温中补气，暖胃，利水消肿，润泽皮肤。用于久病体虚，脾虚，水肿，乳汁不通，胃脘冷痛，皮肤干燥。
【用法用量】 内服：煮食，100～250g。

571. 鲢鱼肉

【来源】 见“鲢鱼”条，药用部位为肉。
【性味归经】 甘，温。归脾、肺经。
【功能主治】 温中益气，利水。用于久病体虚，食欲不振，胃脘冷痛，水肿，乳汁不通。

【用法用量】　内服：炖服，100～250g。

572. 鲢鱼头

【来源】　见“鲢鱼”条，药用部位为鱼头。

【性味归经】　甘、咸，温。归脾、胃经。

【功能主治】　补虚，平肝。用于头晕乏力。

【用法用量】　内服：炖服，适量。

573. 鲢鱼眼

【来源】　见“鲢鱼”条，药用部位为鱼眼。

【性味归经】　甘，温。归肝经。

【功能主治】　明目。用于初期老年性白内障，青少年假性近视。

【用法用量】　鲢鱼眼球提取物制成注射剂。

574. 竹鱼

【别名】　华鲮、足鱼、野鲮鱼、桃花棒、青龙棒。

【来源】　为鲤科（Cyprinidae）动物华鲮 *Sinilabeo rendahli*（Kimura）、野鲮鱼 *Sinilabeo decorus decorus*（Peters）的肉。

【分布】　皆分布于长江、珠江上游及各支流。

【性味归经】　甘，平。归肝经。

【功能主治】　益气和中，除湿。用于久病体虚，软弱无力，腹水，腰腿疼痛，湿阻中焦证。

【用法用量】　内服：煎汤，100～200g。

575. 鲫鱼

【别名】 鲋、鰿、金鲫、鲫瓜子、童子鱼、喜头、鲫瓜、寒鲋。

【来源】 为鲤科（Cyprinidae）动物鲫 *Carassius auratus*（Linnaeus）的肉。

【分布】 除西部高原外，各江河、湖、沟、池塘、水库均有分布。

【性味归经】 甘，平。归脾、胃、大肠经。

【功能主治】 健脾益胃和中，解毒，通乳，利水。用于脾胃虚弱，纳少无力，少乳，痈肿，溃疡，瘰疬，牙疳，淋证，水肿。

【用法用量】 内服：煮食或煅研成粉末入丸、散剂，1～2条。外用：煅存性研成粉末或调敷，适量。

576. 鲫鱼头

【来源】 见“鲫鱼”条，药用部位为头。

【性味归经】 辛、甘，温。归肺、大肠经。

【功能主治】 止咳，止痢，解毒，明目。用于咳嗽，痢疾，小儿口疮，黄水疮，癞疮，目翳，脱肛，脱垂。

【用法用量】 内服：烧存性研成粉末服，3～6g。外用：烧存性研成粉末调敷，适量。

577. 鲫鱼骨

【来源】 见“鲫鱼”条，药用部位为骨。

【性味归经】 咸，温。归肾经。

【功能主治】 强筋骨，敛疮。用于筋骨不利，痈疮肿痛。

【用法用量】 内服：煎汤，9～15g。外用：烧成灰研成粉末外敷，适量。

578. 鲫鱼脑

【来源】　见“鲫鱼”条，药用部位为脑髓。

【性味归经】　甘，温。归肺、大肠经。

【功能主治】　补肾。用于耳聋。

【用法用量】　内服：煎汤，3～6g。外用：蒸熟滴耳，适量。

579. 鲫鱼鳞

【来源】　见“鲫鱼”条，药用部位为鳞片。

【性味归经】　咸，寒。归心、肝经。

【功能主治】　止血，止带。用于妇女白带，崩漏。

【用法用量】　内服：文火熬胶，用温酒加水服用，适量。

580. 鲫鱼胆

【来源】　见“鲫鱼”条，药用部位为胆汁。

【性味归经】　苦，寒，有毒。归肺、肝经。

【功能主治】　清热解毒疗疮，杀虫止痒，明目。用于治疳疮，阴蚀疮，目赤肿痒，消渴，脚气。

【用法用量】　内服：调药服，0.9～2.4g。外用：涂患处或点眼、滴鼻，适量。

581. 鲫鱼子

【别名】　鲫鱼卵。

【来源】　见“鲫鱼”条，药用部位为卵子。

【性味归经】　甘，平。归肝经。

【功能主治】 补肝气，补气健脾，利水消肿，明目。用于脾胃虚弱，食欲不振，水肿，目翳。

【用法用量】 内服：煮食，30～60g。

582. 金鱼

【别名】 锦鱼、朱砂鱼。

【来源】 为鲤科（Cyprinidae）动物金鱼 *Carassius auratus*（Linnaeus）的肉或全体。

【分布】 我国大部分地区。

【性味归经】 苦、微咸、甘，平，有小毒。归肝、肾、肺经。

【功能主治】 清热解毒，利水，清肺。用于水肿，水臌，癫痫，黄疸，热咳咳嗽，百日咳。

【用法用量】 内服：煮炖或捣汁，1～3条；煅存性研成粉末服，1条。

583. 鲤鱼

【别名】 赤鲤鱼、赤尾鲤鱼、赪鲤、金鲤、金丝鲤鱼、鲤拐子、鲤子。

【来源】 为鲤科（Cyprinidae）动物鲤 *Cyprinus capio* Linnaeus 的肉。

【分布】 黑龙江、黄河、长江、珠江流域及云南、新疆等水库湖泊。

【性味归经】 甘，平。归脾、肾、胃、胆经。

【功能主治】 利水消肿，通乳，健脾和胃，安胎。用于水肿胀满，脚气，黄疸，咳嗽气逆，乳汁不通，胃脘痛，胎动不安。

【用法用量】 内服：煎汤或煮食，100～250g。外用：烧成灰用醋调敷，适量。

584. 鲤鱼脑

【来源】　见“鲤鱼”条，药用部位为脑髓。

【性味归经】　甘、咸，温。归肝、肾经。

【功能主治】　补肝肾，聪耳明目，定痫。用于暴聋，久聋，青盲，癫痫。

【用法用量】　内服：煮食，适量。外用：融化灌耳或捣烂点眼，适量。

585. 鲤鱼脂

【来源】　见“鲤鱼”条，药用部位为脂肪。

【性味归经】　咸，凉。归肝、脾经。

【功能主治】　息风止痉，补虚。用于小儿惊风，虚损。

【用法用量】　内服：融化服，3～6g。

586. 鲤鱼齿

【来源】　见“鲤鱼”条，药用部位为牙齿。

【性味归经】　咸，寒。

【功能主治】　清热利尿通淋。用于石淋，小便不通。

【用法用量】　内服：烧灰研成粉末，用酒服，1.5～3g。

587. 鲤鱼肠

【来源】　见“鲤鱼”条，药用部位为鱼肠。

【性味归经】　苦，凉。归心、胆经。

【功能主治】　解毒消痈。用于痔瘘，疮疡，聤耳，肠痈。

【用法用量】 内服：煮食，适量。外用：捣敷或塞耳，适量。

588. 鲤鱼皮

【来源】 见“鲤鱼”条，药用部位为鱼皮。

【性味归经】 甘，平。归肝、心经。

【功能主治】 清热凉血止血，消骨鲠，安胎。用于隐疹，鱼骨鲠喉中，胎动不安，胎漏。

【用法用量】 内服：煎汤或烧灰服，6～9g；与鱼鳞共烧成屑水服。

589. 鲤鱼胆

【别名】 赤鲤鱼胆、赪鲤胆、河鲤胆、鲤子胆、鲤拐子胆、鱼胆。

【来源】 见“鲤鱼”条，药用部位为胆囊或鲜胆汁。

【性味归经】 苦，寒，有毒。归心、肝、脾经。

【功能主治】 清热明目，去翳消肿，补肾，利咽。用于目赤肿痛，青盲，障翳，阳萎，咽痛喉痛。

【用法用量】 内服：入丸、散剂，1～3g。外用：取汁点涂，适量。

590. 鲤鱼血

【来源】 见“鲤鱼”条，药用部位为血。

【性味归经】 甘、辛、苦，寒。归心、肺、肝经。

【功能主治】 清热解毒，祛风止痉，消肿。用于丹毒疖疮，口眼歪斜，口唇肿痛。

【用法用量】 外用：涂患处，适量。

591. 鲤鱼目

【别名】　鲤鱼眼睛。

【来源】　见“鲤鱼”条，药用部位为眼球。

【性味归经】　甘，平。归脾、肝经。

【功能主治】　解毒消肿。用于痈疮肿毒。近据报道，鲤鱼眼球提取物制成注射剂，可治疗初期老年性白内障、青少年假性近视。

【用法用量】　外用：烧灰敷，适量。

592. 鲤鱼鳞

【来源】　见“鲤鱼”条，药用部位为鳞片。

【性味归经】　咸、甘，寒。归脾、肺、肝经。

【功能主治】　健脾，活血，凉血止血。用于吐血，衄血，崩漏，带下，产后腹痛，痔瘘，骨鲠。

【用法用量】　内服：烧灰研成粉末服，3～6g。外用：用绵裹后，纳肛门内坐之，适量。

593. 鲤鱼骨

【来源】　见“鲤鱼”条，药用部位为鱼骨。

【性味归经】　咸，温，归心、肝经。

【功能主治】　止带，健骨。用于女子赤白带下，阴疮，筋骨不利。

【用法用量】　内服：煎汤，5～10g。

594. 白鱼

【别名】　银白鱼。

【来源】 为鲤科（Cyprinidae）动物银白鱼 *Anabarilius alburnops*（Regan）、星云白鱼 *Anabarilius andersoni*（Regan）、鱇鲹白鱼 *Anabarilius graham*（Regan）的肉。

【分布】 银白鱼和星云白鱼分布于云南滇池，鱇鲹白鱼分布于云南抚仙湖。

【性味归经】 辛，寒。归心经。

【功能主治】 清热解毒消肿。用于痈疽疮疖，疥癣。

【用法用量】 内服：同大蒜煮熟食用。

595. 小白鱼

【来源】 为鲤科（Cyprinidae）动物似鲌 *Culter alburnus* Basilewsky 的全体。

【分布】 黑龙江地区。

【性味归经】 甘，平。归脾、肾经。

【功能主治】 利水消肿。用于水肿，小便不利。

【用法用量】 内服：煎汤，100～200g。

596. 鲌鱼

【别名】 白鱼、鲚鱼、白扁鱼、翘嘴红鲌、翘嘴鲌、翘头白鱼、翘嘴鱼。

【来源】 为鲤科（Cyprinidae）动物翘嘴红鲌 *Culter alburnus* Basilewsky、红鳍鲌 *Cultrichthys erythropterus*（Basilewsky）的全体。

【分布】 翘嘴红鲌分布于黑龙江、黄河、辽河至珠江、闽江、沐兰西等各水系，红鳍鲌分布于我国各水系。

【性味归经】 甘，平。归脾、胃、肺、肝经。

【功能主治】 开胃健脾，利水消肿。用于食积腹胀，水肿，消瘦，目昏，疮疥。

【用法用量】 内服：煮食，100～250g。

【类同品】　部分地区将同科动物蒙古红鲌 *Erythroculter mongolicus* (Basileusky)(又称红梢子、尖头红梢、红尾巴，分布于全国各主要水系)、青梢红鲌 *Erythroculter dabryi* (Bleeker)(分布于全国各主要水系)、尖头鲌 *Culter oxycephalus* Bleeker（又称尖头红鲌，分布于黑龙江、吉林、四川、云南、重庆、湖北、湖南、江西、安徽、江苏、上海、贵州、陕西、河南)、拟尖头鲌 *Culter oxycephaloides* Kreyenberg et Pappenheim（又称拟尖头红鲌，分布于四川、湖北、湖南）作为药用。

597. 鲦鱼

【别名】　白漂子、参鱼、肉条鱼、里鱎、白鲦、䱀、餐鱼、鲹鱼、鲹子、青鳞子。

【来源】　为鲤科（Cyprinidae）动物鲦鱼 *Hemiculter leucisculus* (Basilewsky）的肉。

【分布】　南北各河流、湖泊中。

【性味归经】　甘，温。归肠、胃、大肠经。

【功能主治】　温中止泻。用于胃寒腹冷，脾虚泄泻。

【用法用量】　内服：煮食，100～200g。

【类同品】　部分地区亦将同科动物油殓鱼 *Hemiculter bleekeri* Warpachowski（分布于内蒙古、黑龙江、河北、吉林、辽宁、陕西、山西、河南、山东、四川、湖北、江西、江苏、浙江、福建）作为药用。

598. 鲂鱼

【别名】　鲂、鳊鱼、平胸鳊、火烧鳊、三角鳊、魾、乌鳊、法罗鱼、花边。

【来源】　为鲤科（Cyprinidae）动物三角鲂 *Megalobrama terminalis* (Richardson）的肉。

【分布】　除西北等高原外的各大河流、湖泊中。

【性味归经】　甘，平。归脾、胃经。

【功能主治】 补脾健胃，消食和中。用于消化不良，脘腹胀满。

【用法用量】 内服：煮食，100～200g。

【类同品】 部分地区亦将同科动物团头鲂 *Megalobrama amblycephala* Yih（分布于长江中、下游附属的湖泊）作为药用。

599. 黄鲴鱼肉

【别名】 黄鲴鱼、黄姑、黄尾密鲴、黄骨鱼、黄板、黄尾、黄片、黄姑子、黄尾刁。

【来源】 为鲤科（Cyprinidae）动物黄尾鲴 *Xenocypris daindi* Bleeker、银鲴 *Xenocypris argentea* Günther 的肉。

【分布】 黄尾鲴分布于长江、珠江及海南各水系，银鲴分布于黑龙江、辽河、黄河、长江、元江和珠江各流域。

【性味归经】 甘，温。归脾、胃经。

【功能主治】 温中止泻，散寒。用于脾胃虚寒证，大便泄泻。

【用法用量】 内服：炖食，适量。

【类同品】 部分地区亦将同科动物方氏鲴 *Xenocypris fangi* Tchang（又称宜宾鲴、四川密鲴、方氏密鲴、泥凡、番鱼子、红尾凡子，分布于四川）、云南鲴 *Xenocypris yunnanensis* Nichols（又称云南密鲴、油鱼、云南鲴子，分布于云南）作为药用。

600. 黄鲴鱼油

【来源】 见“黄鲴鱼肉”条，药用部位为脂肪。

【性味归经】 咸，温。归肺经。

【功能主治】 杀虫疗癣。用于疮癣。

【用法用量】 融化服，5～10g。

【类同品】 见“黄鲴鱼”条。

601. 花斑裸鲤毒

【来源】 为鲤科（Cyprinidae）动物花斑裸鲤 *Gymnocypris edkloni* Herzensten 的生殖腺及卵中毒素。又称大嘴湟鱼。

【分布】 黄河上游干支流。

【备注】 花斑裸鲤的生殖腺及卵中有毒，其活性作用有待进一步研究。

602. 圆口铜鱼胆

【来源】 为鲤科（Cyprinidae）动物圆口铜鱼 *Coreius guichonoti*（Sauvage et Dabry）的胆汁。

【分布】 长江上游的嘉陵江、沱江、岷江、金沙江、乌江等水系。

【性味归经】 苦，寒，有毒。归心、肝、脾经。

【功能主治】 清热明目，去翳消肿，补肾，利咽。用于目赤肿痛，青盲，障翳，阳萎，咽痛喉痛。

【用法用量】 内服：入丸、散剂，1～3g。外用：取汁点涂，适量。

【类同品】 部分地区亦将同科动物似刺鳊鮈 *Paracanthobrama guichenoti* Bleeker（分布于长江中下游及其附属水系）作为药用。

603. 泥鳅

【别名】 鳛、鳅、鳅鱼、泥鳅鱼、和鳅、鱼鳅、鳝鱼、鳝、泥鳝、委蛇、粉鳅。

【来源】 为鳅科（Cobitidae）动物泥鳅 *Misgurnus anguillicaudatus*（Cantor）、大鳞泥鳅 *Misgurnus mizolepis*（Günther）、花鳅 *Cobitis taenis* Linnaeus 的肉。大鳞泥鳅又称细鳞泥鳅。

【分布】 泥鳅分布于除西部高原地区外的各地河川、塘堰、稻田、沟渠、湖泊、水库中，大鳞泥鳅分布于长江中下游、渠江及其附属湖泊、水体之中，花鳅分布于吉林、辽宁、河北、内蒙古、江苏、福建等地。

【性味归经】 甘、咸，平。归脾、胃、肝、肾经。

【功能主治】 滋阴清热，解毒，祛湿退黄，利小便，补肾壮阳，止痒。用于消渴，水肿，小便不利，湿热黄疸，脘腹胀满，疔疮，痔疮，跌打损伤，疥癣，阳萎，皮肤瘙痒。

【用法用量】 内服：煮食，50～100g；烧存性研成粉末，入丸、散剂，6～10g。外用：烧存性，研成粉末调敷，适量。

604. 泥鳅滑液

【别名】 泥鳅黏液。

【来源】 见“泥鳅”条，药用部位为皮肤分泌的黏液。

【性味归经】 辛，寒。归小肠、心经。

【功能主治】 利尿通淋，解毒消肿。用于小便不利，热淋，痈肿疔疮，丹毒，痄腮，水火烫伤。

【用法用量】 内服：口服，5～10ml。外用：涂搽或滴耳，适量。

605. 花鱼

【来源】 为鳅科（Cobitidae）动物黑斑条鳅 *Nemcchilus nigromaculatus* Regan 的肉。

【分布】 云南的昆明湖、抚仙湖等处。

【性味归经】 甘，平。归肺、肾经。

【功能主治】 补肺肾，益精血，止嗽。用于久病虚损，肺痨咳嗽。

【用法用量】 内服：煮食，适量；煅研成粉末服。

606. 鮧鱼

【别名】 鰋、额白鱼、鳀、鳀鱼、石鰋、潭虱、鲶、粘鱼、鲶鱼、鲇、鳀、偃额白鱼。

【来源】　为鲇科（Siluridae）动物鲇鱼 *Silurus asotus* Linnaeus 的肉。又称鲇拐子、鲇巴郎。

【分布】　全国大部分地区。

【性味归经】　甘，平。归脾、胃经。

【功能主治】　补虚，滋补脾胃，利尿消肿，通经下乳。用于久病体虚，虚损羸弱，脾胃不健之消化不良，小便不利，水肿，乳汁不足。

【用法用量】　内服：煮食，100～250g。

607. 鳒鱼鳔

【别名】　鲶鱼鳔。

【来源】　见“鳒鱼”条，药用部位为鱼鳔。

【性味归经】　甘、咸，平。归心、胃经。

【功能主治】　止血，敛疮。用于呕血，阴疮，瘘疮。

【用法用量】　内服：将鱼鳔炙黄，用甘蔗节榨汁调服；炙研成粉末，每次36g。外用：将鱼鳔胶煅灰，研成粉末外敷。

608. 鳒鱼涎

【来源】　见“鳒鱼”条，药用部位为皮肤分泌的黏液。

【性味归经】　咸、甘，凉。归肺、肾经。

【功能主治】　滋阴清热，生津，润燥。用于消渴，小儿疳渴，口眼歪斜。

【用法用量】　内服：入丸剂（取鲜品与青蛤粉、滑石末为丸），适量。外用：擦于患处，适量。

609. 鳒鱼眼

【别名】　鳒鱼目。

【来源】　见“鳒鱼”条，药用部位为眼睛。

【性味归经】 甘，平。归肝经。

【功能主治】 解毒。用于痈肿疮毒。

【用法用量】 外用：烧成灰涂之，适量。

610. 鮧鱼尾

【来源】 见“鲇鱼”条，药用部位为尾部。

【性味归经】 甘，温。归心、肾经。

【功能主治】 活血通络。用于口眼歪斜。

【用法用量】 外用：切下尾尖，贴敷，适量。

611. 鮧鱼卵毒

【来源】 见“鮧鱼”条，药用部位为繁殖期鱼卵中含有毒素。

【备注】 繁殖期鱼卵中含有鱼卵毒素，有毒。其活性作用有待于进一步研究。

612. 鮧鱼棘毒

【来源】 见“鲇鱼”条，药用部位为胸鳍棘及其外包皮膜中毒腺组织。

【备注】 胸鳍棘及其外包皮膜中有毒腺组织，被刺后创口出血、剧痛，一般不红肿。其活性作用有待于进一步研究。

613. 塘虱鱼

【别名】 胡鲇鱼、角鱼、暗钉鱼、须子鲇、胡子鲶、胡子鲇、须手鲇、塘角鱼。

【来源】 为胡鲇科（Clariidae）动物胡鲇 *Clarias fuscus*（Lacépède）

除去内脏的全体或肉。

【分布】 南方各河川、台湾及海南。

【性味归经】 甘，温。归肾、肺、胃经。

【功能主治】 养血补虚，滋肾调中，生肌。用于虚劳，腰膝酸痛，小儿疳疾，哮喘，衄血，倒经，黄疸，伤口不愈。

【用法用量】 内服：蒸、煮食，50～100g。

614. 塘虱鱼毒

【来源】 见“塘虱鱼”条，药用部位为胸鳍棘及其外包皮膜中毒腺组织。

【备注】 胸鳍棘及其外包皮膜中有毒腺组织，被刺后创口出血、剧痛，一般不红肿。其活性作用有待于进一步研究。

615. 藏鮡肉

【别名】 藏鮡、巴格里。

【来源】 为鮡科（Sisoridae）动物黑斑原鮡 *Glyptosternum maculatum*（Regan）的肉。又称藏鮡。

【分布】 我国西藏雅鲁藏布江的中、上游及其邻近水域。

【性味归经】 甘、淡，平。归脾、胃经。

【功能主治】 健脾和胃，利水渗湿，补虚调经，解毒，托疮生肌。用于脾虚之食少消化不良、脘腹胀满，水肿，腹泻，带下，月经不调，痈疮疖肿。

【用法用量】 内服：焙干研成粉末冲服，30～50g；炖食，适量。

【类同品】 部分地区亦将同科动物海南纹胸鮡 *Clyptothorax fukiensis*（Rendahl）（又称福建纹胸鮡、福建鮡，分布于长江以南各水系）作为药用。

616. 藏鮡骨

【来源】 见“藏鮡肉”条，药用部位为骨。

【性味归经】 甘、咸，平。归脾、胃经。

【功能主治】 健脾开胃，消肿利水。用于消化不良，水肿，小便不利。

【用法用量】 内服：研成粉末冲服，9~15g；煎汤，适量。

【类同品】 见“藏鮡肉”条。

617. 藏鮡胆

【别名】 巴格里胆。

【来源】 见“藏鮡肉”条，药用部位为胆囊。

【性味归经】 苦，寒。归心、肝经。

【功能主治】 清热解毒，消肿止痛，清肝明目退翳。用于疮疡肿痛，目赤肿痛，水火烫伤。

【用法用量】 内服：冲服，1~3g。外用：涂患处或滴眼，适量。

【类同品】 见“藏鮡肉”条。

618. 鮡鱼毒

【来源】 为鮡科（Sisordae）动物海南纹胸鮡 *Clyptothorax fukiensis*（Rendahl）鳍棘内的毒腺组织。

【备注】 背鳍棘、胸鳍棘及鳍棘外包皮内有毒腺组织，被刺后有刺痛感，不红肿。其活性作用有待于进一步研究。

619. 鳗鲇

【来源】　为鲱科（Sisoridae）动物鳗鲇 *Plotosus linedtus*（Thunberg）除去内脏的全体。

【分布】　南海、东海。

【性味归经】　甘，温。归脾、胃经。

【功能主治】　补脾健胃。用于食欲不振。

【用法用量】　内服：煮食，适量。

620. 鳗鲇鱼棘毒

【来源】　见“鳗鲇”条，药用部位为背鳍棘、胸鳍棘和鳍棘外包皮内的毒腺组织。

【备注】　背鳍棘、胸鳍棘和鳍棘外包皮内有毒腺组织，能分泌鳗鲇神经毒和鳗鲇溶血毒，毒性强。被刺后剧痛，创口先变白，继而青紫，而后红肿。次日肢体可肿起一倍多，需 1 至数月方能恢复，严重的可引起肢体麻痹和坏疽。其活性作用有待于进一步研究。

621. 海鲶

【别名】　赤鱼、骨仔、骨鱼、油松。

【来源】　为海鲶科（Ariidae）动物中华海鲶 *Arius sinensis*（Lacépède）的全体。

【分布】　南海、东海。

【性味归经】　甘，温。归脾、肝经。

【功能主治】　健脾补虚，敛疮。用于脾虚食少，消化不良，皮肤慢性溃疡、睾丸鞘膜积液。

【用法用量】　内服：煮食，20～50g；研成粉末服，适量。

622. 青松鱼

【别名】 海鲶、赤鱼。

【来源】 为海鲶科（Ariidae）动物大海鲶 *Arius thalassinus*（Rüppell）的肉。

【分布】 南海、东海。

【性味归经】 甘，温。归脾、心经。

【功能主治】 敛疮，利水。用于皮肤慢性溃疡，鞘膜积液。

【用法用量】 内服：煮食，50～100g。

623. 海鲶毒

【来源】 为海鲶科（Ariidae）动物硬头海鲶 *Arius leiotetocephalus*（Bleeker）、中华海鲶 *Arius sinensis*（Lacépède）、大海鲶 *Arius thalassinus*（Rüppell）的鳍棘外包皮内的毒腺组织。

【分布】 硬头海鲶分布于南海。

【备注】 背鳍棘和胸鳍棘外包皮内有毒腺组织，被刺后立即引起严重疼痛，并影响整个肢体。其活性作用有待于进一步研究。

624. 鮠鱼

【别名】 阔口鱼、白戟鱼、鮰、鳠、鮠、鮰、鳜鱼、鲴鱼、白鳠。

【来源】 为鮠科（Bagridae）动物长吻鮠 *Leiocassis longirostris* Günther 的肉。

【分布】 辽河、海河、黄河、淮河、长江、富春江、珠江、闽江及九龙江等水系。

【性味归经】 甘，平。归胃、膀胱经。

【功能主治】 补中益气，开胃，利水。用于脾胃虚弱之纳食不佳，小便不通，水气浮肿。

【用法用量】 内服：煮食，100～200g。

625. 鮠鱼毒

【来源】 为鲿科（Bagridae）动物粗唇鮠 *Leiocassis crassilabris* Günther、钝吻鮠 *Leiocassis crassirostrils* Regan、长吻鮠 *Leiocassis longirostris* Günther 的背鳍棘和胸鳍棘外包皮内的毒腺组织。

【分布】 粗唇鮠分布于江西、福建、湖北、四川等地，钝吻鮠分布于长江水系。

【备注】 背鳍棘和胸鳍棘外包皮内有毒腺组织，被刺后剧烈疼痛，灼热，出血，局部肿胀，个别会发烧，患处痛痒，0.5～1 小时后痛止。其活性作用有待于进一步研究。

626. 鳠鱼毒

【来源】 为鲿科（Bagridae）动物大鳍鳠 *Mystus macropterus*（Bleeker）、斑点鳠 *Mystus guttatus*（lacépède）鳍棘内的毒素。

【分布】 大鳍鳠分布于长江、珠江及九龙江等水系，斑点鳠分布于钱塘江、西江、汀江及九龙江等水系。

【备注】 鳍棘具刺毒，为蛋白质性毒素，被刺后伤口肿痛。其活性作用有待于进一步研究。

627. 黄颡鱼

【别名】 鲿、杨令、黄颊鱼、黄鲿鱼、鉠虬鱼、黄鱼、黄鉠、黄鱼虬、鳋丝鱼、黄樱、黄骨鱼、黄刺鱼、盾鮠、河龙盾鮠、嘎牙子、何龙盾鮠、黄腊丁、黄扬、黄樱、黄鳍鱼、嘎呀子。

【来源】 为鲿科（Bagridae）动物黄颡鱼 *Pelteobagrus fulvidraco*（Richardson）的肉或全体。

【分布】 除西南和西北地区外的各地水域。

【性味归经】 甘，平。归脾、胃经。

【功能主治】 利水，解毒醒酒，催乳，拔毒生肌，敛疮。用于水肿，小便不利，瘰疬，酒精中毒，咽喉肿痛，痘疹，恶疮。

【用法用量】 内服：煮食，100～200g。外用：煅存性研成粉末，用油调外敷，适量。

【类同品】 部分地区亦将同科动物瓦氏黄颡鱼 *Pelteobagrus vachelli* (Richardson)（分布于黄河至珠江水系）、粗唇鮠鱼 *Leiocassis crassilabris* Günther（分布于江西、福建、湖北、四川等地河中）、长吻鮠 *Leiocassis longirostris* Günther（分布于辽河、海河、黄河、淮河、长江、富春江、珠江、闽江及九龙江等水系）、钝吻鮠 *Leiocassis crassirosrils* Regan（分布于长江水系）作为药用。

628. 黄颡鱼涎

【来源】 见“黄颡鱼”条，药用部位为皮肤分泌的黏液。

【性味归经】 甘，凉。归肺、胃经。

【功能主治】 滋阴清热，生津止渴。用于消渴。

【用法用量】 内服：入丸剂（取鲜品与青蛤粉、滑石末为丸），适量。

629. 黄颡鱼颊骨

【来源】 见“黄颡鱼”条，药用部位为黄颡鱼的颊骨。

【性味归经】 甘、咸，凉。归肺、肾经。

【功能主治】 清热解毒，消肿，开痹。用于喉痹肿痛。

【用法用量】 内服：烧灰存性研成粉末，用茶水送服，每次3～10g，每日2～3次。

630. 黄颡鱼毒

【来源】 为鲿科（Bagridae）动物中间黄颡鱼 *Pelteobagrus intermedius*（Nichols et Pope）、光泽黄颡鱼 *Pelteobagrus nitidus* Sauvage et Dabry、岔尾黄颡鱼 *Pelteobagrus eupogon* Boulenger、瓦氏黄颡鱼 *Pelteobagrus vachelli*（Richardson）、黄颡鱼 *Pelteobagrus fulvidraco*（Richardson）的鳍棘内的毒腺。

【分布】 中间黄颡分布于海南及珠江水系，光泽黄颡鱼分布于黑龙江至闽江水系，岔尾黄颡鱼分布于长江水系。

【备注】 背鳍棘和胸鳍棘外包皮内有毒腺组织，被刺后剧烈疼痛，灼热，出血，局部肿胀，个别会发烧，患处痛痒，0.5～1 小时后痛止。其活性作用有待于进一步研究。

631. 拟鲿鱼毒

【来源】 为鲿科（Bagridae）动物圆尾拟鲿 *Pseudobagrus tenuis*（Günther）、盎堂拟鲿 *Pseudobagrus ondan* Shaw、中臀拟鲿 *Pseudobagrus medianalis*（Regan）鳍棘内的毒腺组织。

【分布】 圆尾拟鲿分布于长江及附属湖泊、闽江、交溪等水系，盎堂拟鲿分布于浙江，中臀拟鲿分布于云南。

【备注】 背鳍棘和胸鳍棘外包皮内有毒腺组织，被刺后剧烈疼痛，灼热，出血，局部肿胀。其活性作用有待于进一步研究。

632. 长臀鮠鱼毒

【来源】 为长臀鮠科（Cranoglanidiae）动物珠江长臀鮠 *Cranoglanis bouderius bouderius*（Richardson）、海南长臀鮠 *Cranoglanis bouderius multiradiatua*（Koller）鳍棘内的毒腺组织。

【分布】 珠江长臀鮠分布于珠江水系及海南，海南长臀鮠分布于海南。

【备注】 背鳍棘和胸鳍棘外包皮内有毒腺组织，毒性强，被刺后引起剧痛，出血，灼热，肿胀。其活性作用有待于进一步研究。

633. 秋刀鱼

【来源】 为竹刀鱼科（Scomberesocidae）动物秋刀鱼 *Cololabis saira*（Brevoort）的肉。

【分布】 黄海北部及山东沿岸。

【性味归经】 辛，温。归肝经。

【功能主治】 滋阴。用于预防高血压、动脉硬化、心肌梗死。

【用法用量】 内服：煮食。

634. 鱵鱼

【别名】 箴鱼、铜哾鱼、姜公鱼、针公鱼、针鱼、单针鱼、针扎鱼、针工鱼。

【来源】为鱵科（Hemirhamphidae）动物鱵 *Hyporhamphus sajori*（Temminck et Schlegel）的肉。

【分布】 黄海、渤海、东海及黄河下游、长江等各大河口。

【性味归经】 甘，平。归心、肺经。

【功能主治】 滋阴补血，益气，清热解毒。用于阴虚内热，血虚，痈肿，疮疡久不收口，多汗，消渴。

【用法用量】 内服：煮食，50～500g。外用：煎汤，洗局部，适量。

【类同品】 部分地区亦将同科动物乔氏吻鱵鱼 *Rhynchorhamphus georgii*（Valenciennes）（分布于东海南部、南海）作为药用。

635. 杜氏鱵

【别名】 针鱼。

【来源】 为鱵科（Hemirhamphidae）动物杜氏鱵 *Hemirhamphus dus-*

sumieri（Cuvier et Valenciennes）的肉。

【分布】　南海。

【性味归经】　甘，平。归心、肺经。

【功能主治】　滋阴补血，清热解毒，活血消肿散结。用于阴虚内热，五心烦热，盗汗，自汗，疮疡肿毒。

【用法用量】　内服：煮食，50～100g。

636. 瓜氏鱵

【来源】　为鱵科（Hemirhamphidae）动物瓜氏鱵 *Hemirhamphus quoyi* Cuvier et Valenciennes 的肉。

【分布】　南海。

【性味归经】　甘，平。归心、肺经。

【功能主治】　滋阴补血，敛疮。用于阴虚内热，盗汗，烦热，疮疡久溃不敛。

【用法用量】　内服：煮食，50～100g。

637. 乔氏鱵

【来源】　为鱵科（Hemirhamphidae）动物乔氏鱵 *Hemirhamphus georgii* Cuvier et Valenciennes 的肉。

【分布】　东海、南海。

【性味归经】　甘，平。归心、肺经。

【功能主治】　滋阴补血，敛疮。用于阴虚内热，盗汗，烦热，疮疡久溃不敛。

【用法用量】　内服：煮食，50～100g。

638. 间鱵

【来源】　为鱵科（Hemirhamphidae）动物间鱵 *Hemirhamphus interme-*

dius Cantor 的肉。

【分布】 南海。

【性味归经】 甘，平。归心、肺经。

【功能主治】 滋阴补血，敛疮。用于阴虚内热，盗汗，烦热，疮疡久溃不敛。

【用法用量】 内服：煮食，50～100g。

639. 斑鱵

【来源】 为鱵科（Hemirhamphidae）动物斑鱵 *Hemirhamphus far*（Forskal）的肉。

【分布】 长江以南各地。

【性味归经】 甘，平。归心、肺经。

【功能主治】 滋阴补气，解毒。用于盗汗，烦热，疮疖溃疡。

【用法用量】 内服：煎汤，适量。外用：洗局部，适量。

640. 文鳐鱼

【别名】 点鳍燕鳐鱼、气鱼、鳐、飞鱼、燕鱼、燕鳐鱼、燕儿鱼、燕子鱼、燕鳐、飞乌。

【来源】 为飞鱼科（Exocoetidae）动物燕鳐鱼 *Prognichthys agoo*（Temminck et Schlegel）、弓头燕鳐鱼 *Cypselurus arcticeps*（Günther）的肉。

【分布】 燕鳐鱼分布于我国沿海，弓头燕鳐鱼分布于南海、东海、黄海。

【性味归经】 甘、咸、辛、微酸，平。归胃、肝、大肠经。

【功能主治】 行气止痛，消痈散结，暖肝止痛，催产。用于胃脘痛，寒疝腹痛，乳疮，痔疮，胁痛，疮疡，难产。

【用法用量】 内服：研成粉末，用黄酒冲服，15～25g；烧存性研成粉末服，5～10g；去内脏和鳞后鲜用或晒干内服，100～200g。外用：麻油调敷患处，适量。

【类同品】　部分地区亦将同科动物少鳞燕鳐鱼 *Cypselurus oligoleois* (Bleeker)(分布于南海)、尖头燕鳐鱼 *Cypselurus axycephalus* (Bleeker)(分布于南海、东海)、点鳍燕鳐鱼 *Cypselurus spilopterus* (Cuvier)(分布于南海)、背斑燕鳐鱼 *Cypselurus bahiensis* (Ranzani)(分布于东海、南海)、半鳍燕鳐鱼 *Cypselurus atrisgnis* Jenkins (分布于南海)、高鳍燕鳐鱼 *Cypselurus altipennis* (Cuvier et Valenciennes)(分布于南海)、尖鳍燕鳐鱼 *Cypselurus speculiger* (Cuvier et Valenciennes)(分布于西沙群岛海域)、花鳍燕鳐鱼 *Cypselurus poecilopterus* (Cuvier et Valenciennes)(分布于西沙群岛、中沙群岛、台湾等海域)作为药用。

641. 鳕鱼

【别名】　大口、大头腥、大头鱼、鳘。

【来源】　为鳕科(Gadidae)动物鳕鱼 *Gadous macrocephalus* Tilesius 的肉。又称大头青、大口鱼、明太鱼、水口、阔口鱼、石肠鱼。

【分布】　东海北部、黄海、渤海。

【性味归经】　辛、咸，平。归肝、肾经。

【功能主治】　活血祛瘀，消肿止痛，通便。用于跌打损伤，骨折，脚气，便秘。

【用法用量】　内服：煮食，适量。外用：焙干研成粉末，用水调成糊状，涂患处，适量。

642. 鳕鱼骨

【来源】　见“鳕鱼”条，药用部位为骨。

【性味归经】　咸，温。归肝经。

【功能主治】　收湿敛疮。用于脚气。

【用法用量】　外用：焙干研成粉末，用水调成糊状，涂于患处，适量。

643. 鳕鱼鳔

【来源】 见“鳕鱼”条，药用部位为鳔。

【性味归经】 甘，平。归心经。

【功能主治】 补血止血。用于咯血。

【用法用量】 内服：煮食，适量；焙黄研成粉末服；制成鳔胶服。

644. 鳕鱼肝油

【来源】 见“鳕鱼”条，药用部位为鱼肝油。

【性味归经】 咸。归肝经。

【功能主治】 敛疮生肌，清热消毒。用于跌打损伤，脚气，水火烫伤，褥疮，外伤，疮疡溃后久不收口。

【用法用量】 外用：鱼肝油局部涂敷，适量。

645. 锯鳞鱼毒

【来源】 为鳂科（Holocentridae）动物大鳞锯鳞鱼 *Myripristis berndti* Jordan et Evermann、白边锯鳞鱼 *Myripristis murdjan*（Forsskal）的肝脏、生殖腺和消化道累积的珊瑚礁鱼毒素。

【分布】 大鳞锯鳞鱼分布于台湾南、北部珊瑚礁海域，白边锯鳞鱼分布于南海及台湾。

【备注】 生活于珊瑚礁海域的个体，偶有由于食物链之故，而累积有珊瑚礁鱼毒素。其活性作用有待进一步研究。

646. 棘鳞鱼毒

【来源】 为鳂科（Holocentridae）动物斑尾棘鳞鱼 *Sargocentron caudi-*

maculatum（Rüppell）、尖吻棘鳞鱼 *Sargocentron spiniferum*（Forsskal）毒棘内的毒液。

【分布】 斑尾棘鳞鱼分布于西沙群岛、南沙群岛和台湾，尖吻棘鳞鱼分布于南海、台湾海峡南部。

【备注】 前鳃盖骨、背鳍、腹鳍及臀鳍皆有锐利毒棘，刺伤人体时会释放毒液，引起剧痛。其活性作用有待于进一步研究。

647. 斑点月鱼毒

【来源】 为月鱼科（Lampridae）动物斑点月鱼 *Lampris guttatus*（Brunnich）内脏中类似珊瑚礁鱼毒素的毒性成分。

【分布】 台湾近海海域。

【备注】 生活于珊瑚礁海域的个体，偶有由于食物链之故，有时其内脏有毒性成分。其活性作用有待于进一步研究。

648. 中华管口鱼毒

【来源】 为管口鱼科（Aulostomidae）动物中华管口鱼 *Aulostomus chinensis*（Linnaeus）体内积累的珊瑚礁鱼毒素。

【分布】 西沙群岛和台湾。

【备注】 生活于礁盘的大型个体，有时由于食物链之故，其积累有珊瑚礁鱼毒素。其活性作用有待于进一步研究。

649. 马鞭鱼

【别名】 鳞烟管鱼、烟管鱼、火筒、海灯芯、灯笼鱼、火管、竹鱼、鮹鱼、矢柄鱼、竿鱼、大宝鱼、矢干鱼、戴帽鱼。

【来源】 为烟管鱼科（Fistularidae）鳞烟管鱼 *Fistularia petimba* Lacepede 的全体。

【分布】 我国沿海。

【性味归经】 甘、咸、淡，凉。归肝、肾经。

【功能主治】 利尿消肿，抗癌。用于水肿，小便不利，食道癌，噎膈。

【用法用量】 内服：煎汤，适量；焙焦研成粉末服，5～10g。

【类同品】 部分地区亦将同科动物毛烟管鱼 *Fistularia villosa* Klunzinger（分布于我国沿海）作为药用。

650. 海马

【别名】 水马、鰕姑、龙落子、马头鱼、海马子、刺海马、海蛆、龙落子鱼。

【来源】 为海龙科（Syngnathidae）动物线纹海马 *Hippocampu kelloggi* Jordan et Snyder、大海马 *Hippocampus kuda* Jordan et Snyde、三斑海马 *Hippacampus trimaculatus* Leach、刺海马 *Hippocampus histrix* Kaup、小海马 *Hippcampus japonicus* Kaup 的全体。

【分布】 线纹海马分布于广东、福建和台湾沿海，大海马分布于广东和海南沿海，三斑海马分布于东海、南海及浙江、福建、广东沿海，刺海马分布于广东和福建沿海，小海马分布于辽宁、河北、山东、广东沿海。

【性味归经】 甘、咸，温。归肝、肾经。

【功能主治】 补肾壮阳，强筋健骨，散结消肿，舒筋活络，调气活血。用于肾阳虚之阳萎不育，宫冷不孕，腰脚酸软，遗尿，虚喘，瘰疬，跌打损伤，癥瘕痞块，难产，外伤出血，乳痈，痈疮肿毒。

【用法用量】 内服：煎汤，3～15g；入丸、散剂，1～3g；研成粉末服，1～1.5g。外用：研成粉末掺或调敷，适量。

【类同品】 部分地区亦将同科动物冠海马 *Hippocampus coronatus* Temminck et Schlegel（分布于渤海）作为药用。

651. 海龙

【别名】 水雁、刁海龙、拟海龙、尖海龙、杨枝鱼、钱串子、海蛇。

【来源】　为海龙科（Syngnathidae）动物尖海龙 *Syngnathus àcus*（Linnaeus）、刁海龙 *Solegnathus hardwichii*（Gray）、拟海龙 *Syngnathoides biaculeatus*（Bloch）的全体。

【分布】　尖海龙分布于东海和南海，刁海龙分布于南海及台湾海峡，拟海龙分布于南海北部沿岸及台湾。

【性味归经】　甘、咸，温。归肾、肝经。

【功能主治】　补肾壮阳，散结消肿，舒筋活络，止血，催产。用于肾阳虚之阳萎不育、宫冷不孕、虚喘，瘿瘤瘰疬，跌打损伤肿痛，难产，外伤出血。

【用法用量】　内服：煎汤，3～10g；研成粉末入丸、散剂，1～3g。外用：研成粉末掺敷，适量。

【类同品】　部分地区亦将同科动物冠海龙 *Corythoichthys fasciatus*（Gray）（分布于南海诸岛、海南）、黄带冠海龙 *Corythoichthys flavofasciatus*（Rüppell）（分布于台湾）、蓝带矛吻海龙 *Doryrhamphus excisus* Kaup（分布于西沙群岛、台湾南部）、葛氏海蠋鱼 *Halicampus grayi* Kaup（又称海蠋龙，分布于南海、台湾）、蓝点多环海龙 *Hippichthys cyanospilos*（Bleeker）（分布于南海）、前鳍多环海龙 *Hippichthys heptagonus*（Bleeker）（分布于南海）、带纹多环海龙 *Hippichthys spicifer*（Rüppell）（分布于南海及台湾）、红鳍冠海龙 *Corythoichthys haematopterut*（Bleeker）（分布于南海、东海及浙江北部沿海及长江、钱塘江）、恒河鱼海龙 *Ichthyocampus carce*（Hamilton）（分布于海南）、珠海龙 *Syngnathus argyrostictus* Kaup（分布于南海、东海）、飘海龙 *Syngnathus pelagicus* Linnaeus（分布于东海）、粗吻海龙 *Trachyrhamphus serratus* Temminck Schlegel（分布于南海、东海、台湾海峡）、低海龙 *Syngnathus djarong* Bleeker（分布于南海）、蓝海龙 *Syngnathus cyanospilus* Bleeker（分布于南海）、舒海龙 *Syngnathus schlegeli*（Kaup）（分布于台湾海峡及东海）、刺冠海龙 *Corythoichthys crenulatus*（Weber）（分布于上海、浙江、福建、台湾）作为药用。

652. 魣毒

【来源】　为魣科（Sphyraenidae）动物大魣 *Sphyraena barracuda*（Walbaum）、斑条魣 *Sphyraena jello*（Cuvier）体内的毒素。

【分布】 皆分布于南海及台湾沿海。

【备注】 生活于珊瑚礁的大型个体，繁殖季节其体内含有珊瑚礁鱼毒素，毒性较强。其活性作用有待于进一步研究。

653. 粒唇鲻毒

【来源】 为鲻科（Mugilidae）动物粒唇鲻 *Crenimugil crenilabis*（Forsskal）体内的毒液。

【分布】 西沙群岛及台湾海峡。

【备注】 该鱼体内含过多的蜡脂质，胃肠功能差的人食用后会引起不适，主要表现为下泻、呕吐、皮漏脂症。卵巢也有毒。其活性作用有待于进一步研究。

654. 鲮鱼

【来源】 为鲻科（Mugilidae）动物鲮 *Liza haematocheila*（Temminck et Schlegel）的肉。

【分布】 我国沿海。

【性味归经】 甘、涩，温，有小毒。归心、肝经。

【功能主治】 健脾益气，强筋骨，消食导滞，散瘀。用于久病体虚，血虚，遗尿，消化不良，小儿疳积，胸痹。

【用法用量】 内服：煎服，100～250g；焙干研成粉末服，3～5g。

【类同品】 部分地区亦将同科动物棱鲮 *Liza carinatus*（Valenciennes）（分布于台湾海峡、东海、南海）、粗磷鲮 *Liza dussumieri*（Valenciennes）（分布于台湾海峡）作为药用。

655. 鲻鱼

【别名】 子鱼、白眼、梭鱼、乌鲻、乌仔鱼、犬鱼、尖头鱼、只鱼、黑耳鲻、乌头鱼、斋鱼、知鱼、脂鱼、乌头鱼。

【来源】 为鲻科（Mugilidae）动物鲻鱼 *Mugil cephalus* Linnaeus 及近缘种的肉。

【分布】 我国沿海近河口淡水处。

【性味归经】 甘、咸，平。归脾、胃、肺经。

【功能主治】 健脾益气，消食导滞。用于脾胃虚弱，泄泻，消化不良，小儿疳积，体弱羸弱。

【用法用量】 内服：煎汤，60～120g；炖食，100～200g。

【类同品】 部分地区亦将同科动物前鳞鲻 *Mugil ophuyseni* Bleekr、硬头骨鲻 *Mugil strongylocephalus* Richardson、开氏鲻 *Mugil kelaartii* Günther、粗鳞鲻 *Liza carinatus*（Valenciennes）、圆吻鲻 *Mugil seheli* Forskal、梭鲮 *Liza carinatus*（Valenciennes）（又称犬鱼、尖头西，皆分布于东海、南海）、英氏鲻 *Mugil engeli*（Bleeker）、黄鲻 *Mugil vaigiensis*（Guoy et Gaimard）（皆分布于南海）、梭鲻 *Mugil soiuy* Basilewsky（分布于我国沿海）、大鳞鲻 *Mugil macrolepis* Smith（分布于南海）、棱鲻 *Mugil carinatus* Cuvier et Valenciennes（分布于黄海）、粗磷鲮 *Liza dussumieri*（Valenciennes）（又称白鲻、鲻鱼、西鱼，分布于东海、南海、台湾）作为药用。

656. 鲻毒

【来源】 见“鲻鱼”条，药用部位为卵巢内蜡脂质。

【备注】 卵巢含过多的蜡脂质，食用后易引起腹泻、呕吐、皮漏脂症。其活性作用有待进一步研究。

657. 英氏鲻

【别名】 硬头骨鲻、加剥。

【来源】 为鲻科（Mugilidae）动物英氏鲻 *Mugil engeli*（Bleeker）的全体。

【分布】 南海。

【性味归经】 甘、辛，温。归肝经。

【功能主治】 补益，活血。用于软组织损伤。

【用法用量】 内服：煎汤，适量。

658. 鳝鱼

【别名】 䱇、黄鳝鱼、黄鳝、黄䱇 、䱇鱼、风鳝、海蛇、𫚉鱼、黄𫚉。

【来源】 为合鳃鱼科（Synbranchidae）动物黄鳝 *Monopterus albus*（Zuiew）的肉。

【分布】 除西南、西北地区外，我国各地江湖、水库、池沼及稻田均有分布。

【性味归经】 甘，温。归肝、脾、肾经。

【功能主治】 益气血，祛风湿，补肝肾，强筋骨。用于虚劳，风寒湿痹证，产后恶露不尽之腹痛，痔瘘，小儿疳积，肝肾不足之腰膝酸软、阳萎。

【用法用量】 内服：煮食，100～250g；捣肉为丸或焙研成散用，适量。外用：剖片敷贴，适量。

659. 鳝鱼骨

【别名】 鳝骨。

【来源】 见“鳝鱼”条，药用部位为骨。

【性味归经】 咸、甘，凉。归心经。

【功能主治】 清热解毒。用于风热痘疮，臁疮。

【用法用量】 内服：煎汤，3～6g。外用：烧炭研成粉末，用麻油调涂或敷贴，适量。

660. 鳝鱼血

【来源】 见“鳝鱼”条，药用部位为血。

【性味归经】 甘、咸，平。归肝、肾经。

【功能主治】 活血，壮阳，解毒明目，祛风活络。用于跌打损伤，阳萎，疔疮，癣，痔瘘，目翳，口眼歪斜。

【用法用量】 内服：和药作丸，适量。外用：涂敷或滴入耳鼻；或研成粉末敷，适量。

661. 鳝鱼头

【来源】 见“鳝鱼”条，药用部位为头。

【性味归经】 甘，平。归胃、小肠、大肠经。

【功能主治】 健脾，解毒消痈，滋阴，散结。用于消渴，消化不良，脱肛，肠痈，癥瘕痞块。

【用法用量】 内服：煅灰研成粉末，和水或黄酒服用，5～10g。

662. 鳝鱼皮

【来源】 见“鳝鱼”条，药用部位为皮。

【性味归经】 咸、甘，温。归肝经。

【功能主治】 散结止痛。用于乳腺癌，乳房肿块。

【用法用量】 内服：煅灰，空腹用温酒服，3～6g。

663. 斑点九棘鲈肉

【来源】 为鮨科（Serranidae）动物斑点九棘鲈 *Cephalopholis argus*（Bloch et Schneider）的肉。

【分布】 南海及台湾。

【性味归经】 甘，平。归脾、胃、肝经。

【功能主治】 温中止泻，补益气血。用于脾胃虚寒之泄泻，胎动不安，产后乳少，痈疽溃后久不愈合。

【用法用量】 内服：煮食，50～100g。

【类同品】 部分地区亦将同科动物截尾鳃棘鲈 *Plectropomus truncates* Fowler（分布于台湾）、侧牙鲈 *Variola louti*（Forskal）(分布于台湾和南海诸岛）作为药用。

664. 九棘鲈毒

【来源】 为鮨科（Serranidae）动物斑点九棘鲈 *Cephalopholis argus*（Bloch et Schneider）、青星九棘鲈 *Cephalopholis miniata*（Forsskal）的毒素。

【分布】 青星九棘鲈分布于南海及台湾海域。

【备注】 生活于珊瑚礁的个体，肉含有珊瑚礁鱼毒素。其活性作用有待进一步研究。

665. 石斑鱼毒

【来源】 为鮨科（Serranidae）动物棕点石斑鱼 *Epinephelus fuscoguttatus*（Forsskal）、清水石斑鱼 *Epinephelus polyphekadion*（Bleeker）的毒素。

【分布】 棕点石斑鱼分布于南海，清水石斑鱼分布于南海。

【备注】 生活于热带太平洋海域的大型个体，体内含有珊瑚礁鱼毒素。其活性作用有待于进一步研究。

666. 鳃棘鲈毒

【来源】 为鮨科（Serranidae）动物蓝点鳃棘鲈 *Plectropomus areolatus*（Ruppell）、线点鳃棘鲈 *Plectropomus oligacanthus* Bleeker 体内的毒素。线点鳃棘鲈又称点线鳃棘鲈。

【分布】 蓝点鳃棘鲈分布于南海及台湾海峡，线点鳃棘鲈分布于南海北部沿岸。

【备注】 生活于热带太平洋海域的大型个体，体内含有珊瑚礁鱼毒素。其活性作用有待于进一步研究。

667. 侧牙鲈毒

【来源】 为鮨科（Serranidae）动物侧牙鲈 *Variola louti*（Forsskal）体内的毒素。

【分布】 南海诸岛及台湾。

【备注】 生活于礁区的大型个体，因食物链的关系，肉、内脏、肝脏、生殖腺、消化道会积累有珊瑚礁鱼毒素，其活性作用有待于进一步研究。

668. 石斑鱼

【来源】 为鮨科（Serranidae）动物鲑点石斑鱼 *Epinephelus fario*（Thunberg）、青石斑鱼 *Epinephelus awoara*（Temminck et Schlegel）等除去内脏的全体。

【分布】 鲑点石斑鱼分布于南海、台湾、澎湖列岛等沿海，青石斑鱼分布于南海及台湾海峡。

【性味归经】 甘，温。归心、肝经。

【功能主治】 滋补强壮，益气健脾，养血安神。用于体虚，心悸，失眠，健忘，头晕目眩。

【用法用量】 内服：炖服，20～50g。

【类同品】 部分地区亦将同科动物指印石斑鱼 *Epinephelus megachir*（Richrdson）（分布于南海）、镶点石斑鱼 *Epinephelus amblycephalus*（Bleeker）（分布于南海、东海）、点带石斑鱼 *Epinephelus malabaricus*（Bloch et Schneider）（分布于南海、东海）作为药用。

669. 中国鲈鱼

【来源】 为鮨科（Serranidae）动物中国鲈 *Lateolabrax maculatus*（McClelland）除去鳞片及内脏的全体。

【分布】 我国沿海。

【性味归经】 甘，温。归脾、胃、肝、肾经。

【功能主治】 补脾胃，益肝肾，安胎。用于消化不良，水肿，肝肾不足之胎动不安。

【用法用量】 内服：煮食，适量。

670. 中国鲈鱼鳃

【来源】 见“中国鲈鱼”条，药用部位为鳃。

【性味归经】 甘，平。归肺经。

【功能主治】 止咳化痰。用于百日咳。

【用法用量】 内服：鳃不洗，晒干煮汤；干鳃焙黄，研成粉末冲服，适量。

671. 鲈鱼

【别名】 花鲈、四鳃鱼、鲈、鲈板、花寨、鲈子鱼、真鲈。

【来源】 为鮨科（Serranidae）动物鲈鱼 *Lateolatbrax japonicus*（Cuvier et Valenciennes）除去内脏和鳞片的全体。

【分布】 我国沿海。

【性味归经】 甘，温。归肝、肾、脾、胃经。

【功能主治】 温中散寒，补肝肾，益气血，通经络，利水湿。用于脾胃虚寒之泄泻，小儿疳积，消化不良，胎动不安，筋骨萎弱，产后乳少，疮疡溃后久不愈合，百日咳，水肿。

【用法用量】 内服：煮食，50～240g；焙黄研成粉末。

672. 鳜鱼

【别名】　鳜豚、翘嘴鳜鱼、鳜、水豚、石桂鱼、罽鱼、锦鳞鱼、桂鱼、鯚鱼、鳌花鱼、母猪壳、鳌花。

【来源】　为鮨科（Serranidae）动物鳜 *Siniperca chuatsi*（Basilewsky）去除头、鳞、内脏的全体。

【分布】　我国各大江河水系及湖泊。

【性味归经】　甘，平。归脾、胃经。

【功能主治】　补气健脾，养血。用于虚劳羸瘦，血虚，肠风便血。

【用法用量】　内服：煮食，100～200g；烧存性，研成粉末，用酒调服。

【类同品】　部分地区亦将同科动物斑鳜 *Siniperca scherzeri* Steindachner、暗色鳜 *Siniperca obscura* Nichols、大眼鳜 *Siniperca kneri* Garman（皆分布于长江水系及长江以南江河湖泊）作为药用。

673. 鳜鱼尾

【来源】　见“鳜鱼”条，药用部位为鱼尾。

【性味归经】　咸、辛，寒。归肺经。

【功能主治】　散结。用于小儿软疖

【用法用量】　外用：生鱼尾捣烂外敷患处，适量。

【类同品】　见“鳜鱼”条。

674. 鳜鱼胆

【别名】　翘嘴鳜鱼胆、季鱼胆、桂鱼胆。

【来源】　见“鳜鱼”条，药用部位为鱼胆。

【性味归经】　苦，寒。归肝、胆经。

【功能主治】　消骨鲠，清热解毒。用于诸骨鲠喉，痈疮肿毒。

【用法用量】 内服：用酒煎化，含咽，适量；冲服，1～2枚。

【类同品】 见“鳜鱼”条。

675. 鳜鱼毒

【来源】 见“鳜鱼”条，药用部位为毒腺组织分泌物。

【类同品】 见“鳜鱼”条。

【备注】 背鳍棘、臀鳍棘、腹鳍棘及鳍棘外包皮中有毒腺组织，被刺伤后有强烈灼痛，并伴有发热、畏寒等症状，为淡水鱼中毒性最强者之一，其活性作用有待于进一步研究。

676. 紫鲈鱼毒

【来源】 为鮨科（Serranidae）动物紫鲈 *Aulacocephalus temmincki* Bleeker 表皮分泌的黏液。

【分布】 台湾。

【备注】 表皮分泌的黏液中含线纹鱼毒素，其活性作用有待进一步研究。

677. 黄鲈鱼毒

【来源】 为鮨科（Serranidae）动物黄鲈 *Diploprion bifasciatum* Cuvier 皮肤分泌的黏液。

【分布】 南海、东海南部及台湾海峡。

【备注】 皮肤分泌黏液毒，能杀死周围鱼类，其活性作用有待进一步研究。

678. 六带线纹鱼毒

【来源】 为鮨科（Serranidae）动物六带线纹鱼 *Grammistes sexlineatus*（Thunberg）皮肤分泌的皮肤黏液毒及线纹鱼毒素。又称六线黑鲈。

【分布】 我国南海诸岛及台湾海域。

【备注】 对鱼类及哺乳动物红细胞有溶血作用，能杀死周围鱼类。其活性作用有待进一步研究。

679. 四指马鲅

【别名】 四指马鲛、四鳃鲈、马交、午鱼。

【来源】 为鮨科（Serranidae）动物四指马鲅 *Eleutheronema tetradactylum*（Shaw）的肉。

【分布】 黄海、东海及渤海。

【性味归经】 甘，平。归脾、胃、肺经。

【功能主治】 消食化滞，止咳，解毒。用于消化不良，饮食积滞，百日咳，咽喉肿痛。

【用法用量】 内服：煮食，20～50g。

680. 笛鲷鳔

【来源】 为笛鲷科（Lutjanidae）动物金带笛鲷 *Lutianus vaigiensis*（Quoy et Gainard）、绿短鳍笛鲷 *Aprion virescens* Valenciennes、金焰笛鲷 *Lutjanus fulviflammus*（Forsskl）、白斑笛鲷 *Lutjanus bohar*（Forsskl）的鳔。绿短鳍笛鲷又称绿笛鲷。

【分布】 金带笛鲷分布于广东、海南诸岛，绿短鳍笛鲷和白斑笛鲷分布于台湾和南海诸岛海域，金焰笛鲷分布于我国南海诸岛、广东及台湾。

【性味归经】 咸、苦，寒。归肝经。

【功能主治】 清热解毒。用于痄腮。

【用法用量】 内服：煎汤，5～15g。

【类同品】 见“真鲷”条。此外，部分地区亦将裸颊鲷科（Lethrinidae）动物单列齿鲷 *Monotaxis grandoculis*（Forsskal）、金带齿颌鲷 *Gnathodentex aureolineatus*（Lacépède）（皆分布于南海诸岛及台湾海域）、长吻裸颊鲷 *Lethrinus miniatus*（Forster）（分布于南海诸岛、广东及台湾沿岸）作为药用。

681. 笛鲷毒

【来 源】 为笛鲷科（Lutjanidae）动物叉尾鲷 *Aphareus furcatus*（Lacépède）、驼背笛鲷 *Lutjanus gibbus*（Forsskal）、焦黄笛鲷 *Lutjanus fulvus*（Forster）、大眼鲷科（Priacanthidae）动物灰鳍异大眼鲷 *Heteropriacanthus cruentatus*（Lacépède）及“笛鲷鳔”中诸种体内积累的珊瑚礁鱼毒素。

【分布】 叉尾鲷、驼背笛鲷和灰鳍异大眼鲷分布于南海诸岛及台湾海域，焦黄笛鲷分布于南海诸岛、广东沿岸。

【备注】 一般无毒，生活于礁区的大型个体，因食物链的关系，体内会积累有珊瑚礁鱼毒素，内脏毒性强，误食后有时会引起中毒。其活性作用有待进一步研究。

682. 黑尻鲹毒

【来源】 为鲹科（Carangidae）动物黑尻鲹 *Caranx meampygus* Cuvier 体内积累的珊瑚礁鱼毒素。又称毒扁鲹。

【分布】 南海诸岛及台湾海域。

【备注】 生活于珊瑚丛中礁盘区的大型个体，肌肉和内脏偶有珊瑚礁鱼毒素，个体越大，毒性越强。其活性作用有待进一步研究。

683. 蓝圆鲹

【别名】 鲃鲏、鳀鲇、池鱼、黄鲮、棍子、黄尾。

【来源】 为鲹科（Carangidae）动物蓝圆鲹 *Decapterus maruadsi*（Temminck et Schlegel）的新鲜肌肉。

【分布】 我国沿海。

【性味归经】 辛，凉。归脾经。

【功能主治】 消食化积，利气益气，止血。用于脾虚乏力，食欲不振，食积不化，久痢，咳血等。

【用法用量】 内服：炖食，20～50g。

684. 鲹毒

【来源】 为鲹科（Carangidae）动物杜氏鰤 *Seriola dumerili*（Risso）、竹筴鱼 *Trachurus japonicus*（Temminck et Schlegel）、蓝圆鲹 *Decapterus maruadsi*（Temminck et Schlegel）体内毒素。

【分布】 杜氏鰤、竹筴鱼分布于我国沿海。

【备注】 体内组胺酸含量较高，易腐，贮藏不善组胺酸易分解产生组胺，进食不新鲜的鱼会引起过敏性食物中毒。其活性作用有待进一步研究。

685. 低鳍鮠毒

【来源】 为鲹科（Kyphosidae）动物低鳍鮠 *Kyphosus vaigiensis*（Quoy et Gaimard）体内积累的珊瑚礁鱼毒素。

【分布】 西沙群岛、南沙群岛及台湾岩礁沿岸。

【备注】 一般无毒，但生活于珊瑚礁中的个体，因食物链的关系，体内积累有珊瑚礁鱼毒素。其活性作用有待进一步研究。

686. 绯鲤毒

【来源】 为羊鱼科（Mullidae）动物无斑拟绯鲤 *Pseudupeneus vanicolensis*（Valenciennes）、条纹副绯鲤 *Pseudupeneus barberinus*（Lacépède）体内积累的珊瑚礁鱼毒素。

【分布】 无斑拟绯鲤分布于西沙群岛及台湾沿海，条纹副绯鲤分布于南海诸岛及台湾海域。

【备注】 一般无毒，但生活于珊瑚礁区的个体，因食物链的关系，体内积累有珊瑚礁鱼毒素，尤以肝脏、胃、肠、生殖腺为甚。其活性作用有待进一步研究。

687. 丝蝴蝶鱼毒

【来源】 为蝴蝶鱼科（Chaetodontidae）动物丝蝴蝶鱼 *Chaetodon auriga* Forsskal 体内积累的珊瑚礁鱼毒素。

【分布】 南海诸岛、海南及台湾等海域。

【备注】 生活于珊瑚礁区的个体，因食物链的关系，成鱼体内积累有珊瑚礁鱼毒素，尤以内脏为甚。其活性作用有待进一步研究。

688. 鞭蝴蝶鱼毒

【来源】 为蝴蝶鱼科（Chaetodontidae）动物鞭蝴蝶鱼 *Chaetodon ephippium* Cuvier 生殖腺毒素。

【分布】 南海诸岛及台湾沿海珊瑚礁海域。

【备注】 以产卵季节生殖腺毒性强。其活性作用有待进一步研究。

689. 刺盖鱼毒

【来源】 为蝴蝶鱼科（Chaetodontidae）动物主刺盖鱼 *Pomacanthus imperator*（Bloch）、肩环刺盖鱼 *Pomacanthus annularis*（Bloch）、半环刺盖鱼 *Pomacanthus semicirculatus* Cuvier、六带环刺盖鱼 *Pomacanthus sexstriatus*（Cuvier）各鳍硬棘及前鳃盖骨毒腺产生的毒素。主刺盖鱼又称条纹盖刺鱼。

【分布】 皆分布于南海及台湾南部沿海。

【备注】 各鳍硬棘及前鳃盖骨具毒腺，被刺后剧痛。其活性作用有待进一步研究。

690. 甲尻鱼毒

【来源】 为蝴蝶鱼科（Chaetodontidae）动物甲尻鱼 *Pygoplites diacanthus*（Boddaert）各鳍硬棘及前鳃盖骨棘毒腺分泌的毒素。

【分布】 南海诸岛及台湾南部海域。

【备注】 各鳍硬棘及前鳃盖骨具毒腺，被刺后剧痛。其活性作用有待进一步研究。

691. 黄斑普提鱼毒

【来源】 为隆头鱼科（Labridae）动物黄斑普提鱼 *Bodianus perditio*（Quoy et Gaimard）体内积累的珊瑚礁鱼毒素。

【分布】 台湾南部及东岸沿海。

【备注】 生活于珊瑚礁区的个体，因食物链的关系，成鱼体内积累有珊瑚礁鱼毒素。其活性作用有待进一步研究。

692. 唇鱼毒

【来源】 为隆头鱼科（Labridae）动物黄带唇鱼 *Cheilinus fasciatus*（Bloch）、三叶唇鱼 *Cheilinus trilobatus*（Lacépède）体内积累的珊瑚礁鱼毒素。黄带唇鱼又称横带唇鱼。

【分布】 黄带唇鱼分布于南海诸岛及台湾海域，三叶唇鱼分布于我国南海诸岛、东海南部及台湾沿海。

【备注】 一般无毒，但生活于珊瑚礁区的个体，因食物链的关系，成鱼体内积累有珊瑚礁鱼毒素，肉有微毒。其活性作用有待进一步研究。

693. 露珠盔鱼毒

【来源】 为隆头鱼科（Labridae）动物露珠盔鱼 *Coris gaimard*（Quoy et Gaimard）体内积累的珊瑚礁鱼毒素。

【分布】 南海诸岛及台湾海域。

【备注】 一般无毒，但生活于珊瑚礁区的大型个体，因食物链的关系，体内积累有珊瑚礁鱼毒素，肉有毒，是隆头鱼科（Labridae）中毒性最强的一种。其活性作用有待进一步研究。

694. 伸口鱼毒

【来源】 为隆头鱼科（Labridae）动物伸口鱼 *Epibulus insidiator*（Pallas）体内积累的珊瑚礁鱼毒素。

【分布】 南海诸岛及台湾海域。

【备注】 一般无毒，但生活于珊瑚礁区的大型个体，因食物链的关系，体内积累有珊瑚礁鱼毒素。毒素多积累于肝脏、消化道、生殖腺等内脏中，肉有微毒。其活性作用有待进一步研究。

695. 鹦嘴鱼毒

【来源】 为鹦嘴鱼科（Scaridae）动物青点鹦嘴鱼 *Scarus ghobban* Forsskal、黑鹦嘴鱼 *Scarus niger* Forsskal、突额鹦嘴鱼 *Scarus ovifrons* Temminck et Schlegel 体内积累的珊瑚礁鱼毒素。青点鹦嘴鱼又称蓝点鹦哥鱼、鹦哥、青衫（雄）、红蠔鱼（雌）、红衫，黑鹦嘴鱼又称项斑鹦哥鱼、鹦哥、青衫（雄）、蠔鱼（雌）、青蠔鱼。

【分布】 青点鹦嘴鱼分布于台湾沿海及澎湖等岛，黑鹦嘴鱼分布于台湾东部、南部等岛，突额鹦嘴鱼分布于南海。

【备注】 一般无毒，但生活于珊瑚礁区的个体，因食物链的关系，体内常积累有珊瑚礁鱼毒素，以内脏为甚。其活性作用有待进一步研究。

696. 鰕虎鱼

【别名】 鲨、鮀、沙鰛、呵浪鱼、沙竹、光鱼、油光鱼、吹沙、沙沟鱼、刺鰕虎鱼。

【来源】 为鰕虎鱼科（Gobiidae）动物刺鰕虎鱼 *Acanthogobius flavimanus*（Temminck et Schlegel）的肉。

【分布】 东海北部、黄海。

【性味归经】 甘、咸，温。归脾、胃、肾经。

【功能主治】 温中健脾，补肾壮阳，强筋健骨，利小便。用于虚寒腹痛，体虚无力，小儿疳积，消化不良，风湿痹痛，肾阳虚之小便不利，阳萎早泄遗精。

【用法用量】 内服：煎汤，100～200g。

【类同品】 部分地区亦将同科动物斑鳍刺鰕虎鱼 *Acanthogobius stigmothonus*（Richardson）（分布于南海）、云斑栉鰕虎鱼 *Ctenongobius criniger*（Cuvier et Valenciennes）（分布于广东、台湾沿海）、鳗鰕虎鱼科（Trypauchenidae）动物红狼牙鰕虎鱼 *Odontamblyopus rubicundus*（Hamilton Buchanan）（分布于我国沿海）孔鰕虎鱼 *Trypauchen vagina*（Bloch et Schneider)(分布于东海、南海)作为药用。

697. 云斑栉鰕虎鱼

【来源】 为鰕虎鱼科（Gobiidae）动物云斑裸颊鰕虎鱼 *Yongeichthys criniger*（Valenciennes）除去内脏的全体。

【分布】 海南、台湾。

【性味归经】 甘、咸，温，有毒。归脾、胃、肾经。

【功能主治】 温中益气，补肾壮阳之功效。用于胃脘隐痛，小儿疳积，消化不良，肾阳虚之阳萎遗精早泄。

【用法用量】 内服：煎汤，3～6g。为有毒鱼类，经常有误食中毒者，应慎用。

698. 鰕虎鱼毒

【来源】 为鰕虎鱼科（Gobiidae）动物犬牙细棘鰕虎鱼 *Acentrogobius caninus*（Valenciennes）、拟矛尾鰕虎鱼 Parachaenichthys polyema（Bleeker）、云斑裸颊鰕虎 *Yongeichthys criniger*（Valenciennes）鱼体内的毒素。

【分布】 犬牙细棘鰕虎鱼分布于南海北部沿岸及台湾海峡，拟矛尾鰕虎鱼分布于我国沿海及台湾西南沿海。

【备注】 体内含有河鲀毒素。毒性强度为内脏 > 生殖腺 > 头部 > 皮肤 > 肌肉。其活性作用有待进一步研究。

699. 叶虾虎鱼毒

【来源】 为虾虎鱼科（Gobiidae）动物橙色叶虾虎鱼 *Gobiodon citrinus*（Rüppell）、五线叶虾虎鱼 *Gobiodon quinquestrigatus*（Valenciennes）、沟叶虾虎鱼 *Gobiodon rivulatus*（Rüppell）、黄体叶虾虎鱼 *Gobiodon okinawae* Sawada Arai et Abe 皮肤分泌的毒素。橙色叶虾虎鱼又称橙色短虾虎，五线叶虾虎鱼又称五带短虾虎。

【分布】　橙色叶虾虎鱼分布于台湾，五线叶虾虎鱼分布于海南、台湾，黄体叶虾虎鱼分布于西沙群岛。

【备注】　皮肤组织有大型特殊细胞，可分泌毒素，具皮肤黏液毒，味苦、有刺激性，能杀死周围水生动物。其活性作用有待进一步研究。

700. 黄鳍鲷鳔

【来源】　为鲷科（Sparidae）动物动物黄鳍鲷 *Sparus latus* Houttuyn 的鳔。

【分布】　我国沿海。

【性味归经】　咸、甘、苦，平。归肝经。

【功能主治】　清热解毒，补气血。用于痄腮，久病体弱。

【用法用量】　内服：煎汤，5～25g。

【类同品】　部分地区亦将同科动物黑鲷 *Sparus macrocephalus* (Basilewsky)（分布于我国沿海）作为药用。

701. 真赤鲷

【别名】　加吉鱼、加级鱼、铜盆鱼、加拉鱼、加腊、过腊、赤板、王山鱼、立鱼。

【来源】　为鲷科（Sparidae）动物真赤鲷 *Pagrosomus major*（Temminck et Schlegel）的肉。又称真鲷。

【分布】　我国沿海。

【性味归经】　甘，温。归脾、肾经。

【功能主治】　补肾益气，止血养血。用于久病体虚，食欲不振，盗汗，腰痛，水肿，产后瘀血。

【用法用量】　内服：煮食，100～150g。

【类同品】　部分地区亦将同科动物黑鲷 *Spagrus macrocephalus* (Basilewsky)（又称乌翅、黑加吉、海鲋、黑立、乌颊、乌格、黑格，分布于天津、山东、江苏、上海、浙江、福建、广东、台湾、海南、广西、香港、澳门、辽宁、河北）、黄鳍鲷 *Spagrus latus* Houttuyn（分布于黄海、东海、南海）、黄鲷 *Dentex tumifrons* Temminck et Schlegel（分布于南海和东海南部）作为药用。

702. 真赤鲷脂肪

【来源】 见“真赤鲷”条，药用部位为脂肪。

【性味归经】 咸，温。归肺经。

【功能主治】 杀虫疗癣。用于疮癣。

【用法用量】 内服：溶化服，5～10g。外用：涂敷，适量。

703. 黑棘鲷毒

【来源】 为鲷科（Sparidae）动物黑棘鲷 *Acanthopagrus schlegeli*（Bleeker）卵含有的鱼卵毒素。

【分布】 我国沿海。

【备注】 卵含有鱼卵毒素，一般经充分烧煮可将毒素破坏。若烧煮时间过短，食后会引起中毒，表现为呕吐、腹痛、腹泻等。其活性作用有待进一步研究。

704. 云鳚毒

【来源】 为锦鳚科（Pholidae）动物云鳚 *Enedrias nebulosus*（Temminck et Schlegel）卵中的毒素。

【分布】 渤海及黄海北部沿。

【备注】 生殖期卵有毒，误食后会引起中毒，表现为呕吐、腹痛、腹泻等。其活性作用有待进一步研究。

705. 旗鱼油

【来源】 为鲭科（Scombridae）动物平鳍旗鱼 *Istiophorus platypterus* Shaw 的鱼油。

【分布】 南海、东海。

【性味归经】 甘，温。归肝经。

【功能主治】 活血化瘀，明目。用于高血脂症、高血压、冠心病、脑栓塞的防治，夜盲症。

【用法用量】 内服：胶丸，常规服。

706. 鲭鱼肉

【别名】 鲐鱼。

【来源】 为鲭科（Scombridae）动物日本鲭 *Scomber japonicus* Houttuyn、澳洲鲭 *Scomber japonicus australasicus* Cuvier 的肉。日本鲭又称鲐，澳洲鲭又称窄头鲐。

【分布】 皆分布于我国沿海。

【性味归经】 甘，温，有微毒。归脾、肺、心经。

【功能主治】 滋补强壮，润肺止咳，安神。用于肺痨，食少泄泻，心悸，失眠，健忘。

【用法用量】 内服：煮食，100～200g。

707. 鲭鱼毒

【来源】 为鲭科（Scombridae）动物日本鲭 *Scomber japonicus* Houttuyn、澳洲鲭 *Scomber japonicus australasicus* Cuvier、扁舵鲣 *Auxis thazard*（Lacépède）、鲣 *Euthynnus pelamis*（Linnaeus）、平鳍旗鱼 *Istiophorus platypterus* Shaw、吻四鳍旗鱼 *Tetraoturus angustirostris* Tanaka、尖吻四鳍旗鱼 *Tetraoturus audax*（Phillip）、羽鳃鲐 *Rastrelliger kanagurta*（Cuvier）的体

内毒素。

【分布】 扁舵鲣分布于南海、东海，鲣分布于南海及台湾海峡，吻四鳍旗鱼和尖吻四鳍旗鱼分布于南海及台湾海峡，羽鳃鲐分布于南海、台湾海峡及东海南部。

【备注】 体内组胺酸含量较高，易腐，贮藏不善组胺酸易分解产生组胺，进食不新鲜的鱼会引起过敏性食物中毒。其活性作用有待进一步研究。

708. 鲐巴鱼

【别名】 鲐鱼、油桐鱼、青花鱼。

【来源】 为鲭科（Scombridae）动物鲐鱼 *Pneumatophorus japonicus*（Houttuyn）的肉。

【分布】 我国各海域。

【性味归经】 甘，温。归肺、脾、心经。

【功能主治】 滋补强壮，润肺，安神。用于久病体虚，肺痨，心悸，失眠，健忘。

【用法用量】 内服：煮食，100～200g。

709. 马鲛

【别名】 蓝点马鲛、鲅鱼、马鲛鱼。

【来源】 为鲭科（Scombridae）动物蓝点马鲛 *Scomberomorus niphonius*（Cuvier）的肉。

【分布】 我国沿海。

【性味归经】 甘，温。归脾、胃、肺、肾、心经。

【功能主治】 健胃，滋补强壮。用于产后体弱，咳喘，心悸，失眠，健忘。

【用法用量】 内服：煎汤，15～20g；煮食，50～100g。

710. 马鲛鳃

【别名】 鲅鱼鳃、马鲛干鳃。

【来源】 见“马鲛”条，药用部位为鳃。

【性味归经】 甘、咸，平。归肺、肾经。

【功能主治】 补气平喘。用于肺气虚咳嗽喘促，体弱乏力。

【用法用量】 内服：煎汤，10～15g。

【类同品】 部分地区亦将同科动物朝鲜马鲛 *Scomberomorus koreanus* (Kishinouye)(又称朝鲜鲅、鲅鱼、马鲛、燕鱼，分布于上海、浙江、台湾、福建、山东、江苏、辽宁、河北、天津)、康氏马鲛 *Scomberomorus commersoni* (Lacépède)(又称马鲛，分布于广西、广东、海南、福建、台湾)、斑点马鲛 *Scomberomorus guttatus* (Bloch et Schneider)(又称台湾马加鲭、马鲛，分布于广东、广西、海南、福建、台湾、上海、浙江) 作为药用。

711. 马鲛毒

【来源】 见“马鲛”条，药用部位为鱼肝中的毒素。

【备注】 肝油中含有鱼油毒、痉挛毒及麻痹毒，鲜鱼肝不宜大量食用。其活性作用有待进一步研究。

712. 金枪鱼脂肪

【来源】 为鲭科 (Scombridae) 动物大眼金枪鱼 *Thunnus obesus* Lowe、金枪鱼 *Thunnus thynnus* (Linnaeus)、黄鳍金枪鱼 *Thunnus albacares* Bonnaterre、青甘金枪鱼 *Thunnus tonggol* (Bleeker) 的脂肪。金枪鱼又称鲔，黄鳍金枪鱼又称鱼串子、黄鳍鲔，青甘金枪鱼又称青干金枪鱼、青干。

【分布】 大眼金枪鱼分布于南海诸岛及台湾海峡，金枪鱼分布于台湾，黄鳍金枪鱼分布于，南海、东海，青干金枪鱼分布于广东、广西、海南、福建、台湾。

【性味归经】 咸，温。归肺经。

【功能主治】 杀虫疗癣。用于疮癣。

【用法用量】 内服：融化服，5～10g。外用：涂敷，适量。

713. 圆舵鲣

【来源】 为金枪鱼科（Thunnidae）动物圆舵鲣 *Auxis tapeinosoma* Bleeker 的胰脏。

【分布】 渤海、黄海、南海。

【性味归经】 咸、甘，温。归脾经。

【功能主治】 滋阴。用于消渴。

【用法用量】 内服：煎汤，适量。

714. 牛眼鯥毒

【来源】 为鯥科（Pomatomidae）动物牛眼鯥 *Scombrops boops*（Houttuyn）体内的毒素。

【分布】 东海及台湾海峡。

【备注】 体内组胺酸含量较高，易腐，贮藏不善组胺酸易分解产生组胺，进食不新鲜的鱼会引起过敏性食物中毒。其活性作用有待进一步研究。

715. 鲯鳅毒

【来源】 为鲯鳅科（Coryphaenidae）动物鲯鳅 *Coryphaena hippurus* Linnaeus 体内的毒素。

【分布】 我国沿海。

【备注】 体内组胺酸含量较高，易腐，贮藏不善组胺酸易分解产生组胺，进食不新鲜的鱼会引起过敏性食物中毒。其活性作用有待进一步研究。

716. 鳞蛇鲭

【来源】 为蛇鲭科（Gempylidae）动物异鳞蛇鲭 *Lepidocybium flavobrunneum*（Smith）、棘鳞蛇鲭 *Ruvettus pretiosus* Cocco 的肉或鱼油。

【分布】 皆分布于我国各海域。

【性味归经】 甘、苦，寒。归大肠经。

【功能主治】 泻下。用于便秘。

【用法用量】 内服：口服或配生甘草煎服，适量。

717. 金钱鱼胆

【别名】 金鼓胆、金鼓鱼胆。

【来源】 为金钱鱼科（Scatophagidae）动物金钱鱼 *Scatophagus argus*（Linnaeus）的胆囊。

【分布】 南海、东海。

【性味归经】 苦、咸，凉。归肝、胆经。

【功能主治】 清热解毒，息风，止痢。用于小儿惊风，发热，痢疾。

【用法用量】 内服：研成粉末，用开水冲服，1～10 个。

718. 金钱鱼毒

【来源】 见“金钱鱼胆”条，药用部位为鳍棘和毒腺分泌的毒素。

【备注】 毒器由 11～12 背鳍棘、4～5 臀鳍棘、左右两腹鳍棘和毒腺组织构成。毒性较强，被刺伤后，引起剧烈疼痛，并伴随局部红肿、伤肢紫绀、全身乏力，是海水主要刺毒鱼类之一。其活性作用有待进一步研究。

719. 䲢毒

【来源】 为䲢科（Uranoscopidae）动物日本䲢 *Uranoscopus japonicus* Houttuyn、少鳞䲢 *Uranoscopus oligolepis* Bleeker、土佐䲢 *Uranoscopus tosae* Jordan et Hubbs、双斑䲢 *Uranoscopus bicinctus* Temminck et Schlegel、青䲢 *Gnathagnus elongatus*（Temminck et Schlegel）棘外皮膜内毒腺组织分泌的毒素。土佐䲢又称项鳞䲢。

【分布】 日本䲢分布于我国沿海，少鳞䲢、土佐䲢和双斑䲢分布于南海、东海，青䲢分布于我国沿海。

【备注】 棘外皮膜内有毒腺组织。肱棘尖长，被刺后剧痛。其活性作用有待进一步研究。

720. 篮子鱼

【别名】 黎猛、泥猛。

【来源】 为篮子鱼科（Siganidae）动物长鳍篮子鱼 *Siganus canaliculatus*（Park）的肉。

【分布】 南海、东海。

【性味归经】 甘，温。归脾、肾经。

【功能主治】 滋补强壮。用于久病体虚。

【用法用量】 内服：煮食，50～100g。

721. 篮子鱼胆

【别名】 黎猛胆。

【来源】 为篮子鱼科（Siganidae）动物黄斑篮子鱼 *Siganus oramin*（Bloch et Schneider）、褐斑篮子鱼 *Siganus fuscescens*（Houttuyn）的胆囊。

【分布】 黄斑篮子鱼分布于东海、南海，褐斑篮子鱼分布于南海海域。

【性味归经】　苦、咸，寒。归肝、胆、心经。

【功能主治】　清热解毒，生肌敛疮，活血化瘀。用于聤耳，疮疖，皮肤溃疡，跌打损伤。

【用法用量】　内服：煎汤，0.5～1g。外用：鲜鱼胆浸醋后，将鲜鱼胆滴于耳中或涂抹患处，适量。

【类同品】　部分地区亦将同科动物长鳍篮子鱼 *Siganus canaliculatus*（Park）(分布于南海、东海)、爪哇篮子鱼 *Siganus javus*（Linnaeus）(分布于南海)、带篮子鱼 *Siganus virgatus*（Cuver et Valenciennes）(分布于南海诸岛近海)、刺篮子鱼 *Siganus spinus*（Linnaeus）(分布于西沙群岛及台湾海峡)、点篮子鱼 *Siganus guttatus*（Bloch）（分布于台湾海峡及南海）、眼带篮子鱼 *Siganus puellus*（Schlegel）(分布于西沙群岛及台湾海峡）作为药用。

722. 篮子鱼毒

【来源】　见“篮子鱼”条，多种动物鳍棘分泌的毒素。

【备注】　毒器由十三背鳍棘、七臀鳍棘、二腹鳍棘以及毒腺组织、鳍棘皮膜组成。被刺后产生急性剧痛，伤口先局部变白，继而红肿、青紫、重者肢体麻痹，约2天可恢复。其活性作用有待进一步研究。

723. 刺尾鱼毒

【来源】　为刺尾鱼科（Acanthuridae）动物肩斑刺尾鱼 *Acanthurus gahhm*（Forsskal）、橙斑刺尾鱼 *Acanthurus olivaceus*（Bloch et Schneider）、横带刺尾鱼 *Acanthurus triostegus*（Linnaeus）、栉齿刺尾鱼 *Ctenochaetus striatus*（Quoy et Gaimard）、高鳍刺尾鱼 *Zebrasoma veliferum*（Bloch）鳍棘及外包皮膜、毒腺组织分泌的毒素。横带刺尾鱼又称条纹刺尾鱼。

【分布】　肩斑刺尾鱼、橙斑刺尾鱼和栉齿刺尾鱼分布于南海诸岛和台湾，横带刺尾鱼和高鳍刺尾鱼分布于我国南海诸岛。

【备注】　毒器由九背鳍棘、三臀鳍棘、二腹鳍棘以及外包皮膜、毒腺组织组成。被刺后即感剧烈疼痛，随之扩散至全肢并肿胀。生活于珊瑚礁区的个体，因食物链的关系，体内积累有珊瑚礁鱼毒素，肉有时有毒，但毒性较轻。其活性作用有待进一步研究。

724. 鰤毒

【来源】 为鰤科（Callionymidae）动物大鳍鰤 *Callionymus altipinnis* Fricke、眼斑新连鳍鰤 *Neosymchiropus ocellatus*（Pallas）、香斜棘鰤 *Repomucenus olidus*（Günther）。前鳃盖上的强棘分泌的毒素。香斜棘鰤又称香鰤。

【分布】 大鳍鰤和眼斑新连鳍鰤分布于南海诸岛，香斜棘鰤分布于长江口以南各沿海。

【备注】 前鳃盖上的强棘可能有毒，被刺后，伤口红肿剧痛。其活性作用有待进一步研究。

725. 金仔花

【别名】 黄斑鲾、鲾、鲾鱼、仔花、花鲾。

【来源】 为鲾科（Leiognathidae）动物黄斑鲾 *Leiognathus bindus*（Valenciennes）、鹿斑鲾 *Leiognathus ruconius*（Hamilton）的全体。

【分布】 黄斑鲾分布于黄海、南海及东海，鹿斑鲾分布于南海、东海。

【性味归经】 甘、咸，温。归脾、胃经。

【功能主治】 健脾消积，益气。用于小儿疳积。

【用法用量】 内服：煮食，100～200g。

【类同品】 部分地区亦将同科动物静鲾 *Leiognathus insidiator*（Bloch）、长棘鲾 *Leiognathus fasciatus* Lacépède、长鲾 *Leiognathus elongates*（Günther）、黑斑鲾 *Leiognathus daura*（Cuvier）、杜氏鲾 *Leiognathus dussumieri*（Cuvier et Valenciennes）（皆分布于南海）作为药用。

726. 海猴鳔

【别名】　金豉鳔、铜盆鱼鳔、条纹髭鲷鳔、打铁皮鳔、横带髭鲷鳔。

【来源】　为石鲈科（Pomadasyidae）动物横带髭鲷 *Hapalogenys mucronatus*（Eydoux et Souleyet）的鳔。又称髭鲷。

【分布】　我国沿海。

【性味归经】　甘、苦、咸，平。归肝、脾、肾经。

【功能主治】　清热解毒，补气活血。用于痄腮，气虚体弱，月经不调。

【用法用量】　内服：煎汤，5～15g，大量可用至100～200g。外用：外敷，适量。

【类同品】　部分地区亦将同科动物纵带髭鲷 *Hapalogenys kishinouyei* Smith et Pope（分布于南海、东海）、斜带髭鲷 *Hapalogenys nitens*（Richardson）（分布于我国沿海）、黑鳍髭鲷 *Hapalogenys nigripinnis*（Temm. et Schlegel）（分布于我国沿海）作为药用。

727. 海猴

【别名】　横带髭鲷、条纹髭鲷、铜盆鱼、金鼓、打铁皮。

【来源】　见“海猴鳔”条，药用部位为全体。

【性味归经】　咸、甘，平。

【功能主治】　补气活血，清热解毒。用于体虚，痈疮肿毒。

【用法用量】　内服：煮服，适量。

728. 黄唇鱼鳔

【别名】　金钱鮸。

【来源】　为石首鱼科（Sciaenidae）动物黄唇鱼 *Bahaba taipingensis*（Herre）的鳔。

【分布】 南海、东海。

【性味归经】 甘、咸，平。归肝、肾经。

【功能主治】 滋补肝肾。用于肝肾亏损之眩晕，腰膝酸软，遗精，消渴。

【用法用量】 内服：煎汤，10～20g。

729. 黄唇鱼心

【来源】 见“黄唇鱼鳔”条，药用部位为鲜鱼心脏。

【性味归经】 甘、咸，平。归心经。

【功能主治】 活血止痛。用于胸痹。

【用法用量】 内服：煮食，适量。

730. 黄唇鱼鳞

【来源】 见“黄唇鱼鳔”条，药用部位为鱼鳞。

【性味归经】 甘、咸，平。归肺经。

【功能主治】 生肌敛疮。用于疮疡溃后久不收口。

【用法用量】 外用：适量，研成粉末撒，或以麻油调敷。

731. 黄唇鱼肝

【来源】 见“黄唇鱼鳔”条，药用部位为肝脏。

【性味归经】 甘、咸，平。归心、肝、肺经。

【功能主治】 滋补强壮，明目。用于心悸，失眠，健忘，视力减退，肺痨。

【用法用量】 内服：煮食，适量；鱼肝油内服，2～10g。

732. 黄唇鱼鳃

【别名】　金钱鮸鳃。

【来源】　见“黄唇鱼鳔”条，药用部位为鱼鳃。

【性味归经】　辛、甘、咸，平。归肝、肾经。

【功能主治】　活血调经，滋阴补肾。用于少腹刺痛，崩漏，肾虚腰痛。

【用法用量】　内服：煎汤或研成粉末服，适量。

733. 梅童鱼

【别名】　梅子鱼、梅子。

【来源】　为石首鱼科（Sciaenidae）动物棘头梅童鱼 *Collichthys lucidus*（Richardson）、黑鳃梅童鱼 *Collichthys niveatus* Jordan et Starks 的肉。

【分布】　棘头梅童鱼分布于我国沿海，黑鳃梅童鱼分布于黄海和东海。

【性味归经】　甘，温。归脾、肾经。

【功能主治】　益气健脾，养血补肾。用于病后体虚，消化不良，小儿发育不良，遗尿。

【用法用量】　内服：炖食或蒸食，适量。

734. 鱼脑石

【别名】　石首鱼头石、石首鱼脑中枕、石首鱼魫、石首骨、黄鱼脑石、鱼首石、鱼忱骨。

【来源】　为石首鱼科（Sciaenidae）动物大黄鱼 *Larimichthys crocea*（Richardson）、小黄鱼 *Larimichthys polyactis*（Bleeker）头骨中的耳石。

【分布】　大黄鱼分布于南海、东海和黄海，小黄鱼分布于渤海、黄海和东海。

【性味归经】 甘、咸，寒。归肾、膀胱经。

【功能主治】 化结石，利尿通淋，清热解毒。用于石淋，小便不利，聤耳，鼻渊，野蕈或砒霜中毒。

【用法用量】 内服：研成粉末服，3～10g；煎汤，5～15g。外用：烧存性或研成粉末，或吹鼻，或以麻油调匀外敷，适量。

【类同品】 部分地区亦将同科黄唇鱼 *Bahaba taipingensis*（Herre）（分布于南海和东海）作为药用。

735. 石首鱼胆

【来源】 见“鱼脑石”条，药用部位为胆囊。

【性味归经】 苦，寒。归肺、肝经。

【功能主治】 清热解毒，平肝降脂，止咳。用于咳嗽痰多，高血脂症。

【用法用量】 内服：煎汤，6～9g。

【类同品】 见“鱼脑石”条。

736. 石首鱼

【别名】 黄花鱼、石头鱼、江鱼、小黄鱼、大黄花鱼、小黄花鱼、花鱼、古鱼、大眼、黄鱼、海鱼、黄瓜鱼、鲾。

【来源】 见“鱼脑石”条，药用部位为肉。

【性味归经】 甘、咸，温。归脾、胃、肝、肾、心经。

【功能主治】 补脾益气，补肾填精，明目，安神，止痢。用于病后体虚，乳汁不足，肾虚腰痛，水肿，食欲不振，视物昏花，心悸，失眠，健忘，痢疾。

【用法用量】 内服：煮食或炖食，100～250g。

【类同品】 见“鱼脑石”条。

737. 石首鱼鲞

【别名】 黄鱼鲞、白鲞、黄花鱼鲞、大黄花鱼鲞、鲞鱼。

【来源】 见“鱼脑石”条，药用部位为其干制品。

【性味归经】 甘，平。归脾、胃、大肠经。

【功能主治】 开胃消食，健脾补虚，止痢。用于食积腹胀，消化不良，食欲不振，病后体虚，泻痢。

【用法用量】 内服：煮食，50～100g。外用：贴敷，适量。

【类同品】 见“鱼脑石”条。

738. 石首鱼头

【来源】 见“鱼脑石”条，药用部位为头部。

【性味归经】 咸、甘，温。归肝、肾经。

【功能主治】 补虚。用于头晕，腰痛。

【用法用量】 内服：煎汤或研成粉末服，适量。

739. 大黄鱼鳔

【来源】 为石首鱼科（Sciaenidae）动物大黄鱼 *Larimichthys crocea*（Richardson）的鱼鳔。

【性味归经】 甘，平。归肾、肝经。

【功能主治】 补肾益精，滋养筋脉，养血止血，散瘀消肿。用于肾虚之滑精、腰膝无力，眩晕耳鸣，白带，血虚筋挛，产后风痉，破伤风，癫痫，吐血，血崩，创伤出血，手足皲裂，阴疽，瘘管，痔疮。

【用法用量】 内服：煎汤，10～30g；研成粉末服，3～6g。外用：溶化或烧灰涂敷，适量。

【类同品】 部分地区亦将同科动物黄唇鱼 *Bahaba taipingensis*（Herre）、白姑鱼 *Argyrosomus argentatus*（Houttuyn）（又称沙卫口、鳂仔鱼、

白姑子、白梅、白米鱼，分布于辽宁、河北、天津、山东、江苏、上海、浙江、福建、广东、台湾、海南、广西、香港、澳门）、黑姑鱼 *Atrobucca nibe* (Jordan et Thompson)（又称黑口白姑鱼，分布于广东、广西、海南、福建、台湾、上海、浙江）、鲟科（Acipenseridae）动物鳇 *Huso dauricus* (Georgi)、中华鲟 *Acipenser sinensis* Gray、东北鲟 *Acipenser schrenckii* (Brandt)、达氏鲟 *Acipenser dabryanus* Dumeril、白鲟 *Psephurus gladius* (Marteus)（又称象鼻鱼、琴鱼、朝剑鱼、古名鲔，分布于长江干流、黄海、东海沿岸）作为药用。

740. 大黄鱼鱼白

【来源】 见“大黄鱼鳔”条，药用部位为精巢。

【性味归经】 咸、甘，温。归脾、胃经。

【功能主治】 补中益气。用于中气不足。

【用法用量】 内服：煎汤，1～3g；焙干研成粉末用。

741. 小黄鱼鳔

【别名】 鱼鳔、鲢鮧、鲢鳀、鱼白、鱼鳔胶、鱼漩胶、黄鱼鳔胶、鳔、鱼胶、江鳔、白鳔、鱼脬、漩胶、鱼肚。

【来源】 为石首鱼科（Sciaenidae）动物小黄鱼 *Larimichthys polyactis* (Bleeker) 的鳔。

【性味归经】 咸、甘，平。归心、肝、肾经。

【功能主治】 补肝肾，止血。用于体虚，牙龈出血，吐血，内出血。

【用法用量】 内服：煎服，10～20g。

742. 小黄鱼

【来源】 见“小黄鱼鳔”条，药用部位为全体。

【性味归经】 咸、甘，温。归脾、肾经。

【功能主治】 补脾益肾。用于久病体虚，头晕，腰痛。
【用法用量】 内服：煎汤或研成粉末服，适量。

743. 小黄鱼肝

【来源】 见“小黄鱼鳔”条，药用部位为肝。
【性味归经】 甘、咸，平。归肝、肾经。
【功能主治】 补肝肾，明目。用于肝肾不足之视物昏花，雀盲。
【用法用量】 内服：煎汤，5～10g。

744. 小黄鱼肠油

【来源】 见“小黄鱼鳔”条，药用部位为鱼肠油。
【性味归经】 甘、咸，平。归大肠经。
【功能主治】 润肤。用于手足皲裂。
【用法用量】 外用：涂敷，适量。

745. 小黄鱼鳍

【来源】 见“小黄鱼鳔”条，药用部位为鳍。
【性味归经】 咸，寒。归肝经。
【功能主治】 清热解毒消痈。用于乳痈。
【用法用量】 外用：涂敷患处，适量。

746. 褐毛鲿鳔

【来源】 为石首鱼科（Sciaenidae）动物褐毛鲿 *Megalonibea fusca* Chu，Lo et Wu 的鳔。
【分布】 台湾、福建、上海、浙江、江苏。

【性味归经】 甘、咸，平。归脾、肾、心经。

【功能主治】 健脾，补肾固精，安神。用于体虚，肾虚之阳萎遗精，心悸，失眠，健忘。

【用法用量】 内服：煎汤，25～50g。

747. 鮸鱼

【别名】 敏鱼、鮸、敏子、鳌花、济黄花、米鱼、鳘。

【来 源】 为石首鱼科（Sciaenidae）动物鮸鱼 *Miichthys miiuy* (Basilewsky）的肉。

【分布】 辽宁、河北、天津、山东、江苏、上海、浙江、福建、广东、台湾、海南、广西、香港、澳门。

【性味归经】 甘，平。归脾经。

【功能主治】 补中益气，健脾利湿。用于脾胃虚弱之消化不良，腹胀，泄泻。

【用法用量】 内服：煮食，适量。

748. 鮸鱼鳔

【别名】 敏鱼鳔、敏子鳔。

【来源】 见“鮸鱼”条，药用部位为鳔。

【性味归经】 甘、咸，平。归肾、心经。

【功能主治】 补肾固精，止血。用于肾虚滑精，吐血。

【用法用量】 内服：煎汤，9～15g。

749. 黄姑鱼鳔

【别名】 铜罗鳔、铜罗鱼鳔、黄姑子鳔。

【来源】 为石首鱼科（Sciaenidae）动物黄姑鱼 *Nibea albiflara*（Richardson）、鮸状黄姑鱼 *Nibea miichthioides* Chu，Lo et Wu、日本黄姑鱼 *Nibea japonica*（Temminck et Schlegel）的鳔。

【分布】　黄姑鱼分布于我国沿海，鮸状黄姑鱼分布于南海、台湾海峡，日本黄姑鱼分布于东海、黄海。

【性味归经】　甘、咸、淡，平。归肾经。

【功能主治】　补肾，利水消肿。用于肾虚浮肿，产后腹痛，腰痛。

【用法用量】　内服：煎汤；入丸、散剂，5～15g。

750. 黄姑鱼

【别名】　黄姑子、铜罗鱼、铜鱼、黄鸡婆、春只、春水鱼、花鰔、皮鰔、山头黄鱼、黄婆、鰔。

【来源】　见“黄姑鱼鳔”条，药用部位为肉。

【性味归经】　甘、咸，平。归脾、肝、肾、心经。

【功能主治】　补气健脾，补肾利水，补肝明目，补心安神。用于食欲不振，肾虚遗精、浮肿，视物昏花，心悸，失眠，健忘。

【用法用量】　内服：炖食，适量。

【类同品】　部分地区亦将同科动物棘黄姑鱼 *Nibea diacanthus*（Lacepede）（分布于东海、南海）、白姑鱼 *Argyrosomus argentatus*（Houttuyn）、黑姑鱼 *Atrobucca nibe*（Jordan et Thompson）作为药用。

751. 黄姑鱼耳石

【来源】　见“黄姑鱼鳔”条，药用部位为头骨中的耳石。

【性味归经】　咸，寒。归肾、胆经。

【功能主治】　通淋，化结石。用于石淋。

【用法用量】　内服：入丸、散剂，适量。

752. 叫姑鱼

【别名】　钩嘴鰔、皮氏叫姑鱼、沙鰔、气昆鱼、加网、赤头、油或、沙或、尖头或、鼻鰔。

【来源】 为石首鱼科（Sciaenidae）动物叫姑鱼 *Johnius belengerii*（Cuvier et Valenciennes）的全体。

【分布】 我国沿海。

【性味归经】 甘、辛，温。归脾、肝经。

【功能主治】 消食，利水，散瘀。用于消化不良，水肿，肌肉挫伤。

【用法用量】 内服：炖食，适量。

753. 叫姑鱼鳔

【来源】 见“叫姑鱼”条，药用部位为鱼鳔。

【性味归经】 咸、甘，平。归肾经。

【功能主治】 补肾，利水消肿。用于肾虚浮肿。

【用法用量】 内服：煎汤，5～10g。

754. 鱚

【来源】 为鱚科（Sillaginidae）动物多鳞鱚 *Sillago sihama*（Forsskal）、少鳞鱚 *Sillago japonica* Temminck et Schlegel 的肉。

【分布】 多鳞鱚分布于我国沿海，少鳞鱚分布于南海、东海。

【性味归经】 甘，平。归脾经。

【功能主治】 健脾，利水消肿。用于脾虚，水肿。

【用法用量】 内服：煮食，50～100g。

755. 鱚油

【来源】 见“鱚”条，药用部位为鱼油。

【性味归经】 甘，温。归肝经。

【功能主治】 滋补强壮，明目壮骨。用于夜盲症，干眼，软骨症。

【用法用量】 内服：适量。

756. 鲫鱼

【来源】　为鲫科（Echeneidae）动物白短鲫 *Remora albescens*（Temminck et Schlegel）、短鲫 *Remorina remora*（Linnaeus）除去内脏的全体。

【分布】　皆分布于南海、东海。

【性味归经】　甘、咸，平。归肺、脾、胃经。

【功能主治】　养阴清肺，益胃生津，滋补强身。用于肺痨，燥咳，胃阴虚，久病体虚，热病伤津。

【用法用量】　内服：煮食，100～200g。

【类同品】　部分地区亦将同科动物短臂短鲫 *Remora brachyptera*（Lowe）（分布于南海）、鲫 *Echeneis naucrates* Linnaeus（又称鞋底鱼、屎狗、吸盘鱼、船底鱼、粘船鱼，分布于我国沿岸）作为药用。

757. 乌塘鳢

【别名】　汶鱼。

【来源】　为塘鳢科（Eleotridae）动物乌塘鳢 *Abostrychus sinensis*（Lacépède）的全体或肉。

【分布】　南海、东海。

【性味归经】　甘，平。归脾、肾经。

【功能主治】　滋补强壮，健脾开胃，利水消肿。用于久病体虚，脾虚水肿，腰膝酸痛。

【用法用量】　内服：煮食，100～200g。

758. 土附

【别名】　土部、鲈鳢、荡部、荡鱼、土哺、菜花鱼、鲋鱼、土鹜、吐哺、土鲋、杜父鱼、沙塘鳢、暗土布鱼、黑土布鱼、土布鱼、土婆鱼、沙乌鳢、蒲鱼、沙鳢。

【来源】 为塘鳢科（Eleotridae）动物沙塘鳢 *Odontobutis obscurus*（T. et S.）的全体或肉。

【分布】 浙江、江苏、安徽、福建、湖北、湖南等地。

【性味归经】 甘，温。归脾、胃经。

【功能主治】 补脾胃，养气血，利水湿。用于气血亏虚，脾胃虚弱之纳差乏力，湿肿水气。

【用法用量】 内服：煎汤，适量。

【类同品】 部分地区亦将同科动物河川沙塘鳢 *Odontobutis potamophila*（Günther）（分布于长江、钱塘江及岷江）作为药用。

759. 土附子

【来源】 见“土附”条，药用部位为卵子。

【性味归经】 甘，温。归肾经。

【功能主治】 助相火，暖肾元。用于肾虚之阳萎，腰冷。

【用法用量】 内服：煮食，20～30g。

760. 弹涂鱼

【别名】 海猴、海兔、跳跳鱼。

【来源】 为弹涂鱼科（Peiopthalmidae）动物弹涂鱼 *Periophthalmus cantonensis*（Osbeck）、大弹涂鱼 *Boleophthalmus pectinirostris*（Linnaeus）除去内脏的全体。

【分布】 皆分布于我国沿海。

【性味归经】 甘、咸，温。归脾、肝、肾经。

【功能主治】 补肾壮阳，益精强壮，补气健脾。用于肾阳虚之阳萎，遗精，遗尿，腰酸，疲倦乏力，头晕耳鸣，耳聋。

【用法用量】 内服：用黄酒炖服或焙干研成粉末服，50～100g。

761. 带鱼

【别名】 鞭鱼、带柳、裙带鱼、海刀鱼、鳞刀鱼、刀鱼。

【来源】 为带鱼科（Trichiuridae）动物带鱼 *Trichiurus hanmela*（Forskal）、小带鱼 *Trichiurus multicus* Gray、沙带鱼 *Trichiurus savala*（Cuvi. et Valencinnes）的全体。

【分布】 带鱼和小带鱼分布于我国沿海，沙带鱼分布于南海、东海。

【性味归经】 甘、咸，平。归脾、胃、肝经。

【功能主治】 滋补强壮，和中开胃，养肝补血。用于病后体虚，食少，乳汁不足，外伤出血，疮疖肿痛，胃腹胀痛。

【用法用量】 内服：煎汤或炖服，150～250g；烧存性研成粉末服，适量。

762. 带鱼油

【来源】 见“带鱼”条，药用部位为鱼油。

【性味归经】 甘、咸，平。归肝经。

【功能主治】 养肝解毒。用于胁痛，体弱。

【用法用量】 内服：蒸熟后取上层油食用，5～10ml。

763. 带鱼鳞

【来源】 见“带鱼”条，药用部位为鳞。

【性味归经】 咸、甘，温。归心经。

【功能主治】 生肌止血。用于外伤出血。

【用法用量】 外用：敷伤处，适量。

764. 带鱼头

【来源】 见“带鱼”条，药用部位为鱼头。

【性味归经】 咸、甘，温，归胃、肝经。

【功能主治】 和中开胃。用于呃逆。

【用法用量】 内服：焙干研成粉末服，5~10g。

765. 菩萨鱼

【别名】 斗鱼、花蝶鱼、钱片鱼、火烧板、蝴蝶鱼、钱爿鱼、歧尾斗鱼。

【来源】 为攀鲈科（Anabantidae）动物歧尾斗鱼 *Macropodus opercularis*（Linnaeus）的全体或肉。

【分布】 四川、湖南、江西、广西、广东等地。

【性味归经】 甘、苦，寒。归肺、肝经。

【功能主治】 清热解毒，疗疮生肌。用于痈疮肿毒，目生翳障。

【用法用量】 内服：煎汤，15~30g。外用：捣敷患处，适量。

766. 鲳鱼

【别名】 燕尾鲳、昌侯鱼、镜鱼、平鱼、白昌、昌鼠、狗瞌睡鱼、鲳鳊、叉片鱼、银鲳。

【来源】 为鲳科（Stromateidae）动物银鲳 *Stromateoides argenteus*（Euphrasen）、燕尾鲳 *Stromateoides nozawae*（Ishikawa）的肉。

【分布】 银鲳分布于我国沿海，燕尾鲳分布于东海、南海。

【性味归经】 甘、淡、酸，平。归脾、胃、肾经。

【功能主治】 补中益气，补肾添精，强筋健骨。用于脾胃虚弱，消化不良，脾虚泄泻，肾虚筋骨酸痛，四肢麻木。

【用法用量】 内服：煮食，100~200g。

【类同品】　部分地区亦将同科动物中国鲳 *Pampus sinensis*（Euphrasen)（分布于南海、东海）、灰鲳 *Pampus cinereus*（Bloch)（分布于南海、台湾海峡及东海）、长鲳科（Centrolophidae）动物刺鲳 *Psenopsis anomala*（Temm. et SchL .)（分布于东海、南海）、乌鲳科（Formionidae）动物乌鲳 *Formio niger*（Bloch)（又称黑鲳、铁板鲳、乌鳞鲳，分布于辽宁、河北、天津、山东、江苏、上海、浙江、福建、广东、台湾、海南、广西、香港、澳门）作为药用。

767. 鳢鱼

【别名】　黑鱼、蠡鱼、鲖鱼、鲡、黑鳢鱼、玄鳢、文鱼、黑鲤鱼、乌鱼、黑火柴头鱼、蛇皮鱼、乌棒、活头、黑鳢鱼、鲷鱼、玄鳢、黑大头、斑鱼、食人鱼、财鱼。

【来源】　为鳢科（Ophiocephlidae）动物乌鳢 *Ophiocephalus argus*（Cantor）的肉。

【分布】　除西北高原地区外的各地河川、湖泊、池塘等均产。

【性味归经】　甘、寒，平。归脾、胃、肺、肾、大肠、小肠经。

【功能主治】　补脾益胃，利水消肿，养血养心，补肾益精，解毒。用于身面浮肿，妊娠水肿，小便不利，产后乳少，滑胎，肺痨，胃脘胀满，肠风下血，痔血，疥癣。

【用法用量】　内服：煮食或火上烤熟食用，200～250g；研成粉末冲服，10～15g。外用：涂敷，或煎汤外洗，适量。

【类同品】　部分地区亦将同科动物斑鳢 *Channa maculata*（Lacepede）（又称草厉、蛇头鱼、厉鱼、乌鱼，分布于全国大部分地区）作为药用。

768. 鳢鱼头

【别名】　黑鱼头。

【来源】　见“鳢鱼”条，药用部位为头。

【性味归经】　辛，温，归肝、心经。

【功能主治】 活络通经。用于月经不调，闭经，头风，口眼歪斜。

【用法用量】 内服：研成粉末冲服，5～10g。

769. 鳢鱼骨

【来源】 见“鳢鱼”条，药用部位为骨骼。

【性味归经】 咸、涩、甘，平。归肝、大肠、心经。

【功能主治】 通络，止痉，收敛。用于四肢麻木，抽搐，泄泻，下痢，狐臭，外伤出血。

【用法用量】 内服：研成粉末服，每次2～3g。外用：研成粉末敷，适量。

770. 鳢鱼尾

【来源】 见“鳢鱼”条，药用部位为鱼尾。

【性味归经】 咸、苦，平。归大肠经。

【功能主治】 解毒。用于痔疮。

【用法用量】 外用：鲜品贴，适量。

771. 鳢鱼肠

【别名】 黑鱼肠、乌鱼肠、玄鱼肠、乌棒肠、文鱼肠、斑鱼肠。

【来源】 见“鳢鱼”条，药用部位为鱼肠。

【性味归经】 甘、微涩，平。归大肠经。

【功能主治】 湿热清祛，生肌敛疮。用于痔疮，蛲虫。

【用法用量】 外用：炙后捣泥贴患处，适量。

772. 鳢鱼血

【来源】　见“鳢鱼”条，药用部位为鱼血。
【性味归经】　甘，平。归肾经。
【功能主治】　补肾，利关节，通经络。用于腰膝酸软，口眼歪斜。
【用法用量】　内服：冲服，30～60g。

773. 鳢鱼胆

【来源】　见“鳢鱼”条，药用部位为鱼胆。
【性味归经】　苦、甘，寒。归肺、肝经。
【功能主治】　泻火解毒，明目。用于喉痹，目翳。
【用法用量】　内服：阴干研成粉末服，1～2个。外用：点眼，适量。

774. 张公鱼

【别名】　月鳢、乌鱼、蛇头鱼、生鱼、花腥鱼、七星鱼、花财鱼。

【来源】　为月鳢科（Channidae）动物月鳢 *Channa asiatica*（Linnaeus）的肉。

【分布】　长江流域以南及海南、台湾。

【性味归经】　甘，平。归肝、肾经。

【功能主治】　滋补肝肾，强筋壮骨，收敛生肌。用于肝肾阴虚之腰膝酸软，疮疡溃后久不收口。

【用法用量】　内服：炖食，100～200g。

775. 牛眼鯥毒

【来源】　为鯥科（Pomatomidae）动物牛眼鯥 *Scombrops boops*（Houttuyn）体内毒素。

【分布】 东海及台湾海峡。

【备注】 见“鲹毒”条。

776. 大棘帆鳍鲉毒

【来源】 为鲉科（Scorpaenidae）动物大棘帆鳍鲉 *Ablabys macracanthus*（Bleeker）鳍棘分泌的毒素。

【分布】 南海及台湾海峡。

【备注】 该鱼15～16背鳍棘、3臀鳍棘、2腹鳍棘外皮膜有毒腺组织以及各鳍棘具前侧沟，沟内有毒腺组织。被刺后剧痛。其活性作用有待进一步研究。

777. 无鳔鲉毒

【来源】 为鲉科（Scorpaenidae）动物无鳔鲉 *Helicolenus hilgendorfi*（Doderlein）鳍棘毒腺组织分泌的毒素。

【分布】 南海。

【备注】 该鱼头棘、12背鳍棘、3臀鳍棘、腹鳍棘各一外皮膜有毒腺组织；各鳍棘具一对前侧沟，沟内有毒腺组织。被刺后剧痛难忍。其活性作用有待进一步研究。

778. 棘鲉毒

【来源】为鲉科（Scorpaenidae）动物棘鲉 *Hoplosebastes armatus* Schmidt 鳍棘毒腺组织分泌的毒素。

【分布】 南海、东海。

【备注】 该鱼头棘、背鳍12鳍棘、臀鳍3鳍棘、腹鳍棘鳍棘各一外皮膜有毒腺组织；各鳍鳍棘两侧各具一对前侧沟，沟内有毒腺组织。被刺后立即引起剧痛。其活性作用有待进一步研究。

779. 大鳞新棘鲉毒

【来源】　为鲉科（Scorpaenidae）动物大鳞新棘鲉 *Neomerinthe megalepis*（Fowler）鳍棘毒腺组织分泌的毒素。

【分布】　南海诸岛。

【用法用量】　该鱼头部棘突、12 背鳍棘、3 臀鳍棘、胸鳍棘各一、腹鳍棘各一外皮膜有毒腺组织；各鳍棘具前侧沟，沟内有毒腺组织。被刺后剧痛难忍。其活性作用有待进一步研究。

780. 印度拟鳞鲉毒

【来源】　为鲉科（Scorpaenidae）动物印度拟鳞鲉 *Paracentropogon indicus*（Day）鳍棘毒腺组织分泌的毒素。

【分布】　南海、东海。

【备注】　该鱼眶前骨棘、14 背鳍棘、3 臀鳍棘、腹鳍棘各一外皮膜有毒腺组织；各鳍棘具一对前侧沟，沟内有毒腺组织；眶前棘基部凹洼内有毒腺组织。被刺后剧痛难忍。其活性作用有待进一步研究。

781. 前鳍吻鲉毒

【来源】　为鲉科（Scorpaenidae）动物前鳍吻鲉 *Rhinopias frondosa*（Günther）鳍棘毒腺组织分泌的毒素。

【分布】　台湾海峡。

【备注】　该鱼头棘、12 背鳍棘、3 臀鳍棘、2 腹鳍棘及鳍棘外皮膜有毒腺组织；各鳍棘具一对前侧沟，沟内有毒腺组织。被刺后剧痛。其活性作用有待进一步研究。

782. 鲉毒

【来源】 为鲉科（Scorpaenidae）动物冠棘鲉 *Scorpaena hatizyoensis* Matsubars、裸胸鲉 *Scorpaena izensis* Jordan et Starks、斑鳍鲉 *Scorpaena neglecta* Temminck et Schlegel、花鲉 *Scorpaena picta* Kuhl et Gaimard、关岛小鲉 *Scorpaenodes guamensis*（Quoy et Gaimard）、须拟鲉 *Scorpaenopsis cirrhosa*（Thunberg）、魔拟鲉 *Scorpaenopsis neglecta* Heckel 毒腺组织分泌的毒液。裸胸鲉又称伊豆鲉，斑鳍鲉又称常鲉，花鲉又称圆鳞鲉。

【分布】 冠棘鲉和花鲉分布于南海诸岛，裸胸鲉和斑鳍鲉分布于我国沿海，关岛小鲉分布于南海及台湾海峡，须拟鲉分布于南海诸岛和东海，魔拟鲉分布于南海、东海。

【备注】 该鱼头部棘突、12 背鳍棘、臀鳍棘、腹鳍棘各一、鳍棘外皮膜有毒腺组织；鳍棘侧面各具一前侧沟，沟内有毒腺组织。被刺后即引起剧痛。其活性作用有待进一步研究。

783. 平鲉毒

【来源】 为鲉科（Scorpaenidae）动物铠平鲉 *Sebastes hubbsi*（Matsubara）、许氏平鲉 *Sebastes schlegelii*（Hilgendorf）毒腺组织分泌的毒液。

【分布】 铠平鲉分布于渤海、黄海沿岸，许氏平鲉分布于黄海北部、辽东湾南部及东海。

【备注】 毒性：头棘、13 背鳍棘、3 臀鳍棘、腹鳍棘各一、鳍棘外皮膜有毒腺组织；各鳍棘两侧各具一对前侧沟，沟内有毒腺组织。被刺后剧痛。创口红肿，灼热。其活性作用有待进一步研究。

784. 花腋鳞头鲉毒

【来源】 为鲉科（Scorpaenidae）动物花腋鳞头鲉 *Sebastapistes nuchalis* Günther 毒腺组织分泌的毒液。

【分布】　南海诸岛。

【备注】　毒性：头棘、12 背鳍棘、3 臀鳍棘、腹鳍棘各一、鳍棘外皮膜有毒腺组织；各鳍棘两侧各具一对前侧沟，沟内有毒腺组织。被刺后即引起剧痛。其活性作用有待进一步研究。

785. 褐菖鲉毒

【来源】　为鲉科（Scorpaenidae）动物褐菖鲉 *Sebastiscus marmoratus*（Cuiver）毒腺组织分泌的毒液。

【分布】　我国沿海。

【备注】　毒性：头棘、12 背鳍棘、3 臀鳍棘、腹鳍棘各一、鳍棘外皮膜有毒腺组织；各鳍棘两侧各具一对前侧沟，沟内有毒腺组织。被刺后即引起剧痛，创口局部发白，继而青紫、红肿、灼热或肢体麻痹，可持续数小时。其活性作用有待进一步研究。

786. 长臂囊头鲉毒

【来源】　为鲉科（Scorpaenidae）动物长臂囊头鲉 *Setarches longimanus*（Alcock）毒腺组织分泌的毒液。

【分布】　广东。

【备注】　毒性：12 背鳍棘、3 臀鳍棘、腹鳍棘各一外皮膜有毒腺组织，各鳍棘两侧各具一对前侧沟。被刺后剧痛。其活性作用有待进一步研究。

787. 棱须蓑鲉毒

【来源】　为鲉科（Scorpaenidae）动物棱须蓑鲉 *Apistus carinatus*（Bloch et Schneider）毒腺组织分泌的毒液。

【分布】　南海、东海。

【备注】　毒性：眶前棘、15 背鳍棘、3 臀鳍棘、腹鳍棘各一、鳍棘外皮膜有毒腺组织；各鳍棘两侧各具一对前侧沟，沟内有毒腺组织。鳍棘具剧毒，被刺后即引起剧痛。其活性作用有待进一步研究。

788. 短棘蓑鲉毒

【来源】 为鲉科（Scorpaenidae）动物锯棱短棘蓑鲉 *Brachypterois serrulatus*（Richardson）毒腺组织分泌的毒液。又称锯蓑鲉。

【分布】 南海、东海。

【备注】 毒性：13 背鳍棘、3 臀鳍棘、2 腹鳍棘外皮膜有毒腺组织；各鳍棘两侧各具一对前侧沟，沟内有毒腺组织。被刺后颇为疼痛。

789. 短鳍蓑鲉毒

【来源】 为鲉科（Scorpaenidae）动物美丽短鳍蓑鲉 *Dendrochirus bellus* Jordan et Hubbs、花斑短鳍蓑鲉 *Dendrochirus zebra*（Cuvier）毒腺组织分泌的毒液。花斑短鳍蓑鲉又称花斑叉指鲉。

【分布】 美丽短鳍蓑鲉分布于南海、东海，花斑短鳍蓑鲉分布于南海诸岛。

【备注】 毒性：13 背鳍棘、3 臀鳍棘、腹鳍棘各一、鳍棘外皮膜有毒腺组织；各鳍棘两侧各具一对前侧沟，沟内有毒腺组织。被刺后即引起剧痛。其活性作用有待进一步研究。

790. 截尾拟蓑鲉毒

【来源】 为鲉科（Scorpaenidae）动物截尾拟蓑鲉 *Parapterois heterurus*（Bleeker）毒腺组织分泌的毒液。

【分布】 南海、东海。

【备注】 毒性：13 背鳍棘、3 臀鳍棘、腹鳍棘各一外皮膜有毒腺组织；各鳍棘两侧各具一对前侧沟，沟内有毒腺组织。被刺后即引起剧痛。其活性作用有待进一步研究。

791. 蓑鲉毒

【来源】 为鲉科（Scorpaenidae）动物环纹蓑鲉 *Pterois lunulata* Temminck et Schlegel、勒氏蓑鲉 *Pterois russelli* Bennett、翱翔蓑鲉 *Pterois volitans*（Linnaeus）毒腺组织分泌的毒液。勒氏蓑鲉又称肩斑蓑鲉。

【分布】 环纹蓑鲉和勒氏蓑鲉分布于我国南海和东海，翱翔蓑鲉分布于南海及台湾海峡。

【备注】 毒性：头棘、13 背鳍棘、3 臀鳍棘、腹鳍棘各一、鳍棘外皮膜有毒腺组织；各鳍棘两侧各具一对前侧沟，沟内有毒腺组织。被刺后即引起剧痛。创口局部发白，继而青紫、红肿、灼热，阻止腐败或肢体完全麻痹。全身症状有心率衰弱、痉挛、圣经紊乱、恶心、呕吐、淋巴发炎、关节痛、发烧，严重者呼吸困难，惊厥以致死亡。其活性作用有待进一步研究。

792. 理查森鲉毒

【来源】 为鲉科（Scorpaenidae）动物理查森鲉 *Richardsonichthys leucogaster*（Richardson）毒腺组织分泌的毒液。又称白腹裸皮鲉。

【分布】 南海。

【备注】 毒性：14 背鳍棘、3 臀鳍棘、腹鳍棘各一外皮膜有毒腺组织；各鳍棘两侧各具一对前侧沟，沟内有毒腺组织。被刺后即引起剧痛。其活性作用有待进一步研究。

793. 鲉肉

【来源】 为鲉科（Scorpaenidae）动物美丽短蓑鲉 *Brachiras bellus*（Jordan et Hubbs）的肉。

【分布】 东海、南海。

【性味归经】 甘，温。归肝、肾经。

【功能主治】 滋补肝肾。用于肾虚腰痛，慢性肝炎。

【用法用量】 内服：煮食，50～100g。

【类同品】 部分地区亦将同科动物截尾拟蓑鲉 *Parapterois heterurus*（Bleeker）、勒氏蓑鲉 *Pterois russelli* Bennett、关岛小鲉 *Scorpaenodes guamensis*（Quoy et Gaimard）、冠棘鲉 *Scorpaena hatizyoensis* Matsubars、须拟鲉 *Scorpaenopsis cirrhosa*（Thunberg）、花鲉 *Scorpaena picta* Kuhl et Gaimard、褐菖鲉 *Sebastiscus marmoratus*（Cuiver）、裸胸鲉 *Scorpaena izensis* Jordan et Starks、斑鳍鲉 *Scorpaena neglecta* Temminck et Schlegel、花腋鳞头鲉 *Sebastapistes nuchalis* Günther、棘鲉 *Hoplosebastes armatus* Schmidt、环纹蓑鲉 *Pterois lunulata* Temminck et Schlegel、无鳔鲉 *Helicolenus hilgendorfi*（Doderlein）、花斑短鳍蓑鲉 *Dendrochirus żebra*（Cuvier）、菲吉岛囊头鲉 *Setarches fidiiensis* Günther（分布于广东沿岸）、须蓑鲉 *Apistus alatus* Cuvier et Velnciennes（分布于东海、南海）、驼背拟鲉 *Scorpaenopsis gibbosa* Bloch et Schneider（分布于东海、南海）、毒鲉科（Synanceiidae）动物騰头鲉 *Polycaulus uranoscopa*（Bloch et Schneider)（分布于东海南部和南海）、狮头毒鲉 *Erosa erosa*（Langsdorf）、玫瑰毒鲉 *Synanceia verrucosa* Bloch et Schneider、无备虎鲉 *Minous inermis* Alcock、丝棘虎鲉 *Minous pusillus* Temminck et Schlegel、绒皮鲉科（Aploactinidae）动物虻鲉 *Erisphex pottii*（Steindachner）、印度拟鳞鲉 *Paracantropogon indicus*（Day）（又称印度拟棘须鲉，分布于东海、南海）作为药用。

794. 虻鲉毒

【来源】 绒皮鲉科（Aploactinidae）动物虻鲉 *Erisphex pottii*（Steindachner）毒腺组织分泌的毒液。又称蜂鲉、老虎鱼。

【分布】 我国沿海。

【备注】 毒性：头棘、12 背鳍棘、2 臀鳍棘、腹鳍棘各一外包皮膜有毒腺组织；各鳍棘两侧各具一对前侧沟，沟内有毒腺组织。被刺后即引起剧痛。其活性作用有待进一步研究。

795. 狮头毒鲉毒

【来源】 为毒鲉科（Synanceiidae）动物狮头毒鲉 *Erosa erosa*（Langsdorf）毒腺组织分泌的毒液。

【分布】 南海。

【备注】 毒性：14 背鳍棘、3 臀鳍棘、腹鳍棘各一外皮膜有毒腺组织；各鳍棘两侧各具一对前侧沟，沟内有毒腺组织。鳍棘毒性强烈，被刺后即引起剧痛。其活性作用有待进一步研究。

796. 老虎鱼

【别名】 鬼鲉肉、海蝎子肉、日本鬼鲉、海蝎子。

【来源】 为毒鲉科（Synanceiidae）动物日本鬼鲉 *Inimicus japonicus* Cuvier 的肉。

【分布】 我国沿海。

【性味归经】 甘、咸，平，有小毒。归肝、肾经。

【功能主治】 清热解毒，滋补肝肾，截疟。用于疮疖，脓疡不敛，疟疾，肾虚腰痛，湿疹。

【用法用量】 内服：加酒煮食或焙粉冲服，适量；清炖，适量。

【同类品】 部分地区亦将同科动物居氏鬼鲉 *Inimicus cuvieri* Gray（又称老虎鱼，分布于南海、台湾）、单指鬼鲉 Minous monodactulus（Bloch et Schneider）（分布于我国近海）作为药用。

797. 老虎鱼毒

【来源】 见“老虎鱼”条，药用部位为鳍棘分泌的毒素。

【备注】 毒性：头部棘突、17 背鳍棘、2 臀鳍棘、腹鳍棘各一、鳍棘外皮膜有毒腺组织；各鳍棘两侧各具一对前侧沟，沟内有毒腺组织。毒性强，被刺后即引起剧烈阵痛，创口青紫、红肿、灼热，并伴有全身阵痛、发热畏寒等。其活性作用有待进一步研究。

798. 虎鲉毒

【来源】 为毒鲉科（Synanceiidae）动物无备虎鲉 *Minous inermis* Alcock、虎鲉 *Minous monodactylus*（Bloch et Schneider）、丝棘虎鲉 Minous pusillus Temminck et Schlegel 毒腺组织分泌的毒素。丝棘虎鲉又称丝鳍虎鲉。

【分布】 无备虎鲉分布于南海，虎鲉分布于我国沿海，丝棘虎鲉分布于南海、东海。

【备注】 毒性：头部棘突、11 背鳍棘、2 臀鳍棘、腹鳍棘各一、鳍棘外皮膜有毒腺组织；各鳍棘两侧各具一对前侧沟，沟内有毒腺组织。被刺后极为疼痛。其活性作用有待进一步研究。

799. 鲬

【别名】 百甲虫、拐子、牛尾鱼、瓣子鱼、橙鱼。

【来源】 为鲬科（Platycephalidae）动物鲬 *Platycephalus indicus*（Linnaeus）的全体。

【分布】 我国沿海。

【性味归经】 甘、辛，温。归脾、肝经。

【功能主治】 祛风湿，止咳平喘，生肌敛疮，软坚散结。用于风湿痹证，小儿哮喘，疮疡溃后久不收口，瘰疬。

【用法用量】 内服：煮食，适量。

【类同品】 部分地区亦将同科动物大眼鲬 *Suggrundus meerdervoorti*（Bleeker）（分布于东海、南海）作为药用。

800. 玫瑰毒鲉毒

【来源】 为毒鲉科（Synanceiidae）动物玫瑰毒鲉 *Synanceia verrucosa* Bloch et Schneider 鳍棘分泌的毒素。

【分布】　南海。

【备注】　毒性：12 背鳍棘、3 臀鳍棘、腹鳍棘各一外皮膜有毒腺组织；各鳍棘两侧各具一对前侧沟，沟内有毒腺组织。毒性强烈，为刺毒鱼类中毒性最强的种类之一，被刺后即引起剧烈阵痛，创口局部发白，继而青紫、红肿、灼热，疼痛难以忍受，全身伴有心率衰竭、精神错乱、痉挛、神经紊乱、恶心、呕吐、淋巴结炎肿、关节炎、发烧、呼吸困难、惊厥甚至死亡。亦会引起血压降低、呼吸急促，毒素使心脏横膈膜末梢血管丧失张力而致死亡。其活性作用有待进一步研究。

801. 瞻星粗头鲉毒

【来源】　为毒鲉科（Synanceiidae）动物瞻星粗头鲉 *Trachicephalus uranoscopus*（Bloch et Schneider）鳍棘分泌的毒素。又称朦头鲉。

【分布】　南海和东海南部。

【备注】　毒性：11～12 背鳍棘、腹鳍棘各一、鳍棘外皮膜有毒腺组织；各鳍棘侧沟不明显，中段腹面有一腹中沟。被刺后即引起剧烈阵痛。其活性作用有待进一步研究。

802. 绿鳍鱼

【别名】　莺莺鱼、角鱼、大头角、绿翅子、青蜓角、观音娘角、盖丝文。

【来源】　为鲂鮄科（Triglidae）动物绿鳍鱼 *Chelidonichthys kumu*（Lesson et Garnot）的全体。

【分布】　渤海、黄海、南海。

【性味归经】　甘，平。归心、脾经。

【功能主治】　祛风除湿，养心安神，益气健脾。用于风湿腰背痛，心悸，失眠，健忘，病后体虚，食欲不振。

【用法用量】　内服：煮食或清炖，100～200g。

803. 松江鲈

【别名】 松江鲈鱼、船叮鱼、媳妇鱼、四鳃鲈、松父鱼、一船叮鱼、伏念鱼。

【来源】 为杜父鱼科（Cottidae）动物松江鲈 *Trachidermus fasciatus* Heckel 的肉。

【分布】 东海、黄海和渤海沿岸及河口区内陆水域。

【性味归经】 甘、咸，平。归脾、胃经。

【功能主治】 补益脾胃，化痰止咳，安胎。用于消化不良，大便溏泄，食少胃痛，形瘦乏力，小儿疳积，百日咳，胎动不安。

【用法用量】 内服：煎汤，或煮食，30～60g。

804. 杜父鱼

【别名】 渡文鱼、船矴、伏念鱼、河鹿、鲈鳢、土附、土部、土鹜、菜花鱼、土哺。

【来源】 为杜父鱼科（Cottidae）动物杜父鱼 *Cottus pollux* Günther 的全体。又称拇指杜父鱼、李杜父鱼。

【分布】 上海。

【性味归经】 甘，温。归胃、肺经。

【功能主治】 止呕，疗疮。用于噎膈，疥疮。

【用法用量】 内服：煎汤，30～60g。

805. 杜父鱼籽

【来源】 见“杜父鱼”条，药用部位为卵。

【性味归经】 甘，温。归肾经。

【功能主治】 温肾壮阳。用于肾阳虚之腰膝冷痛。

【用法用量】 内服：煎汤，10～30g。

806. 眼斑豹鳎毒

【来源】 为鳎科（Soleidae）动物眼斑豹鳎 *Pardachirus pavoninus* （Lacépède）皮肤分泌的毒素。

【分布】 广东、海南和台湾沿岸。

【备注】 为著名的皮肤黏液毒鱼。背鳍和臀鳍鳍条近基部除有数十对小孔，受刺激时鳍条竖起，向外分泌毒液，可在 20 分钟内杀死周围的鱼，毒液在 1/5000 浓度仍具有破坏红血球的作用。误食后能引起食物中毒，症状为呕吐、下泻、四肢麻痹，严重时可致死，应避免食用鱼皮。其活性作用有待进一步研究。

807. 地鱼

【别名】 地甫鱼。

【来源】 为牙鲆科（Paralichthyidae）动物马来斑鲆 *Pseudorhombus malayamus* Bleeker 的全体。

【分布】 南海。

【性味归经】 甘、苦，平。归脾经。

【功能主治】 益气健脾，解毒，催吐。用于脾胃不健，腹痛泄泻，吃河鲀鱼中毒。

【用法用量】 内服：煮食，100～200g，或干鱼捣烂煮食，食时加糖，吃后即呕吐。

【同类品】 部分地区亦将同科动物高体斑鲆 *Pseudorhombus elevatus* Ogiiby（分布于海南、北部湾至粤东及台湾东港等近海）、爪哇斑鲆 *Pseudorhombus javanicus*（Blleeker）（分布于南海）、圆鳞斑鲆 *Pseudorhombus arsius*（Hamilton）（分布于东海）、南海斑鲆 *Pseudorhombus neglectus* Bleeker（分布于东海）作为药用。

808. 比目鱼

【别名】 牙鲆、左偏、左口鱼、沙地、鲆鱼、鲽、鳒、婢屣鱼、奴屩鱼、版鱼、箬叶鱼、鞋底鱼。

【来源】 为鲽科（Pleuronectidae）动物木叶鲽 *Pleuronichthys cornutus*（Temminck et Schlegel）、牙鲆科（Paralichthyidae）动物牙鲆 *Paralichthys olivaceus*（Temminck et Schlegel）、舌鳎科（Cynoglossidae）动物短吻舌鳎 *Cynoglossus joyneri* Günther 的全体。木叶鲽又称鼓眼、砂轮、猴子鱼、角木叶鲽、鼓轮、角鲽、沙眼、溜仔、铁仔，牙鲆又称褐牙鲆、牙片、偏口、鲆、牙鳎、平鱼、比目、左鲽、鲽鱼、地鱼、沙地、比目鱼、牙偏、左偏口、地仔鱼，短吻舌鳎又称焦氏舌鳎、牛舌、鳎目、短吻红舌鳎、狗舌、海贴沙、红鲶。

【分布】 皆分布于我国沿海。

【性味归经】 甘、苦，平。归脾、胃经。

【功能主治】 补脾健胃，解毒。用于脾胃虚弱之消化不良，虚劳，腹痛泄泻，吃鲀鱼中毒。

【用法用量】 内服：煮食，100～200g。

【同类品】 部分地区亦将鲽科（Pleuronectidae）动物虫鲽 *Eopsetta grigorjewi*（Herzenstein）（分布于渤海、黄海、东海）、高眼鲽 *Cleisthenes herzensteini*（Schmidt）（分布于黄海、东海）、圆斑星鲽 *Verasper variegatus*（Temminck et Schlegel）（分布于黄海、渤海、东海），牙鲆科（Paralichthyidae）动物少牙斑鲆 *Pseudorhombus oligodon*（Bleeker）（分布于东海、南海）、五点斑鲆 *Pseudorhombus quinquocellatus* Weber Beaufort（分布于东海、南海）、五眼斑鲆 *Pseudorhombus pentophthalmus* Günther（分布于东海、南海）、桂皮斑鲆 *Pseudorhombus cinnamomeus*（Temminck et Schlegel）（分布于我国沿海）、斑鲆 *Pseudorhombus arsius*（Hamilton）（分布于东海、南海）、舌鳎科（Cynoglossidae）黑尾舌鳎 *Cynoglossus melampetalus*（Richardson）（分布于东海、南海）、斑头舌鳎 *Cynoglossus puncticeps*（Richardson）（分布于东海、南海）、半滑舌鳎 *Cynoglossus semilaevis* Günther（分布于我国沿海）、窄体舌鳎 *Cynoglossus gracilis* Günther（分布于东海、南海）、三线舌

鳎 *Cynoglossus trigrammus* Günther（又称褐斑三线舌鳎、三线龙舌鱼、三线鳎、短吻舌鳎，分布于广东、文本、台湾、福建、浙江）、短吻舌鳎 *Cynoglossus abbreviatus*（Gray）(又称牛舌鱼、小三线鳎、短吻三线舌鳎，分布于上海、浙江、福建、台湾、山东、江苏、辽宁、河北、天津)、宽体舌鳎 *Cynoglossus robustus* Günther（分布于我国沿海）、断线舌鳎（分布于东海）、单孔舌鳎 *Cynoglossus itina*（Snyder）(分布于我国沿海）作为药用。

809. 三刺鲀

【别名】 羊鱼、羊仔、绒皮鱼、海儿鱼肉。

【来源】 为三刺鲀科（Triacanthidae）动物短吻三刺鲀 *Triacanthus brevirostris* Temminck et Schlegel、尖吻三刺鲀 *Triacanthus strigilifer* Cantor、双斑三刺鲀 *Triacanthus biaculeatus*（Bloch）的肉。

【分布】 短吻三刺鲀分布于我国沿海，尖吻三刺鲀分布于南海，双斑三刺鲀分布于我国沿海。

【性味归经】 甘、苦，平。归胃、肝、胆经。

【功能主治】 活血止血，解毒消肿，软坚散结。用于咳血，聤耳，乳痈，瘰疬。

【用法用量】 内服：煮食，50～100g。

【备注】 内脏有弱毒。其活性作用有待进一步研究。

810. 三刺鲀皮

【别名】 刺鲀皮。

【来源】 见“三刺鲀”条。药用部位为皮。

【性味归经】 甘、苦，平。归肺经。

【功能主治】 润肺化痰止咳，解毒消肿止痛。用于咳嗽，痈肿，聤耳。

【用法用量】 内服：煮软去刺，加冰糖炖服，20～50g。外用：捣敷或研成粉末吹耳，适量；去刺晒干研成粉末，加冰片吹入耳内。

811. 鳞鲀肉

【别名】 剥皮、剥皮鹿、沙芝、泥鲀。

【来源】 为鳞鲀科（Balistidae）动物宽尾鳞鲀 *Abalistes stellatus*（Lacepede）、圆斑拟鳞鲀 *Balistoides conspicillum*（Bloch et Schneider）的肉。

【分布】 宽尾鳞鲀分布于南海诸岛、广东和台湾沿海，圆斑拟鳞鲀分布于南海诸岛及台湾南部海域。

【性味归经】 甘，温。归肾、脾、胃经。

【功能主治】 滋补强壮，健胃消食。用于腰腿酸软无力，食积不化。

【用法用量】 内服：煮食，50～100g。

【类同品】 部分地区亦将同科动物绒纹单角鲀 *Monacanthus sulcatus* Hollard（分布于南海）作为药用。

812. 宽尾鳞鲀毒

【来源】 为鳞鲀科（Balistidae）动物宽尾鳞鲀 *Abalistes stellatus*（Lacepede）脏器含有的毒素。

【备注】 内脏有弱毒。其活性作用有待进一步研究。

813. 鳞鲀毒

【来源】 为鳞鲀科（Balistidae）动物波纹钩鳞鲀 *Balistapus undulates*（Mungo）、圆斑拟鳞鲀 *Balistoides conspicillum*（Bloch et Schneider）、绿拟鳞鲀 *Balistoides uiridescens*（Bloch et Schneider）体内积累的珊瑚鱼毒素。

【分布】 波纹钩鳞鲀和绿拟鳞鲀皆分布于南海诸岛、海南岛及台湾等海域。

【备注】 生活于珊瑚礁中的个体，因食物链的关系，体内积累有珊瑚鱼毒素，以内脏为甚。其活性作用有待进一步研究。

814. 革鲀

【别名】 迪婆、皮鱼、牛鱼、剥皮鹿、剥皮、独角鲀。

【来源】 为革鲀科（Aluteidae）动物革鲀 *Aluterus monoceros*（Linnaeus）的全体。

【分布】 东海、南海。

【性味归经】 甘，温。归脾、胃经。

【功能主治】 健胃消食。用于消化不良。

【用法用量】 内服：煮食，50～100g。

【类同品】 部分地区亦将同科动物拟态革鲀 *Alutera scripta*（Osbeck）（分布于台湾及南海海域）作为药用。

815. 拟态革鲀毒

【来源】 为革鲀科（Aluteidae）动物拟态革鲀 *Alutera scripta*（Osbeck）体内积累的珊瑚鱼毒素。

【备注】 生活于珊瑚礁中的个体，因食物链的关系，体内积累有珊瑚鱼毒素，以肠含毒量高。也有报道，该鱼含有岩葵毒素（palytoxin）。其活性作用有待进一步研究。

816. 尖吻鲀毒

【来源】 为革鲀科（Aluteidae）动物尖吻鲀 *Oxymonacanthus longirostris*（Bloch et Schneider）体内积累的珊瑚鱼毒素。

【分布】 南海诸岛及台湾南部沿海。

【备注】 生活于珊瑚礁中的个体，因食物链的关系，体内积累有珊瑚鱼毒素。其活性作用有待进一步研究。

817. 黑头前角鲀毒

【来源】 为革鲀科（Aluteidae）动物黑头前角鲀 *Pervagor melanocephalus*（Bleeker）体内积累的珊瑚鱼毒素。

【分布】 南海诸岛及台湾海域。

【备注】 生活于珊瑚礁中的个体，因食物链的关系，体内积累有珊瑚鱼毒素。其活性作用有待进一步研究。

818. 马面鲀

【来源】 为革鲀科（Aluteidae）动物马面鲀 *Thamnaconus septentrionalis*（Günther）的全体或肉。

【分布】 我国沿海。

【性味归经】 咸、甘，平。归脾、胃、肝经。

【功能主治】 健脾消食，解毒止血。用于消化不良，乳痈，吐血。

【用法用量】 内服：煮食，50～100g。

819. 绿鳍马面鲀

【别名】 剥皮鱼、面包鱼、橡皮鱼、猪鱼、皮匠鱼、烧烧鱼、马面鱼。

【来源】 为革鲀科（Aluteidae）动物绿鳍马面鲀 *Thamnaconus septentrionalis*（Günther）的全体或肉。又称七带短角单棘鲀。

【分布】 我国沿海。

【性味归经】 甘、苦、咸，平。归脾、胃、肝经。

【功能主治】 解毒止血，健脾消食，行气消肿。用于吐血，外伤出血，消化不良，乳痈。

【用法用量】 内服：煎汤或煮食，100～200g；焙干研成粉末，用黄酒冲服，适量。外用：焙灰敷，适量。

820. 宽吻鲀毒

【来源】 为鲀科（Tetraodontidae）动物长刺宽吻鲀 *Amblyrhynchotes spinosissimus*（Regan）、白点宽吻鲀 *Amblyrhynchotes honckeni*（Bloch）体内含有的河鲀毒素。

【分布】 长刺宽吻鲀分布于广东沿海，白点宽吻鲀分布于南海。

【备注】 产于我国大陆南部沿海者，卵巢、肝脏中均含河鲀毒素，均为强毒，肠有弱毒，肌肉无毒；产于台湾者，皮肤、肌肉、卵巢、肝脏以及血清中均含河鲀毒素，为弱毒，肠及精巢无毒。其活性作用有待进一步研究。

821. 叉鼻鲀毒

【来源】 为鲀科（Tetraodontidae）动物纹腹叉鼻鲀 *Arothron hispidus*（Linnaeus）、鳃斑叉鼻鲀 *Arothron immaculatus*（Bloch et Schneider）、辐斑叉鼻鲀 *Arothron mappa*（Lesson）、白点叉鼻鲀 *Arothron meleagris*（Lacepede）、黑斑叉鼻鲀 *Arothron nigropunctatus*（Bloch et Schneider）、星斑叉鼻鲀 *Arothron stellatus*（Bloch et Schneider）体内的河鲀毒素。鳃斑叉鼻鲀又称无斑叉鼻鲀，白点叉鼻鲀又称豚鼠叉鼻鲀。

【分布】 纹腹叉鼻鲀分布于南海诸岛、海南及台湾海域，鳃斑叉鼻鲀分布于南海及台湾沿岸，辐斑叉鼻鲀分布于东海南部及台湾海峡，白点叉鼻鲀分布于我国南海诸岛及台湾海域，黑斑叉鼻鲀分布于我国南海诸岛、海南及台湾海域，星斑叉鼻鲀分布于南海北部及台湾海峡。

【备注】 各品种体内均含河鲀毒素（TTX），但其毒性部位及强弱不同。纹腹叉鼻鲀产于台湾者，皮肤为强毒，肌肉、卵巢、肝脏以及肠为弱毒，胆囊及精巢无毒；产于我国南海者，肝脏和卵巢有强毒，皮肤及肠有弱毒，肌肉无毒。鳃斑叉鼻鲀卵巢毒性强，肌肉、肝脏及皮肤有弱毒。辐斑叉鼻鲀皮肤有弱毒，肝脏、精巢、肠及肌肉无毒。白点叉鼻鲀卵巢有强毒，肝脏有弱毒，肌肉无毒；产于台湾者，皮肤有弱毒，肌肉无毒。黑斑叉鼻鲀皮肤有强毒，卵巢、肝脏、肌肉、肠有弱毒，精巢无毒。星斑叉鼻鲀产于我国南部沿海者，卵巢和肝脏有强毒，肠有弱毒，肉一般无毒；产于日本冲绳者，肉味鲜美，可食用，但有的个体含毒量较高，能引起食物中毒。各类河鲀鲀毒的活性作用有待进一步研究。

822. 瓣鼻鲀毒

【来源】 为鲀科（Tetraodontidae）动物瓣鼻鲀 *Boesemanichthys firmamentum*（Temminck et Schlegel）体内的河鲀毒素。又称星纹叉鼻鲀。

【分布】 南海北部、台湾海峡及东海。

【备注】 瓣鼻鲀体内含河鲀毒素（TTX），一般认为产于我国东海北部者，卵巢、肝脏及皮肤，有弱毒；产自日本者也有毒，但毒性、毒力不详。其活性作用有待进一步研究。

823. 扁背鲀毒

【来源】 为鲀科（Tetraodontidae）动物花冠扁背鲀 *Canthigaster coronata*（Vaillant et Sauvage）、圆斑扁背鲀 *Canthigaster janthinopterus*（Bleeker）、水纹扁背鲀 *Canthigaster rivulatus*（Temminck et Schlegel）、横带扁背鲀 *Canthigaster valentini*（Bleeker）体内的河鲀毒素。

【分布】 花冠扁背鲀分布于台湾海峡，圆斑扁背鲀分布于南海诸岛及台湾南部海域，水纹扁背鲀分布于南海诸岛、台湾海峡及东海南部，横带扁背鲀分布于台湾沿岸。

【备注】 各品种体内均含河鲀毒素（TTX），但毒性分布不均。花冠扁背鲀肌肉、皮肤有弱毒，误食后可引起食物中毒，甚至致死，其他不详。圆斑扁背鲀卵巢、肠无毒或有弱毒，肝脏、肌肉及皮肤有弱毒，但毒力不详，误食后可引起食物中毒，甚至致死。水纹扁背鲀皮肤强毒，肝脏和肠有弱毒，卵巢、精巢及肌肉无毒。横带扁背鲀毒性以皮肤、卵巢为强，肌肉、肝脏及肠有弱毒。各类河鲀鲀毒的活性作用有待进一步研究。

824. 凹鼻鲀毒

【来源】 为鲀科（Tetraodontidae）动物凹鼻鲀 *Chelonodon patoca*（Hamilton）体内含的河鲀毒素。

【分布】 南海诸岛和台湾海域。

【备注】 该动物体内含河鲀毒素（TTX），卵巢、肝脏有强毒，肠有弱毒，有记载其皮肤亦有强毒，肌肉在繁殖季节含毒量高。产于日本西南海者，不能食用。其活性作用有待进一步研究。

825. 兔头鲀毒

【来源】 为鲀科（Tetraodontidae）动物暗鳍兔头鲀 *Lagocephalus gloveri* Abe et Tabeto、黑鳃兔头鲀 *Lagocephalus inermis*（Temminck et Schlegel）、兔头鲀 *Lagocephalus lagocephalus*（Linnaeus）、月兔头鲀 *Lagocephalus lunaris*（Bloch et Schneider）、圆斑兔头鲀 *Lagocephalus sceleratus*（Gmelin）、棕斑兔头鲀 *Lagocephalus spadiceus*（Richardson）、杂斑兔头鲀 *Lagocephalus suezensis*（Gohar）、淡鳍兔头鲀 *Lagocephalus wheeleri* Abe，Tabeta et Kitaha 体内的河鲀毒素。黑鳃兔头鲀又称光兔鲀，月兔头鲀又称大眼兔头鲀、月腹刺豚，淡鳍兔头鲀又称棕斑腹刺豚、棕腹刺豚。

【分布】 暗鳍兔头鲀分布于南海北部、台湾海峡、东海、黄海及长江口近岸区，黑鳃兔头鲀和棕斑兔头鲀分布于南海沿岸、台湾海峡及东海，兔头鲀分布于南海诸岛海域，月兔头鲀分布于南海、东海沿岸，圆斑兔头鲀分布于南海诸岛及台湾海峡，杂斑兔头鲀分布于南海沿岸，淡鳍兔头鲀分布于台湾海峡及东海。

【备注】 各品种体内均含河鲀毒素（TTX），但其毒性部位及强弱不同。暗鳍兔头鲀产于日本者，肉、皮肤、卵巢及精巢一般无毒，成为无毒种；产于我国东海南部（如台湾沿岸）者，肝脏、肠有弱毒；产于我国南海诸岛者，肉有弱毒，卵巢、肝脏剧毒。黑鳃兔头鲀产于东海北部者，卵巢、肝脏有弱毒，肠、皮肤、精巢及肌肉无毒；产于台湾者，肝脏、卵巢、肠、胆囊具强毒，精巢、皮肤、有弱毒。肌肉一般无毒。兔头鲀的肝脏及卵巢有毒，其他部分毒性、毒力不详。月兔头鲀为剧毒种，产于台湾海域者，肝脏、卵巢有剧毒，肠、皮肤、胆囊、肌肉有强毒，卵巢有弱毒。圆斑兔头鲀的卵巢和肝脏有剧毒，肠有强毒，皮肤、肌肉有弱毒。棕斑兔头鲀普遍认为该鱼为无毒种，产于东海外海者，完全无毒；而产于台湾者卵巢具强毒。杂斑兔头鲀的内脏及血液有剧毒。淡鳍兔头鲀产于日本者，体完全无毒，为无毒种；产于台湾者仅少数个体卵巢含河鲀毒素，具强毒，其他部位完全无毒。各类河鲀的毒素活性作用有待进一步研究。

826. 东方鲀毒

【来源】 为鲀科（Tetraodontidae）动物铅点东方鲀 *Takifugu alboplumbeus*（Richardson）、墨绿东方鲀 *Takifugu basilevskianus*（Basilewsky）、双斑东方鲀 *Takifugu bimaculatus*（Richardson）、晕环东方鲀 *Takifugu coronoidus* Ni et Li、菊黄东方鲀 *Takifugu flavidus*（Li，Wang et Wang）、暗纹东方鲀 *Takifugu fasciatus*（McClelland）、星点东方鲀 *Takifugu niphobles*（Jordan et Snyder）、横纹东方鲀 *Takifugu oblongus*（Bloch）、弓斑东方鲀 *Takifugu ocellatus*（Linnaeus）、圆斑东方鲀 *Takifugu orbimaculatus* Kuang，Li et Liang、豹纹东方鲀 *Takifugu pardalis*（Temminck et Schlegel）、斑点东方鲀 *Takifugu poecilonotus*（Temminck et Schlegel）、紫色东方鲀 *Takifugu porphyreus*（Temminck et Schlegel）、假睛东方鲀 *Takifugu pseudommus*（Chu）、网纹东方鲀 *Takifugu reticularis*（Tien，Cheng et Wang）、红鳍东方鲀 *Takifugu rubripes*（Temminck et Schlegel）、密点东方鲀 *Takifugu stictonotus*（Temminck et Schlegel）、虫纹东方鲀 *Takifugu vermicularis*（Temminck et Schlegel）、黄鳍东方鲀 *Takifugu xanthopterus*（Temminck et Schlegel）体内的河鲀毒素。黄鳍东方鲀又称条纹东方鲀。

【分布】 铅点东方鲀、星点东方鲀、弓斑东方鲀、虫纹东方鲀和黄鳍东方鲀分布于我国沿海，墨绿东方鲀分布于渤海及黄海北部，双斑东方鲀分布于南海、东海和黄海南部，黄东方鲀、暗纹东方鲀和红鳍东方鲀分布于东海、黄海及渤海，横纹东方鲀分布于南海和东海沿岸，圆斑东方鲀分布于广东沿海及珠江口的咸淡水及江段下游，纹东方鲀分布于山东、辽宁的黄海沿岸及台湾，斑点东方鲀分布于东海及台湾沿岸，紫色东方鲀和密点东方鲀分布于东海、黄海，假睛东方鲀分布于东海北部、黄海和渤海，网纹东方鲀分布于东海北部及黄海。

【备注】　各品种体内均含有河鲀毒素（TTX），但其毒性部位及强弱不同。铅点东方鲀产于东海北部者，卵巢及肝脏有剧毒，肠、皮肤、精巢有强毒，肌肉为弱毒；产于台湾者，卵巢、胆囊有剧毒，肝脏、肠具强毒，皮肤、肌肉、血液为弱毒，精巢无毒。墨绿东方鲀的卵巢、肝脏具强毒，肠、皮肤具弱毒，肌肉、精巢无毒。晕环东方鲀的肝脏、卵巢有剧毒，皮肤具强毒，精巢、肌肉有弱毒。黄东方鲀产于长江口者，肝脏、卵巢、肠具强毒，肌肉、精巢、皮肤通常无毒，但个别个体肉有剧毒；产于台湾者，卵巢、肝脏、胆囊有剧毒，肠、肌肉有弱毒。暗纹东方鲀的卵巢、肝脏有剧毒（尤其在产卵期含毒量高），皮肤、肠具强毒，肌肉、血液、精巢无毒。星点东方鲀产于东海者，肝脏、肠及卵巢有剧毒，皮肤为强毒，肌肉、精巢无毒或偶有弱毒；产于台湾者皮肤无毒。该鱼的毒性特点是肠的毒性强。横纹东方鲀产于东海南部者，卵巢、肝脏有剧毒，肠有强毒，肌肉、精巢有弱毒或无毒；产于台湾者，卵巢、肝脏、胆囊有剧毒，精巢、肌肉、皮肤、和肠均为强毒。弓斑东方鲀产于东海者，卵巢、肝脏有剧毒，皮肤和肠为强毒，肌肉为弱毒，精巢无毒。圆斑东方鲀的肝脏、卵巢及血液均有毒。豹纹东方鲀的毒性强烈，卵巢和肝脏有剧毒（尤其在产卵期含毒量高，尤以肝脏毒性为强），肠、皮肤有强毒，精巢有弱毒或无毒，肌肉、血液无毒。斑点东方鲀的卵巢和肝脏有剧毒，皮肤具强毒，精巢、肌肉具弱毒。紫色东方鲀毒性强，卵巢和肝脏有剧毒（尤其在产卵期含毒量高），肠、皮肤有强毒，肌肉、精巢无毒。假睛东方鲀产于长江口者，卵巢、肝脏、肠有强毒，皮肤有弱毒，肌肉、精巢无毒。网纹东方鲀的内脏及血液等有毒，毒性不详。红鳍东方鲀产于东海者，卵巢、肝脏及肠具强毒；产于日本者，卵巢、肝脏为剧毒。密点东方鲀的卵巢及肝脏具强毒，皮肤有弱毒，精巢基肌肉基本无毒。虫纹东方鲀毒性强烈，卵巢和肝脏有剧毒。黄鳍东方鲀的卵巢和肝脏具强毒，肠有弱毒，精巢、皮肤和肌肉基本无毒。各类河鲀的毒素活性作用有待进一步研究。

827. 丽纹鲀毒

【来源】 为鲀科（Tetraodontidae）动物头纹丽纹鲀 *Torquigener hypselogenion*（Bleeker）、南海丽纹鲀 *Torquigener rufopunctatus*（Li）体内的河鲀毒素。

【分布】 头纹丽纹鲀分布于南海沿岸，南海丽纹鲀分布于南海北部沿岸。

【备注】 体内含河鲀毒素（TTX），产于台湾者，卵巢和肝脏有剧毒，皮肤、肌肉无毒或弱毒，肠及精巢无毒至强毒。其活性作用有待进一步研究。

828. 河豚

【别名】 河豚、气泡鱼、蜡头、艇巴、鹕夷鱼、胡夷鱼、鳔、赤鲑、鲑鱼、鯸鮧鱼、嗔鱼、吹肚鱼、河鲀鱼、面艇巴、廷巴鱼、鰗鮧、鳀鱼、鯸鲐、鲥鱼、鯸鲐鱼。

【来源】 为鲀科（Tetraodontidae）动物弓斑东方鲀 *Takifugu ocellatus*（Linnaeus）、暗纹东方鲀 *Takifugu fasciatus*（McClelland）、虫纹东方鲀 *Takifugu vermicularis*（Temminck et Schlegel）的肉。

【性味归经】 甘，温，有毒。归肝、肾经。

【功能主治】 滋补肝肾，健骨，祛风湿，杀虫止痒，解毒消肿。用于肝肾不足之腰腿酸软无力，阳萎，遗尿，跌打损伤，风湿头痛，皮肤瘙痒，眩晕，疥癣，疮疖。

【用法用量】 内服：煮食（2 小时以上），适量；取鲜肉 50 ~ 100g，高温煮透食用。

【类同品】 部分地区亦将同科动物贝氏东方鲀 *Takifugu basilewskianus*（Basilewsky）（分布于南海）、长刺宽吻鲀 *Amblyrhynchotes spinosissimus*（Regan）（分布于广东沿海及海南沿岸）、鳃斑叉鼻鲀 *Arothron immaculatus*（Bloch et Schneider）（又称无斑叉鼻鲀，分布于南海及台湾沿岸），以及

“东方鲀毒”条中诸种作为药用。

829. 河豚皮

【来源】　见“河豚”条，药用部位为皮。

【性味归经】　咸、甘，温。归肺经。

【功能主治】　生肌。用于疮疡溃后久不收口。

【用法用量】　外用：贴敷。

【类同品】　见“河豚”条。

830. 河豚目

【来源】　见“河豚”条，药用部位为眼睛。

【性味归经】　甘，温，有大毒。归肺经。

【功能主治】　解毒疗疮。用于疣赘。

【用法用量】　外用：研成粉末，用水调外涂，适量。

【类同品】　见“河豚”条。

831. 河豚肝

【来源】　见“河豚”条，药用部位为肝。

【功能主治】　咸、甘，温。归肝经。

【性味归经】　明目。用于视物不清。

【用法用量】　内服：煮食，20～50g。

【类同品】　见“河豚”条。

832. 河豚肝油

【来源】　见“河豚”条，药用部位为肝脏熬出的油。

【性味归经】 甘，温，有大毒。归肝、心经。

【功能主治】 蚀腐生肌，消肿解毒，散结。用于瘰疬，疮疖，无名肿毒，疮疡溃后久不收口。

【用法用量】 外用：涂敷，适量；制成油纱布条外敷创面，或用于瘘道引流，适量。

【类同品】 见“河豚”条。

833. 河豚籽

【别名】 河豚子。

【来源】 见“河豚”条，药用部位为卵子。

【性味归经】 甘，温。归肺、肝经。

【功能主治】 解毒消肿，杀虫。用于疥癣，疮疖，乳癌。

【用法用量】 外用：捣敷，适量；同蜈蚣烧灰香，用油调涂搽。

【类同品】 见“河豚”条。

834. 河豚血

【来源】 见“河豚”条，药用部位为血。

【性味归经】 咸，寒。归肝经。

【功能主治】 软坚散结，解毒。用于瘰疬。

【用法用量】 外用：涂敷，适量。

【使用注意】 忌内服。

【类同品】 见“河豚”条。

835. 河豚毒

【别名】 河豚毒素。

【来源】 见“河豚”条，药用部位为体内含有的毒素。

【性味归经】 苦，寒。归肺、肾经。

【功能主治】　镇痛，镇静，壮阳。用于神经痛，晚期癌证疼痛，男女性欲缺乏，气喘，百日咳，遗尿，瘰疬。

【用法用量】　大多制成制剂使用。

【类同品】　见“河豚”条。

836. 河豚卵巢

【来源】　见“河豚”条，药用部位为卵巢。

【性味归经】　甘，温。归肝、心经。

【功能主治】　清热解毒，散结。用于疮疖，瘰疬，无名肿毒。

【用法用量】　外用：捣敷，适量；研成粉末，用香油调敷。

【类同品】　见“河豚”条。

837. 河豚鳔

【来源】　见“河豚”条，药用部位为鳔。

【性味归经】　咸，温。归脾、肺经。

【功能主治】　健脾止痢，润肺止咳。用于胃痛，赤痢，寒咳。

【用法用量】　内服：煎汤，10～20g。

【类同品】　见“河豚”条，以及“兔头鲀毒”条中诸种作为药用。

838. 龟鱼皮

【别名】　刺豚皮、六斑刺鲀、刺乖、刺鲀皮、刺鲀。

【来源】　为刺鲀科（Diodontidae）动物六斑刺鲀 *Diodon holacanthus* Linnaeus、九斑刺鲀 *Diodon novemaculatus* Bleeker、短额短刺鲀 *Chilomycterus echinatus*（Gronow）的皮。

【分布】　六斑刺鲀分布于我国沿海，九斑刺鲀和短额短刺鲀分布于南海。

【性味归经】　咸，辛，平。归肝、肾、肺、心经。

【功能主治】 补益肝肾，润肺止咳，催乳，消肿止痛。用于肝肾不足之遗精遗尿，老年寒咳，哮喘，心悸失眠，聤耳，乳痈，缺乳。

【用法用量】 内服：干皮煮熟去刺，加冰糖炖服，15～50g；与猪脚猪肉炖。

【类同品】 部分地区亦将同科动物眶短刺鲀 *Chilomycterus orbicularis* (Bloch)（又称眶棘短刺鲀）、棕腹刺鲀 *Gastrophysus spadiceus* (Richardson)（又称青水乖、乌乖）、月腹刺鲀 *Gastrophysus Lunaris* (Bloch et Schneider)（皆分布于东海、南海）、圆斑腹刺鲀 *Gastrophysus sedleratus* (Forster)（分布于广东、台湾近海）、杂斑刺鲀 *Gastrophysus suezensis* (Gohar)（分布于南海）作为药用。

839. 刺鲀肉

【来源】 见“龟鱼皮”条，药用部位为肉。

【性味归经】 苦、甘，寒。归心经。

【功能主治】 清热解毒。用于疮疖，无名肿毒。

【用法用量】 外用：涂敷，适量。

【类同品】 见“龟鱼皮”条。

840. 刺鲀鳔

【来源】 见“龟鱼皮”条，药用部位为鳔。

【性味归经】 咸、甘，归脾、胃、肺经。

【功能主治】 健脾止痢，润肺止咳。用于脾胃虚寒，寒咳，赤痢。

【用法用量】 内服：煎汤，10～20g。

【类同品】 见“龟鱼皮”条。

841. 六斑刺鲀毒

【来源】 见“龟鱼皮”条，药用部位为体内毒素。

【备注】　一般无毒，可食用。但渔民认为肉、内脏及生殖腺有毒。其活性作用有待进一步研究。

842. 翻车鲀肝油

【来源】　为翻车鲀科（Molidae）动物矛尾翻车鲀 *Masturus lanceolatus*（Lienard）、翻车鲀 *Mola mola*（Linnaeus）肝脏熬出的油。

【分布】　矛尾翻车鲀分布于南海、东海，翻车鲀分布于我国沿海。

【性味归经】　咸、苦，寒。归肝、肾经。

【功能主治】　舒筋活血，祛瘀生新。用于治疗跌打损伤，水火烫伤，软骨病。

【用法用量】　内服：适量。外用：涂患处，适量。

843. 翻车鱼

【来源】　见“翻车鲀肝油”条，药用部位为全体。

【性味归经】　咸、苦，寒。归肝、肾经。

【功能主治】　活血化瘀。用于跌打损伤，水火烫伤。

【用法用量】　外用：涂患处，适量。

844. 箱鲀

【别名】　海牛、黄角仔。

【来源】　为箱鲀科（Ostraciontidae）动物角箱鲀 *Lactoria cornatus*（Linnaeus）的全体。又称角鲀、长角牛鱼、牛鱼。

【分布】　我国沿海。

【性味归经】　甘，温。归脾、胃经。

【功能主治】　补虚，健胃。用于久病体虚，脾胃虚弱。

【用法用量】　内服：煮食，100～200g。

【类同品】　部分地区亦将同科动物驼背三棱箱鲀 *Lactophrys gibbosus*

(Linnaeus)(分布于南海)、双峰真三棱箱鲀 *Tetrosomus concatenatus*（Bloch）（分布于海南、台湾沿岸）作为药用。

845. 箱鲀毒

【来源】 为箱鲀科（Ostraciontidae）动物角箱鲀 *Lactoria cornatus*（Linnaeus）、白点箱鲀 *Ostracion meleagris* Shaw、双峰真三棱箱鲀 *Tetrosomus concatenatus*（Bloch）皮肤分泌的毒素。白点箱鲀又称米点箱鲀。

【分布】 白点箱鲀分布于台湾海域。

【备注】 皮肤表面所分泌的黏液含有箱鲀毒素（pahutoxin)，具鱼毒性和溶血作用，可杀死双斑三刺鲀、双斑三刺鲀、双斑三刺鲀、双斑三刺鲀。其活性作用有待进一步研究。

846. 海麻雀

【别名】 海蛾鱼、海蛾、海燕、飞雀、海蜻蜓、海天狗。

【来源】 为海蛾鱼科（Pegasidae）动物海蛾鱼 *Pegasus laternarius* Cuvier、飞海蛾鱼 *Pegasus volitans* Curier 的全体。

【分布】 皆分布于东海、南海。

【性味归经】 甘、苦、咸，平。归脾、肺经。

【功能主治】 消瘿散结，化痰止咳，补肾壮阳，透疹。用于瘿瘤，咳嗽痰多，肾阳虚，麻疹。

【用法用量】 内服：煎汤或煮食，5～10 个。

【类同品】 部分地区亦将同科动物龙海蛾鱼 *Pegasus draconis* Linnaeus（分布于东海、南海）作为药用。

847. 躄鱼毒

【来源】 为躄鱼科（Antennaridae）动物毛躄鱼 *Antennarius hispidus*（Bloch et Schneider)、裸躄鱼 *Histrio histrio*（Linnaeus）毒腺组织分泌的

毒素。

【分布】　皆分布于南海和台湾海峡。

【备注】　背鳍上的 3 触角状硬棘可能有毒腺，被刺后剧痛。其活性作用有待进一步研究。

848. 蛤蟆鱼

【别名】　鮟鱇。

【来源】　为鮟鱇科（Lophiidae）动物黄鮟鱇 *Lophius litulon*（Jordan）、黑鮟鱇 *Lophiomus setigerus*（Vahl）的肉。

【分布】　皆分布于东海北部、黄海及渤海。

【性味归经】　咸、苦，寒。归心、肝经。

【功能主治】　清热解毒，制酸止痛。用于痈疮肿毒，牙龈脓肿，目赤肿痛，黄疸，胃痛泛酸。

【用法用量】　内服：煎汤，5～10g。外用：焙干研成粉末，麻油调涂，适量。

849. 蛤蟆鱼骨

【别名】　老头鱼骨、结巴鱼骨、鮟鱇鱼骨、海蛤蟆骨、吞天王。

【来源】　见“蛤蟆鱼”条，药用部位为头骨。

【性味归经】　咸、甘，平。归肾经。

【功能主治】　健骨。用于筋骨不利。

【用法用量】　内服：煎汤，10～20g。

850. 蛤蟆鱼胆

【来源】　见“蛤蟆鱼”条，药用部位为胆。

【性味归经】　苦，寒。归肝经。

【功能主治】　清热解毒，明目。用于痈疮肿毒，牙龈脓肿，目赤肿痛。

【用法用量】 内服：煎汤，1只。外用：焙干研成粉末敷，适量。

851. 蛤蟆鱼胃内小鱼

【来源】 见“蛤蟆鱼”条，药用部位为胃内小鱼。

【性味归经】 咸、甘，平。归胃经。

【功能主治】 制酸止痛。用于胃痛泛酸。

【用法用量】 内服：晒干，研成粉末冲服，适量。

852. 蛤蟆鱼肝

【来源】 见“蛤蟆鱼”条，药用部位为鱼肝。

【性味归经】 咸、甘、苦，寒。归胃、肝、大肠经。

【功能主治】 滋补抗癌。用于牙龈脓肿，目赤肿痛，痈疮肿毒，癥瘕。

【用法用量】 内服：煎汤，5~15g。

853. 红甲鱼

【来源】 为蝙蝠鱼科（Ogcocephalidae）动物棘茄鱼 *Halieutaea stellata*（Vahl）、牙棘茄鱼 *Halicmetus reticulates*（Smith et Radeliffe）的肉。

【分布】 棘茄鱼分布于我国沿海，牙棘茄鱼分布于南海。

【性味归经】 甘、咸，温。归肾经。

【功能主治】 补肾，缩尿。用于肾虚小儿遗尿。

【用法用量】 内服：煮食，20~60g。

【类同品】 部分地区亦将同科动物烟纹棘茄鱼 *Halieutaea fumosa* Alcock（分布于南海和台湾海峡）、中华棘茄鱼 *Halieutaea sinica* Tchang et Chang（分布于南海和台湾海峡）作为药用。

第六章　两栖类动物药

854. 小鲵

【别名】　马蛇子、水马蛇子、小娃娃鱼。

【来源】　为小鲵科（Hynobiidae）动物东北小鲵 *Hynobius leechii* Boulenger、极北鲵 *Salamandrella keyserlingii* Dybowski、爪鲵 *Onychodactylus fischeri*（Boulenger）的全体。

【分布】　东北小鲵和爪鲵皆分布于东北，极北鲵分布于东北、内蒙古、河南。

【性味归经】　甘，平。归肝经。

【功能主治】　续筋接骨，祛风通络，下乳。用于跌打损伤，骨折，风湿痹痛，产后乳少。

【用法用量】　内服：煎汤，3～5个。

【类同品】　部分地区亦将同科动物商城肥鲵 *Pachyhynobius shangchengensis* Fei Qu et Wu（分布于河南、安徽、湖北）、中国小鲵 *Hynobius chinensis* Günther（分布于湖北、福建）、黄斑拟小鲵 *Pseudohynobius flavomaculatus* Hu et Fei（分布于重庆、贵州、湖南、湖北）、义乌小鲵 *Hynobius yiwuensis* Cai（分布于浙江）、台湾小鲵 *Hynobius formosanus* Maki（分布于台湾）作为药用。

855. 羌活鱼

【别名】　杉木鱼、雪鱼、秉氏鲵、杉木鱼、娃娃鱼、白龙、接骨丹。

【来源】　为小鲵科（Hynobiidae）动物山溪鲵 *Batrachuperus pinchonii*

(David）的全体。又称角鞘山溪鲵。

【分布】 陕西、云南、贵州、四川。

【性味归经】 辛、咸，平。归肝、胃经。

【功能主治】 活血行气止痛，接骨续筋。用于肝胃气痛，跌打损伤，骨折。

【用法用量】 内服：煎汤，3～9g；研成细粉，用黄酒冲服，每次2～3g。外用：适量。

【类同品】 部分地区亦将同科动物龙洞山溪鲵 *Batrachuperus londongensis* Liu et Tai（分布于四川）、西藏山溪鲵 *Batrachuperus tibetanus* Schmidt（分布于陕西、甘肃、青海、四川、西藏）、盐源山溪鲵 *Batrachuperus yenyuanensis* Liu（分布于四川）作为药用。

856. 大鲵

【别名】 人鱼、鲵、鰕、魶、鳎、鲵鱼、魶鱼、鳎鱼、海狗鱼、狗鱼、啼鱼、娃娃鱼。

【来源】 为隐鳃鲵科（Cryptobranchidae）动物大鲵 *Andrias davidianus*（Blanchard）的全体。又称大娃娃鱼。

【分布】 河北、河南、山西、陕西、甘肃、四川、重庆、贵州、云南、湖北、安徽、江苏、浙江、江西、湖南、福建、广西、广东。

【性味归经】 甘、苦，平。归心、脾经。

【功能主治】 滋补强壮，截疟。用于病后虚弱，贫血，心悸失眠，疟疾。

【用法用量】 内服：炖服，250～500g。外用：皮研成粉末，用麻油调敷患处。

857. 红瘰疣螈

【来源】 为蝾螈科（Salamandridae）动物红瘰疣螈 *Tylototriton verrucosus* Anderson 的全体。

【分布】　云南、广西。

【性味归经】　甘、苦，寒。归脾、心经。

【功能主治】　消积化滞，清热解毒。用于小儿疳积，水火烫伤。

【用法用量】　内服：研成粉末服，每次3～5g。外用：研成粉末撒布敷，或用麻油调涂，适量。

【类同品】　部分地区亦将同科动物细痣疣螈 *Tylototriton asperrimus* Unterstein（分布于广东、广西、贵州）、文县疣螈 *Tylototriton wenxianensis* Fei ye et Yang（分布于甘肃、四川、贵州、安徽、湖南）作为药用。

858. 瘰螈

【别名】　水和尚、化骨丹。

【来源】　为蝾螈科（Salamandridae）动物中国瘰螈 *Paramesotriton chinensis*（Gray）、香港瘰螈 *Paramesotriton hongkongensis*（Myers et Leviton）的全体。

【分布】　中国瘰螈分布于重庆、湖南、安徽、浙江、广东、广西、福建，香港瘰螈分布于广东、香港。

【性味归经】　甘、苦，寒。归脾、心经。

【功能主治】　消积，清热，解毒。用于小儿疳积，水火烫伤。

【用法用量】　内服：研成粉末服，每次3～5g。外用：研成粉末撒布敷，或用麻油调涂，适量。

859. 东方蝾螈

【别名】　四足鱼、蹄鱼、魶鱼、四脚鱼、水龙、水狗子。

【来源】　为蝾螈科（Salamandridae）动物东方蝾螈 *Cynops orientalis*（David）的全体。

【分布】　河南、湖北、安徽、江苏、浙江、江西、湖南、福建。

【性味归经】　甘、咸、微苦，寒、凉。归脾、胃经。

【功能主治】　消积化滞，清热解毒，除湿止痒。用于小儿疳积，烧烫伤，皮肤痒疹。

【用法用量】 内服：研成粉末，每次3～5g。外用：焙焦研成粉末调涂，适量。

860. 肥螈

【别名】 水和尚、四脚鱼。

【来源】 为蝾螈科（Salamandridae）动物黑斑肥螈 *Pachytriton brevipes*（Sauvage）的全体。

【分布】 江西、福建、广东、浙江、贵州、湖南、广西。

【性味归经】 甘、微苦，平。归脾、胃经。

【功能主治】 补虚消积。用于小儿疳积，胃痛。

【用法用量】 内服：研成粉末，每次3～5g。

【类同品】 部分地区亦将同科动物无斑肥螈 *Pachytriton labiatus*（Unterstein）（又称水壁虎，分布于安徽、浙江、湖南、贵州、广东、广西、江西）作为药用。

861. 东方铃蟾

【别名】 铃蟾、绿蛤蟆。

【来源】 为盘舌蟾科（Discoglossidae）动物东方铃蟾 *Bombina orentalis*（Boulenger）的口中分泌物或全体。

【分布】 黑龙江、吉林、辽宁、河北、山东、江苏。

【性味归经】 辛、苦，寒。归心经。

【功能主治】 解毒消肿。用于痔疮。

【用法用量】 外用：涂患处，适量。

【类同品】 部分地区亦将同科动物刺胸齿突蟾 *Scutiger mammatus*（Guenther）（又称猫眼蟾、棘胸齿突蟾，分布于青海、四川、西藏、云南）、小角蟾 *Megophrys minor* Stejneger（分布于陕西、甘肃、四川、西藏、贵州、云南、安徽、湖北、湖南、江西、广东、广西）作为药用。

862. 蟾酥

【别名】　蟾酥眉脂、蟾蜍眉酥、癞蛤蚂浆、蛤蟆酥、蛤蟆浆、癞蛤蟆浆、片蟾酥、片酥、团蟾酥、团酥、棋子酥、奶蟾酥、蟾酥粉、酒蟾酥、癞疮疤酥、癞蛤蟆酥、蟾蜍酥、盆酥、箬酥、乳蟾酥、酥片、杜蟾酥、蟾宝、疥蛤蟆酥、疥都蛤蚂酥、虫酥、光东酥、月魂。

【来源】　为蟾蜍科（Bufonidae）动物中华大蟾蜍 *Bufo bufo gargarizans* Cantor、黑眶蟾蜍 *Bufo melanostictus* Schneiser 耳后腺分泌的白色浆汁。中华大蟾蜍又称癞蛤蟆，黑眶蟾蜍又称癞蛤蟆、蟾蜍。

【分布】　中华大蟾蜍除新疆、云南、西藏外，其余各地均有分布；黑眶蟾蜍分布于广东、广西、云南、贵州、湖南、四川、江西、浙江、福建、台湾等地。

【性味归经】　辛，温，有毒。归心经。

【功能主治】　攻毒，消肿止痛，开窍醒神。用于痈疽疔疮，咽喉肿痛，风虫牙痛，牙龈肿烂，瘰疬，中暑吐泻，腹痛神昏，小儿疳积。

【用法用量】　内服：入丸、散剂，0.015～0.03g。外用：适量。

【类同品】　部分地区亦将同科动物岷山蟾蜍 *Bufo minshanicus* Steineger（分布于四川、青海、甘肃、宁夏等地）、头盔蟾蜍 *Bufo galeatus* Guenther（分布于海南省）、西藏蟾蜍 *Bufo tibetanus* Zarevski（分布于西藏、四川）、华西大蟾蜍 *Bufo bufo andrewsi*（Schmidt）（分布于四川、云南、贵州）、花背蟾蜍 *Bufo raddei* Strauch（分布于黑龙江、吉林、辽宁、河北、山东、河南、山西、陕西、内蒙古、宁夏、青海、江苏）作为药用。

863. 蟾蜍

【别名】　蟾诸、去蚊、去甫、苦蚤、蟾、蚵、癞虾蟆、石蚌、癞虾蚆、癞蛤蟆、癞格宝、癞巴子、癞蛤蚆、蚧蛤蟆、蚧巴子、苦垄、虾蟆、蟾蟆、大虾蟆、苦蚤、蜘蚉、癞疙疱。

【来源】　见“蟾酥”条，药用部位为全体。

【性味归经】 辛，凉，有毒。归胃、心、肝、脾、肺经。

【功能主治】 拔毒散肿，破癥结，消肿利水，止痛。用于痈疽恶疮，发背，阴疽，瘰疬，癥瘕癖积，臌胀，恶疮，水肿，破伤风，小儿疳积，牙痛，咽喉肿痛。

【用法用量】 内服：煎汤，每次1/2～1只；入丸、散剂，每次0.2～0.3g。外用：捣烂或研成粉末调敷，亦可整只蟾蜍鲜用，以表皮着肉贴敷患处，适量。

【类同品】 见“蟾酥”条。

864. 蟾皮

【别名】 蛤蚆皮、癞蟆皮、癞蛤蟆皮、癞虾蟆皮、蟾蜍皮。

【来源】 见“蟾酥”条，药用部位为除去内脏的干燥体。

【性味归经】 凉，辛，有毒。归胃、心、肝经。

【功能主治】 清热解毒，利水消肿，止痛。用于疔疮痈疽，瘰疬，疳积腹胀，湿疹，癌肿。

【用法用量】 内服：煎汤，3～9g；研成粉末服，每次0.2～0.3g。外用：研成粉末调敷，或用鲜者、干者以水泡软后，以外皮着肉贴患处。

【类同品】 见“蟾酥”条。

865. 蟾头

【别名】 癞蛤蟆头、癞虾蟆头、癞蛤蚆头、蟾蜍头。

【来源】 见“蟾酥”条，药用部位为头部。

【性味归经】 辛、苦，凉，有毒。归心、脾、胃经。

【功能主治】 健脾消积。用于小儿疳积，体瘦烦热。

【用法用量】 内服：煎汤或研成粉末，1.5～3g。外用：研成粉末调敷，适量。

【类同品】 见“蟾酥”条。

866. 蟾舌

【来源】　见“蟾酥”条，药用部位为舌。

【性味归经】　辛，凉，有毒。归心经。

【功能主治】　解毒拔疔。用于疔疮。

【用法用量】　外用：研成粉末调敷，或鲜用捣烂敷，适量。

【类同品】　见“蟾酥”条。

867. 蟾蜍肝

【别名】　癞蛤蟆肝。

【来源】　见“蟾酥”条，药用部位为肝脏。

【性味归经】　辛、苦、甘，凉。归心经。

【功能主治】　解毒散结，拔疔消肿。用于痈疽疔毒，蛇咬伤，小儿麻疹不透。

【用法用量】　内服：煎汤，1～2个。外用：捣烂贴敷，适量。

【类同品】　见“蟾酥”条。

868. 蟾蜍胆

【别名】　癞蛤蟆胆、癞虾蟆胆、疥蛤蟆胆、癞疙疱胆。

【来源】　见“蟾酥”条，药用部位为胆囊。

【性味归经】　苦，寒。归肝、胆、肺经。

【功能主治】　祛痰平喘镇咳，解毒散结。用于咳嗽气喘，百日咳，瘰疬痰核。

【用法用量】　内服：用开水冲服，1～3个。外用：取胆汁外涂患处，适量。

【类同品】　见“蟾酥”条。

869. 雨蛙

【别名】 青蛙、小青蛙。

【来源】 为雨蛙科（Hylidae）动物无斑雨蛙 *Hyla arborea immaculata* Boettger、东北雨蛙 *Hyla japonica* Guenther 的全体。无斑雨蛙又称梆梆狗。

【分布】 无斑雨蛙分布于黑龙江、吉林、辽宁、河北、河南、陕西、内蒙古、贵州、湖北、安徽、江苏、浙江、江西、福建、广西，东北雨蛙分布于吉林、黑龙江、辽宁、内蒙古。

【性味归经】 甘、淡、咸，平。归肝经。

【功能主治】 祛湿止痛，杀虫。用于湿癣，风湿痹痛。

【用法用量】 内服：泡酒饮，适量。外用：捣敷或贴敷。

【类同品】 部分地区亦将同科动物华南雨蛙 *Hyla stmplex* Boettger（分布于广西、广东、海南）、秦岭雨蛙 *Hyla tsinlingensis* Liu et Hu（分布于陕西、甘肃、四川、湖北、湖南、安徽）作为药用。

870. 金蛤蟆

【来源】 为雨蛙科（Hylidae）动物中国雨蛙 *Hyla chinensis* Guenther 的全体。

【分布】 河南、湖北、江苏、浙江、江西、湖南、福建、台湾、广东、广西。

【性味归经】 甘、淡，平。归肝经。

【功能主治】 生肌，止血，止痛。用于骨折，创伤出血，跌打损伤。

【用法用量】 内服：研成粉末服，5～10g；外用：研成粉末调敷。

【类同品】 部分地区亦将同科动物华西雨蛙 *Hyla annectans*（Jerdon）（分布于西藏、云南、四川、广西）、三港雨蛙 *Hyla sanchiangensis* Pope（分布于贵州、安徽、浙江、湖南、福建、广西）作为药用。

871. 哈蟆油

【别名】　林蛙油、雪蛤油、田鸡油、哈什蟆油、蛤蚂油、哈士蟆油、吧拉蛙油、金鸡蛤蟆油。

【来源】　为蛙科（Ranidae）动物中国林蛙 *Rana temporaria chensinensis* David 的雌蛙输卵管。又称哈士蟆、红肚田鸡、蛤蚂、田鸡、雪哈、蛤蟆、吧拉蛙。

【分布】　东北长白山脉。

【性味归经】　甘、咸，平。归肺、肾经。

【功能主治】　补肾益精，养阴润肺。用于阴虚体弱，神疲乏力，心悸失眠，盗汗不止，痨嗽咳血。

【用法用量】　内服：蒸服，3～15g；入丸剂。

【备注】　目前关于哈蟆油原动物来源学术界有三种不同观点。上述为《中国药典》（2010 年版）哈蟆油的来源，其二为中国林蛙长白山亚种 *Rana chensinensis chgngbaishanensis* Wei et Chen，其三为东北林蛙 *Rana dybowskii* Guenther，但无论哪一种观点，实质上均是指分布于我国东北长白山区域的中国林蛙居群，即三者实为同物异名。

872. 哈士蟆

【别名】　蛤士蟆、哈什蟆、红肚田鸡、蛤蚂、田鸡、雪蛤、蛤蟆、吧拉蛙、峨巴乞尼。

【来源】　为蛙科（Ranidae）动物中国林蛙 *Rana temporaria chensinensis* David、黑龙江林蛙 *Rana amurensis* Baulenger 除去内脏的全体。

【分布】　黑龙江林蛙分布于黑龙江、吉林、辽宁。

【性味归经】　咸、甘，凉。归肺、肾经。

【功能主治】　养肺滋肾，滋补强壮，清热解毒，利水消肿。用于虚劳咳嗽，血虚，久病体虚，水肿腹胀，小儿疳积，噤口痢，痔疮疼痛，疮痈肿毒。

【用法用量】 内服：炖汤或烘干研成粉末冲酒服，1～3个。外用：捣敷。

【类同品】 部分地区亦将同科动物中国林蛙指名亚种 *Rana chensinensis chensinensis* Wei et Chen（分布于华北、华中、秦岭和甘肃南部）、中国林蛙兰州亚种 *Rana chensinensis lanzhouensis* Wei et Chen，subsp. nov.（分布于六盘山以西，拉脊山以东，岷山以北，乌梢岭以南地区）、中国林蛙康定亚种 *Rana chensinensis kangdingensis* Wei et Chen，subsp. nov.（分布于青藏高原东部及东北部）、日本林蛙 *Rana japonica* Guenther（分布于河南、甘肃及长江以南各省）、中亚林蛙 *Rana asiatica* Bedriaga（分布于新疆）、峰斑林蛙 *Rana chevronta* Ye（分布于四川）、恒仁林蛙 *Rana huanrenensis* Liu（分布于辽宁）、阿尔泰林蛙 *Rana altaica* Kastschenko（分布于新疆）、昭觉林蛙 *Rana chaochiaoensis* Liu（分布于陕西、四川、贵州、云南、江西）作为药用。

873. 青蛙

【别名】 蛙、长股、蛤鱼、田鸡、青鸡、坐鱼、蛙鱼、水蛙。

【来源】 为蛙科（Ranidae）动物黑斑蛙 *Rana nigromaculata* Hallowell、金线蛙 *Rana plancyi* Lataste 除去内脏的全体。黑斑蛙又称青蛙、黑斑侧褶蛙，金线蛙又称田鸡、金线侧褶蛙。

【分布】 黑斑蛙分布于全国大部分地区，金线蛙分布于辽宁、河北、山东、河南、山西、安徽、江苏、浙江、北京、天津、江西。

【性味归经】 甘，凉。归膀胱、胃经。

【功能主治】 补虚，利水消肿，清热解毒。用于病后、产后体弱，水肿臌胀，麻疹，痢疾，黄疸，虾蟆瘟，小儿热疮，咳嗽喘满。

【用法用量】 内服：煎汤、煮食，或焙干为散，1～7个。外用：捣烂或研成粉末调敷，适量。

874. 青蛙胆

【来源】 见“青蛙”条，药用部位为胆汁。

【性味归经】　寒，苦。归心经。

【功能主治】　清热解毒，止咳。用于麻疹并发肺热咳嗽，咽喉糜烂，白喉。

【用法用量】　内服：吞服，1～2个。外用：胆汁涂患处，适量。

875. 蝌蚪

【别名】　活师、科斗、玄鱼、虾蟆子、玄针、虾蟆儿、聒子、虾蟆台、虾蟆粘、水仙子、蚵虫、蛞斗、活东、悬针、聒子、虾蟆儿、蛤蟆蛄圪、蛤蟆牛牛。

【来源】　见“青蛙”条，药用部位为幼体。

【性味归经】　甘，寒。归心经。

【功能主治】　清热解毒。用于痈疮肿毒，痄腮，小儿疳积腹胀，疮疥，水火烫伤。

【用法用量】　内服：煎汤，2～5g。外用：捣敷或经埋藏化水后搽敷，适量。

876. 虾蟆

【别名】　螯、蟆、蛤、蛤蟆、蛙黾、蝈、螯蟆、泽蛙、土蛙。

【来源】　为蛙科（Ranidae）动物泽蛙 *Rana limnocharis* Boie 的全体。又称泽陆蛙、蝦蟆、蚂蚂。

【分布】　陕西、甘肃、山东、江苏、安徽、浙江、江西、福建、台湾、湖北、湖南、广东、海南、广西、四川、贵州、云南、西藏等地。

【性味归经】　甘，寒。归心、脾经。

【功能主治】　清热解毒，健脾消积。用于痈肿疔疖，乳痈，痢疾，小儿疳积，瘰疬。

【用法用量】　内服：煎汤，15～30g；入丸、散剂，适量。外用：捣敷或研成粉末掺，适量。

877. 虾蟆皮

【来源】 见“虾蟆”条，药用部位为皮。

【性味归经】 咸，寒。归心经。

【功能主治】 清热解毒，消肿散结。用于疖肿，臁疮，头上软疮，瘰疬。

【用法用量】 外用：贴患处；煅灰油调敷，适量。

878. 虾蟆脑

【来源】 见“虾蟆”条，药用部位为脑髓。

【性味归经】 咸，寒。归肝经。

【功能主治】 清肝明目。用于青盲。

【用法用量】 内服：炖服，适量。

879. 虾蟆肝

【来源】 见“虾蟆”条，药用部位为肝。

【性味归经】 咸，寒。归心经。

【功能主治】 清热解毒，消肿止痛。用于毒蛇咬伤，白屑疮，疔疮。

【用法用量】 外用：捣敷，烧存性调敷，适量。

880. 虾蟆胆

【来源】 见“虾蟆”条，药用部位为胆汁。

【性味归经】 咸，寒。归肺经。

【功能主治】 利咽开音。用于小儿失音不语。

【用法用量】 外用：点舌上，适量。

881. 虾蟆子

【别名】　活师、蛞斗、蝌蚪。

【来源】　见“虾蟆”条，药用部位为幼体。

【性味归经】　苦，寒。归心经。

【功能主治】　清热解毒。用于热毒疮肿，流行性腮腺炎，水火烫伤。

【用法用量】　外用：捣敷；经埋藏化水后搽敷，适量。

882. 沼蛙

【别名】　山虾蟆。

【来源】　为蛙科（Ranidae）动物沼蛙 *Rana guentheri* Boulenger 的全体。又称沼水蛙。

【分布】　长江以南及海南等地。

【性味归经】　甘，凉。归心、肝经。

【功能主治】　清热解毒，健脾消积。用于痈疮肿痛，痢疾，瘰疬，小儿疳积。

【用法用量】　内服：煮食，3～9 克。外用：捣烂外敷，适量。

883. 虎纹蛙

【来源】　为蛙科（Ranidae）动物虎纹蛙 *Tigrina rugulosa*（Wiegmann）除去内脏的新鲜全体。又称水鸡、粗皮田鸡、粗皮蛤蟆。

【分布】　云南、贵州、湖北、安徽、江苏、浙江、江西、湖南、福建、台湾、广东、海南岛、广西等地。

【性味归经】　甘，温。归肝、肾经。

【功能主治】　滋补强壮。用于小儿疳积。

【用法用量】　内服：蒸食，1～2 只。

884. 粗皮蛙

【别名】 癞皮蛙。

【来源】 为蛙科（Ranidae）动物粗皮蛙 *Rugosa emeljanowi*（Nikolsky）的全体。

【分布】 黑龙江、吉林、辽宁等地。

【性味归经】 甘，寒。归脾、胃经。

【功能主治】 清热解毒。用于瘰疬，痈疽，脱肛。

【用法用量】 内服：煎汤，3～9g。外用：适量。

【类同品】 部分地区亦将同科动物绿臭蛙 *Odorrana margaratae* Liu（分布于甘肃、四川、贵州、广西、湖北、湖南等地）、花臭蛙 *Odorrana schmacheri* Boettger（分布于河南、甘肃、四川、贵州、湖北、安徽、江苏、浙江、江西、湖南、福建、广东）作为药用。

885. 粗皮蛙胆

【来源】 见“粗皮蛙”条，药用部位为胆汁。

【性味归经】 辛，温。归肝经。

【功能主治】 通络。用于中风，口眼歪斜。

【用法用量】 内服：煎汤，1个。

【类同品】 见“粗皮蛙”条。

886. 棘胸蛙

【别名】 山蚂蜗、山鸡、山蛙、石板蛙、石坑、石蛤蟆、石虾蟆、棘蛙。

【来源】 为蛙科（Ranidae）动物棘胸蛙 *Paa spinosa* David 除去内脏的全体或肉。

【分布】 湖北、安徽、江苏、浙江、江西、湖南、台湾、福建、广东、广西等地。

【性味归经】　甘，温。归脾、胃经。

【功能主治】　滋补强壮。用于小儿疳积，病后虚弱。

【用法用量】　内服：煎汤，或蒸食，50～100g。

【类同品】　部分地区亦将同科动物棘腹蛙 *Paa boulengeri*（Guenther）（分布于山西、陕西、甘肃、四川、云南、贵州、湖南、湖北、江西、广西）、棘侧蛙 *Paa shini*（Ahl）（分布于四川、贵州、湖南、广西）、隆肛蛙 *Paa quadrana*（Liu, Hu et Yang）（分布于河南、山西、陕西、甘肃、四川、湖北、安徽）作为药用。

887. 射尿蚂

【别名】　青竹蚂、青足蚂、油蚂。

【来源】　为树蛙科（Rhacophoridae）动物斑腿树蛙 *Rhacophorus leucomystax*（Gravenhorst）的全体。又称树蛙、变色树蛙、三角上树蛙、游蛙。

【分布】　甘肃、四川、西藏、云南、贵州、湖北、安徽、江苏、浙江、江西、湖南、福建、台湾、广东、海南岛、广西。

【性味归经】　咸、甘，凉。归肝、肾经。

【功能主治】　活血祛瘀，接骨续筋，止血。用于跌打损伤，骨折，小儿疳积，外伤出血。

【用法用量】　外用：研粉撒于患处或鲜用外敷，适量。

【类同品】　部分地区亦将同科动物大树蛙 *Rhacophorus dennysi* Blanford（分布于四川、贵州、安徽、浙江、江西、湖南、福建、广东、广西）作为药用。

888. 花姬蛙

【别名】　梨头蚂、三角蚂蚂、三角犁头蚂、三跳蚂。

【来源】　为姬蛙科（Microhylidae）动物花姬蛙 *Microhyla pulchra*（Hallowell）的全体。又称梨头蛙、三角犁头蛙。

【分布】 云南、贵州、湖北、浙江、湖南、福建、广东、广西。

【性味归经】 咸、苦、甘、辛，温。归脾、肾经。

【功能主治】 祛风通络，强筋健骨，活血祛瘀。用于风湿痹痛，腰扭伤痛，体弱无力，跌打损伤、骨折。

【用法用量】 内服：浸酒服，20～30ml。外用：加酒捣烂外敷，适量。

【类同品】 部分地区亦将同科动物粗皮姬蛙 *Microhylidae hutleri* Boulenger（分布于南方）、小孤斑姬蛙 *Microhylidae heymousi* Vogt（分布于长江以南）、饰纹姬蛙 *Microhylidae ornate*（Dumeril et Bibourn）（分布于山东、河南、陕西、甘肃及南方）作为药用。

第七章　爬行类动物药

889. 平胸龟

【别名】　阴䰴、山龟、鹰龟、疟龟。

【来源】　为龟科（Testudinidae）动物大头平胸龟 *Platysternon megacephalum* Gray 的全体。又称鹰嘴龟、鹰嘴龙尾龟、大头龟、三不象等。

【分布】　云南、安徽、江苏、浙江、江西、湖南、福建、广东、广西、贵州。

【性味归经】　甘、咸，寒。归肺、肾经。

【功能主治】　滋阴潜阳，截疟，宁心安神。用于阴虚阳亢之眩晕，肺痨，疟疾，心烦失眠多梦。

【用法用量】　内服：煮食，100～300g；熬膏烊化服，每次 6～10g。

890. 龟甲

【别名】　神屋、龟壳、败龟甲、败龟、龟筒、龟下甲、龟版、龟底甲、龟腹甲、拖泥版、元武版、坎版、乌龟壳、龟板、乌龟板、败将、败龟版、漏天机、血龟版、元绪甲、血版、汤版、灵龟版、醋龟板、乌龟腹甲、玄武板、下甲、金龟甲、水龟甲、神龟版、玄衣智邮（腹甲）。

【来源】　为龟科（Testudinidae）动物乌龟 *Chinemys reevesii*（Gray）的背甲及腹甲。又称龟、金钱龟、水龟、金龟、神龟、元绪、泥龟、墨龟、田龟。

【分布】　河北、浙江、河南、山东、安徽、广东、广西、湖北、四川、云南、陕西、台湾、湖北、贵州。

【性味归经】 咸、甘，寒。归肝、肾、心经。

【功能主治】 滋阴潜阳，补肾健骨，养血补心安神，固经止血。用于肾阴不足、阴虚火旺之骨蒸劳热，阴虚阳亢之头晕目眩、目胀耳鸣，虚风内动之手足蠕动，筋骨萎软，小儿囟门不合，心神失养之惊悸，失眠，健忘，吐血衄血，月经过多，崩漏。

【用法用量】 内服：煎汤，9～24g，宜先煎；熬膏或入丸、散剂。外用：烧灰研成粉末敷，适量。

【类同品】 部分地区亦将同科动物眼斑水龟 *Clemmys bealei*（Gray）（分布于福建、广东、广西）、黄喉拟水龟 *Mauremys mutica*（Cantor）（又称黄喉水龟，分布于云南、安徽、江苏、浙江、福建、台湾、广东、广西、海南）、花龟 *Ocadia sinensis* Gray（分布于福建、台湾、广东）作为药用。

891. 龟甲胶

【别名】 龟版胶、龟版膏、龟胶。

【来源】 见“龟甲”条，药用部位为甲壳熬制成的固体胶块。

【性味归经】 咸、甘，平。归心、肾经。

【功能主治】 滋阴，补血，止血。用于阴虚血亏之劳热骨蒸、潮热盗汗，心悸，肾虚腰痛，吐血，衄血，崩漏。

【用法用量】 内服：烊化，3～15g。

【类同品】 见“龟甲”条。

892. 龟肉

【来源】 见“龟甲”条，药用部位为肉。

【性味归经】 甘、咸，平。归肝、肾经。

【功能主治】 益阴补血。用于劳热骨蒸，久嗽咯血，吐血，衄血，痔血。

【用法用量】 内服：煮食，0.5～1只；烧灰研成粉末入丸、散剂。

【类同品】 见“龟甲”条。

893. 龟血

【来源】　见“龟甲”条，药用部位为血。

【性味归经】　咸，寒。归肾、肺经。

【功能主治】　滋阴养血，通脉。用于中风，闭经，跌打损伤，脱肛。

【用法用量】　内服：煮食或开水冲服，适量。

【类同品】　见“龟甲”条。

894. 龟胆汁

【来源】　见“龟甲”条，药用部位为胆汁。

【性味归经】　苦，寒。归肝、胆经。

【功能主治】　清热利胆，明目消肿。用于眼目肿痛，月经不调。

【用法用量】　外用：点眼，适量。

【类同品】　见“龟甲”条。

895. 龟头

【来源】　见“龟甲”条，药用部位为头。

【性味归经】　甘，温。归脾经。

【功能主治】　固托。用于小儿脱肛。

【用法用量】　内服：煮食，1～2个。

【类同品】　见“龟甲”条。

896. 龟溺

【来源】　见“龟甲”条，药用部位为尿。

【性味归经】　咸，温。归肝、肾经。

【功能主治】 走窍透骨。用于耳聋，大人中风舌瘖，小儿惊风不语，龟胸龟背，发须早白。

【用法用量】 内服：滴耳，适量；舌下用，适量。

【类同品】 见“龟甲”条。

897. 摄龟

【别名】 陵龟、啖蛇龟、克蛇龟、克蛇乌龟、断背龟、箱龟、闭壳龟、夹板龟、驼背龟。

【来源】 为龟科（Testudinidae）动物黄缘闭壳龟 *Cuora fivaomarginata*（Gray）、三线闭壳龟 *Cuora trifasciata*（Bell）的全体。黄缘闭壳龟又称呷蛇龟、鸯龟、蠳龟、断板龟，三线闭壳龟又称红肚龟、金头龟、三棱闭壳龟。

【分布】 黄缘闭壳龟分布于河南、四川、湖北、江苏、浙江、湖南、福建、台湾，三线闭壳龟分布于海南、福建、广东、广西。

【性味归经】 甘，寒。归肝、膀胱经。

【功能主治】 活血祛瘀，解毒消肿。用于跌打损伤，咽喉肿痛，恶疮，瘰疬，肺痨，骨关节结核，风湿痹痛，慢性骨髓炎，肥大性脊椎炎。

【用法用量】 内服：煎汤，5～15g。外用：适量。

【类同品】 部分地区亦将同科动物海南闭壳龟 *Cuora hainanensis*（Li）（分布于广西、海南）作为药用。

898. 摄龟肉

【别名】 夹蛇龟肉。

【来源】 见“摄龟”条，药用部位为肉。

【性味归经】 甘，寒，有毒。归脾、肾经。

【功能主治】 滋补强壮，活血解毒。用于体虚羸瘦，跌打损伤，风湿痹痛，毒蛇咬伤。

【用法用量】 内服：煮食，适量。外用：生肉捣敷，适量。

899. 三线闭壳龟炭

【来源】 为龟科（Testudinidae）动物三线闭壳龟 *Cuora trifasciata*（Bell）的全龟炭。

【性味归经】 咸，平。归肝经。

【功能主治】 补血止血。用于血虚，崩漏。

【用法用量】 内服：煎汤，6～9g。

900. 陆龟

【别名】 缅甸陆龟。

【来源】 为龟科（Testudinidae）动物陆龟 *Testudo elongata* Blyth 的腹甲及背甲。

【分布】 广西、云南、新疆、海南。

【性味归经】 甘，温。归肾经。

【功能主治】 滋阴潜阳，补肾健骨。用于阴虚内热、阴虚阳亢之眩晕头痛，肾虚之阳痿遗精、腰膝酸软、崩漏带下。

【用法用量】 内服：煎汤，10～30g。

【类同品】 部分地区亦将同科动物凹甲陆龟 *Testudo implessa*（Guenther）（分布于海南）、四爪陆龟 *Testudo horsfieldi* Gray（分布于新疆）作为药用。

901. 陆龟肉

【来源】 见“陆龟”条，药用部位为肉。

【性味归经】 甘，温。归肾经。

【功能主治】 滋阴壮阳。用于肾虚之腰膝酸软。

【用法用量】 内服：煮食，适量。

【类同品】 见“陆龟”条。

902. 锯缘摄龟

【来源】 为龟科（Testudinidae）动物锯缘摄龟 *Cylemys mouhotii* Gray 的全体。

【分布】 海南、广西。

【性味归经】 甘，凉。归甘、肾经。

【功能主治】 滋阴清热，散结。用于骨蒸劳热，崩漏，久疟，瘰疬。

【用法用量】 内服：煎汤，10～30g。

903. 花龟肉

【来源】 为龟科（Testudinidae）动物花龟 *Ocadia sinensis* Gray 的肉。

【分布】 福建、台湾、广东。

【性味归经】 辛，温。归脾经。

【功能主治】 祛风除湿。用于风湿痹证。

【用法用量】 内服：煮食，适量。

904. 夹蛇龟

【别名】 摄龟、陵龟、蠳龟、鸯龟、呷蛇龟、啖蛇龟、克蛇龟、断版龟。

【来源】 为龟科（Testudinidae）动物夹蛇龟 *Cyclemys sp.* 全体。

【分布】 浙江、江苏、湖南、湖北。

【性味归经】 甘、咸，寒，有小毒。入肝、肾、肺经。

【功能主治】 滋阴清热，解毒散结，活血消肿，止带。用于骨蒸痨热，小儿囟门不合，瘰疬，久疟，恶疮，痢疾，毒蛇咬伤，崩漏带下，瘀血肿痛。

【用法用量】 内服：酥炙或烧炭研成粉末，每次 3～6g。外用：煎汤浴渍或烧灰调敷，适量。

905. 夹蛇龟肉

【来源】　见“夹蛇龟”条，药用部位为肉。

【性味归经】　甘，寒，有毒。归心经。

【功能主治】　解蛇毒。用于毒蛇咬伤。

【用法用量】　外用：生肉捣烂外敷。

906. 蠵龟筒

【别名】　蠷皮、蟕蠵壳、鼋鼊筒、蚼虾筒、灵龟筒、灵蠵筒、蠵筒、紫蠵筒、屃赑筒、蟕蠵甲、蟕蠵筒。

【来源】　为海龟科（Cheloniidae）动物蠵龟 *Caretta caretta olivacea*（Escholtz）的板及掌。又称蟕蠵、灵龟、蠵、屃赑、鼋鼊、蟕蠵、赤蠵龟、红海龟。

【分布】　黄海、东海和南海。

【性味归经】　甘、咸，平。归肝经。

【功能主治】　滋阴潜阳，清热解毒。用于阴虚阳亢之眩晕，风湿痹痛，目赤肿痛，水火烫伤。

【用法用量】　内服：煮食，15～30g；浸酒。

907. 蠵龟肉

【来源】　见“蠵龟筒”条，药用部位为肉。

【性味归经】　甘，平。归肺经。

【功能主治】　止咳平喘。用于哮喘，干咳，水土不服。

【用法用量】　内服：煮食，适量。

908. 蠵龟血

【来源】 见“蠵龟筒”条，药用部位为血。

【性味归经】 咸，平，微毒。归肺心经。

【功能主治】 润肺平喘，解毒疗伤。用于咳嗽痰多，哮喘，毒蛇咬伤。

【用法用量】 内服：鲜用，30～40ml。

909. 蠵龟胆

【来源】 见“蠵龟筒”条，药用部位为胆。

【性味归经】 苦，凉。归肺经。

【功能主治】 清肺泻火止咳。用于咳嗽，气喘，痰多。

【用法用量】 内服：用酒冲服，适量。

910. 蠵龟油

【来源】 见“蠵龟筒”条，药用部位为脂肪油。

【性味归经】 苦，寒。归心经。

【功能主治】 清热解毒。用于水火烫伤。

【用法用量】 外用：涂敷，适量。

911. 玳瑁

【别名】 蝳蝐、瑇瑁甲、明玳瑁、瑇玳、代尾、斑希、毒冒。

【来源】 为海龟科（Cheloniidae）动物玳瑁 *Eretmochelys imbricata* Linnaeus 的背甲。又称鹰嘴海龟、十三棱龟、文甲、十三鲮龟。

【分布】 山东、江苏、广西、广东、台湾、福建、浙江、海南及西沙群岛。

【性味归经】 甘、咸，寒。归心、肝经。

【功能主治】 平肝定惊，清热解毒。用于热病发狂，小儿惊风，中风，壮热神昏谵语，痉厥，痘毒发斑，痈疽疮毒，心烦失眠等。

【用法用量】 内服：煎汤，9～15g；磨汁；入丸、散剂。外用：研成粉末调涂，适量。

912. 玳瑁肉

【来源】 见“玳瑁”条，药用部位为肉。

【性味归经】 甘，平。归肺、心、肝经。

【功能主治】 祛风除痰，行气活血。用于咳嗽痰多，月经不调。

【用法用量】 内服：煎汤或煮食，适量。

913. 玳瑁血

【来源】 见“玳瑁”条，药用部位为血。

【性味归经】 凉，苦。归心经。

【功能主治】 清热解毒。用于解诸药毒。

【用法用量】 内服：鲜用，10～20ml。

914. 海龟

【来源】 为海龟科（Cheloniidae）动物海龟 *Chelonia mydas*（Linnaeus）的全体。又称绿海龟。

【分布】 黄海、东海和南海。

【性味归经】 甘，平。归肺、肾经。

【功能主治】 滋阴补肾，润肺止咳。用于哮喘，咳嗽痰多，癥瘕，目赤肿痛，便血，水火烫伤。

【用法用量】 内服：甲和掌炖煮成胶状或浸酒，适量；血饮用，每次 40～60ml；蛋煮粥或冲酒；龟肉的脂肪部分加水炼油，拌饭。外用：龟油涂敷，适量。

【类同品】 部分地区亦将同科动物丽龟 *Lepidochelys olivacea* (Eschscholtz)（分布于我国沿海）作为药用。

915. 海龟板

【别名】 海龟甲。

【来源】 见“海龟”条，药用部位为盾片。

【性味归经】 甘，凉。归肝经。

【功能主治】 滋阴潜阳，润肺，明目。用于阴虚内热，肝阳上亢之头目眩晕，目赤目暗，咳嗽痰多，风湿痹证，水火烫伤。

【用法用量】 内服：煎汤，20～50g。

916. 海龟胶

【来源】 见“海龟”条，药用部位为背、腹甲制成的加工品。

【性味归经】 甘，凉。归肝、肾经。

【功能主治】 滋阴潜阳，养血止血，明目。用于阴虚阳亢之眩晕，阴虚内热之潮热盗汗，久病体虚，形瘦乏力，吐血，白细胞减少，目赤。

【用法用量】 内服：烊化，每次 20～50g；研成粉末服，每次 5～10g。

917. 海龟胆

【来源】 见“海龟”条，药用部位为胆。

【性味归经】 苦，凉。归肝经。

【功能主治】 清热泻火，明目，止咳。用于肝阳上亢之眩晕，咳嗽痰多，哮喘，目暗眼花，目赤肿痛。

【用法用量】 内服：煎汤，适量。

918. 海龟血

【来源】　见"海龟"条，药用部位为血。

【性味归经】　甘，凉。归肺经。

【功能主治】　润肺止咳。用于哮喘，咳嗽痰多，干咳。

【用法用量】　内服：鲜用，5～10ml。

919. 海龟卵

【来源】　见"海龟"条，药用部位为卵。

【性味归经】　涩，平。归肺、大肠经。

【功能主治】　止痢止泻，止咳平喘。用于小儿痢疾，咳喘。

【用法用量】　内服：煮食，50～100g。

920. 海龟肝

【来源】　见"海龟"条，药用部位为肝脏。

【性味归经】　甘，温。归肝经。

【功能主治】　明目。用于视物模糊，障翳。

【用法用量】　内服：煮食，15～20g。

921. 棱皮龟板

【来源】　为棱皮龟科（Dermochelyidae）动物棱皮龟 *Dermochelys coriacea*（Linnaeus）的腹甲。

【分布】　辽宁、山东、江苏、浙江、福建、广东、广西。

【性味归经】　甘，凉。归肝、肾经。

【功能主治】　滋阴潜阳，养血止血，清火明目。用于阴虚阳亢之眩晕头痛，阴虚内热之盗汗，久病体虚，形瘦乏力，吐血，目赤目暗，风湿痹证。

【用法用量】　内服：煎汤，20～50g。

922. 棱皮龟胆

【别名】　龟胆。

【来源】　见“棱皮龟板”条，药用部位为胆。

【性味归经】　苦，寒。归肝、肺经。

【功能主治】　清火明目。用于肝阳上亢之眩晕头痛，咳嗽痰多，哮喘。

【用法用量】　内服：煎汤，适量。

923. 棱皮龟卵

【来源】　见“棱皮龟板”条，药用部位为卵。

【性味归经】　甘、涩，温。归肺经。

【功能主治】　止咳平喘，止痢止泻。用于咳嗽，哮喘，痢疾。

【用法用量】　内服：煮食，50～100g。

924. 棱皮龟肉

【别名】　龟肉。

【来源】　见“棱皮龟板”条，药用部位为肉。

【性味归经】　甘，平。归肺、肾经。

【功能主治】　滋阴补肾，止咳平喘。用于久病体虚，肺痨，咳嗽痰多，哮喘。

【用法用量】　内服：煮食，100～200g。

925. 棱皮龟血

【别名】　龟血。
【来源】　见“棱皮龟板”条，药用部位为血。
【性味归经】　甘，平。归肺经。
【功能主治】　润肺止咳。用于干咳少痰，哮喘。
【用法用量】　内服：鲜用饮服，5～10ml。

926. 棱皮龟油

【别名】　龟油。
【来源】　见“棱皮龟板”条，药用部位为脂肪。
【性味归经】　甘，凉。归肺经。
【功能主治】　消肿止痛。用于水火烫伤。
【用法用量】　外用：涂抹，适量。

927. 棱皮龟肝

【别名】　龟肝。
【来源】　见“棱皮龟板”条，药用部位为肝脏。
【性味归经】　甘，温。归肝经。
【功能主治】　柔肝明目。用于视物模糊，目生翳障。
【用法用量】　内服：煮食，15～20g。

928. 鼋甲

【别名】　绿团鱼甲、癞头鼋甲。
【来源】　为鳖科（Trionychidae）动物鼋 *Pelochelys bibroni*（Owen）的

背甲。又称蓝团鱼、绿团鱼、沙鳖、癞头鼋。

【分布】 云南、江苏、浙江、福建、广东、海南、广西。

【性味归经】 甘，平。归肾经。

【功能主治】 滋阴潜阳，益肾健骨，软坚散结，解毒杀虫。用于阴虚阳亢之头晕目眩，腰膝痿软，瘰疬，痔瘘，恶疮，疥疮，顽癣。

【用法用量】 内服：煎汤，10～20g；入丸、散剂。

929. 鼋肉

【来源】 见“鼋甲”条，药用部位为肉。

【性味归经】 甘，平，微毒。归心、肝经。

【功能主治】 补气血，解毒杀毒。用于虚羸不足，筋骨不健。

【用法用量】 内服：煮食，适量。

930. 鼋膏

【别名】 鼋脂。

【来源】 见“鼋甲”条，药用部位为脂肪。

【性味归经】 甘、微苦，平。归肺经。

【功能主治】 祛风解毒。用于风癞，恶疮，顽癣。

【用法用量】 外用：涂抹，适量。

931. 鼋胆

【来源】 见“鼋甲”条，药用部位为胆汁。

【性味归经】 苦，寒，有毒。归心经。

【功能主治】 清热解毒。用于小儿高热惊风，喉痹。

【用法用量】 内服：鲜品，温水化服，适量。

932. 鳖甲

【别名】　上甲、鳖壳、甲鱼壳、团鱼盖、团鱼壳、团鱼甲、鳖盖子、醋鳖甲、鳖盖、老鳖盖、脚鱼甲、鳖津甲、黑龙衣、孚乳甲、水鱼壳、别甲、必甲、王八盖子、王八壳。

【来源】　为鳖科（Trionychidae）动物鳖 *Trionyx sinensis*（Wiegmann）的背甲。又称中华鳖、团鱼、神守、甲鱼、圆鱼、脚鱼、王八。

【分布】　全国各地。

【性味归经】　咸、微寒，平。归肝、脾、肾经。

【功能主治】　滋阴潜阳，滋阴清热，软坚散结。用于热病伤阴之虚风内动，小儿惊痫，阴虚内热之潮热骨蒸，闭经，痛经，子宫脱垂，脱肛，症瘕，久疟，疟母。

【用法用量】　内服：煎汤，10～50g；熬膏或入丸、散剂。外用：烧灰取性，研成粉末撒或调敷，适量。

【类同品】　部分地区亦将同科动物山瑞鳖 *Trionyx steindachneri* Siebenrock（分布于云南、江苏、浙江、福建、广东、广西、海南）作为药用

933. 鳖甲胶

【来源】　见“鳖甲”条，为鳖甲熬制的胶块。

【性味归经】　咸、甘，凉。归肝、心、肾经。

【功能主治】　滋阴退热，补血止血，软坚散结。用于阴虚潮热，虚劳咳血，久疟不愈，癥瘕疟母，血虚经闭，痔核肿痛。

【用法用量】　内服：用温开水或黄酒化服，每次5～15g。

934. 鳖肉

【来源】　见“鳖甲”条，药用部位为肉。

【性味归经】　甘，平。归肝经。

【功能主治】 滋阴清热，补肾强壮，凉血。用于虚劳羸瘦，骨蒸劳热，疟母，久痢，崩漏，带下，癥瘕，瘰疬、子宫脱垂。

【用法用量】 内服：煮食，或入丸剂，适量。

【类同品】 见“鳖甲”条。

935. 鳖血

【来源】 见“鳖甲”条，药用部位为新鲜的血液。

【性味归经】 咸，寒。归肝、肾、脾经。

【功能主治】 滋阴清热，补气养血，祛风。用于阴虚潮热，子宫下垂，脱肛，中风，阴疮。

【用法用量】 内服：鲜饮，20～100ml。外用：鲜血外涂患处，适量。

936. 鳖胆

【来源】 见“鳖甲”条，药用部位为胆汁。

【性味归经】 苦，寒。归小肠经。

【功能主治】 清热解毒，消肿止痛。用于小儿高热惊风，痈疮肿毒，痔漏，喉痹。

【用法用量】 内服：鲜饮，适量。外用：涂敷，适量。

【类同品】 见“鳖甲”条。

937. 鳖卵

【来源】 见“鳖甲”条，药用部位为卵。

【性味归经】 咸，寒。归肾、大肠经。

【功能主治】 滋补强壮，止痢。用于久病体虚，久泻久痢。

【用法用量】 内服：煮食，2～6个。

【类同品】 见“鳖甲”条。

938. 鳖脂

【别名】　鳖膏、鳖油。

【来源】　见“鳖甲”条，药用部位为脂肪。

【性味归经】　甘、咸，平。归肝、肾经。

【功能主治】　补肾壮阳，滋阴养血，乌须发。用于体弱虚羸，须发早白，肾阳虚之腰膝酸软。

【用法用量】　内服：煎汤，适量。

939. 鳖头

【别名】　鳖首。

【来源】　见“鳖甲”条，药用部位为头部。

【性味归经】　咸，平。归脾、肾、大肠经。

【功能主治】　补气升阳，止泻。用于久痢，脱肛，产后子宫下垂，阴疮。

【用法用量】　内服：煎汤，3～5g。外用：适量。

940. 鳖爪

【来源】　见“鳖甲”条，药用部位为脚爪。

【性味归经】　甘，温。归肾经。

【功能主治】　益智。用于健忘。

【用法用量】　内服：煮食，适量。

941. 纳鳖甲

【来源】　为鳖科（Trionychidae）动物纳鳖的甲。

【性味归经】 咸，平，有小毒。归肝脾、肾经。

【功能主治】 破血下气。用于经闭。

【用法用量】 内服：煎汤，6～9g。

942. 飞蛇

【别名】 飞龙、飞蜥。

【来源】 为鬣蜥科（Agamidae）动物斑飞蜥 *Draco maculatus* Gray 除去内脏的全体。

【分布】 海南、云南、西藏、广西、广东。

【性味归经】 甘、咸，平。归肺经。

【功能主治】 清热解毒，透疹。用于麻疹不透、痘毒不消。

【用法用量】 内服：煎汤，1～2 条。

943. 沙蜥

【别名】 马坑鼠、马蛇鼠。

【来源】 为鬣蜥科（Agamidae）动物青海沙蜥 *Phrynocephalus vlangalii* Sterauch 除去内脏的全体。又称沙蜥、侧鼻沙蜥、蝎虎子。

【分布】 甘肃、新疆、青海。

【性味归经】 甘、咸，温，有小毒。归肝、肾、肺经。

【功能主治】 补肾壮阳，滋阴清热，健脾消积，杀虫。用于久病体虚，肾阳虚之阳痿腰痛，肺痨，眼痛，小儿疳积，寄生虫。

【用法用量】 内服：煎汤或冲服，10～15g。

944. 沙蜥血

【来源】 见“沙蜥”条，药用部位为血。

【性味归经】 甘，凉。归肝、肾经。

【功能主治】 滋阴补血。用于内脏损伤。

【用法用量】 内服：鲜饮，适量。

945. 藏蛤蚧

【来源】 为鬣蜥科（Agamidae）动物喜山鬣蜥 *Agama himalayana*（Steindechner）的全体。又称喜马拉雅鬣蜥。

【分布】 新疆、西藏。

【性味归经】 甘、咸，温。归肾经。

【功能主治】 补肾壮阳，行气止痛。用于肾阳虚之阳痿遗精、带下，气滞胃痛。

【用法用量】 内服：煎汤，1只；冲服或入丸、散剂，10～15g。

946. 藏蛤蚧脑

【来源】 见“藏蛤蚧”条，药用部位为脑。

【性味归经】 涩，温。归心经。

【功能主治】 敛疮生肌。用于疮疡溃后久不收口。

【用法用量】 外用：适量。

947. 马鬃蛇

【别名】 盐蛇、篱筒马、午时逢、树蜥蜴、四脚蛇、公鸡蛇、鸡冠蛇、雷公蛇、阿公蛇、树蜥蛇。

【来源】 为鬣蜥科（Agamidae）动物变色树蜥 *Calotes versicolor*（Daudin）的全体。又称变色鬣蜥。

【分布】 海南、云南、广东、广西。

【性味归经】 甘、咸，温。归肝、肾、脾经。

【功能主治】 祛风通络，强筋健骨，滋补强壮。用于风湿痹痛，腰腿筋骨疼痛，小儿疳积，血虚体弱。

【用法用量】 内服：酒浸，每500ml酒浸3条，每次饮25ml；鲜品或焙干研成粉末，每次 1 ~2 条。

948. 长鬣蜥

【来源】 为鬣蜥科（Agamidae）动物长鬣蜥 *Physignathus cocincinus* Cuvier 的全体。

【分布】 云南、广东、广西。

【性味归经】 甘、咸，温。归肝、肾经。

【功能主治】 祛风，活络，壮筋骨。用于风湿痹证，骨节疼痛，肌肉酸软。

【用法用量】 内服：煎汤，20 ~50g。

949. 四脚蛇

【别名】 公蛇。

【来源】 为鬣蜥科（Agamidae）动物草绿龙蜥 *Japalura flaviceps* Barbour et Dunn 的全体。

【分布】 陕西、湖北、湖南、贵州、甘肃、西藏、四川、云南。

【性味归经】 咸，寒，有毒。归肝经。

【功能主治】 清热解毒，软坚散结。用于痈肿疮毒，瘿瘤瘰疬，痰核。

【用法用量】 内服：焙研成粉末服，每次 1 ~2g。外用：酒浸或油浸调涂，适量。

950. 红点蛤蚧

【别名】 蜡皮蜥。

【来源】 为鬣蜥科（Agamidae）动物蜡皮蜥 *Leiolepis belliana rubritaeniata* Mertens 除去内脏的全体。又称海南坡龙、沙鳅。

【分布】 广东、广西、海南。

【性味归经】　咸，寒。归脾经。

【功能主治】　健脾消积。用于小儿疳积。

【用法用量】　内服：煎汤，1 只；研成粉末。

951. 铅山壁虎

【来源】　为壁虎科（Gekkonidae）动物铅山壁虎 *Gekko hokouensis* Pope 的全体。

【分布】　浙江。

【性味归经】　辛、苦，寒。归肝、心经。

【功能主治】　祛风活络，解毒散结。用于风湿痹证，瘰疬。

【用法用量】　内服：煎汤，1 只。

952. 壁虎

【别名】　守宫、蝎虎、辟宫、壁宫、地塘虫、天龙、爬壁虎、壁宫子、爬墙虎、蝘蜓、辟宫子。

【来源】　为壁虎科（Gekkonidae）动物壁虎 *Gekko chinensis* Gray、无蹼壁虎 *Gekko swinchonis* Guenther、多疣壁虎 *Gekko japonica*（Dumerilet Bibron）、蹼趾壁虎 *Gekko subpalmatus* Guenther 的全体。蹼趾壁虎又称无疣壁虎。

【分布】　壁虎分布于云南、福建、广东、广西，无蹼壁虎分布于辽宁、河北、山东、河南、山西、陕西、安徽、江苏、浙江，多疣壁虎分布于山西、陕西、四川、甘肃、贵州、湖北、安徽、江苏、浙江、江西、湖南、福建、台湾，蹼趾壁虎分布于四川、贵州、浙江、江西、福建、广东。

【性味归经】　咸，寒，有小毒。归心、肝经。

【功能主治】　祛风定惊，通络止痛，解毒散结，补肺肾，止咳喘。用于风湿痹证，神经痛，中风，惊痫，破伤风，痈疮肿毒，瘰疬，虚劳咳嗽，咳喘，咯血，阳痿遗精。

【用法用量】 内服：煎汤，2～5g；研成粉末服，每次1～2g；浸酒或入丸、散剂。外用：研成粉末调敷，适量。

953. 蛤蚧

【别名】 蛤解、蛤蟹、仙蟾、蚧蛇、大壁虎、德多、握儿、石牙、蛤蚧蛇、多节四脚蛇、德哥蛇、喔哦、喔介、独架、多格、蛤蚧粉、蛤蚧尾、对蛤蚧、蛤蚧干。

【来源】 为壁虎科（Gekkonidae）动物大壁虎 *Gekko gecko*（Linnaeus）除去内脏的全体。

【分布】 广东、广西、云南、台湾、福建。

【性味归经】 甘、咸，平。归肺、肾经。

【功能主治】 益肾补肺，纳气平喘，壮肾阳，益精血。用于肺肾双虚之气喘咳嗽，虚劳咳嗽，肺痈，肺痿，肺痨咯血，肾阳虚之阳痿遗精、小便频数，消渴，皮肤白斑，蝴蝶斑。

【用法用量】 内服：煎汤，3～6g；研成粉末服，每次1～1.5g；入丸、散剂；浸酒，1～2对。

954. 蜥虎

【别名】 盐蛇、壁虎、守宫、蝎虎、天龙。

【来源】 为壁虎科（Gekkonidae）动物纵斑壁虎 *Hemidactylus bowringii*（Gray）的全体。又称原尾蜥虎。

【分布】 云南、湖南、福建、台湾、广东、广西、云南。

【性味归经】 咸，寒，有小毒。归肝经。

【功能主治】 祛风镇痉，破血逐瘀，解毒散结。用于小儿惊风，中风，破伤风，瘰疬瘿瘤，痰核，小儿疳积，疔疮肿毒，食道癌，宫颈癌，蜂蝎螫伤。

【用法用量】 内服：研成粉末，3～6g。

【类同品】 部分地区亦将同科动物密疣蜥虎 *Hemidactylus brookii* Gray

（分布于浙江、福建）、锯尾蜥虎 *Hemidactylus garnotii* Dumeril et Bibron（分布于云南、广东、海南）、半叶趾虎 *Hemiphyllodactylus yuenansis*（Blgr.）（分布于广西）作为药用。

955. 横斑蜥虎

【来源】 为壁虎科（Gekkonidae）动物横斑蜥虎 *Hemidactylus frenatus* Schlegel 的全体。又称棘尾蜥虎、蜥虎。

【分布】 云南、福建、台湾、广东。

【性味归经】 苦，寒。归肺、胃经。

【功能主治】 解毒，消肿，止痛。用于痈疽疼痛，瘰疬，扁桃体炎。

【用法用量】 内服：焙干研成粉末，5～10g。

956. 石龙子

【别名】 蜥易、易蜴、蜥蜴、山龙子、守宫、石蜴、猪蛇婆、四脚蛇、五寸棍、草龙、泉龙、石龙、山龙、猪婆蛇、铜四脚蛇。

【来源】 为石龙子科（Scincidae）动物石龙子 *Eumeces chinensis*（Gray）、蓝尾石龙子 *Eumeces elegans* Beulenger 除去内脏的全体。蓝尾石龙子又称蓝尾四脚蛇。

【分布】 石龙子分布于四川、云南、贵州、湖北、安徽、江苏、浙江、江西、湖南、福建、台湾、广东、海南、广西，蓝尾石龙子分布于河南、青海、西藏、四川、云南、贵州、湖北、安徽、江苏、浙江、江西、湖南、福建、台湾、广东、广西。

【性味归经】 咸，寒，有小毒。归肺、膀胱经。

【功能主治】 利水通淋，祛风止痒，破结散瘀，解毒。用于癃闭，小便不利，石淋，恶疮，臁疮，瘰疬，乳癌，肺痈，风湿痹证。

【用法用量】 内服：烧存性，1.5～3g；入丸、散剂。外用：熬膏，或研成粉末调敷，适量。

【类同品】 部分地区亦将同科动物宁波滑蜥 *Leiolopisma modestum*

(Guenther)(分布于湖北、江苏、浙江、福建)作为药用。

957. 蝘蜓

【别名】 石龙子、山龙子、石蜥、蜥蜴、铜石龙子。

【来源】 为石龙子科(Scincidae)动物铜楔蜥 *Lygosoma indicum* (Gray)除去内脏的全体。

【分布】 河南、陕西、西藏、四川、云南、贵州、安徽、江苏、浙江、江西、福建、广西、广东、海南、台湾。

【性味归经】 咸,寒,有小毒。归肺、心经。

【功能主治】 清热解毒,祛风止痒。用于肺痈,瘰疬,痈疮肿毒,风湿痹证,痒疹。

【用法用量】 内服:入丸、散剂,2~5g。外用:研成粉末或熬膏,适量。孕妇忌用。

958. 沙龙子(维)

【别名】 撒干胡古儿、撒干胡而、赛坎库斯、外热力、尼里。

【来源】 为石龙子科(Scincidae)动物沙龙子 *Scincus officinalis* Linnaeus 的全体。

【分布】 我国不产,主产于埃及尼罗河沙滩。

【性味归经】 咸,热。归肾、肝经。

【功能主治】 补肾壮阳,祛寒止痛。用于肾阳虚之阳痿、性欲低下,瘫痪,面瘫,四肢颤抖,关节疼痛,白癜风。

【用法用量】 内服:研成粉末,1~3g。

949. 麻蛇子

【别名】 马蛇子、蜥蜴、蛇狮子、石龙子、马舌子、四脚蛇。

【来源】 为蜥蜴科(Lacertidae)动物丽斑麻蜥 *Eremias argus* Peters

的全体。

【分布】 黑龙江、吉林、辽宁、河北、山东、河南、山西、陕西、内蒙古、宁夏、甘肃、青海、安徽、江苏。

【性味归经】 咸，寒，有毒。归肾经。

【功能主治】 活血祛瘀，解毒散结，利尿，化痰，镇静解痉。用于瘰疬，癥瘕积聚，肺痨，骨结核，骨髓炎，骨折，湿疹，痈疮肿毒，小便不利，咳嗽痰多，癫痫，中风之口眼歪斜，瘫痪面瘫，风湿痹证。

【用法用量】 内服：研成粉末服，每次1.5～3g。外用：研成粉末调敷，适量。

【类同品】 部分地区亦将同科动物密点麻蜥 *Eremias multiocellata murtiocellata*（Guenther）（分布于陕西、内蒙古、宁夏、甘肃、新疆）、白絛草蜥 *Takydromus wolteri* Fischer（分布于吉林、黑龙江、四川、湖北、安徽、江西、湖南）、山地麻蜥 *Eremias brenchleyi* Guenther（分布于河北、山东、河南、山西、内蒙古、江苏）、南草蜥 *Takydromus sexlineatus meridionalis* Günther（分布于四川、云南、浙江、湖南、福建、广东、海南岛、广西）作为药用。

960. 龙江草蜥

【别名】 山马蛇子、树马蛇子、蛇师。

【来源】 为蜥蜴科（Lacertidae）动物黑龙江草蜥 *Takydromus amurensis* Peters 的全体。

【分布】 黑龙江、吉林。

【性味归经】 甘、咸，温。归肝、脾、肾经。

【功能主治】 祛风除湿，活血止痛，化瘀散结。用于风湿腰腿痛，骨折，瘰疬，咳嗽痰多，癫痫。

【用法用量】 内服：烘干研成粉末，冲服，每次3～6g；酒浸服，每次15～20ml。外用：研成粉末调敷，适量。

961. 北草蜥

【别名】 白条草蜥。

【来源】 为蜥蜴科（Lacertidae）动物北草蜥 *Takydromus septentrionalis* Guenther 的全体。

【分布】 全国大部分地区。

【性味归经】 甘、淡，平。归膀胱经。

【功能主治】 利水通淋。用于石淋。

【用法用量】 内服：烘干研成粉末冲服，每次 5～10g。

962. 细蛇蜥

【别名】 地蟮、云南蛇蜥。

【来源】 为蛇蜥科（Anguidae）动物细蛇蜥 *Ophisaurus gracilis*（Gray）的全体。

【分布】 西藏、云南、贵州、广西。

【性味归经】 甘、咸，平。归肝、肾、脾经。

【功能主治】 活血祛瘀，解毒消肿，祛风除湿，舒筋活络。用于跌打损伤、骨折，痈疮肿毒，风湿痹痛，小儿疳积，麻风，疥癞。

【用法用量】 内服：煎汤，3～10g；酒浸；入散剂。外用：熬膏或醋调涂，适量。

963. 脆蛇

【别名】 金蛇、地鲜、蝎蛇、银蛇、金星地鳝、金星鳝、片蛇、蛇蜥、无脚蜴、碎蛇、锡蛇、无脚蜥。

【来源】 为蛇蜥科（Anguidae）动物脆蛇蜥 *Ophisaurus harti* Boulenger 的全体。

【分布】 四川、云南、贵州、江苏、浙江、福建、台湾、广西。

【性味归经】　辛、咸，平，有小毒。归肝、脾、肾经。

【功能主治】　活血祛瘀，解毒消肿，祛风除湿，舒筋活络。用于跌打损伤，骨折，疥癣，风湿痹痛，久痢，小儿疳积，痈疮肿毒。

【用法用量】　内服：煎汤，3～10g；酒浸或入散剂。外用：熬膏或研成粉末醋调涂，适量。

964. 蚺蛇肉

【别名】　蟒蛇肉。

【来源】　为蟒科（Boidae）动物蟒蛇 *Python molurus bivittatus* Schlegel 除去皮和内脏的全体。又称蟒、王蛇、蚺蛇、南蛇、埋头蛇、王字蛇、琴蛇、梅花蛇、南蛇、金花大蟒、黑尾蟒。

【分布】　四川、湖南、广东、广西、海南、福建、云南、贵州。

【性味归经】　甘，温，有小毒。归肺、肝经。

【功能主治】　祛风活络，杀虫止痒，止痛。用于风湿痹痛，中风，疥癣，麻风，恶疮。

【用法用量】　内服：鲜用，煮食、酒浸，或焙干研成粉末制成丸、散服，适量。

【类同品】　部分地区亦将同科动物东方沙蟒 *Eryx tataricus*（Lichtenstein）（分布于我国西部）作为药用。

965. 蚺蛇胆

【别名】　蟒蛇胆。

【来源】　见“蚺蛇肉”条，药用部位为胆囊。

【性味归经】　甘、苦，寒，有毒。归肝、脾经。

【功能主治】　明目祛翳，消积杀虫，消肿止痛。用于目赤肿痛，目生翳障，小儿疳积，久痢，虫积腹痛，惊痫，痔疮肿痛。

【用法用量】　内服：冲服，30～50mg。外用：研成粉末调敷、吹鼻，适量。

966. 蚺蛇膏

【别名】 蟒油、蚺蛇油。

【来源】 见“蚺蛇肉”条，药用部位为脂肪提炼成的膏状物。

【性味归经】 甘，平，有小毒。归肺经。

【功能主治】 祛风解毒，消肿止痛。用于风毒癞疾，漏疮，冻疮，水火烫伤，皮肤皲裂。

【用法用量】 外用：融化涂敷，适量。

967. 蚺蛇皮

【别名】 南蛇皮。

【来源】 见“蚺蛇肉”条，药用部位为皮。

【性味归经】 涩，平。归肺经。

【功能主治】 杀虫，敛疮。用于疥癣，恶疮，牙痛。

【用法用量】 外用：焙研成粉末调敷，适量。

968. 蚺蛇血

【别名】 蟒蛇血。

【来源】 见“蚺蛇肉”条，药用部位为血。

【性味归经】 辛，凉。归肝经。

【功能主治】 祛风除湿。用于风湿痹痛，手足麻木。

【用法用量】 内服：鲜品冲酒服，每次 25ml。

969. 蚺蛇骨

【别名】 蚺蛇骨、南蛇骨、琴蛇骨、蚰巴蛇骨、拔哈乌骨。

【来源】　见“蚺蛇肉”条，药用部位为骨。

【性味归经】　酸、涩，平。归肺、大肠经。

【功能主治】　祛风疗疮，散结消肿，拔脓止血。用于麻风，梅毒，痔疮。

【用法用量】　内服：研成粉末兑酒服，或泡酒服，适量。外用：捣烂外敷，适量。

970. 白线蛇

【别名】　白脊蛇、黄脊蛇、黄线蛇。

【来源】　为游蛇科（Colubridae）动物黄脊游蛇 *Coluber spinalis*（Peters）除去内脏的全体。

【分布】　黑龙江、吉林、辽宁、河北、山东、河南、山西、陕西、内蒙古、甘肃、新疆。

【性味归经】　甘、咸，温。归肺、脾经。

【功能主治】　祛风湿，通经络，止痹痛。用于肌肤麻木不仁，风湿痹痛，肢体疼痛。

【用法用量】　内服：酒浸，每次饮 10～20ml。

971. 赤链蛇

【别名】　赤链、赤连、赤楝、赤楝蛇、火赤炼、火练蛇、红斑蛇、赤蛙、桑根蛇、火赤链蛇。

【来源】　为游蛇科（Colubridae）动物火赤链蛇 *Dinodon rufozonatum*（Cantor）的全体。

【分布】　除西北外的其他各省。

【性味归经】　甘，温，有小毒。归肝、肺经。

【功能主治】　祛风湿，止痛，解毒敛疮。用于风湿痹痛，周身痛，瘰疬，疥癣，慢性瘘管，溃疡溃后久不收口。

【用法用量】　内服：酒浸，每次饮 10～40ml。外用：烘干研成粉末撒于创面，或以药线粘蛇粉插入管内，适量。

【类同品】 部分地区亦将同科动物黄链蛇 *Dinodon septentrionalis* (Guenther)(分布于云南、贵州、安徽、江苏、江西、浙江、福建、广东、广西、海南)、粉链蛇 *Dinodon rosozonatum* Hu et Djao（分布于海南）作为药用。

972. 黄颔蛇

【别名】 黄喉蛇、黄长虫、慈鳗、秤星蛇、双线蛇、菜花蛇、三索蛇。

【来源】 为游蛇科（Colubridae）动物黑眉锦蛇 *Elaphe taeniurus* Cope 除去内脏的全体。

【分布】 河北、安徽、江苏、浙江、福建、广东、广西、江西、四川、贵州、辽宁、湖南、海南、河南、西藏、台湾、甘肃、陕西。

【性味归经】 甘，温，有小毒。归肝经。

【功能主治】 解毒，明目退翳，祛风杀虫。用于风癞，顽癣，恶疮，漏疮，惊痫，喉痹，目翳红肿。

【用法用量】 内服：煎汤，3～9g；焙研入丸、散剂或煮汁，适量；酒浸饮服，每次20～40ml。外用：浸洗或调涂，烧灰同猪脂外涂，适量。

973. 黄颔蛇骨

【来源】 见“黄颔蛇”条，药用部位为骨。

【性味归经】 甘，平。归肝、肾经。

【功能主治】 补虚，截疟。用于久疟，劳疟，冷疮瘘管。

【用法用量】 内服：入丸、散剂，适量。外用：适量。

974. 黄颔蛇头

【来源】 见“黄颔蛇”条，药用部位为头部。

【性味归经】 苦，寒。归肺、胃经。

【功能主治】 清热解毒消肿，祛风湿，截疟。用于痈疮肿毒，风湿痹痛，痔疮，久疟。

【用法用量】 外用：烧灰研成粉末，调敷患处。

975. 百花锦蛇

【别名】 百花蛇、白花蛇、菊花蛇、花蛇。

【来源】 为游蛇科（Colubridae）动物百花锦蛇 *Elaphe moellendorffi*（Boettger）除去内脏的全体。

【分布】 广东、广西。

【性味归经】 甘、咸，温。归肝、肾经。

【功能主治】 祛风湿，通经络，强筋骨，止痛定惊。用于中风半身不遂、口眼歪斜、筋脉拘急，风湿痹证，骨节肿胀疼痛，肌肤麻木不仁，麻风疥癣，小儿惊风，破伤风。

【用法用量】 内服：浸酒饮服，每次25ml。

976. 百花锦蛇胆

【来源】 见“百花锦蛇”条，药用部位为蛇胆。

【性味归经】 辛，温。归肺、脾经。

【功能主治】 祛风，除痰，止咳。用于咳嗽，风湿痹证。

【用法用量】 内服：鲜饮，适量。

977. 百花锦蛇脂

【来源】 见“百花锦蛇”条，药用部位为脂肪。

【性味归经】 苦，寒。归心、肺经。

【功能主治】 清热解毒，消肿止痛。用于水火烫伤，冻伤，皮肤皲裂。

【用法用量】 外用：适量。

978. 三索锦蛇

【别名】 三索线、广蛇。

【来源】 为游蛇科（Colubridae）动物三索锦蛇 *Elaphe radiata*（Schlegel）除去内脏的全体。

【分布】 福建、广东、广西、云南、贵州。

【性味归经】 甘、咸，平。归肝、脾经。

【功能主治】 祛风除湿，舒筋活络。用于风湿痹证之关节疼、屈伸不利，心悸失眠，消化不良。

【用法用量】 内服：煎汤，3～6g；酒剂，适量。

979. 泥蛇

【别名】 金边泥蛇、水蛇、公蛎蛇、水泡蛇、泥蛇肉。

【来源】 为游蛇科（Colubridae）动物中国水蛇 *Enhydris chinensis*（Gray）、铅色水蛇 *Enhydris plumbea* Boie 除去内脏的全体。

【分布】 中国水蛇分布于江苏、浙江、江西、福建、台湾、湖北、广东、海南、广西，铅色水蛇分布于长江以南各省区。

【性味归经】 甘、咸，寒。归肝、肾经。

【功能主治】 祛风除湿，清热解毒，止痒，止渴。用于皮肤湿痒，消渴烦热，毒痢，湿疹，疥疮。

【用法用量】　内服：煎汤，1 条；炙黄研成粉末，每次 3～9g，外用：研成粉末调涂，适量。

【类同品】　部分地区亦将同科动物水蛇 *Enhydris enhydris*（Schneider）（分布于广东）、双全白环蛇 *Lycodon ruhstrati*（Anderson）（分布于四川、云南、湖北、浙江）、黑背白环蛇 *Lycodon fasciatus*（Fischer）（分布于广东、福建、台湾、江西、浙江、湖北、云南、西藏）、颈棱蛇 *Macropisthodon rudis rudis* Boulenger（分布于河南、广西、广东、台湾、福建、浙江、安徽、贵州、云南、四川）作为药用。

980. 泥蛇皮

【别名】　水蛇皮、公蛎蛇皮、中华水蛇皮。

【来源】　见“泥蛇”条，药用部位为皮。

【性味归经】　甘、咸，寒。归心经。

【功能主治】　解毒，拔脓。用于骨疽，出血流脓，痈疮肿毒。

【用法用量】　外用：适量。

981. 水蛇

【别名】　公蛎蛇、水游蛇、水火链、半纹蛇。

【来源】　为游蛇科（Colubridae）动物水赤链游蛇 *Natrix annularis*（Hallowell）除去内脏的全体。

【分布】　安徽、江苏、浙江、江西、湖南、福建、台湾、广东、海南、广西。

【性味归经】　甘、咸，寒。归肾、大肠经。

【功能主治】　滋阴清热，凉血止痢。用于消渴，烦热口干，毒痢。

【用法用量】　内服：煮食，或入丸、散剂，适量。

982. 水蛇皮

【别名】 水赤链蛇皮。

【来源】 见“水蛇”条，药用部位为皮。

【性味归经】 苦，寒。归心经。

【功能主治】 解疮毒。用于小儿骨疽脓血不止，蛇头疔。

【用法用量】 外用：敷或烧灰油调敷，适量。

983. 渔游蛇

【别名】 红糟蛇。

【来源】 为游蛇科（Colubridae）动物渔游蛇 *Natrix piscator*（Schneider）除去内脏的全体。

【分布】 广西、广东、海南岛、台湾、福建、江西、湖南、贵州、云南、浙江、江苏。

【性味归经】 甘、咸，温。归肝、脾经。

【功能主治】 祛风除湿，舒筋活络。用于风湿痹证之关节酸楚、屈伸不利，心悸失眠，消化不良。

【用法用量】 内服：煎汤，1 条；酒浸服，每次 15～30ml。

【类同品】 部分地区亦将同动物棕黑锦蛇 *Natrix sauteri*（Boulenger）（分布于四川、贵州、安徽、江西、湖南、福建、台湾、广东、海南岛、广西）作为药用。

984. 虎斑游蛇

【别名】 野鸡脖子、菜子蛇、雉鸡脖、竹竿青蛇。

【来源】 为游蛇科（Colubridae）动物虎斑游蛇 *Natrix tigrina lateralis*（Berthord）除去内脏的全体。

【分布】 除新疆、甘肃、西藏、广东、台湾外的全国各地。

【性味归经】　咸，平，有毒。归肺、脾经。

【功能主治】　祛风除湿止痛，解毒散结。用于风湿痹证，骨质增生，骨结核。

【用法用量】　内服：煎汤，1.5～4.5g；浸酒，每次5～10ml；入丸、散剂。

985. 黄梢蛇

【别名】　黄肚龙、过树龙、过树榕、上竹龙、灰背蛇、跳树标、黄肚仔、索蛇、榕蛇。

【来源】　为游蛇科（Colubridae）动物灰鼠蛇 *Ptyas korros*（Schlegel）除去内脏的全体。

【分布】　云南、贵州、浙江、江西、湖南、福建、台湾、广东、广西。

【性味归经】　甘、咸，平。归肝、肾经。

【功能主治】　祛风止痛，舒筋活络。用于风湿痹证之关节肿胀疼痛，腰腿酸痛，肢体麻木，半身不遂，小儿麻痹。

【用法用量】　内服：煎汤，3～15g；浸酒饮服，每次10～20ml。

986. 滑鼠蛇

【别名】　草锦蛇、黄闺蛇、水律蛇、水南蛇、长标蛇、长柱蛇。

【来源】　为游蛇科（Colubridae）动物滑鼠蛇 *Ptyas mucosus*（Linnaeus）除去内脏的全体。

【分布】　四川、云南、贵州、湖北、浙江、江西、湖南、福建、台湾、广东、广西、海南岛。

【性味归经】　甘、咸，温。归肝、肾经。

【功能主治】　祛风止痛，舒筋通络，强腰膝。用于风湿痹证，肢体麻木，关节肿胀，腰腿酸痛，中风后遗症。

【用法用量】　内服：煎汤，3～10g；浸酒饮服，适量；鲜品可炖食，适量。

987. 乌梢蛇

【别名】 乌蛇、黑梢蛇、剑脊乌梢、黑花蛇、乌峰蛇、青蛇、乌风蛇、黄风蛇、剑脊蛇、黑乌梢、三棱子、风梢蛇、黑蛇、黄风梢、黑风蛇、青梢蛇、乌花蛇、青大将。

【来源】 为游蛇科（Colubridae）动物乌梢蛇 *Zaocys dhumnades*（Cantor）除去内脏的全体。

【分布】 河北、山东、安徽、江苏、浙江、福建、台湾、广东、江西、湖南、湖北、四川、云南、山西、陕西、甘肃、河南。

【性味归经】 甘、咸，平。归肝、肺、脾经。

【功能主治】 祛风湿，通经络，止痹痛，定惊止痉。用于风湿顽痹，肌肤麻木不仁，筋脉拘挛，中风口眼㖞斜，肢体瘫痪，破伤风，麻风，麻疹，风疹疥癣，瘰疬恶疮，小儿麻痹症，白癜风。

【用法用量】 内服：煎汤，5～12g；研成粉末服，每次1.5～3g；酒浸，或焙干研成粉末入丸、散剂。外用：烧灰或研粉调敷，适量。

988. 乌蛇皮

【来源】 见“乌梢蛇”条，药用部位为皮。

【性味归经】 甘，平。归肝、心经。

【功能主治】 祛风去翳，解毒消肿。用于目翳，唇疮，喉痹。

【用法用量】 内服：煎汤，3～6g。外用：烧灰调敷，适量。

989. 乌蛇卵

【别名】 蛇蛋。

【来源】 见“乌梢蛇”条，药用部位为卵。

【性味归经】 甘、咸，平。归肺经。

【功能主治】　祛风，收涩。用于麻风，疥癣，久痢，脱肛。

【用法用量】　内服：炖汤或入丸剂，适量。外用：研成粉末调敷，适量。

990. 乌蛇膏

【来源】　见“乌梢蛇”条，药用部位为脂肪。

【性味归经】　辛，平。归胆经。

【功能主治】　聪耳。用于耳聋。

【用法用量】　外用：塞于耳中，适量。

991. 乌蛇胆

【别名】　蛇胆、乌梢蛇胆。

【来源】　见“乌梢蛇”条，药用部位为胆囊。

【性味归经】　苦、微甘，凉。归肝、脾、心经。

【功能主治】　清肺化痰，清热解毒，祛风明目。用于肺热咳嗽，痰迷心窍之发狂，惊痫，哮喘，百日咳，痔疮红肿，皮肤热毒，痤疮，目赤昏糊，眼雾不明。

【用法用量】　内服：鲜用，1～2个，或晾干研成粉末入丸、散剂。外用：研成粉末撒或调搽，适量。

【类同品】　部分地区亦将蝮科（Crotadae）动物蝮蛇 *Agkistrodon halys* (Pallas)（分布于除新疆、青海、广东、广西外的全国各地）作为药用。

992. 蛇蜕

【别名】　龙子衣、蛇符、龙子单衣、弓皮、龙皮、龙单衣、蛇筋、蛇附、蛇皮、龙子皮、蛇退、蛇壳、龙退、龙衣、青龙衣、长虫皮、白龙衣、蛇壳子。

【来源】　为游蛇科（Colubridae）动物红点锦蛇 *Elaphe rufodorsata*

(Cantor)、枕纹锦蛇 *Elaphe dione*(Pallas)、黑眉锦蛇 *Elaphe taeniurus* Cope、王锦蛇 *Elaphe carinata* Günnther 蜕下的皮膜。红点锦蛇又称水蛇，枕纹锦蛇又称白条锦蛇、麻蛇。

【分布】 红点锦蛇分布于黑龙江、吉林、辽宁、河北、山东、河南、湖北、江苏、浙江、安徽、江西、福建、台湾，枕纹锦蛇分布于黑龙江、吉林、辽宁、内蒙、新疆、青海、甘肃、陕西、山西、河北、河南、山东、安徽和江苏等地。

【功能主治】 定惊，退翳，解毒消肿，祛风止痒，杀虫，祛寒燥湿，瘉创收敛，除腐生肌，软坚排石，固发生发，增强色素，下胎衣、明目。用于惊痫抽搐，小儿惊风，角膜翳障，喉痹，痈疽疔疮，恶疮，口疮，痄腮，聤耳，水火烫伤，瘰疬，风疹瘙痒，痔瘘，疥癣，白癜风。

【用法用量】 内服：煎汤，3～5g。外用：煎汤洗，或研成粉末撒、或调敷，适量。

【类同品】 蛇类蜕皮基本上都做“蛇蜕”入药，现有文献报道用作“蛇蜕”的种类有：游蛇科（Colubridae）动物百花锦蛇 *Elaphe moellendorffi*(Boettger)、枕纹锦蛇 *Elaphe dione*(Pallas)、灰腹绿锦蛇 *Elaphe frenata*(Gray)（分布于河南、贵州、安徽、浙江、福建、广东）、玉斑锦蛇 *Elaphe mandarina*(Cantor)（分布于陕西、甘肃以及长江以南各省）、横斑锦蛇 *Elaphe perlacea* Stejneger（分布于四川西部）、绿锦蛇 *Elaphe prasina*(Blyth)（分布于贵州、云南、海南）、紫灰锦蛇 *Elaphe perlacea porphyrucea*(Cantor)（分布于河南、甘肃、西藏、四川、云南、贵州、海南、安徽、江苏、浙江、江西、湖南、福建、台湾、广东、广西）、环纹游蛇 *Natrix aequifasciata* Barbour（分布于广东、海南岛、广西、福建、浙江、江西、贵州、湖北）、锈链游蛇 *Natrix craspedogaster*(Boulenger)（分布于河南、山西、甘肃、四川及长江以南）、游蛇 *Natrix natrix*(Linnaeus)（分布于新疆）、颈槽游蛇 *Natrix nuchalis*(Boulenger)（分布于甘肃、陕西、西藏、四川、云南、广西）、乌游蛇 *Natrix percarinata*(Boulenger)（分布于河南、甘肃以及长江以南、台湾）、草游蛇 *Natrix stolata*(Linnaeus)（分布于河南、云南、贵州、浙江、湖南、福建、台湾、广东、广西）、灰锦游蛇 *Natrix vibakari*(Boie)（分布于吉林、辽宁、黑龙江）、灰链游蛇 *Amphiema*(Natrix) *vibakarii*(Boie)（分布于黑龙江）、黄腹颈槽蛇 *Rhabdophis chrysargaus* Schlegel（又称黄腹游蛇，分布于香港、海南）、喜山游蛇 *Natrix himalayana*

(Gunether)(分布于西藏、云南)、棕网腹链蛇 *Natrix johannis* (Boulenger)(又称棕网游蛇，分布于四川、贵州、云南)、黑纹颈槽蛇 *Natrix nigrocincta* (Blyth)(分布于云南)、八线腹链蛇 *Amphiesma octolineata* (Boulenger)(我国西南部)、白眶游蛇 *Natrix ornaticeps* (Werner)(分布于广西、海南、福建)、红脖颈槽蛇 *Rhabdophis subminiata* (Schlegel)(分布于香港、广西、广东、云南、海南、福建、四川、贵州)、腹斑游蛇 *Natrix modesta* (Guenther)(分布于广西、海南、福建)、棋斑游蛇 *Natrix tessellate* (Laurenti)(分布于广西、海南)、闪鳞蛇 *Xenopeltis unicolor* Reiwardt (分布于广东、广西、江西、福建、浙江等地)、海南闪鳞蛇 *Xenopeltis hainanensis* Hu et Djao (分布于我国南部)、台湾钝头蛇 *Pareas formosensis* (Van Denburgh)(分布于台湾)、过树蛇 *Dendrelaphis pictus* (Guenther)(分布于广东、海南、广西、云南等地)、花脊游蛇 *Coluber ravergieri* Meneries (分布于新疆)、白环蛇 *Lycodom aulicus* (Linnaeus)(又称白梅花蛇，分布于中国南部及四川、甘肃)、双全白环蛇 *Lycodon ruhstrati* (Anderson)、黑背白环蛇 *Lycodon fasciatus* (Fischer)、细白环蛇 *Lycodon subcinctus* Boie (分布于广西、海南、福建等地)、尖尾两头蛇 *Calamaria pavimentata* Dumeril et Bibron (分布于四川、云南、贵州、福建、台湾、广东、海南、广西)、钝尾两头蛇 *Calamaria septentrionalis* Boulenger (分布于河南、贵州、安徽、江苏、浙江、江西、湖南、福建、广东、海南、广西)、钝头蛇 *Pareinae chinensis* Barbour (分布于四川、云南、贵州、安徽、浙江、江西、福建、广东、广西)、小头蛇 *Oligodon chinensis* (Guenther)(分布于广东、海南、广西、福建、湖北、湖南、江西、浙江、江苏、安徽、云南、河南)、台湾小头蛇 *Oligodon formosanus* (Guenther)(分布于广东、海南、广西、台湾、福建、江西、浙江、江苏、安徽、云南、贵州)、饰纹小头蛇 *Oligodon ornatus* Van Denburgh (分布于福建、湖南、江西、浙江)、方花小头蛇 *Oligodon bellus* (Stanley)(分布于云南、福建)、山溪后棱蛇 *Opisthotropis latouchii* (Boulenger)(分布于四川、贵州、安徽、浙江、江西、湖南、福建、台湾、广东、广西)、挂墩后棱蛇 *Opisthotropis kuatunensis* Pope (分布于福建、浙江、江苏)、横纹后棱蛇 *Opisthotropis balteala* (Cope)(分布于广西、广东、海南、香港)、福建后棱蛇 *Opisthotropis maxwelli* (Boulenger)(分布于福建、江西、广东、广西等地)、福建颈斑蛇 *Plagiopholis styani* (Boulenger)(分布于甘肃、四川、安徽、浙江、江西、福建、广西)、横纹斜鳞蛇 *Pseudoxenodon bambusicola* Vogt（分布于浙江、江西、湖南、福建、台湾、广东、海南、广西）、花尾斜鳞蛇 *Pseudoxenodon stejnegeri striaticaudatus* Pope（分布于河南、四川、贵州、安徽、浙江、江西、福建、台湾、广西）、花尾斜鳞蛇 *Pseudoxenodon nothus* Smith、斜鳞蛇 *Pseudoxenodon macrops*（Blyth）（分布于福建、河南、湖北、湖南、广西、四川、贵州、云南、西藏、陕西、甘肃等地）、崇安斜鳞蛇 *Pseudoxenodon karlschmidti* Pope（分布于福建、广东、广西、贵州、海南）、黑头剑蛇 *Sibynophis chinensis*（Guenther）（分布于河南、陕西、四川、贵州、湖北、安徽、江西、江苏、浙江、湖南、福建、台湾、广东、海南、广西）、绞花林蛇 *Boiga kraepelini* Stejneger（分布于海南、广西、台湾、福建、湖南、江西、浙江、安徽、贵州、四川）、繁花林蛇 *Boiga multomaculata*（Boie）（分布于广东、海南岛、广西、福建、湖南、江西、浙江、云南、贵州）、紫沙蛇 *Psammodynastes pulverulentus* Boie（分布于青海、四川、浙江、江西、湖南、福建、台湾、广东、海南岛、广西）、翠青蛇 *Opheodrys major*（Guenther）（分布于河南、甘肃、四川、云南、贵州、湖北、安徽、浙江、江西、湖南、福建、台湾、广东、海南、广西）、横纹翠青蛇 *Opheodrys multicinctus*（Roux）（分布于湖南、广西、海南、云南）、尖喙蛇 *Rhynchophis boulengeri* Mocquard（分布于广西部分地区）、绿瘦蛇 *Dryophis prasinus*（Boie）、福建丽纹蛇 *Calliophis kelloggi*（Pope）（四川省内分布于各地，稀有种。省外见于华南、华中及西南一带）、丽纹蛇 *Calliophis macclellandi*（Reinhardt）（分布于江苏、浙江、安徽、福建、江西、湖南、海南、广东、广西、四川、重庆、贵州、云南、西藏、甘肃等地）作为药用。

993. 金钱白花蛇

【别名】 金钱蛇、小白花蛇、金钱蕲蛇、寸白蛇、多条金甲带、白节蛇、百节蛇、手巾蛇、断肌甲、银脚带、白节黑、过基甲、簸箕甲、小白蛇、花蛇。

【来源】 为眼镜蛇科（Elapidae）动物银环蛇 *Bungarus multicinctus multicinctus* Blyth 幼蛇全体。又称银报应、恨包铁、银蛇、银角带、四十八节、雨伞蛇。

【分布】 云南、贵州、湖北、安徽、浙江、江苏、湖南、福建、台湾、广东、广西、四川。

【性味归经】 甘、咸，温，有毒。归肺、肝、脾经。

【功能主治】 祛风除湿，活血通络，定惊止痉，攻毒软坚。用于风湿痹痛之筋脉拘急，中风之半身不遂、四肢麻木、口眼㖞斜，肝风内动之抽搐痉挛，小儿惊风搐搦，破伤风，尫痹，麻风，疥癣，梅毒，湿疹，白癜风，瘰疬恶疮。

【用法用量】 内服：煎汤，3～4.5g；研成粉末吞服，每次1～1.5g；或浸酒，3～9g。多用于丸、散、酒、膏剂。

994. 金环蛇

【别名】 手巾蛇、金蛇、金包铁、金角带、金脚带、黄金甲、金极应、黄节蛇、金报应、半箕甲、国公鞭、铁包金。

【来源】 为眼镜蛇科（Elapidae）动物金环蛇 *Bungarus fasciatus*（Schneider）除去内脏的全体。

【分布】 云南、江西、福建、广东、广西、海南。

【性味归经】 咸，温，有毒。归肝经。

【功能主治】 祛风除湿，通利关节，活血通络，止痛。用于风湿痹痛，中风瘫痪，筋脉拘挛，手足屈伸不利。

【用法用量】 内服：煎汤，3～9g；浸酒饮，每次10～20ml；鲜体可炖服，适量。

995. 蛇毒

【来源】 见“金钱白花蛇”、“金环蛇”、“蕲蛇”条，药用部位为毒腺分泌的毒液。

【性味归经】 辛，温，有毒。归心、肝经。

【功能主治】 镇痛。用于风湿痹痛，偏头痛，带状疱疹，癌症疼痛。

【用法用量】 肌内注射。

996. 眼镜蛇

【别名】 膨颈蛇、蝙蝠蛇、五毒蛇、扁头蛇、琵琶蛇、吹风蛇、吃风蛇、饭铲头、万蛇、饭匙头、吹风鳖、喷鸡蛇、犁头扑。

【来源】 为眼镜蛇科（Elapidae）动物眼镜蛇 *Naja naja*（Linnaeus）除去内脏的全体。

【分布】 云南、贵州、湖北、安徽、江苏、浙江、湖南、广东、广西、福建、台湾。

【性味归经】 甘、咸，温，有毒。归肝、肾经。

【功能主治】 祛风通络止痛，强筋骨。用于风湿痹痛，中风之半身不遂，脚气病，小儿麻痹症。

【用法用量】 内服：煎汤，3～8g；浸酒饮服，每次10～20ml。

997. 眼镜蛇毒

【来源】 见“眼镜蛇”条，药用部位为毒腺分泌的毒液。

【性味归经】 甘、咸，温，有小毒。归肝、肾经。

【功能主治】 活血化瘀，通经活络，止痛。用于三叉神经痛，坐骨神经痛，肋间神经痛，关节痛，晚期癌肿痛，小儿麻痹后遗症，椎体外神经麻痹，缺血性脑血管病，脑动脉硬化，血栓闭塞性脉管炎，深部血栓性静脉炎，冠心病，多发性动脉炎，视网膜动静脉阻塞。

【用法用量】 肌内注射，每公斤体重0.01～0.012酶活力单位，1次极量为2酶活力单位。应用蝮蛇抗栓酶、清栓酶应先做过敏试验，对蛇毒过敏者忌服。

998. 眼镜王蛇

【别名】 大扁颈蛇、大眼镜蛇、大吹风蛇、蛇王、过山风、山万蛇、大饭匙倩。

【来源】　为眼镜蛇科（Elapidae）动物眼镜王蛇 *Ophiophagus hannah*（Cantor）除去内脏的全体。

【分布】　云南、贵州、浙江、福建、广东、广西、海南。

【性味归经】　甘、咸，温，有毒。归肝、脾、肾经。

【功能主治】　祛风通络，活血止痛，强筋骨。用于风湿痹痛，尪痹，神经痛及腰腿痛，癌症痛，脚气，中风半身不遂，小儿麻痹症。

【用法用量】　内服：煎汤，3～8g；酒浸服，每次10～20ml。

999. 蛇胆

【来源】　为游蛇科（Colubridae）动物灰鼠蛇 *Ptyas korros*（Schlegel）、眼镜蛇科（Elapidae）动物金环蛇 *Bungarus fasciatus*（Schneider）、眼镜蛇 *Naja naja*（Linnaeus）等多种蛇的胆囊。

【性味归经】　苦、甘，寒。归肺、肝、胃经。

【功能主治】　清热化痰，祛风除湿，清肝明目，清热解毒。用于肺热咳嗽，风湿痹证，肝火目赤，胃热疼痛，痔疮，皮肤热毒。

【用法用量】　内服：酒浸，除胆衣，与酒同服，1～2个。

1000. 海蛇

【别名】　蛇婆。

【来源】　为海蛇科（Hydrphiidae）动物半环扁尾海蛇 *Laticauda semfasciata*（Reinwardt）、平颏海蛇 *Lapemis hardwickii* Gray、青环海蛇 *Hydrophis cyanocinctus* Daudin、小头海蛇 *Microcephalophis gracilis*（Shaw）的全体。平颏海蛇又称哈氏平颏海蛇，青环海蛇又称斑海青蛇。

【分布】　半环扁尾海蛇分布于东海、南海及台湾，平颏海蛇分布于山东、福建、台湾、广东、海南、广西等沿海，青环海蛇分布于山东、江苏、浙江、福建、台湾、广东、广西、海南、辽宁等沿海，小头海蛇分布于福建、海南、广东、广西。

【性味归经】　甘、咸，平，有毒。归肺、肝、脾经。

【功能主治】 祛风除湿，通络止痛，解毒。用于风湿痹痛，腰膝酸痛，肌肤麻木，小儿营养不良，疥癣，皮肤湿痒，疮疖。

【用法用量】 内服：煎汤，10～30g；研成粉末冲服，每次3～6g；泡酒饮用，每次10～20ml。外用：适量。

【类同品】 部分地区亦将同科动物青灰海蛇 *Hydrophis caerulescens* (Shaw)（分布于我国山东、广东）、环纹海蛇 *Hydrophis fasciatus atriceps* (Guenther)（分布于广东、广西、海南）、黑头海蛇 *Hydrophis melanocephalus* Gray（分布于浙江、福建、台湾、广东）、淡灰海蛇 *Hydrophis ornatus ornatus* (Gray)（分布于山东、台湾、广东、海南）、扁尾海蛇 *Laticauda laticaudata* (Linnaeus)（分布于台湾）、蓝灰扁尾蛇 *Laticauda colubrina* (Schneider)（分布于台湾）、长吻海蛇 *Pelamis platurus* (Linnaeus)（分布于浙江、福建、台湾、广东）、龟头海蛇 *Emydocephalus ijimae* Stejnger（分布于台湾）、棘鳞海蛇 *Astrotia stokesi* (Gray)（分布于广东、台湾）、裂鼻扁尾蛇 *Laticauda schidtorhynchus* (Guenther)（分布于广东）、棘眦海蛇 *Acalyptophis peronil* (Dumeril et Bibron)（分布于广东）作为药用。

1001. 海蛇肉

【来源】 见“海蛇”条，药用部位为肉。

【性味归经】 辛、甘，温。归肝、肾经。

【功能主治】 滋补强壮，活血通络，祛风除湿。用于小儿营养不良，筋脉拘急，腰腿疼痛，风湿痹痛。

【用法用量】 内服：煮食，100～200g。

【类同品】 部分地区亦将同科动物棘鳞海蛇 *Astrotia stokesi* (Gray)、扁尾海蛇 *Laticauda laticaudata* (Linnaeus)、棘眦海蛇 *Acalyptophis peronil* (Dumeril et Bibron)、青灰海蛇 *Hydrophis caerulescens* (Shaw)、龟头海蛇 *Emydocephalus ijimae* Stejnger、小头海蛇 *Microcephalophis gracilis* (Shaw)、环纹海蛇 *Hydrophis fasciatus atriceps* (Guenther) 作为药用。

1002. 海蛇油

【来源】　见“海蛇”条，药用部位为脂肪。

【分布】　山东、台湾、广东、海南。

【性味归经】　甘，凉。归肺经。

【功能主治】　消肿止痛，润肤除湿。用于冻伤，水火烫伤，痔疮肿痛，慢性湿疹。

【用法用量】　外用：调涂，适量。

【类同品】　部分地区亦将同动物科棘鳞海蛇 *Astrotia stokesi*（Gray）、扁尾海蛇 *Laticauda laticaudata*（Linnaeus）、半环扁尾海蛇 *Laticauda semfasciata*（Reinwardt）、棘眦海蛇 *Acalyptophis peronil*（Dumeril et Bibron）、青环海蛇 *Hydrophis cyanocinctus* Daudin、龟头海蛇 *Emydocephalus ijimae* Stejnger、黑头海蛇 *Hydrophis melanocephalus* Gray、环纹海蛇 *Hydrophis fasciatus atriceps*（Guenther）、海蝰 *Prascutata viperina*（Schmidt）作为药用。

1003. 海蛇血

【来源】　见“海蛇”条，药用部位为血。

【性味归经】　甘，平。归肝、肾经。

【功能主治】　补气血，壮筋骨。用于白细胞减少症，腰膝软弱无力，风湿痹证。

【用法用量】　内服：鲜品冲酒服，每次 10～25ml。

【类同品】　部分地区亦将同科动物青环海蛇 *Hydrophis cyanocinctus* Daudin、黑头海蛇 *Hydrophis melanocephalus* Gray、海蝰 *Prascutata viperina*（Schmidt）作为药用。

1004. 海蛇胆

【来源】　见“海蛇”条，药用部位为胆汁。

【性味归经】 辛、苦，寒。归肝、肺、胃经。

【功能主治】 清热解毒，祛风除湿，行气化瘀，息风止痉。用于皮肤热毒，痔疮，胃热疼痛，风湿痹证，高热惊风，咳嗽痰多。

【用法用量】 内服：鲜饮，10～20ml。

【类同品】 部分地区亦将同科动物半环扁尾海蛇 *Laticauda semfasciata* (Reinwardt)、扁尾海蛇 *Laticauda laticaudata* (Linnaeus)、棘眦海蛇 *Acalyptophis peronil* (Dumeril et Bibron)、龟头海蛇 *Emydocephalus ijimae* Stejnger、小头海蛇 *Microcephalophis gracilis* (Shaw)、长吻海蛇 *Pelamis platurus* (Linnaeus) 作为药用。

1005. 海蛇皮

【来源】 见“海蛇”条，药用部位为皮。

【性味归经】 苦，寒。归肺经。

【功能主治】 清热解毒，杀虫。用于痈疮肿毒，带状疱疹，疥疮，顽癣。

【用法用量】 外用：适量。

【类同品】 部分地区亦将同科动物扁尾海蛇 *Laticauda laticaudata* (Linnaeus)、半环扁尾海蛇 *Laticauda semfasciata* (Reinwardt)、青灰海蛇 *Hydrophis caerulescens* (Shaw)、青环海蛇 *Hydrophis cyanocinctus* Daudin、环纹海蛇 *Hydrophis fasciatus atriceps* (Guenther)、小头海蛇 *Microcephalophis graeilis* (Shaw)、黑头海蛇 *Hydrophis melanocephalus* Gray、海蝰 *Prascutata viperina* (Schmidt) 作为药用。

1006. 海蝰

【别名】 海蛇、黑尾海蛇。

【来 源】 为海蛇科 (Hydrphiidae) 动物海蝰 *Prascutata viperina* (Schmidt) 除去内脏的全体。

【分布】 福建、广东、海南、广西等。

【性味归经】 甘、咸，平。归肾经。

【功能主治】 祛风，清湿热。用于风湿痹痛，皮肤湿疹，疮疖。

【用法用量】 内服：煎汤，10～15g；泡酒，1只；研成粉末服用，适量。外用：捣涂，适量。

1007. 蝰毒

【来源】 为蝰科（Viperdae）动物圆斑蝰 *Vipera russelli* Smish、极北蝰 *Vipera berus*（Linnaeus）体内的毒素。

【分布】 圆斑蝰分布于广东、广西、福建，极北蝰分布于吉林、新疆。

【备注】 含促凝血毒素和促溶血毒素，其活性作用有待于进一步研究。

1008. 竹叶青

【别名】 青蝰蛇、竹根蛇、青竹丝、焦尾巴、刁竹青、结眼睛蛇、刀竹青、红眼睛。

【来源】 为蝰科（Viperdae）动物白唇竹叶青 *Trimeresurus albolabris* Gray、竹叶青 *Trimeresurus stejnegeri*（Schmidt）、烙铁头 *Trimeresurus mucrosquamatus*（Cantor）除去内脏的全体。白唇竹叶青又称青竹蛇、青竹杆，竹叶青又称焦尾巴、红眼蜻蜓蛇，烙铁头又称龟壳花蛇、野猫种、蕲蛇盖、笋壳斑、老鼠蛇。

【分布】 白唇竹叶青分布于贵州、湖北、福建、台湾、广东、海南、广西，竹叶青分布于甘肃、四川、贵州、湖北、安徽、浙江、江西、福建、台湾、广东、海南、广西、云南，烙铁头分布于新疆、湖北、云南、江西、福建、台湾、海南、广西、甘肃、贵州、湖南、安徽、河南。

【性味归经】 甘、咸，温，有毒。归脾、肝经。

【功能主治】 祛风止痛，解毒消肿，调经，清肝明目。用于风湿痹痛，肢体麻木，恶疮肿疖，神经痛，闭经，难产，胎衣不下，视力减退。

【用法用量】 内服：煎汤，3～10g；烘干研粉服，每次0.6～1g；浸酒饮，5～10ml。外用：茶油浸涂，适量。

【类同品】 部分地区亦将同科动物山竹叶青 *Ttimeresurus monticola* (Guenther)（分布于广西、台湾、福建、湖南、浙江、贵州、云南、四川、西藏）、菜花烙铁头 *Trimeresurus jerdonii* Guenther（分布于河南、山西、甘肃、西藏、四川、云南、贵州、湖南）作为药用。

1009. 竹叶青膏

【来源】 见“竹叶青”条，药用部位为脂肪。

【性味归经】 甘、咸，寒。归肺经。

【功能主治】 清热解毒。用于水火烫伤。

【用法用量】 外用：涂抹，适量。

1010. 竹叶青皮

【来源】 见“竹叶青”条，药用部位为蛇皮。

【性味归经】 甘、咸，平。归肺经。

【功能主治】 祛风，止痒。用于脓疖，黄水疮。

【用法用量】 外用：烧灰存性研成粉末敷，适量。

1011. 山烙铁头

【别名】 山竹叶青、黑斑竹叶青。

【来源】 为蝰科（Viperdae）动物山烙铁头 *Trimeresurus monticola orentalis* Schmidt 全体。

【分布】 贵州、浙江、湖南、福建、广东、广西。

【性味归经】 辛，平。归肝经。

【功能主治】 祛风除湿，明目。用于风湿痹证，目赤肿痛。

【用法用量】 煎汤，3～9g；酒浸饮，10～20ml。

1012. 蕲蛇

【别名】　白花蛇、褰鼻蛇、蕲州白花蛇、花蛇、五步蛇、百步蛇、盘蛇、棋盘蛇、五步跳、龙蛇、犁头匠、聋婆蛇、尖吻蝮、蕲蛇肉、蕲蛇鲞、大白花蛇、蕲蛇棍、百花锦蛇、五步倒、五步龙、祁蛇、白蛇、

【来源】　为蝰科（Crotadae）动物五步蛇 *Agkistrodon acutus*（Guenther）除去内脏的全体。

【分布】　浙江、福建、台湾、广东、广西、江西、湖南、湖北、贵州。

【性味归经】　甘、咸，温，有毒。归肝、脾经。

【功能主治】　祛风通络，定惊止痉，攻毒。用于风湿痹痛，尪痹，筋脉拘急，半身不遂，四肢麻木，抽搐痉挛，小儿惊风搐搦，破伤风，麻风，疥癣，梅毒，瘰疬，恶疮。

【用法用量】　内服：煎汤，3～4.5g；研成粉末吞服，每次1～1.5g；多用于丸、散、酒、膏剂。

1013. 蕲蛇头

【别名】　白花蛇头

【来源】　见“蕲蛇”条，药用部位为头部。

【性味归经】　甘、咸，温，有毒。归肝、肺经。

【功能主治】　祛风，定惊。用于小儿惊风，疥癣，麻风，毒癞。

【用法用量】　内服：煎汤，1～2个。

1014. 蕲蛇目睛

【别名】　五步蛇目睛、白花蛇目睛、尖吻蝮目睛。

【来源】　见“蕲蛇”条，药用部位为眼睛。

【性味归经】　甘、咸，凉。归肝经。

【功能主治】 镇静安神。用于小儿惊风夜啼。

【用法用量】 内服：焙干研成粉末，竹沥调少许灌之。

1015. 蝮蛇

【别名】 虺、土虺蛇、土锦、灰地匾、地扁蛇、土球子、反鼻蛇、碧飞、方胜板、草上飞、七寸子、土公蛇、烂土蛇、烂肚蛇、狗屎蛇。

【来源】 为蝰科（Viperdae）动物蝮蛇 *Agkistrodon halys*（Pallas）除去内脏的全体。又称狗屙蝮、烂肚蝮、土球子。

【性味归经】 甘，温，有毒。归肝、肾、肺经。

【功能主治】 祛风湿，通经络，强筋骨，解毒散结，补益强壮，下乳。用于风湿痹痛，瘰瘕，麻风，皮肤顽癣，瘰疬，疮疖，白癜风，痔疮，病后虚弱，心悸失眠，乳汁不下。

【用法用量】 内服：酒浸或研成粉末，或烧存性为末冲服，1～3g。外用：浸酒、酒喷或烧存性，研成粉末调敷，适量。

【类同品】 部分地区亦将同科动物短尾蝮 *Agkistrodon brevicaudas* Steineger（分布于辽宁、河北、陕西、甘肃、四川、贵州、湖北、江苏、安徽、浙江、福建、江西、台湾）、蚧蝮 *Agkistrodon intermedius*（Strauch）（分布于山西、陕西、甘肃、内蒙、宁夏、新疆）、千山蝮 *Agkistrodon gianshanensis* Ji（分布于辽宁）、黑眉蝮 *Agkistrodon saxatilis* Emelianov（分布于黑龙江、吉林、辽宁、河北、山西、内蒙、山东）、白眉蝮 *Agkistrodon ussuriensis* Emelianov（分布于黑龙江、吉林、辽宁、河北、山西、内蒙、山东）作为药用。

1016. 蝮蛇皮

【来源】 见“蝮蛇”条，药用部位为皮。

【性味归经】 辛、苦，平。归肺经。

【功能主治】 祛风，攻毒，止痒。用于疔疮肿毒，恶疮，疥癣，皮肤瘙痒。

【用法用量】　外用：烧灰存性研成粉末敷，适量。
【类同品】　见“蝮蛇”条。

1017. 蝮蛇骨

【来源】　见“蝮蛇”条，药用部位为骨。
【性味归经】　甘，温，有毒。归大肠经。
【功能主治】　清热解毒。用于赤痢。
【用法用量】　内服：烧为末服，每次 1 ~ 3g。
【类同品】　见“蝮蛇”条。

1018. 蝮蛇脂

【来源】　见“蝮蛇”条，药用部位为脂肪。
【性味归经】　苦，寒。归肺、胆经。
【功能主治】　清热解毒。用于耳聋，痈疮肿毒。
【用法用量】　外用：涂敷，适量。
【类同品】　见“蝮蛇”条。

1019. 蝮蛇毒

【来源】　见“蝮蛇”条，药用部位为毒腺分泌毒液经干燥后的结晶。
【性味归经】　辛，温，有毒。归心、肺经。
【功能主治】　活血通络，止血。用于冠心病，心肌梗死，脑血栓，血管炎，硬皮病，银屑病，痤疮，血友病。
【用法用量】　肌内注射。外用：涂抹，原毒制成霜剂。
【类同品】　见“蝮蛇”条。

1020. 高原蝮

【来源】 为蝮科（Crotadae）动物高原蝮 *Agkistrodon strauchii* Bedriaga 的全体。

【分布】 青海、西藏、四川。

【性味归经】 辛、苦，寒。归肝经。

【功能主治】 祛风通络，解毒。用于风湿痹证，肢体麻木，皮肤顽癣，瘰疬，疮疖。

【用法用量】 内服：煎汤，5～10g；浸酒饮，5～10ml。

1021. 鼍甲

【别名】 鮀鱼甲、扬子鳄甲、土龙甲、鼍龙甲、猪婆龙甲。

【来源】 为鼍科（Alligatoridae）动物扬子鳄 *Alligator sinensis* Fauvel 的甲片。又称鮀鱼、鼍、土龙、鼍龙、猪婆龙。

【分布】 安徽、江苏、浙江、江西。

【性味归经】 辛，温，有毒。归肝经。

【功能主治】 化瘀，消积，杀虫，解毒。用于癥瘕积聚，崩漏，带下，疮疥，恶疮，肠风痔疾。

【用法用量】 内服：煎汤，3～6g；入丸、散剂。外用：研成粉末调敷，适量。

1022. 鼍肉

【来源】 见“鼍甲”条，药用部位为肉。

【性味归经】 甘、酸，微寒，有小毒。归肝经。

【功能主治】 化瘀，解毒。用于癥瘕，恶疮溃烂。

【用法用量】 内服：煎汤，10～30g；焙干研成粉末，入丸、散剂。外用：熬膏敷，适量。

第八章　鸟类动物药

1023. 䴙䴘

【别名】　油鸭、鸊、须羸、刁鸭、水葫芦、油葫芦、水鸊、水攒、水子钻、王八鸭子、小乌鸡、药葫芦、小䴙䴘。

【来源】　为䴙䴘科（Colymbidae）动物小䴙䴘 *Podiceps ruficollis*（Pallas）（*Colymbus ruficollis* Pallas）的肉或全体。

【分布】　我国大部分地区。

【性味归经】　甘，平、温。归肺、肾、脾、胃经。

【功能主治】　益气补虚，开胃健脾，收敛止痢，缩尿固脱。用于脾胃虚弱之食欲不佳，消化不良，中气不足之肛脱，小儿遗尿，虚羸，痔疮，脱肛。

【用法用量】　内服：煮熟，食肉饮汁，1只；烧焦研成粉末冲服，10～15g。

【类同品】　部分地区亦将同科动物黑颈䴙䴘 *Colymbus caspicus*（Hablizl）（分布于新疆天山地区）、角䴙䴘 *Colymbus auritus* Linné（分布于新疆天山地区）、风头䴙䴘 *Colymbus cristatus* Linné（分布于东北、西部及青藏区域）、赤颈䴙䴘 *Colymbus grisena* Boddaert（分布于东北）作为药用。

1024. 䴙䴘膏

【来源】　见“䴙䴘”条，药用部位为脂肪。

【性味归经】　甘，平。归胆经。

【功能主治】　聪耳。用于耳聋。

【用法用量】 外用：熬油滴耳，适量。

【类同品】 见“鹕鹕”条。

1025. 鹈鹕脂

【别名】 鹈鹕脂油、鹈鹕油、淘鹅油、鵹鹕油、逃河油、淘河油、淘鹤油、犁涂油、水流鹅油。

【来源】 为鹈鹕科（Pelecanidae）动物斑嘴鹈鹕 *Pelecanus roseus* Gmelin 的脂肪。又称鹈鹕、鵹鹕、洿泽、淘河、逃河、淘鹤、淘鹅、犁涂、水流鹅、塘鹅。

【分布】 广东、广西、云南、福建、江苏、浙江等。

【性味归经】 咸，温。归心、胆经。

【功能主治】 清热解毒，消肿，祛风通络。用于痈肿，风湿痹痛，耳聋。

【用法用量】 内服：冲服，适量。外用：棉裹塞耳，适量。

【类同品】 部分地区亦将同科动物鹈鹕 *Pelecanus onocrotalus* Linnaeus（分布于新疆、青海内陆湖泊及南海沿海）作为药用。

1026. 鹈鹕嘴

【别名】 鵹鹕嘴、淘河嘴、逃河嘴、淘鹤嘴、淘鹅嘴、犁涂嘴、水流鹅嘴。

【来源】 见“鹈鹕脂”条，药用部位为嘴。

【性味归经】 咸，平。归脾经。

【功能主治】 清热利湿，健脾止泻，涩肠。用于赤白久痢成疳。

【用法用量】 内服：烧存性研成粉末冲服，5 ~ 10g。

1027. 鹈鹕舌

【来源】 见“鹈鹕脂”条，药用部位为舌。

【性味归经】　咸，平。归心经。

【功能主治】　清热解毒。用于疔疮肿痛。

【用法用量】　外用：烧存性研成粉末，用香油调涂，适量。

1028. 鹈鹕毛皮

【来源】　见“鹈鹕脂”条，药用部位为毛皮。

【性味归经】　辛，微温。归脾、胃经

【功能主治】　健脾胃。用于反胃吐食。

【用法用量】　内服：烧存性研成粉末，用酒调服，6～9g。

1029. 鸬鹚肉

【来源】　为鸬鹚科（Phalacrocracidae）动物鸬鹚 *Phalacrocorax carbo sinensis*（Blumenbach）的肉。又称鹚、乌鬼、水老鸦、鱼鹰、摸鱼郎、摸鱼公、黑鱼郎、鱼老鸦、鹢。

【分布】　我国各地。

【性味归经】　酸、咸，凉、寒，微毒。归肾经。

【功能主治】　除邪，开闭，利水消肿，截疟。用于水肿，大腹鼓胀，疟疾。

【用法用量】　内服：煮服，鲜用1只；烧存性研成粉末，开水或米饮调服，3～10g。

1030. 鸬鹚骨

【来源】　见“鸬鹚肉”条，药用部位为骨骼。

【性味归经】　酸、咸，平。归肾经。

【功能主治】　软坚，化骨鲠，去面斑。用于鱼骨哽喉，面部雀斑。

【用法用量】　内服：烧存性研成粉末，白开水或米汤送服，适量。外用：研成粉末或合等量白芷粉以猪油调之涂面，适量。

1031. 鸬鹚头

【来源】 见“鸬鹚肉”条，药用部位为头。

【性味归经】 酸、咸，微寒。归心经。

【功能主治】 化骨鲠，下气。用于鱼骨哽喉，噎膈。

【用法用量】 内服：烧存性研成粉末，用酒送服，适量。

1032. 鸬鹚嗉

【来源】 见“鸬鹚肉”条，药用部位为嗉囊。

【性味归经】 酸、咸，微寒。归心经。

【功能主治】 化骨鲠，下气。用于鱼骨哽喉。

【用法用量】 内服：烧存性研成粉末，开水送下；含咽，适量。

1033. 鸬鹚涎

【来源】 见“鸬鹚肉”条，药用部位为唾涎。

【性味归经】 咸，平。归肺经。

【功能主治】 化痰镇咳。用于百日咳。

【用法用量】 内服：开水冲服，5～10ml。

1034. 鸬鹚翅羽

【别名】 鸬鹚羽。

【来源】 见“鸬鹚肉”条，药用部位为翼上羽毛。

【性味归经】 苦、辛、咸，温。归肾经。

【功能主治】 软坚散结。用于鱼骨哽喉。

【用法用量】 内服：烧存性研成粉末，开水送服，1.5～3g。

1035. 牛背鹭

【别名】 黄头鹭、尼鹭、家畜鹭鸶、红头鹭、畜鹭、红头官、放牛郎。

【来源】 为鹭科（Ardeidae）动物牛背鹭 *Bubulcus ibis*（Linné）的肉。

【分布】 长江以南各地。

【性味归经】 咸、甘，平。归脾、心经。

【功能主治】 益气补虚，解毒消肿。用于体虚羸瘦，痈肿疮毒。

【用法用量】 内服：煎汤，鲜肉 100～200g；焙干研成粉末，适量冲服。

1036. 鹭肉

【来源】 为鹭科（Ardeidae）动物白鹭 *Egretta garzetta*（Linnaeus）、大白鹭 *Egretta alba*（Linnaeus）的肉。白鹭又称春鉏、鹭鸶、白鸟、雪客、一杯鹭、小白鹭、白鹭鸶，大白鹭又称白鹭鸶、鹭鸶、风漂公子、白漂鸟、大白鹤、白鹤、白庄、白洼、雪客。

【分布】 白鹭分布于长江流域以南各地和海南，大白鹭分布于东北、华北及西藏、湖北、四川、福建、云南。

【性味归经】 咸、甘，平。归脾经。

【功能主治】 健脾益气，解毒。用于脾虚羸瘦，消化不良，食欲不振，大便泄泻，脱肛，崩漏，疔肿疮毒。

【用法用量】 内服：煎汤，50～100g；炙熟、煮熟食之，适量。

【类同品】 部分地区亦将同科动物苍鹭 *Ardea cinerea* Linnaeus（分布于东北及新疆、云南、四川、青海）、池鹭 *Ardeola baechs*（Bonaparta）（分布于青藏地区及西南、华中、华南）、草鹭 *Ardea purpurea* Linné（分布于东北及新疆、云南、四川）、绿鹭 *Butorides striatus*（Linné）（分布于东北、华北及台湾地区）、中白鹭 *Egretta intermedia*（Wagler）（分布于长江流域以南各地和海南）、夜鹭 *Nycticorax nycticorax*（Linné）（分布于华北、西南、华中、华南及台湾地区）、鹮科（Cicoidae）动物白琵鹭 *Platalea leucorodia*（Linné）（分布于东北、华北、西南及两广、台湾）作为药用。

1037. 草串儿

【来源】 为鹭科（Ardeidae）动物栗苇升鸟 *Ixobrychus cinnamonmeus*（Gmelin）除去羽毛及内脏的全体。

【分布】 东北。

【性味归经】 咸，平。归肝、肾经。

【功能主治】 益气利水，滋补肝肾。用于肺虚喘促，胸膈满胀，四肢浮肿，小便不利，周身乏力等。

【用法用量】 内服：煎汤，30～50g。

【类同品】 部分地区亦将同科动物黄斑苇升鸟 *Ixobrychus sinensis*（Gmelin）（分布于东北、华北、西南、华中、华南及台湾地区）、紫背苇升鸟 *Ixobrychus eurhythmus*（Swinhoe）（分布于东北、华北、华中、华南地区）、大麻升鸟 *Botaurus stellaris*（Linné）（分布于东北、华北及新疆天山地区）作为药用。

1038. 鹳骨

【别名】 白鹳骨、冠雀骨、负釜骨、黑尻骨、背灶骨、皂裙骨、老鹳骨、捞鱼鹳骨。

【来源】 为鹳科（Ciconidae）动物白鹳 *Ciconia ciconia*（Linné）的骨骼。又称老鹳、捞鱼鹳、鹳雀、负釜、黑尻、背灶、皂裙、鹳。

【分布】 我国大部分地区。

【性味归经】 甘，寒。归脾、肺经。

【功能主治】 祛风，解毒，止痛。用于痨瘵，闭经，胸腹疼痛，喉痹，毒蛇咬伤。

【用法用量】 内服：煎汤，6～10g；炙黄、烧灰存性，研成粉末送服，6～10g。

【类同品】　部分地区亦将同科动物黑鹳 *Ciconia nigra*（Linné）(分布于东北、华北及内蒙、新疆）作为药用。

1039. 鹳肉

【别名】　白鹳肉、鹳雀肉、冠雀肉。

【来源】　见“鹳骨”条，药用部位为肉。

【性味归经】　甘、咸，平。归肝、肾、肺经。

【功能主治】　滋养补虚。用于干血痨，闭经，身痛发热，咳嗽。

【用法用量】　内服：煎汤，食肉饮汁，100～200g。

【类同品】　见“鹳骨”条。

1040. 鹳肝肫

【来源】　见“鹳骨”条，药用部位为肝和砂囊。

【性味归经】　甘，平。归胃经。

【功能主治】　和胃降逆。用于反胃膈食。

【用法用量】　内服：焙干研成粉末冲服，适量。

【类同品】　见“鹳骨”条。

1041. 家鹅

【别名】　鹅肉。

【来源】　为鸭科（Anatidae）动物家鹅 *Anser cygnoides domestica* Brisson 的肉。又称鹅、舒雁、鸣、家雁。

【分布】　全国各地均有分布，以华东、华南地区饲养较多。

【性味归经】　甘，平。归脾、肺经。

【功能主治】　益气补虚，和胃止渴。用于虚劳羸瘦，消渴。

【用法用量】　内服：炖服，100～200g；煮食、煮汁，适量。

1042. 鹅内金

【别名】 鹅砂胃内膜、鹅砂胃内壁。

【来源】 见“家鹅”条，药用部位为砂囊内壁。

【性味归经】 甘，平。归脾、胃经。

【功能主治】 健脾消食，涩精止遗，消癥化石，止痢，涩尿。用于脾胃气虚，食积，胸腹满闷，反胃呕吐，消化不良，小便频数，遗精遗尿，泌尿系统结石，胆结石，癥瘕经闭，痢疾。

【用法用量】 内服：煎汤，5～10g；研成粉末冲服，1.5～3g。

1043. 鹅血

【来源】 见“家鹅”条，药用部位为血。

【性味归经】 咸，平；微毒。归肝、胃经

【功能主治】 解毒，散血，消坚。用于噎膈反胃，药物中毒。

【用法用量】 内服：热饮，100～200ml；或温开水冲服，5～10ml。

1044. 鹅毛

【别名】 血管鹅毛、鹅羽毛、鹅羽。

【来源】 见“家鹅”条，药用部位为羽毛。

【性味归经】 苦、咸，寒。归肝经。

【功能主治】 解毒消肿，祛风，收湿敛疮，软坚散结。用于痈肿疮毒，风湿疥癣，湿疹湿疮，瘰疬，蜂蝎螫伤，噎膈，小儿惊痫。

【用法用量】 内服：煅存性研成粉末，3～6g；入丸、散剂。外用：烧灰研末撒或调敷，适量。

1045. 鹅胆

【来源】　见“家鹅”条，药用部位为胆囊。
【性味归经】　苦，寒。归心经。
【功能主治】　清热解毒，杀虫。用于痔疮，杨梅疮，疥癞。
【用法用量】　内服：取汁服用，3～5g；研成粉末，入丸剂。外用：涂敷患处，适量。

1046. 鹅涎

【来源】　见“家鹅”条，药用部位为口涎。
【性味归经】　咸，平。归心经。
【功能主治】　软坚消肿。用于骨鲠，小儿鹅口疮。
【用法用量】　内服：含咽，适量。外用：含漱或涂敷，适量。

1047. 鹅臎

【别名】　鹅尾罂。
【来源】　见“家鹅”条，药用部位为尾肉（内含尾脂腺）。
【性味归经】　辛，温。归胆经。
【功能主治】　聪耳。用于聤耳及耳聋，手足皲裂。
【用法用量】　外用：涂搽，适量。

1048. 白鹅膏

【别名】　白鹅脂。
【来源】　见“家鹅”条，药用部位为脂肪。
【性味归经】　甘，凉。归肺、胃、心经。

【功能主治】 润皮肤，消痈肿。用于皮肤皲裂，噎膈反胃，疥癣，痈疮肿毒。

【用法用量】 内服：煮食，适量。外用：涂敷，适量。

1049. 鹅卵

【别名】 鹅蛋、鹅弹。

【来源】 见“家鹅”条，药用部位为卵。

【性味归经】 甘，温。归脾、胃经。

【功能主治】 补五脏，补中气。用于五脏虚损。

【用法用量】 内服：盐腌煮熟作食品，适量。

1050. 鹅蛋壳

【别名】 鹅子壳。

【来源】 见“家鹅”条，药用部位为卵壳。

【性味归经】 甘、淡，平。归心经。

【功能主治】 拔毒排脓，理气止痛。用于痈疽脓成难溃，疝气。

【用法用量】 内服：研成粉末，用开水或酒送服，1～3g。外用：烧灰存性研成粉末，醋调敷，适量。

1051. 鹅腿骨

【来源】 见“家鹅”条，药用部位为后肢骨。

【性味归经】 甘，平。归肝经。

【功能主治】 解毒。用于狂犬咬伤。

【用法用量】 外用：研成粉末外用，适量。

1052. 鹅喉管

【来源】　见“家鹅”条，药用部位为咽喉及气管、食管。
【性味归经】　甘，平。归肺经。
【功能主治】　止咳。用于喉痹，哮喘，赤白带下。
【用法用量】　内服：研成粉末，1个；烧存性、焙灰冲服，适量。

1053. 鹅掌

【来源】　见“家鹅”条，药用部位为脚掌及足蹼。
【性味归经】　甘，平。归心、肝经。
【功能主治】　补气益血。用于年老体弱，病后体虚。
【用法用量】　内服：煨熟服食，适量。

1054. 鹅掌上黄皮

【来源】　见“家鹅”条，药用部位为脚掌及足蹼上的黄色表皮。
【性味归经】　甘、涩，平。归肺经。
【功能主治】　收湿敛疮。用于湿疮，冻疮。
【用法用量】　外用：焙干研成粉末撒或调敷，适量。

1055. 雁肉

【别名】　白额雁肉、鸿雁肉、豆雁肉。
【来源】　为鸭科（Anatidae）动物白额雁 *Anser albifrons*（Scopoli）、鸿雁 *Anser cygnoides*（Linné）、豆雁 *Anser fabalis*（Latham）的肉。白额雁又称鸿、大雁、花斑、明斑，鸿雁又称原鹅、大雁、冠雁、黑嘴雁、沙雁、草雁。

【分布】 白额雁在长江下游一带越冬，鸿雁分布于东北、阿尔泰山脉、黄河上游、长江下游及河北、福建、台湾，豆雁分布于我国大部分地区。

【性味归经】 甘，平。归肺、肝、肾经。

【功能主治】 祛风，舒筋壮骨。用于风湿痹痛，筋脉拘挛，肢体麻木，半身不遂。

【用法用量】 内服：煮食，适量。

【类同品】 部分地区亦将同科动物小白额雁 *Anser erythropus*（Linné）（偶见于我国）、灰雁 *Anser anse*（Linné）（分布于东北及内蒙古、新疆、青海、西藏）、斑头雁 *Anser indicus*（Latham）（分布于东北、西南及内蒙古、新疆、青海）作为药用。

1056. 雁脂

【别名】 鹜肪、雁膏、雁肪、雁油。

【来源】 见“雁肉”条，药用部位为脂肪。

【性味归经】 甘，平。归肝经。

【功能主治】 益气补虚，活血舒筋，清热解毒。用于手足拘挛，腰脚痿弱，耳聋，痈疮肿毒。

【用法用量】 内服：炼油或煎汤，适量。外用：涂敷，适量。

【类同品】 见“雁肉”条。

1057. 鹄肉

【别名】 天鹅肉。

【来源】 为鸭科（Anatidae）动物大天鹅 *Cygnus cygnus*（Linné）的肉。又称鹄、天鹅、金头鹅、大鹄、咳声天鹅、黄嘴天鹅。

【分布】 全国各地。

【性味归经】 甘，平。归肝、肾经

【功能主治】 补中益气，壮力。用于气虚乏力，诸虚劳损。

【用法用量】　内服：鲜用煮食，或腌炙用，适量。

【类同品】　部分地区亦将同科动物小天鹅 *Cygnus bewickii* Yarrell（偶见于我国）、疣鼻天鹅 *Cygnus olor*（Gmelin）（分布于内蒙古、新疆、青海）作为药用。

1058. 鹄绒毛

【别名】　天鹅绒毛。

【来源】　见“天鹅肉”条，药用部位为绒毛。

【性味归经】　甘，平。归肝经。

【功能主治】　止血。用于外伤出血。

【用法用量】　外用：烧灰敷，适量。

【类同品】　见“天鹅肉”条。

1059. 天鹅胆

【来源】　见“天鹅肉”条，药用部位为胆。

【性味归经】　苦，寒。归心、肝经。

【功能主治】　清热解毒，消肿止痛。用于痈疽疮肿，烫火伤。

【用法用量】　内服：取汁服用，1～3g；研成粉末，入丸剂。外用：涂敷患处，适量。

【类同品】　见“天鹅肉”条。

1060. 鹄油

【别名】　金头鹅油、大天鹅油、天鹅油。

【来源】　见“天鹅肉”条，药用部位为脂肪油。

【性味归经】　甘，平。归心经。

【功能主治】　解毒敛疮。用于痈肿疮疡。

【用法用量】　外用：涂敷，适量。

【类同品】 见“天鹅肉”条。

1061. 凫肉

【别名】 绿头鸭肉、鸦肉、沈凫肉、松凫肉、野鸭肉、野鹜肉、晨凫肉、大红腿鸭肉、凫鸭肉、大麻鸭肉、水鸭肉。

【来源】 为鸭科（Anatidae）动物绿头鸭 *Anas platyrhynchos* Linné、斑嘴鸭 *Anas poecilorhyncha*（Forster）的肉。绿头鸭又称凫、鸲、沈凫、松凫、青头鸭、野鸭、鸭鹜、晨凫、大红腿鸭、官鸭、大野鸭、青边、水鸭，斑嘴鸭又称夏凫、败鸭、大燎鸭。

【分布】 绿头鸭分布于东北及新疆、西藏南部、河北，冬季遍布全国；斑嘴鸭分布于全国各地。

【性味归经】 甘，凉。归脾、胃经。

【功能主治】 补中益气，消食和胃，解毒。用于病后虚羸，食欲不振，乏力，脾虚水肿，脱肛，热毒疮疖。

【用法用量】 内服：煮食，适量。

【类同品】 部分地区亦将同科动物绿翅鸭 *Anas crecca* Linné（分布于东北及内蒙古、新疆）、针尾鸭 *Anas acuta* Linnaeus（分布于全国各地）、罗纹鸭 *Anas falcate* Georgi（分布于东北）、琵嘴鸭 *Anas clypeata* Linné（分布于东北及内蒙古、新疆）、青头潜鸭 *Aythya baeri*（Radde）(分布于东北）作为药用。

1062. 凫血

【别名】 水鸭血。

【来源】 见“凫肉”条，药用部位为血。

【性味归经】 苦，寒。归心经。

【功能主治】 解毒。用于食物或药物中毒。

【用法用量】 内服：热饮，适量。

【类同品】 见“凫肉”条。

1063. 凫脚掌

【别名】　水鸭脚掌。

【来源】　见“凫肉”条，药用部位为脚掌及嘴壳。

【性味归经】　甘，温。归肾经。

【功能主治】　祛寒通络。用于产后受寒，腰背四肢疼痛。

【用法用量】　内服：研成粉末，3～5g。

【类同品】　见“凫肉”条。

1064. 凫羽

【别名】　水鸭毛、野鸭羽。

【来源】　见“凫肉”条，药用部位为羽毛。

【性味归经】　咸，平。归肝经。

【功能主治】　解毒敛疮。用于溃疡，水火烫伤。

【用法用量】　外用：煅存性研成粉末调敷；烧灰麻油调涂患处，适量。

【类同品】　见“凫肉”条。

1065. 鸭血

【来源】　为鸭科（Anatidae）动物家鸭 *Anas platyrhyachos domestica*（Linné）的血液。又称鹜、舒凫、家凫。

【分布】　全国各地。

【性味归经】　咸，寒。归心、肝、大肠经。

【功能主治】　补血，清热解毒。用于劳伤吐血，贫血虚弱，药物中毒，痢疾，中风等。

【用法用量】　内服：隔水蒸熟或热饮，100～200ml；酒冲饮。外用：涂敷，适量。

1066. 白鸭肉

【别名】 鹜肉。
【来源】 见“鸭血”条，药用部位为肉。
【性味归经】 甘、咸，平。归脾、胃、肺、肾经。
【功能主治】 滋阴养胃，利水消肿。用于劳热骨蒸，水肿。
【用法用量】 内服：煨烂熟，吃肉喝汤，适量。

1067. 鸭头

【来源】 见“鸭血”条，药用部位为头部。
【性味归经】 甘、淡，凉。归肾经。
【功能主治】 利水消肿。用于水肿，咽喉肿痛。
【用法用量】 内服：煮服；入丸、散剂，适量。外用：涂敷，适量。

1068. 鸭毛

【别名】 鸭羽。
【来源】 见“鸭血”条，药用部位为羽毛。
【性味归经】 咸，凉。归肺经。
【功能主治】 清解热毒。用于水火烫伤。
【用法用量】 外用：煎水洗，或研成粉末调涂，适量。

1069. 鸭涎

【来源】 见“鸭血”条，药用部位为口涎。
【性味归经】 淡，平。归心经。
【功能主治】 消肿解毒。用于异物鲠喉。

【用法用量】　外用：含漱，或涂敷，适量。

1070. 鸭胆

【别名】　家鸭胆、舒凫胆、鸥鹈胆、家凫胆。

【来源】　见“鸭血”条，药用部位为胆囊。

【性味归经】　辛、苦，寒。归大肠、肝经。

【功能主治】　清热解毒。用于痔疮，目赤肿痛。

【用法用量】　外用：涂敷，适量。

1071. 鸭卵

【别名】　鸭子、鸭蛋、鹜实、鹜元、皮蛋。

【来源】　见“鸭血”条，药用部位为卵。

【性味归经】　甘、咸，微寒。归肺经。

【功能主治】　滋阴平肝，止泻，清肺化痰。用于肝火上炎之头痛眩晕，咳嗽，喉痛，齿痛，泄痢，小儿疳积。

【用法用量】　内服：煎汤，煮食（宜盐腌煮食）；开水冲服，1～2个。

1072. 松花蛋

【别名】　变蛋、皮蛋、彩蛋、。

【来源】　见“鸭血”条，药用部位为鸭卵用石灰、草灰、盐等腌制而成。

【性味归经】　甘、咸，微寒。归肺、肝、大肠经。

【功能主治】　清热止咳，消肿止痛，燥湿止痢。用于肺热咳嗽，咽喉肿痛，呃逆，牙齿肿痛，腹痛泻痢。

【用法用量】　内服：食用，适量。

1073. 鸭肫衣

【别名】 鸭胜胵、鸭肫内皮、鸭肫皮、鸭内金、鸭砂胃内膜。

【来源】 见“鸭血”条，药用部位为砂囊角质内壁。

【性味归经】 苦、甘，平。归脾、胃经。

【功能主治】 消骨鲠，消食化积。用于诸骨哽喉，噎膈反胃，胸腹满闷，食积不化。

【用法用量】 内服：煎汤，3~6g；研成粉末冲服，1~3g。

1074. 鸭肪

【别名】 鹜肪、鸭脂。

【来源】 见“鸭血”条，药用部位为脂肪油。

【性味归经】 甘，平。归肝、肾经。

【功能主治】 消肿散结，利水消肿。用于瘰疬，水肿。

【用法用量】 外用：涂敷，适量。

1075. 黄鸭

【来源】 为鸭科（Anatidae）动物赤麻鸭 *Tadorna ferruginea*（Pallas）、翘鼻麻鸭 *Tadorna tadorna*（Linné）的肉。赤麻鸭又称渎凫、黄凫、红雁、喇嘛鸭。

【分布】 赤麻鸭分布于全国各地，翘鼻麻鸭分布于东北及内蒙古、新疆、青海、西藏。

【性味归经】 甘、微咸，温。归肾、肝经。

【功能主治】 健脾益气，补肾壮阳，祛风除湿。用于脾胃虚弱之脱肛、子宫脱垂，肾虚之阳萎遗精、腰膝酸软，风湿腰痛，疮疡溃后脓水清稀。

【用法用量】 内服：鲜用或煮熟食，适量；焙干研成粉末，5~10g。

1076. 黄鸭胆

【来源】 见“黄鸭”条，药用部位为胆。

【性味归经】 苦，凉。归肝经。

【功能主治】 清热止痉。用于转筋。

【用法用量】 内服：研成粉末用，适量。

1077. 鸳鸯

【别名】 鸳鸯肉。

【来源】 为鸭科（Anatidae）动物鸳鸯 *Aix galericulata*（Linné）的肉。又称匹鸟、黄鸭、宫鸟、官鸭、邓木鸟。

【分布】 全国各地。

【性味归经】 咸、苦，平。归肾、肺经。

【功能主治】 活血止痛，止血，杀虫。用于骨折疼痛，痔疮，痔瘘下血，疥癣。

【用法用量】 内服：煮熟食，1 只；酒炙食，适量。外用：煮熟切片贴敷，或酒炙后用，适量。

1078. 鸳鸯胆

【别名】 水鸭子胆、黄鸭胆、叶米节。

【来源】 见“鸳鸯”条，药用部位为胆囊。

【性味归经】 咸，平。归肝经。

【功能主治】 散瘀止痛。用于跌打损伤。

【用法用量】 内服：鲜胆汁兑酒服，1 只；干胆 1 只，研成粉末兑酒服。

1079. 秋沙鸭

【来源】 为鸭科（Anatidae）动物普通秋沙鸭 *Mergus merganser* Linnaeus、红胸秋沙鸭 *Mergus serrator* Linnaeus 的肉。普通秋沙鸭又称鱼鸭子、尖嘴鸭，红胸秋沙鸭又称黑头尖嘴鸭（雄）、棕头尖嘴鸭（雌）。

【分布】 普通秋沙鸭分布于东北及新疆、甘肃、宁夏、内蒙古、河北、山东、四川、云南、福建、台湾，红胸秋沙鸭分布于东北、新疆、甘肃、内蒙古、河北、山东、江苏、四川、福建、广东、广西、台湾。

【性味归经】 甘、咸，平。归肺、肾经。

【功能主治】 滋补强壮，利水消肿。用于病后体弱，食欲不振，羸瘦乏力，肺痨咯血，四肢肿胀，小便不利。

【用法用量】 内服：煎汤或食肉，50～200g；研成粉末，5～10g。

【类同品】 部分地区亦将同科动物中华秋沙鸭 *Mergus squamatus*（Gould）（分布于东北北部）、斑头秋沙鸭 *Mergus albellus*（Linné）（分布于东北北部）作为药用。

1080. 秋沙鸭骨

【来源】 见“秋沙鸭”条，药用部位为骨骼。

【性味归经】 甘、苦，平。归肾、心经。

【功能主治】 利水消肿，解毒。用于全身性水肿，小腿肿痛，药物、食物中毒。

【用法用量】 内服：煅炭研成粉末冲服，5～10g。

【类同品】 见“秋沙鸭”条。

1081. 秋沙鸭脑

【来源】 见“秋沙鸭”条，药用部位为脑。

【性味归经】 甘，平。归心、肾经。

【功能主治】　益智。用于神经衰弱。
【用法用量】　内服：研成粉末服，3～6g。
【类同品】　见“秋沙鸭”条。

1082. 秋沙鸭胆

【来源】　见“秋沙鸭”条，药用部位为胆囊。
【性味归经】　苦，凉。归肝胆经。
【功能主治】　清热解毒，清肝利胆。用于水火烫伤，肝胆实热。
【用法用量】　内服：研成粉末服，1～2g。外用：外涂，适量。
【类同品】　见“秋沙鸭”条。

1083. 洋鸭

【来源】　为鸭科（Anatidae）动物麝鸭 *Cairina moschata* Linné 的肉。又称西洋鸭、麝香鸭、番鸭、关鸭、旱鸭。

【分布】　浙江、福建、湖南、广东、广西、台湾。

【性味归经】　甘、咸，温。归肺、肾经。

【功能主治】　补肾缩尿，利水消肿。用于肾阳虚之畏冷肢寒、阳萎、腰膝酸软无力、小便清长、频数滴沥、小儿遗尿、带下。

【用法用量】　内服：清炖或煮汁，120～240g。

1084. 鸢肉

【来源】　为鹰科（Accipitridae）动物鸢 *Milvus korschun* Gmelin 的肉。又称黑耳鸢、老鹰、鹞鹰、岩鹰、俄老刁、老鸢、牙鹰。

【分布】　全国各地。

【性味归经】　甘、微咸，温。归肝、肾经。

【功能主治】　补肝肾，强筋骨。用于肝肾亏虚之虚喘、腰疼膝软，风湿疼痛。

【用法用量】 内服：清炖，或浸酒，适量。

1085. 鸢翅骨

【别名】 鹰翅骨。

【来源】 见“鸢肉”条，药用部位为双翼骨骼。

【性味归经】 咸，平。归肺经。

【功能主治】 止咳平喘。用于小儿喘咳。

【用法用量】 内服：煅存性研成粉末服，适量。

1086. 鸢脚爪

【别名】 鹰爪、老鹰爪、黑耳鸢爪、岩鹰爪、鸢爪。

【来源】 见“鸢肉”条，药用部位为脚爪。

【性味归经】 咸，温，有小毒。归心、肝经。

【功能主治】 息风止痉，清热解毒。用于小儿惊风，头昏眩晕，痔疮。

【用法用量】 内服：煎汤，1～2只；入散剂。外用：研成粉末撒，或调涂，适量。

【类同品】 部分地区亦将同科动物苍鹰 *Accipiter gentiles*（Linné）（分布于除西藏以外的各地）、雀鹰 *Accipiter nisus*（Linné）（分布于全国各地）作为药用。

1087. 鸢脑

【别名】 鸢脑髓、鹰脑髓、黑耳鸢脑、老鹰脑。

【来源】 见“鸢肉”条，药用部位为脑髓。

【性味归经】 咸、甘，凉。归大肠经。

【功能主治】 解毒，止痛。用于痔瘘，头风痛。

【用法用量】 内服：煎汤，1～2个。

1088. 鸢骨

【来源】　见“鸢肉”条，药用部位为骨。
【性味归经】　辛，温。归肝经。
【功能主治】　活血止痛。用于跌扑骨折。
【用法用量】　内服：煅存性研成粉末服，适量。

1089. 鸢胆

【别名】　鹰胆。
【来源】　见“鸢肉”条，药用部位为胆囊。
【性味归经】　辛、苦，温。归胃经。
【功能主治】　温中理气。用于心胃气痛。
【用法用量】　内服：焙干研成粉末服，适量。

1090. 鸢油

【别名】　鹰油。
【来源】　见“鸢肉”条，药用部位为脂肪油。
【性味归经】　咸，平。归肺经。
【功能主治】　敛疮。用于疥疮癣癞。
【用法用量】　外用：涂敷，适量。

1091. 鸢嘴

【别名】　鹰嘴。
【来源】　见“鸢肉”条，药用部位为喙。
【性味归经】　咸，凉。归肝经。

【功能主治】　清热定惊。用于小儿惊风。

【用法用量】　内服：研成粉末，用水调服，适量。

1092. 鹰骨

【别名】　黄鹰骨、鵜鸠骨、角鹰骨、鹞鹰骨、牙鹰骨、鸡鹰骨、鹞婆骨、苍鹰骨。

【来源】　为鹰科（Accipitridae）动物苍鹰 *Accipiter gentiles*（Linné）的骨骼。又称鵜鸠、黄鹰、元鹰、鹞鹰。

【分布】　除西藏以外的全国各地。

【性味归经】　辛、咸，温。归肝、肾经。

【功能主治】　祛风湿，续筋骨。用于筋骨疼痛，损伤骨折。

【用法用量】　内服：焙脆研成粉末服，5～10g；用酒调服、浸酒饮，适量。

【类同品】　部分地区亦将同科动物雀鹰 *Accipiter nisus*（Linné）(分布于全国各地)、赤腹鹰 *Accipiter soloensis*（Horsfierk）(繁殖于东北亚及中国)、凤头鹰 *Accipiter trivirgatus*（Temminck）(分布于福建、江西、湖北、广东、广西、海南、四川、贵州、云南、台湾)、松雀鹰 *Accipeter virgatus*（Temminck）(分布于内蒙古东北部、东北山地、西藏南部至陕西、四川、云南、广西、广东、福建)、普通鵟 *Buteo bute*（Linnaeus）(分布于全国各地)、毛脚鵟 *Buteo lagopus*（Pontoppidan）(偶见于台湾)、大鵟 *Buteo hemilasius* Temminck et Schlegel（分布于东北北部及内蒙东部、甘肃、青海、西藏）作为药用。

1093. 鹰肉

【来源】　见“鹰骨”条，药用部位为肉。

【性味归经】　甘，平。归肝、肾经。

【功能主治】　补气养血。用于久病体虚，浮肿。

【用法用量】　内服：煨熟食用，100～200g。

1094. 鹰头

【别名】　车风。
【来源】　见“鹰骨”条，药用部位为头部。
【性味归经】　辛、咸，平。归肝经。
【功能主治】　滋阴息风。用于头风眩晕。
【用法用量】　内服：焙脆研成粉末服，1 个。

1095. 鹰眼睛

【来源】　见“鹰骨”条，药用部位为眼睛。
【性味归经】　咸，平。归肝经。
【功能主治】　明目退翳。用于视物不清，翳膜遮睛。
【用法用量】　外用：取汁滴眼，适量。

1096. 鹰爪

【来源】　见“鹰骨”条，药用部位为脚爪。
【性味归经】　咸，微温。归大肠经。
【功能主治】　止血疗痔。用于痔疮。
【用法用量】　内服：研成粉末冲服，适量。
【类同品】　见“鹰骨”条。

1097. 鹰嘴

【来源】　见“鹰骨”条，药用部位为嘴。
【性味归经】　咸，微温。归大肠经。
【功能主治】　止血疗痔。用于痔疮。

【用法用量】 内服：研成粉末冲服，适量。

1098. 鹰吐毛

【来源】 见“鹰骨”条，药用部位为胃中吐出的毛团。

【性味归经】 咸，凉。归胃经。

【功能主治】 降逆止呕。用于噎膈反胃。

【用法用量】 内服：煎汤，或焙干研成粉末冲服，适量。

1099. 大鵟肉

【别名】 花豹肉、毫豹肉、白鹭豹肉。

【来源】 为鹰科（Accipitridae）动物大鵟 *Buteo hemilasius* Temminck et Schlegel 的肉。

【分布】 东北北部及内蒙东部、甘肃、青海、西藏。

【性味归经】 咸，平。归脾、肾经。

【功能主治】 滋补强壮，利水消肿。用于久病体虚，脸部浮肿。

【用法用量】 内服：煎汤，适量。

1100. 大鵟毛

【别名】 花豹羽毛、毫豹羽毛、白鹭豹羽毛、大鵟羽毛。

【来源】 见“大鵟肉”条，药用部位为羽毛。

【性味归经】 辛，温。归肺经。

【功能主治】 止血。用于外伤出血。

【用法用量】 外用：烧存性研成粉末服，适量。

1101. 鵰骨

【别名】 皂雕骨、鹫骨、洁白雕骨、红头雕骨、鹫雕骨、鹗骨、鹫骨、鹫。

【来源】 为鹰科（Accipitridae）动物金鵰 *Aquila chrysaetos*（Linné）的骨骼。又称鹫雕、洁白雕、红头雕、虎斑雕、黑翅雕、鹗、鹫、金鹫、鷻、大山鵰。

【分布】 全国各地。

【性味归经】 辛、咸，温。归肾经。

【功能主治】 活血止痛。用于跌扑骨折之瘀血作痛，风湿痹痛。

【用法用量】 内服：煎汤，5～15g；焙干研成粉末，泡酒饮用，适量。

【类同品】 部分地区亦将同科动物乌鵰 *Aquila clanga* Pallas（分布于东北及新疆）、白肩雕 *Aquila heliaca* Savigny（分布于新疆天山及甘肃、青海青海湖、陕西、辽宁旅顺、福建、广东）、白腹山雕 *Aquila fasciata* Vieillot（分布于湖北、广西以东地区）、蛇雕 *Spilornis cheela*（Latham）（分布于辽宁、浙江、安徽、福建、江西、广西、广东、贵州、云南、西藏、海南、台湾）、隼科（Falconidae）动物游隼 *Falco peregrinus* Tunstall（分布于内蒙古、新疆）、灰背隼 *Falco columbarius* Linné（分布于新疆）、红脚隼 *Falco vespertinus* Linné（分布于东北、华北及内蒙古、新疆）、红隼 *Falco tinnunculus* Linné（分布于除台湾省以外的各地）、猎隼 *Falco cherrug* Gray（分布于东北及内蒙古、新疆、西藏、青海等）作为药用。

1102. 鵰肉

【别名】 皂雕肉、鹫肉、洁白雕肉、红头雕肉、鹫肉、鹫雕肉、鹗肉。

【来源】 见“鵰骨”条，药用部位为肉。

【性味归经】 甘，温。归肝、脾经。

【功能主治】 壮筋骨，益气力。用于体质软弱无力。

【用法用量】 内服：煮食，适量。

【类同品】 见“鹏骨”条。

1103. 海鹏肉

【来源】 为鹰科（Accipitridae）动物白尾海雕 *Haliaeetus albicilla* Linnaeus、玉带海鹏 *Haliaeetus leucoryphus*（Pallas）的肉。皆又称黑鹰。

【分布】 白尾海雕分布于华北及长江以南，玉带海鹏分布于内蒙古、新疆、甘肃、青海、西藏、黑龙江及华北、长江以南。繁殖都在东北及长江下游。

【性味归经】 甘、咸，平。归心、心包经。

【功能主治】 镇静安神。用于惊痫，失眠，精神病。

【用法用量】 内服：煎汤，100～150g；炖熟食用，100～200g。

【类同品】 部分地区亦将同科动物金鹏 *Aquila chrysaetos*（Linné）（分布于全国各地）、草原雕 *Aquila rapax* Temminck（分布于全国大部分地区，但较罕见）作为药用。

1104. 秃鹫肉

【来源】 为鹰科（Accipitridae）动物秃鹫 *Aegypius monachus*（Linné）的肉及骨骼。又称狗头鹫、座山雕、狗头雕、坐山雕。

【分布】 新疆、甘肃西北部、青海、内蒙古西部、西藏地区。

【性味归经】 酸、甘、咸，平。归肺、胃经。

【功能主治】 滋补养阴。用于肺痨，消化不良，胃痛泛酸。

【用法用量】 内服：炖食，100～200g。

1105. 秃鹫骨

【来源】 见“秃鹫”条，药用部位为骨骼。

【性味归经】　咸，平。归肝经。

【功能主治】　软坚散结。用于瘿瘤。

【用法用量】　内服：烧存性研成粉末服，10～15g。

1106. 秃鹫粪（蒙）

【别名】　塔斯音-巴斯、札塔拉。

【来源】　见“秃鹫”条，药用部位为粪。

【性味归经】　辛，温。归胃经。

【功能主治】　破痞，温中，消食，开欲，消肿。用于食痞，胃寒，消化不良。

【用法用量】　内服：包煎服，1～2g；入丸、散剂，适量。

1107. 秃鹫喉头（藏）

【来源】　见“秃鹫”条，药用部位为喉头。

【性味归经】　甘，平。归脾、胃经。

【功能主治】　健胃。用于食积，消化不良。

【用法用量】　内服：研成粉末服，3～6g。

1108. 秃鹫心脏（藏）

【来源】　见“秃鹫”条，药用部位为心脏。

【性味归经】　甘，平。归心经。

【功能主治】　清心益智。用于神志不清，健忘。

【用法用量】　内服：研成粉末服，3～6g。

1109. 秃鹫眼（藏）

【来源】 见“秃鹫”条，药用部位为眼。

【性味归经】 甘，凉。归肝经。

【功能主治】 明目去翳。用于眼疾。

【用法用量】 内服：取眼汁点眼，适量。

1110. 秃鹫胃（藏）

【来源】 见“秃鹫”条，药用部位为胃。

【性味归经】 甘，平。归胃经。

【功能主治】 散结消痞，温胃。用于脘腹痞满，消化不良。

【用法用量】 内服：研成粉末服，5～9g。

1111. 秃鹫胆（藏）

【来源】 见“秃鹫”条，药用部位为胆汁。

【性味归经】 苦、咸、微甘，凉。归肝经。

【功能主治】 清肝明目，疗疮，清肺。用于诸眼疾，疮疖，肺热咳嗽。

【用法用量】 内服：鲜胆汁，适量；干胆汁研成粉末服，0.5～1.5g。外用：点眼，适量。

1112. 大胡子雕

【来源】 为鹰科（Accipitridae）动物胡兀鹫 *Gypaetus barbatus* Linnaeus 的肉。又称髭兀鹰、大鹕子雕、鹫、犬岩鹰、老雕、觉罗节。

【分布】 青海、西藏、新疆、甘肃等。

【性味归经】　甘，温。归心、肺经。

【功能主治】　镇静，解毒，化积。用于癫痫，精神病，肺痈，疮疖瘰疬，食积。

【用法用量】　内服：鲜食用，100～200g。

1113. 鹫粪（蒙）

【别名】　腰勒音-巴斯、高布润。

【来源】　见“大胡子雕”条，药用部位为粪。

【性味归经】　辛，温。归胃经。

【功能主治】　温中消食，消痞。用于脘腹痞满，消化不良，胃寒呕吐，胃痛泛酸。

【用法用量】　内服：研成粉末冲服，5～10g；入丸、散剂，适量。

1114. 胡兀鹫喉头（藏）

【来源】　见“大胡子雕”条，药用部位为喉头。

【性味归经】　甘，温。归脾、胃、肝经。

【功能主治】　健胃，化积。用于食积不化，咽喉不适。

【用法用量】　内服：研成粉末冲服，3～5g；入丸、散剂，适量。

1115. 胡兀鹫脑（藏）

【来源】　见“大胡子雕”条，药用部位为脑。

【性味归经】　咸，平。归肝、肺、心经。

【功能主治】　镇静，解毒消肿，健胃。用于肺痈，失眠健忘，头痛。

【用法用量】　内服：研成粉末服，3～5g；入丸、散剂，适量。

1116. 胡兀鹫胃（藏）

【来源】 见“大胡子雕”条，药用部位为胃。

【性味归经】 甘，温。归胃经。

【功能主治】 健胃化积，散结消肿。用于消化不良，腹痛泄泻。

【用法用量】 内服：研成粉末服，3～5g；入丸、散剂，适量。

1117. 胡兀鹫羽毛（藏）

【来源】 见“大胡子雕”条，药用部位为羽毛。

【性味归经】 甘，平。归心、胃经。

【功能主治】 镇静，健胃化积。用于癫痫，精神病，水肿。

【用法用量】 内服：研成粉末服，1～3g；入丸、散剂，适量。

1118. 岩鹰胆

【来源】 见“大胡子雕”条，药用部位为胆。

【性味归经】 苦、咸，凉。归肝经。

【功能主治】 清肝明目。用于诸眼疾。

【用法用量】 内服：鲜胆汁，适量；干胆汁研成粉末，1～1.5g。外用：点眼，适量。

1119. 鸱肉

【来源】 为鹰科（Accipitridae）动物白尾鹞 *Circus cyaneus*（Linné）的肉。又称白尾巴根子、白尾鹞、鸱、鹊鹞、鹞鹰、灰鹰、白抓、灰鹞、鸡鵟。

【分布】 全国各地。

【性味归经】　咸，平。归肝、胃经。

【功能主治】　壮骨益气，定惊，消积。用于身软乏力，癫痫，肉积。

【用法用量】　内服：煮食，适量。

【类同品】　部分地区亦将同科动物鹊鹞 *Circus melanoleucos*（Pennant）（分布于东北）作为药用。

1120. 鸱头

【别名】　飞鸱头、鵄头、鹞鹰头。

【来源】　见“鸱”条，药用部位为头部。

【性味归经】　咸，平。归心、肝经。

【功能主治】　平肝定惊，解毒。用于癫痫，瘈疭，头风头痛，头晕目眩。

【用法用量】　内服：炙或烧存性入丸、散剂，1～3个。

1121. 鸱骨

【来源】　见“鸱”条，药用部位为翅骨。

【性味归经】　咸，平。归肺经。

【功能主治】　止血。用于鼻衄。

【用法用量】　外用：炙成散，吹入，适量。

1122. 鹗骨

【别名】　鱼鹰骨、鱼雕骨、睢鸠骨、王睢骨、沸波骨、下窟乌骨、雕鸡骨、食鱼鹰骨。

【来源】　为鹰科（Accipitridae）动物鹗 *Pandion haliaetus*（Linné）的骨骼。又称鱼鹰、下窟乌、雕鸡、食鱼鹰、鱼雕、鱼江乌。

【分布】　夏季遍布西部和北部，冬季迁移至华南一带。

【性味归经】　咸，平。归肾经。

【功能主治】 续筋接骨，消肿止痛。用于跌打损伤，骨折。

【用法用量】 内服：烧存性研成粉末服，3～5g。

1123. 松鸡

【来源】 为松鸡科（Tetraonidae）动物花尾榛鸡 *Tetrastes bonasia*（Linné）的肉。又称榛鸡。

【分布】 黑龙江、吉林、辽宁。

【性味归经】 甘，温。归肾经。

【功能主治】 补肾壮阳。用于肾阳虚之阳萎、遗精、早泄。

【用法用量】 内服：炖煮食，100～200g。

【类同品】 部分地区亦将同科动物细嘴松鸡 *Tetrao urogalloides* Middendorff（分布于黑龙江）、黑琴鸡 *Lyrurus tetrix*（Linné）（分布于东北及新疆）作为药用。

1124. 雪鸡

【别名】 恐姆。

【来源】 为雉科（Phasianidae）动物淡腹雪鸡 *Tetraogallus tibetanus* Gould、暗腹雪鸡 *Tetraogallus himalayensis* G. R. Gray 的肉。淡腹雪鸡又称藏雪鸡、雪鸡、西藏雪雷鸟，暗腹雪鸡又称高山雪鸡、喜马拉雅山雪鸡。

【分布】 淡腹雪鸡分布于我国青海、西藏、新疆、甘肃、四川等省，暗腹雪鸡分布于新疆、青海等省。

【性味归经】 甘，温。归肾经。

【功能主治】 滋补强壮，镇静解痉，解毒。用于久病虚弱，阳萎，癫狂，狂犬咬伤，风湿腰腿痛。

【用法用量】 内服：煎汤，50～100g；入丸剂或研成粉末服，6～15g。

【类同品】 部分地区亦将同科动物石鸡 *Alectoris graeca*（Meisner）（分布于东北、华北及内蒙古、新疆、青海）作为药用。

1125. 藏雪鸡羽毛（藏）

【来源】 见“雪鸡”条，药用部位为羽毛。

【性味归经】 甘，凉。归肝经。

【功能主治】 解痉。用于癫痫，狂犬病。

【用法用量】 内服：煎汤或入丸、散剂，6～15g；烤焦研成细粉冲服，1～1.5g。

1126. 藏雪鸡粪（藏）

【来源】 见“雪鸡”条，药用部位为粪。

【性味归经】 苦，凉。归心经。

【功能主治】 消肿。用于各种肿胀。

【用法用量】 外用：调敷，适量。

1127. 鹧鸪

【别名】 隋阳、越雉、逐隐、怀南、山鸪、钩辀、格磔、越鸟、中国鹧鸪。

【来源】 为雉科（Phasianidae）动物鹧鸪 *Francolinus pintadeanus*（Scopoli）的肉或全体。又称花鸡、鹧鸪鸟。

【分布】 福建、广东、广西、云南、海南。

【性味归经】 甘，温。归脾、胃、心经。

【功能主治】 滋养补虚，开胃，化痰。用于阴虚发热，体虚乏力，失眠，小儿疳积，咳嗽痰多，百日咳。

【用法用量】 内服：炖熟食，1～2只。

1128. 鹧鸪脂

【别名】 鹧鸪脂膏。
【来源】 见“鹧鸪”条，药用部位为脂肪。
【性味归经】 甘，温。归肺经。
【功能主治】 滋养润泽肌肤。用于手足皲裂，冻疮。
【用法用量】 外用：涂患处，适量。

1129. 鹧鸪脚

【来源】 见“鹧鸪”条，药用部位为脚爪。
【性味归经】 甘，温。归胆经。
【功能主治】 消肿止痛。用于中耳炎。
【用法用量】 外用：煅研成粉末，吹耳，适量。

1130. 鹧鸪血

【别名】 越雉血、越鸟血、花鸡血。
【来源】 见“鹧鸪”条，药用部位为血液。
【性味归经】 甘、咸，平。归膀胱经。
【功能主治】 清热凉血、止血。用于血淋。
【用法用量】 内服：冲服，10～20ml。

1131. 鹧鸪胆

【别名】 花鸡胆、越雉胆、怀南胆、中国鹧鸪胆、库火节胆。
【来源】 见“鹧鸪”条，药用部位为胆。
【性味归经】 苦，寒。归心、肝经。

【功能主治】　疏肝解郁，散结。用于忧郁烦闷。

【用法用量】　内服：以温开水兑鲜胆汁服，1 只；取干胆兑酒服，1 只。

1132. 斑翅山鹑肉

【来源】　为雉科（Phasianidae）动物斑翅山鹑 *Perdix daurica*（Pallas）的肉。又称斑鸡、斑翅、沙子鸡。

【分布】　我国大部分地区。

【性味归经】　甘，温。归脾、肺经。

【功能主治】　滋补，敛疮生肌。用于脾气虚，疮疡久溃不敛。

【用法用量】　内服：煮食，100 ~ 200g。

1133. 鹌鹑

【别名】　鹑鸟、鷂、罗鹑、赤喉鹑、赤鹌鹑、红面鹌鹑、循、宛鹑、白鹑、丹鹑、早秋、白唐。

【来源】　为雉科（Phasianidae）动物鹌鹑 *Coturnix coturnix*（Linné）的肉。

【分布】　全国各地，大多为饲养。

【性味归经】　甘，平。归脾、大肠经。

【功能主治】　健脾补中，止泻，止咳。用于久病体虚，脾虚泄泻，风湿痹证，小儿疳积，百日咳。

【用法用量】　内服：煮食，1 ~ 2 只；烧存性研成粉末，50 ~ 100g。

1134. 鹌鹑卵

【别名】　鹌鹑蛋。

【来源】　见“鹌鹑肉”条，药用部位为卵。

【性味归经】　甘，温。归脾、胃、肺、心经。

【功能主治】 补虚，健胃。用于脾胃虚弱，肺痨，心悸，失眠，健忘。

【用法用量】 内服：煮食，适量。

1135. 娃娃鸡油

【别名】 雉鹑脂。

【来源】 为雉科（Phasianidae）动物雉鹑 *Tetraophasis obscurus*（J. Verreaux）的脂肪。

【分布】 青海、甘肃、四川、云南、西藏。

【性味归经】 辛、苦，温。归肝、肺经。

【功能主治】 解毒排脓，活血通络。用于水火烫伤，疤痕疼痛。

【用法用量】 外用：涂搽患处，适量。

1136. 竹鸡

【别名】 竹鹧鸪。

【来源】 为雉科（Phasianidae）动物灰胸竹鸡 *Bambusicola thoracica*（Temminck）、棕胸竹鸡 *Bambusicola fytchii*（Anderson）的肉。灰胸竹鸡又称山菌子、鸡头鹘、泥滑滑，棕胸竹鸡又称缅甸竹鸡、棕眉竹鸡。

【分布】 灰胸竹鸡分布于长江流域以南诸省的山地，棕胸竹鸡分布于四川西南部和云南。

【性味归经】 甘、咸，平、温。归脾、肝经。

【功能主治】 补中益气，解毒。用于脾胃虚弱，消化不良，大便溏泄，痔疮。

【用法用量】 内服：煮食或炙食，1 只。

1137. 白鹇

【别名】 白鹎、白翰、鹎雉、翰雉、白翰、白雉、越禽、银鸡、银雉、雉、闲客、白鹇鸡。

【来源】 为雉科（Phasianidae）动物白鹇 *Lophura nycthemera*（Linné）的肉。

【分布】 云南、广东、广西、海南岛、福建、浙江。

【性味归经】 甘，平。归脾、胃、肺经。

【功能主治】 补中益气，止咳。用于脾胃弱虚之食欲不振、食后胀饱、大便溏泄、消化不良，虚劳发热，咳嗽。

【用法用量】 内服：煮食，50～100g。

【类同品】 部分地区亦将同科动物蓝马鸡 *Crossoptilon auritum*（Pallas）（分布于华北及内蒙古、新疆、青海）作为药用。

1138. 黑鹇

【别名】 鸬雉。

【来源】 为雉科（Phasianidae）动物黑鹇 *Lophura leucomelana*（Latham）的肉。

【分布】 西藏。

【性味归经】 甘，平。归脾、胃、肺经。

【功能主治】 补中益肺。用于虚劳发热，咳嗽，脾胃虚弱之食欲不振、食后胀饱、消化不良。

【用法用量】 内服：煮食，50～100g。

1139. 原鸡

【别名】 山鸡、烛夜、茶花鸡、红原鸡。

【来源】为雉科（Phasianidae）动物原鸡 *Gallus gallus*（Linné）的肉。

【分布】 云南、广西南部、海南。

【性味归经】 甘，温。归肝、肾经。

【功能主治】 补肝益肾，强筋骨，清虚热。用于肝肾不足之遗精，久泻，消渴，赤白带下，崩漏，筋骨萎软无力，骨蒸劳热。

【用法用量】 内服：煎汤，50～120g；酒炒食，适量。

1140. 雉

【别名】 华虫、疏趾、野鸡、雉鸡、雉肉、山鸡、项圈野鸡。

【来源】 为雉科（Phasianidae）动物环颈雉 *Phasianus colchicus* Linné 的肉或全体。

【分布】 全国各地。

【性味归经】 甘、酸，温。归脾、心、胃经。

【功能主治】 补中益气，生津止渴，止泻涩尿。用于脾虚泻泄，胸腹胀满，消渴，小便频数，痰喘，疮瘘。

【用法用量】 内服：煮食，或煨汤饮，适量；烧存性研成粉末服，3～6g。

【类同品】 部分地区亦将同科动物黑颈长尾雉 *Syrmaticus humiae* (Hume)（分布于西南、华南）作为药用。

1141. 雉尾

【来源】 见“雉”条，药用部位为尾羽。

【性味归经】 微咸、苦，平。归肺、胆经。

【功能主治】 清热解毒。用于丹毒，中耳炎。

【用法用量】 外用：烧灰研成粉末，涂敷，适量。

1142. 雉肝

【来源】 见“雉”条，药用部位为肝脏。

【性味归经】 苦、咸，凉。归脾经。

【功能主治】 消疳积。用于小儿疳积。

【用法用量】 内服：研成粉末服，0.7～1.5g。

1143. 野鸡胆

【别名】 雉鸡胆、山鸡胆、叔节。

【来源】 见“雉”条，药用部位为胆。

【性味归经】 苦，寒。归肝、肾经。

【功能主治】 活血化瘀，消肿止痛。用于跌打损伤。

【用法用量】 内服：鲜胆取汁冲服，1 只；干胆研成粉末服。外用：鲜胆汁外搽，适量。

1144. 雉脑

【来源】 见“雉”条，药用部位为脑髓。

【性味归经】 甘，温。归肝经。

【功能主治】 化瘀敛疮。用于冻疮。

【用法用量】 外用：熬膏涂，适量。

1145. 鸡肉

【来源】 为雉科（Phasianidae）动物家鸡 *Gallus gallus domesticus* Brisson 的肉。

【分布】 全国各地。

【性味归经】 甘，温。归脾、胃经。

【功能主治】 温中，益气，补精，填髓。用于虚劳羸瘦，脾虚食少，病后体虚，消渴，水肿，反胃，小便频数，崩漏带下，产后乳少。

【用法用量】 内服：煮食或炖汁，适量。

1146. 鸡内金

【别名】 鸡肶胵里黄皮、鸡鸡肶、鸡肫内黄皮、鸡肫皮、鸡黄皮、鸡食皮、鸡合子、鸡中金、化石胆、化骨胆、鸡肫黄皮、鸡嗉子、鸡胗皮、鸡针皮、鸡肚子、炙鸡内金、鸡屎皮、鸡胃皮、鸡腥壳、鸡灰皮、内金。

【来源】 见“鸡肉”条，药用部位为砂囊内壁。

【性味归经】 甘，平。归脾、胃、肾、膀胱经。

【功能主治】 健胃消食，涩精止渴，固摄止遗，消癥化石。用于脾胃虚弱之消化不良，呕吐反胃，泄泻下痢，小儿疳积，消渴，小便频数，遗尿，体虚遗精，癥瘕经闭，喉痹乳蛾，牙疳口疮，结石。

【用法用量】 内服：煎汤，3～10g；研成粉末服，1.5～3g；入丸、散剂。外用：焙干研成粉末调敷，或生贴，适量。

1147. 凤凰衣

【别名】 鸡卵中白皮、鸡子白皮、凤凰退、鸡蛋膜衣、鸡蛋衣、鸡蛋膜、鸡蛋壳内膜、蛋膜衣、卵壳中白皮。

【来源】 见“鸡肉”条，药用部位为卵孵鸡后蛋壳内的卵膜。

【性味归经】 甘、淡，平。归脾、胃、肺经。

【功能主治】 滋阴清肺，解毒消翳，敛疮生肌，接骨。用于久咳气喘，咽痛失音，瘰疬，溃疡不敛，疖肿，风眼肿痛，目中生翳，骨折。

【用法用量】 内服：煎汤，5～15g；入散剂。外用：贴敷或研成粉末撒，适量。

1148. 鸡胆

【来源】 见“鸡肉”条，药用部位为胆囊。

【性味归经】 苦，寒。归肝经。

【功能主治】　清热解毒，清肺止咳祛痰，明目。用于百日咳，咳嗽痰多，中耳炎，痔疮，目赤流泪。

【用法用量】　内服：鲜鸡胆取汁加糖服，1～3个；烘干研成粉末；制成片剂。外用：鲜鸡胆汁点眼或滴耳，适量。

1149. 鸡头

【来源】　见“鸡肉”条，药用部位为头部。

【性味归经】　甘，温。归肝、肾经。

【功能主治】　活血通络。用于毒疮，月经不调。

【用法用量】　内服：煮食，1～2个；烧灰酒服，适量。

1150. 鸡脑

【来源】　见“鸡肉”条，药用部位为脑髓。

【性味归经】　辛、苦，温。归心、肾经。

【功能主治】　息风止痉，活血。用于小儿惊痫夜啼，妇人难产。

【用法用量】　内服：烧灰酒送下，1～2个。

1151. 鸡血

【来源】　见“鸡肉”条，药用部位为血液。

【性味归经】　咸，平。归心、肝经。

【功能主治】　祛风，活血通络，解毒。用于小儿惊风，口面歪斜，痿痹，跌打骨折，目赤流泪，痈疽疮癣，毒虫咬伤。

【用法用量】　内服：热饮，15～20ml。外用：涂敷、点眼、滴耳，适量。

1152. 鸡肝

【来源】 见“鸡肉”条，药用部位为肝脏。

【性味归经】 甘、苦，微温。归肝、肾、脾经。

【功能主治】 补肝肾，明目，消疳，杀虫。用于肝虚目暗，目翳，夜盲，小儿疳积，胎漏，小儿遗尿。

【用法用量】 内服：煎汤、煮粥，适量；入丸、散剂，适量。外用：鲜品切片用，适量。

1153. 鸡肠

【来源】 见“鸡肉”条，药用部位为肠子。

【性味归经】 甘、酸，温。归胃、大肠、肾经。

【功能主治】 补肾壮阳，涩精止遗。用于肾阳虚之遗精遗尿、小便频数、白浊，痔漏，消渴。

【用法用量】 内服：煮食，适量；焙干研成粉末服，3 ~ 6g。

1154. 鸡油（维）

【别名】 托伙—也合、射合木德—代加吉、皮也依—木如合、瓦此油、叶此油。

【来源】 见“鸡肉”条，药用部位为脂肪。

【性味归经】 甘、淡，平。归肺、肝经。

【功能主治】 消肿，敛疮，舒筋止痛，祛风止痒，杀虫除癣。用于手足皲裂，硬皮症，头癣，脚癣，水火烫伤，白癜风，目赤肿痛，风湿痹证。

【用法用量】 内服：煮食，适量。外用：涂搽患处；软膏、油剂、敷剂、阴道栓等制剂外用，适量。

1155. 鸡蛋

【别名】　鸡子、鸡卵。

【来源】　见“鸡肉”条，药用部位为卵。

【性味归经】　甘，平。归肺、脾、胃经。

【功能主治】　滋阴润躁，除烦，养血安胎。用于热病烦闷，燥咳声哑，目赤咽痛，胎动不安，产后口渴，小儿痢疾，虚人羸瘦，烫伤。

【用法用量】　内服：煮、炒，1～3个；沸水冲服。外用：去壳，调敷。

1156. 鸡子壳

【别名】　鸡卵壳、混沌池、凤凰蜕、混沌皮、鸡子蜕、鸡蛋壳。

【来源】　见“鸡肉”条，药用部位为卵的硬外壳。

【性味归经】　淡，平。归脾、胃、肾经。

【功能主治】　制酸，壮骨，消食，止血，明目。用于胃脘痛，胃痛吐酸，小儿佝偻病，各种出血，目生翳膜，疳疮痘毒，头身疮疖。

【用法用量】　内服：焙干研成粉末，1～9g。外用：煅存性研成粉末撒，或油调敷，适量。

1157. 鸡子黄

【别名】　鸡卵黄、鸡蛋黄。

【来源】　见“鸡肉”条，药用部位为蛋黄。

【性味归经】　甘，平。归心、肾、脾经。

【功能主治】　滋阴润燥，养血息风。用于心烦不得眠，热病痉厥，虚劳吐血，呕逆，下痢，水火烫伤，湿疹，小儿消化不良。

【用法用量】　内服：煮食，1～3个；生服。外用：涂敷，适量。

1158. 鸡子黄油

【别名】 蛋黄油、卵黄油。

【来源】 见“鸡肉”条，药用部位为蛋黄油。

【性味归经】 甘，平。归脾经。

【功能主治】 消肿解毒，敛疮生肌。用于水火烫伤，湿疹，神经性皮炎，溃疡久不收口，疮痔疖癣，手足皲裂，外伤，诸虫疮毒。

【用法用量】 内服：0.5～5ml；装入胶囊吞服。外用：涂敷，或滴耳，适量。

1159. 鸡子白

【别名】 鸡卵白、鸡子清、鸡蛋白。

【来源】 见“鸡肉”条，药用部位为蛋清。

【性味归经】 甘，凉。归肺、脾经。

【功能主治】 润肺利咽，清热解毒。用于咳嗽咽痛失音，目赤肿痛，烦满咳逆，下痢，黄疸，疮痈肿毒，水火烫伤。

【用法用量】 内服：煮食，1～3个。外用：涂敷，适量。

1160. 鸡嗉

【别名】 鸡喉咙。

【来源】 见“鸡肉”条，药用部位为嗉囊。

【性味归经】 苦，寒。归胃、大肠经。

【功能主治】 清热解毒。用于噎膈，小便失禁，发背肿毒。

【用法用量】 内服：煮食，适量；焙干研成粉末服，适量；烧存性，1～2个。外用：焙研撒或调涂，适量。

1161. 雄鸡口涎

【来源】　见“鸡肉”条，药用部位为雄鸡的口涎。

【性味归经】　咸，寒。归肝经。

【功能主治】　解虫毒。用于蜈蚣咬伤，蝎螯伤。

【用法用量】　外用：涂抹，适量。

1162. 鸡屎白

【别名】　鸡矢、羯鸡屎、鸡屎、鸡白矢、鸡矢白、鸡子粪、鸡粪。

【来源】　见“鸡肉”条，药用部位为粪便上的白色部分。

【性味归经】　苦、咸，凉。归膀胱经。

【功能主治】　利水，祛风，解毒。用于膨胀积聚，黄疸，淋病，风痹，破伤风，消渴，小儿惊啼，反胃吐食。

【用法用量】　内服：晒干，用文火焙炒，炒时洒入白酒少许，研成粉末，入丸、散剂，3～10g；浸酒。外用：适量。

1163. 鸡翮羽

【别名】　鸡翅、鸡翮翎、鸡翮。

【来源】　见“鸡肉”条，药用部位为翅羽。

【性味归经】　咸，平。归肝、肺经。

【功能主治】　破瘀消肿，祛风。用于血闭，痈疽，产后小便不禁，小儿遗尿，过敏性皮炎。

【用法用量】　内服：烧研成粉末服，0.3～0.9g。外用：烧灰调敷；煎水熏洗，适量。

1164. 阉鸡距（傣）

【别名】 勒盖端。

【来源】 见“鸡肉”条，药用部位为阉割后成为阉鸡的脚距。

【性味归经】 微咸，温。归心经。

【功能主治】 解毒消肿止痛，敛疮排脓。用于咽喉肿痛，口舌生疮，疔疮痈疖脓肿。

【用法用量】 内服：磨水，适量。外用：磨水擦，适量。

1165. 乌骨鸡

【别名】 乌鸡、药鸡、武山鸡、羊毛鸡、绒毛鸡、松毛鸡、黑脚鸡、丛冠鸡、穿裤鸡、竹丝鸡。

【来源】 为雉科（Phasianidae）动物乌骨鸡 *Gallus gallus domesticus* Brisson 除去羽毛及内脏的全体。

【分布】 南方各省，北方有饲养。

【性味归经】 甘，平。归肝、肾、脾、肺经。

【功能主治】 补肝肾，益气血，清虚热。用于虚损诸病，妇女崩中带下，腰腿酸痛，脾虚滑泄，虚劳羸弱，消渴，遗精滑精，赤白带下，骨蒸劳热。

【用法用量】 内服：煮食饮汁，蒸熟食；入丸、散剂；烧存性研成粉末，适量。

1166. 鸐雉

【别名】 翟、鸐、山雉、翟鸡、山鸡、鸐鸟、长毛野鸡。

【来源】 为雉科（Phasianidae）动物长尾雉 *Syrmaticus reevesii*（Gray）的肉。又称长尾鸡、白冠长尾鸡。

【分布】 我国北部和中部山区。

【性味归经】　甘，平。有小毒。归脾、肺经。

【功能主治】　补中益气，平喘。用于气虚喘促，体虚乏力。

【用法用量】　内服：煮食，100～200g，或炙食，适量。

1167. 鷩雉

【别名】　赤鷩、采鸡、锦鸡、赤雉、丹鸟、山鸡、金鸡、毛毛鸡、架鸡。

【来源】　为雉科（Phasianidae）动物红腹锦鸡 *Chrysolophus pictus*（Linné）的肉。

【分布】　云南、青海、甘肃、陕西、贵州、湖南、广西、四川。

【性味归经】　甘，温，微毒。归脾、肝经。

【功能主治】　温中补虚，益肝和血，解毒。用于久病体虚，气血不足之体弱无力，食欲不振，血痔，痈疮肿毒。

【用法用量】　内服：煮食，1只；研成粉末，5～10g。

1168. 白腹锦鸡

【别名】　箐鸡肉。

【来源】　为雉科（Phasianidae）动物白腹锦鸡 *Chrysolophus amherstiae*（Leadbeater）的肉。又称铜鸡、衾鸡、笋鸡。

【分布】　四川西部、贵州西部、云南大部分地区。

【性味归经】　甘，温，微毒。归心、大肠经。

【功能主治】　止血，解毒。用于血痔，痈疮肿毒。

【用法用量】　内服：煮食，1只；烧研成粉末，5～10g。

1169. 野鸡油

【别名】　叔此油、哈此油。

【来源】　为雉科（Phasianidae）动物红腹锦鸡 *Chrysolophus pictus*

(Linné)、白腹锦鸡 *Chrysolophus amherstiae* (Leadbeater)、环颈雉 *Phasianus colchicus* Linné 的脂肪。

【性味归经】 甘，温。归肺经。

【功能主治】 散寒止咳，通经活络，解痉止痛。用于肺寒咳嗽，脘腹冷痛，筋骨伤疤疼痛。

【用法用量】 内服：炖服或熬膏服，5～10g。外用：涂敷患处，适量。

1170. 孔雀

【别名】 越鸟、南客。

【来源】 为雉科（Phasianidae）动物绿孔雀 *Pavo muticus*（Linné）的肉。

【分布】 云南南部和西南部。

【性味归经】 咸，凉，有小毒。归心经。

【功能主治】 清热解毒。用于痈肿疮毒，食物中毒，药物中毒。

【用法用量】 内服：煎服或研成粉末冲服，50～100g。

1171. 孔雀翎

【别名】 玛日札东。

【来源】 见“孔雀”条，药用部位为翎。

【性味归经】 辛，凉。归肺、胆经。

【功能主治】 解毒排脓。用于肺痈，耳脓，狂犬病。

【用法用量】 内服：煮散剂，2～3g；入丸、散剂。外用：烤焦，研成粉末黄油煎，滴耳，适量。

1172. 孔雀尾

【别名】 越鸟尾、南客尾、绿孔雀尾。

【来源】　见“孔雀”条，药用部位为尾羽。

【性味归经】　苦，寒，有毒。归肺经。

【功能主治】　清热解毒，消肿排脓。用于肺痈，肺热咳嗽胸痛，咽喉肿痛，疮疖痈肿。

【用法用量】　内服：烤焦研成粉末，5～10g。

1173. 孔雀粪

【来源】　见“孔雀”条，药用部位为粪。

【性味归经】　咸，微寒。归心经。

【功能主治】　解毒利水。用于妇女带下，小便不利，恶疮。

【用法用量】　内服：冲服，5～15g。

1174. 孔雀心（藏）

【来源】　见“孔雀”条，药用部位为心脏。

【性味归经】　甘，凉。归心、肝经。

【功能主治】　安神。用于心悸，失眠，健忘。

【用法用量】　内服：研成粉末，1.5～2g。

1175. 孔雀胆（藏）

【来源】　见“孔雀”条，药用部位为胆囊。

【性味归经】　苦，凉。归肝、胆经。

【功能主治】　清热解毒。用于中毒，目赤肿痛，音哑。

【用法用量】　内服：研成粉末，1.5～2g。

1176. 孔雀血

【来源】 见“孔雀”条，药用部位为血液。

【性味归经】 苦，寒。归心经。

【功能主治】 解毒。用于药物中毒。

【用法用量】 内服：生饮，适量。

1177. 鶉

【别名】 老雇、老扈、鶉雀、篱鶉、田鸡、水鸡、水鹌鹑、三斑鹑、黄地闷子、三爪爬。

【来源】 为三趾鹑科（Turnicidae）动物黄脚三趾鹑 *Turnix tanki* Blyth 的肉。又称鳸。

【分布】 全国各地。

【性味归经】 甘，平。归心经。

【功能主治】 清热解毒。用于诸疮肿毒。

【用法用量】 内服：煮食，1 只。

1178. 黑头鹤骨

【别名】 黑颈鹤骨、西藏鹤。

【来源】 为鹤科（Gruidae）动物黑颈鹤 *Grus nigricollis*（Przevallski）的骨骼。又称鹤。

【分布】 甘肃、青海、西藏、四川、云南、贵州。

【性味归经】 辛、咸，平。归心、小肠经。

【功能主治】 利尿通淋，解热。用于小便不利，骨蒸劳热。

【用法用量】 内服：烧存性研成粉末服，5 ~ 15g。

1179. 鹤肉

【别名】　仙鹤肉、仙禽肉、胎禽肉。

【来源】　为鹤科（Gruidae）动物丹顶鹤 *Grus japonensis*（Müller）的肉。又称鹤、白鹤、仙鹤、仙禽、胎禽、红顶子。

【分布】　繁殖在黑龙江西北部，冬季见于江西、江苏和山东等地。

【性味归经】　咸，平。归脾、胃、肺经。

【功能主治】　益气力，止消渴。用于虚劳内伤，消渴。

【用法用量】　内服：煮食，50～100g。

【类同品】　部分地区亦将同科动物灰鹤 *Grus grus*（Linné）（分布于新疆天山和东北西部）、白枕鹤 *Grus vipio* Pallas（分布于中国北部、华中、华南）作为药用。

1180. 鹤骨

【别名】　白鹤骨、仙鹤骨、仙禽骨。

【来源】　见“鹤肉”条，药用部位为骨骼。

【性味归经】　辛、咸，温。归肝、肾经。

【功能主治】　补益，壮筋骨，解毒。用于久病体虚，筋骨痿弱，风湿痹痛，痔疮。

【用法用量】　内服：酥炙研成粉末服，5～10g；入汤剂。

【类同品】　部分地区亦将同科动物灰鹤 *Grus grus*（Linné）（分布于新疆天山和东北西部）作为药用。

1181. 鹤脑

【来源】　见“鹤肉”条，药用部位为脑髓。

【性味归经】　甘、淡，平。归肝经。

【功能主治】　明目。用于目暗。

【用法用量】 内服：煮食，适量；鲜用，或晒干焙焦研成粉末用。

1182. 鹤卵

【来源】 见“鹤肉”条，药用部位为卵。
【性味归经】 甘、咸，平。归心经。
【功能主治】 解痘毒。用于小儿痘疹。
【用法用量】 内服：煮食，1 个。

1183. 蓑羽鹤骨

【来源】 为鹤科（Gruidae）动物蓑羽鹤 *Anthropoides virgo*（Linné）的骨骼。又称闺秀鹤、灰鹤。
【分布】 东北、河北、宁夏、新疆、青海、西藏。
【性味归经】 辛，温。归肝经。
【功能主治】 活血止痛。用于跌打损伤。
【用法用量】 内服：酥炙研成粉末服，5～10g。

1184. 蓑羽鹤油

【来源】 见“蓑羽鹤骨”条，药用部位为脂肪。
【性味归经】 咸，温。归肝经。
【功能主治】 舒筋活血。用于手足麻木。
【用法用量】 外用：涂患处，适量。

1185. 秧鸡

【别名】 水鸡、秋鸡、普通秧鸡。
【来源】 为秧鸡科（Rallidae）动物秧鸡 *Rallus aquaticus* Linné 的肉。

【分布】　繁殖于我国东北及河北一带，迁福建、广东一带越冬。

【性味归经】　甘，温。归脾、胃经。

【功能主治】　补中益气，解毒疗疮。用于脾胃虚弱之食欲不振，蚁瘘。

【用法用量】　内服：煮食，50～100g。

1186. 黑水鸡

【别名】　鷭、红鸟、江鸡、红骨顶、红冠水鸡。

【来源】为秧鸡科（Rallidae）动物黑水鸡 *Gallinula chloropus*（Linné）的肉。

【分布】　全国各地。

【性味归经】　甘，平。归脾、胃经。

【功能主治】　滋补强壮，补脾开胃。用于脾胃虚弱之泄泻、食欲不振、消化不良。

【用法用量】　内服：煎汤，或煮食，50～100g。

【类同品】　部分地区亦将同科动物小田鸡 *Porzana pusilla*（Pallas）（分布于东北及内蒙西部）、红胸田鸡 *Porzana fusca*（Linné）（分布于东北、西南、华中、华南）、白胸苦恶鸡 *Amaurornis Phoenicurus*（Boddaeert）（分布于华中、华南）、董鸡 *Gallicrex cinerea*（Gmelin）（分布于我国沿海及南部各省）、骨顶鸡 *Fulica atra* Linné（分布于东北、华北及内蒙古、新疆）作为药用。

1187. 鸨肉

【来源】　为鸨科（Otidae）动物大鸨 *Otis tarda* Linné 的肉。又称地鵏、羊鵏、鸡鵏、硬鵏、青鵏、独豹、鸨、野雁。

【分布】　东北、华北及陕西、江苏、河南、内蒙古、新疆、甘肃、河北、山东。

【性味归经】　甘，平。归肝、肾经。

【功能主治】 益气补虚，祛风蠲痹。用于虚痨羸瘦，风湿痹痛。

【用法用量】 内服：煮食，适量。

1188. 鸨油

【别名】 鸨肪、独豹油、野雁脂、地鹔油、羊鹔油、青鹔脂、鸡鹔油。

【来源】 见“大鸨”条，药用部位为脂肪油。

【性味归经】 甘，平。归肝、肾经。

【功能主治】 补肾壮阳，解毒，润泽肌肤。用于肾虚之气喘，疥疮疱疔，痈疮肿毒，皮肤皲裂。

【用法用量】 内服：5～10ml。外用：涂患处，适量。

1189. 白腰杓鹬

【别名】 大杓鹬、麻鹬。

【来源】 为鹬科（Scolopacidae）动物白腰杓鹬 *Numenius arquata* Linné 的肉。

【分布】 迁徙时，见于我国东部。

【性味归经】 咸，平。归肺经。

【功能主治】 清热解毒。用于麻疹。

【用法用量】 内服：煮食，适量。

【类同品】 部分地区亦将同科动物针尾沙锥 *Capolla stenura*（Bonaparte）(偶见我国部分地区)，反嘴鹬科（Recurvirostidae）动物反嘴鹬 *Recurvirostra avosetta* Linné（分布于内蒙古、新疆、青海）作为药用。

1190. 鹬肉

【来源】 为鹬科（Scolopacidae）动物红脚鹬 *Tringa totanus*（Linné）的肉。又称赤足鹬、红脚鸶、东方红腿、红腿泥岸鸶。

【分布】　东北南部沿海至海南岛，并在广东及台湾等地越冬。

【性味归经】　甘，平。归脾、胃、肝、肾经。

【功能主治】　滋养补虚，益精明目。用于久病虚损，虚寒泄泻，肝肾不足之视物不清。

【用法用量】　内服：煮食或煎汤，20～50g；研成粉末，适量。

【类同品】　部分地区亦将同科动物大杓鹬 *Numenius madagascariensis*（Linné）（分布于东北至东南沿海）、青脚鹬 *Tringa nebularia*（Gunnerus）（偶见我国部分地区）、石鵕鹙 *Tringa hypoleucos* Linné（分布于东北及内蒙古、新疆、青海）、中杓鹬 *Numenius phaeopus*（Linné）（偶见我国部分地区）、丘鹬 *Scolopax rusticola* Linné（分布于东北）、鸻科（Charadriidae）动物凤头麦鸡 *Vanellus vanellus*（Linné）（分布于东北及内蒙古、新疆、青海）、灰头麦鸡 *Microsarcops cinereus*（Blyth）（偶见我国部分地区）、剑鸻 *Charadrius hiaticula* Linné（分布于东北、华北、西南、华中、华南）、金眶鸻 *Charadrius dubius* Scopoli（分布于我国大部分地区），蛎鹬科（Haematopodidae）动物蛎鹬 *Haematopus ostralegus*（Linné）（分布于东北）作为药用。

1191. 白腰草鹬

【别名】　缘蔦、草鹬、白尾梢。

【来源】为鹬科（Scolopacidae）动物白腰草鹬 *Tringa ochropus*（Linné）的肉。

【分布】　繁殖于新疆西部，迁徙时遍布全国，在长江流域以南越冬。

【性味归经】　甘，凉。归肺经。

【功能主治】　清热解毒。用于麻疹。

【用法用量】　内服：煮食，50～100g。

1192. 鸥

【别名】　鷖、水鸮、江鸥、海鸥、江鹅、信凫、嘴鸥、小康满、燕鸥、信鸥。

【来源】 为鸥科（Laridae）动物红嘴鸥 *Larus ridibundus* Linné、银鸥 *Larus argentatus* Pontoppidan 的肉。红嘴鸥又称黑头鸥、普通海鸥、笑鸥、钓鱼郎、水鸽子、赤嘴鸥，银鸥又称鲱鸥、黑背鸥、淡红脚鸥、黄腿鸥、鱼鹰子、叼鱼郎、黑脊鸥、红脚银鸥、黄脚银鸥。

【分布】 红嘴鸥繁殖在东北中部，越冬遍布全国，银鸥分布于新疆西部、内蒙古东北部、东北南部以南的沿海一带及江河流域。

【性味归经】 甘，寒。归肺、大肠经。

【功能主治】 养阴润燥，除烦止渴。用于热病后余热未清，阴液损伤之虚烦不眠、咽干口渴、大便干结。

【用法用量】 内服：煎汤，50～100g；炙烤食，一只。

【类同品】 部分地区亦将同科动物普通燕鸥 *Sterna hirundo* Linnaeus（分布于东北、华北、西北及山东、四川、西藏）、白额燕鸥 *Sterna albifrons* Pallas（分布于东北、华中、华南及新疆地区）、鬓浮欧 *Chlidonias hybrida*（Pallas）（分布于东北、华南、华中及内蒙古地区）、白翅浮鸥 *Chlidonias leucoptera*（Temminck）（分布于东北及内蒙古、新疆）作为药用。

1193. 突厥雀

【别名】 鵽鸠、寇雉、沙鸡、半鸡子、沙半鸡。

【来源】 为沙鸡科（Pteroclididae）动物毛腿沙鸡 *Syrrhaptes paradoxus*（Pallas）的肉。

【分布】 东北及河北、内蒙古、新疆、宁夏、甘肃、山西。

【性味归经】 甘，温。归脾、胃经。

【功能主治】 补中益气，暖胃健脾。用于脾虚泻泄，胃寒呃逆，脱肛，崩漏，肢体倦怠。

【用法用量】 内服：煮食，50～100g。

1194. 鸽

【别名】 鹁鸽、飞奴、野鸽、白花鸽、鸽子、岩鸽。

【来源】　为鸠鸽科（Columbidae）动物原鸽 *Columba livia* Gmelin、家鸽 *Columba livia domestica* Linné、岩鸽 *Columba rupestris* Pallas 的肉。岩鸽又称辘轳、山石鸽、横纹尾石鸽。

【分布】　原鸽分布于我国北部及西北，家鸽和岩鸽分布于全国各地。

【性味归经】　甘、咸，平。归肺、肝、肾经。

【功能主治】　滋肾益气，祛风解毒。用于虚羸，妇女血虚，消渴，闭经，恶疮疥癣，麻疹，肠风下血。

【用法用量】　内服：煮食，1 只。

1195. 鸽血

【来源】　见“鸽”条，药用部位为血液。

【性味归经】　咸，寒。归肝经。

【功能主治】　解诸药，百蛊毒。

【用法用量】　内服：饮用，适量。

1196. 鸽卵

【别名】　家鸽卵、鸽蛋。

【来源】　为鸠鸽科（Columbidae）动物原鸽 *Columba livia* Gmelin、家鸽 *Columba livia domestica* Linné 等的卵。

【性味归经】　甘、咸，平。归肾经。

【功能主治】　补肾益气，解毒。用于体瘦面苍，性欲减退，恶疮疥癣，痘疹。

【用法用量】　内服：煮食，1～2 个。外用：涂抹，适量。

1197. 鸽屎

【来源】　见“鸽”条，药用部位为粪便。

【性味归经】　辛，温，微毒。归肺、肝经。

【功能主治】 解毒排脓，祛风杀虫。用于瘰疬，疥癣，头疮，破伤风。

【用法用量】 内服：入丸、散剂，1～3g。外用：外敷或煎水洗，适量。

1198. 岩鸽脑（藏）

【来源】 为鸠鸽科（Columbidae）动物岩鸽 *Columba rupestris* Pallas 的脑髓。

【性味归经】 甘，平。归肾经。

【功能主治】 补肾壮阳。用于阳萎。

【用法用量】 内服：煎汤，5～10g。外用：涂敷，适量。

1199. 岩鸽羽毛（藏）

【来源】 见“岩鸽脑”条，药用部位为羽毛。

【性味归经】 淡，平。归肝经。

【功能主治】 解毒。用于咽喉肿痛。

【用法用量】 内服：煎汤，5～10g。

1200. 岩鸽血（藏）

【来源】 见“岩鸽”条，药用部位为血液。

【性味归经】 甘，温。归肾经。

【功能主治】 补肾壮阳。用于肾阳虚之畏寒肢冷，阳萎早泄。

【用法用量】 内服：煎汤，5～10g。

1201. 斑鸠

【别名】 斑鷦、斑鹪、锦鸠、鹁鸠、祝鸠。

【来源】 为鸠鸽科（Columbidae）动物山斑鸠 *Streptopelia orientalis*（Latham）、珠颈斑鸠 *Streptopelis chinensis*（Scopoli）、火斑鸠 *Oenopopelia tranquebarica* Herma 的肉。山斑鸠又称金背斑鸠、棕背斑鸠、雉鸡、麦鵻、东方斑鸠、绿斑鸠、山鸽子，珠颈斑鸠又称花斑鸠、花脖斑鸠、珍珠鸠、鸪鵻，火斑鸠又称小斑鸠。

【分布】 山斑鸠分布于全国各地，珠颈斑鸠分和火斑鸠分布于全国大部分地区。

【性味归经】 平，甘。归脾、肺、肾经。

【功能主治】 益气补肾，强筋壮骨，明目。用于久病气虚，身疲乏力，呃逆，两目昏暗。

【用法用量】 内服：煮食，适量 50～100g。

【类同品】 部分地区亦将同科动物灰斑鸠 *Streptopelia decaocto*（Frivaldszky）（分布于华北及内蒙古、新疆、华中地区）作为药用。

1202. 斑鸠血

【来源】 见“斑鸠”条，药用部位为血液。

【性味归经】 苦、咸，寒。归肺经。

【功能主治】 清热解毒，凉血化斑。用于热毒斑疹，水痘。

【用法用量】 内服：热饮，适量。

1203. 斑鸠脑

【来源】 见“斑鸠”条，药用部位为脑髓。

【性味归经】 甘，平。归肝经。

【功能主治】 活血消肿，生肌敛疮。用于耳疮，冻疮溃烂。

【用法用量】 外用：涂敷，适量。

1204. 青鶬

【别名】 黄褐候

【来源】 为鸠鸽科（Columbidae）动物青鶬 *Treron capellei*（Linné）的肉。又称大绿鸠。

【分布】 分布于东南沿海地区

【性味归经】 甘，平。归肝经。

【功能主治】 补虚益气，活血排脓。用于蚁瘘恶疮及一切疮疖痈瘘。

【用法用量】 内服：煮食，30～60g。

1205. 鹦鹉

【来源】 为鹦鹉科（Psittacidae）动物绯胸鹦鹉 *Psittacula alexandri*（Linné）的肉。又称鹦、鹦哥。

【分布】 青海、云南、广西、海南及华南等地。

【性味归经】 甘、咸，温。归肺经。

【功能主治】 养阴润肺。用于肺痨，肺虚久咳。

【用法用量】 内服：煮食，1只。

【类同品】 部分地区亦将同科动物大绯胸鹦鹉 *Psittacula derbiana*（Fraser）（分布于云南、广东、广西）、花头鹦鹉 *Psittacula cyanocephala*（Linné）（分布于西南）作为药用。

1206. 布谷鸟

【别名】 结诰、击谷、郭公、拔谷。

【来源】 为杜鹃科（Cuculidae）动物大杜鹃 *Cuculus canorus* Linné、四声杜鹃 *Cuculus micropterus* Gould 的肉。大杜鹃又称获谷、郭公、鳲鸠、布谷，四声杜鹃又称光棍好过、快快割麦、花喀咕、豌豆八哥。

【分布】　大杜鹃分布于全国各地，四声杜鹃分布于我国大部分地区。

【性味归经】　甘，温。归肝、肾、脾、肺经。

【功能主治】　消瘰，通便，镇咳，安神。用于瘰疬，肠燥便秘，百日咳，体虚神倦。

【用法用量】　内服：烧存性，研成粉末，5～10g。

1207. 杜鹃

【别名】　杜宇、怒鸟、子归。

【来源】　为杜鹃科（Cuculidae）动物小杜鹃 *Cuculus* Poliocephalus Latham 的肉。又称催归、阳雀、阴天打酒喝。

【分布】　我国大部分地区。

【性味归经】　甘，平。归肝、肾、脾、肺经。

【功能主治】　滋养补虚，解毒杀虫，活血止痛。用于病后体虚，气血不足，疮瘘，跌扑肿痛，关节不利。

【用法用量】　内服：煮食，1～2只；烧存性研成粉末，1.5～3g。外用：薄片炙热贴患处，适量。

【类同品】　部分地区亦将同科动物中杜鹃 *Cuculus saturatus* Blyth（分布于东北、华北、华中、华南及青海地区）、棕腹杜鹃 *Cuculus fugax* Horsfield（分布于东北、华中、华南）、鹰鹃 *Cuculus sparverioides* Vigors（又称鹰头杜鹃、大鹰鹃、子规，分布于辽宁、河北、山东、河南、西藏、云南、海南、台湾）作为药用。

1208. 红毛鸡

【别名】　茅笼中鸟。

【来源】　为杜鹃科（Cuculidae）动物褐翅鸦鹃 *Centropus sinensis*（Stephens）、小鸦鹃 *Centropus toulou*（Müller）的肉。褐翅鸦鹃又称绿结鸡、毛鸡、红鹁、黄蜂、大毛鸡、落谷，小鸦鹃又称小毛鸡、草鹁子、小雉喀咕。

【分布】 褐翅鸦鹃分布于西南、华中、华南地区，小鸦鹃分布于福建、广东、广西、云南、台湾。

【性味归经】 甘，温。归肝经。

【功能主治】 滋阴养血，调经通乳，祛风除湿。用于产后体虚，乳汁稀少，手足麻痹，痛经，跌打损伤，风湿痹证。

【用法用量】 内服：煮食，15～30g；浸酒，25～50ml。外用：浸酒涂敷，适量。

1209. 绿结鸡骨

【别名】 野结鸡骨、红毛鸡骨、茅笼中鸟骨、毛鸡骨、落谷红鹁骨。

【来源】 为杜鹃科（Cuculidae）动物褐翅鸦鹃 *Centropus sinensis*（Stephens）的骨骼。

【性味归经】 甘、咸，温。归肝经。

【功能主治】 强筋健骨。用于风湿骨痛，跌打损伤。

【用法用量】 内服：浸酒饮，适量。

1210. 猫头鹰

【别名】 鸱鸺、怪鸱、钩鵅、大头鹰、角鸱、毂辘鹰、鵋鶀、呼哼鹰、夜食鹰、鬼鸠、夜猫子、横虎、恨狐、老兔、红角鸮、大猫王、鵰鸮、鸱鸮、夜猫。

【来源】 为鸱鸮科（Strigidae）动物鵰鸮 *Bubo bubo*（Linné）的肉和骨。

【分布】 我国大部分地区。

【性味归经】 酸、咸，平。归肝、胃经。

【功能主治】 解毒，定惊，祛风湿。用于瘰疬，癫痫，疮疖，头风痛，小儿惊风，风湿痛。

【用法用量】 内服：煮食，50～100g；烧研入散，5～10g；浸酒服，适量。

【类同品】　部分地区亦将同科动物长耳鸮 *Asio otus*（Linné）（分布于东北及内蒙古、新疆、青海、西藏）、短耳鸮 *Asio flammmeus*（Pontoppidan）（分布于东北）作为药用。

1211. 鸮

【别名】　流离、鸱鸮、服、夭鸟、训狐、土枭、山鸮、鵩魂、画鸟、幸胡、猫头鸟、猫王鸟、横纹小鸮。

【来源】　为鸱鸮科（Strigidae）动物斑头鸺鹠 *Glaucidium cuculoides*（Vigors）的肉。

【分布】　我国长江流域以南各地。

【性味归经】　甘、咸、酸，温。归肝、肾经。

【功能主治】　理气散结，镇惊，清热解毒，截疟。用于瘰疬，癫痫，惊痫，鼠瘘，恶疮，风湿痹痛，疟疾。

【用法用量】　内服：煮食，适量；煅存性研成粉末服，5～10g；浸酒服，适量。

【类同品】　部分地区亦将同科动物领鸺鹠 *Glaucidium brodiei*（Burton）（分布于西南、华中、华南及台湾）、纵纹腹小鸮 *Athene noctua* Scopoli（分布于甘肃、青海、辽宁、四川、贵州、新疆、西藏、黑龙江、吉林）作为药用。

1212. 鸱鸺

【别名】　怪鸱、鵋、横虎、恨狐、鸱旧、旧留、老兔、鸺鹠、鵅鵋、角鸱、大头鹰、毂辘鹰、呼哼鹰、夜食鹰、猫头鹰、夜猫子、鬼鸠。

【来源】　为鸱鸮科（Strigidae）动物红角鸮 *Otus scops*（Linné）的肉。

【分布】　我国东部及四川等地。

【性味归经】　酸、咸，寒，有小毒。归肝、肺经。

【功能主治】　解毒定惊，滋阴补虚，截疟。用于眩晕，癫痫，瘰疬，疟疾，肺痨。

【用法用量】 内服：煮食，5～10g；烧存性研成粉末服，适量；入丸、散剂，适量。

【类同品】 部分地区亦将同科动物领角鸮 *Otus bakkamoena* Pennant（分布于东北、西南、华中、华南及内蒙古、青海、台湾）、灰林鸮 *Strix aluco* Linné、（分布于东北、华北、西南、华中、华南）、长尾林鸮 *Strix uralensis* Pallas（分布于东北、西南及青海）、乌林鸮 *Strix nebulosa*（Forster）（分布于东北及内蒙古）作为药用。

1213. 夜鹰

【别名】 蚊母鸟、鬼鸟、贴树皮、夜燕、日本夜鹰。

【来源】 为夜鹰科（Caprimulgidae）动物普通夜鹰 *Caprimulgus indicus* Latham 的肉及脂肪油。

【分布】 东北及河北、陕西、甘肃、海南、四川、云南、西藏等地。

【性味归经】 甘，温。归肝、肾经。

【功能主治】 滋补益阴，调经。用于肢体倦怠，妇女不育，月经不调。

【用法用量】 内服：拌菜食，适量。

1214. 燕窝

【别名】 燕窝菜、燕疏菜、燕菜、燕根、白燕窝、崖窝、假燕窝、白燕、血燕、官燕、毛燕、金丝燕窝。

【来源】 为雨燕科（Apodidae）动物金丝燕 *Collocalia esculenta* Linné 的唾液或唾液与绒羽等混合凝结所筑成的巢窝。

【分布】 华中及西南一带。

【性味归经】 甘，平。归肺、胃、肾经。

【功能主治】 养阴润燥，补中益气，化痰止咳。用于久病虚损，体弱遗精，小便频数，肺痨咳血，痰喘。

【用法用量】 内服：绢包、蒸服，或煎汤，5～15g；入膏剂，适量。

【类同品】　部分地区亦将同科动物爪哇金丝燕 *Aerodramus fuciphaga* (Thunberg)(分布于海南)、灰腰金丝燕 *Collocalia inexpectats* Hume（分布于福建、海南)、单色金丝燕 *Collocalia unicolor* Jordon（分布于福建、海南、南海金丝燕 *Collocalia linchi affinis* Bearan（分布于福建、海南）作为药用。

1215. 土燕窝

【来源】　为雨燕科（Apodidae）动物短嘴金丝燕 *Aerodramus brevirostris*（McClelland)(*Collocalia inopina* Thayer et Bangs）吐在窝里的口涎。又称褐背金丝燕。

【分布】　四川、湖北、贵州、云南、西藏。

【性味归经】　甘、淡，平。归肺、胃、肾经。

【功能主治】　养肺阴，开胃，止血。用于肺痨咯血，体弱遗精，咳嗽痰多及小便频数。

【用法用量】　内服：煎汤服，10~15g。

1216. 楼燕

【别名】　褐雨燕、野燕、麻燕、北京雨燕。

【来源】　为雨燕科（Apodidae）动物楼燕 *Apus apus*（Linné）除去羽毛的全体。

【分布】　我国北方大部分地区。

【性味归经】　咸，温。归肺、大肠经。

【功能主治】　解毒。用于肺痈，赤痢。

【用法用量】　内服：煮食，适量。

【类同品】　部分地区亦将同科动物针尾雨燕 *Hirundapus caudacutus* (Latham)(分布于东北、西南及台湾、海南)、白腰雨燕 Apus pacificus (Latham)(分布于我国大部分地区）作为药用。

1217. 楼燕粪

【来源】 见“楼燕”条，药用部位为粪。

【性味归经】 苦，寒。归大肠经。

【功能主治】 清热解毒。用于赤痢。

【用法用量】 内服：粪烤黄后研成粉末，适量。

【类同品】 见“楼燕”条。

1218. 楼燕肺

【来源】 见“楼燕”条，药用部位为肺。

【性味归经】 咸，平。归肺经。

【功能主治】 解毒排脓。用于肺痈。

【用法用量】 内服：煮食，适量。

【类同品】 见“楼燕”条。

1219. 岩燕肉

【别名】 土燕肉、赤腰燕肉、巧燕肉、花燕肉、金尾根燕肉、金丝燕肉、金腰燕肉、灰沙燕肉、日什布鱼什、吉卡里胡、果胡。

【来源】 为雨燕科（Apodidae）动物短嘴金丝燕 *Aerodramus brevirostris*（McClelland）、燕科（Hirundinidae）动物灰沙燕 *Riparia riparia*（Linné）、金腰燕 *Hirundo daurica* Linnaens 的肉。

【分布】 全国各地。

【性味归经】 咸，平。归脾、肾经。

【功能主治】 清热解毒，消肿止痛。用于疮疡肿毒，咳喘，风湿痹证。

【用法用量】 内服：烧存性，研成粉末送服，5～10g。

1220. 鱼狗

【别名】 天狗、水狗、鱼虎、鱼师、翠碧、翠碧鸟、鱼翠、钓鱼郎、金鸟仔、翠雀儿、翠鸟、小翠鸟、打鱼郎、小翠鱼狗。

【来源】 为翠鸟科（Alcedinidae）动物翠鸟 *Alcedo atthis*（Linné）除去羽毛及内脏的全体。

【分布】 全国各地。

【性味归经】 甘、咸，平。归肺、大肠经。

【功能主治】 解毒，定喘，通淋。用于痔疮，年老哮喘，骨鲠，淋证。

【用法用量】 内服：煮食，1～3只；煅研成粉末，入丸、散剂，3～5g。外用：煅为粉末调涂，适量。

【类同品】 部分地区亦将同科动物冠鱼狗 *Ceryle lugubris*（Temminck）（分布于东北、华北、西南、华中、华南及青海）、斑鱼狗 *Ceryle rudis*（Linné）（分布于西南、华中、华南）作为药用。

1221. 翡翠

【别名】 鹬、白胸鱼狗、翠毛鸟、鱼虎、翠碧鸟、苍翡翠。

【来源】 为翠鸟科（Alcedinidae）动物白胸翡翠 *Halcyon smyrnensis*（Linné）的肉。又称红嘴吃鱼鸟。

【分布】 西南、华中、华南及台湾。

【性味归经】 甘，平。归肾、膀胱经。

【功能主治】 利水通淋，解毒。用于水肿、小便不利，淋证，疮疡。

【用法用量】 内服：煮食，1～3只。

【类同品】 部分地区亦将同科动物蓝翡翠 *Halcyon pileata*（Boddaert）（分布于东北、华北、西南、华中、华南及台湾）作为药用。

1222. 三宝鸟

【别名】 宽嘴佛法僧、老鸹翠、佛法僧。

【来源】 为佛法僧科（Coraciidae）动物三宝鸟 *Eurystomus orientalis*（Linné）的肉。

【分布】 东北、华北、西南、华中、华南，偶见台湾。

【性味归经】 甘、咸，平。归肺、大肠经。

【功能主治】 解毒，定喘。用于痔疮，年久哮喘。

【用法用量】 内服：煮食，适量。

1223. 戴胜

【别名】 屎咕咕、鸟鸡、戴鵀、鵖鴔、鸡冠鸟、呼哱哱、山和尚、臭姑鸪、发伞头鸟、报报嗤、廉姑、担斧、咯姑。

【来源】 为戴胜科（Upupidae）动物戴胜 *Upupa epops* Linné 除去羽毛及内脏的全体。

【分布】 全国各地。

【性味归经】 咸，温。归肝经。

【功能主治】 平肝熄风，安神镇静。用于癫痫，癫狂。

【用法用量】 内服：煮食，1～3只；研成粉末冲服，10～15g。

1224. 戴胜卵

【来源】 见“戴胜”条，药用部位为卵。

【性味归经】 咸，寒。归肺经。

【功能主治】 解毒。用于疮痈。

【用法用量】 内服：煮熟，去外壳晒干，适量。

1225. 犀鸟

【来源】　为犀鸟科（Bucerotidae）动物冠斑犀鸟 *Anthracoceros coronatus*（Boddaert）的肉。又称印度斑犀鸟。

【分布】　西南、华南。

【性味归经】　甘、咸，平。归肺、大肠经。

【功能主治】　解毒，定喘，通淋。用于痔疮，年久哮喘，淋证。

【用法用量】　内服：煮食，适量。

1226. 蚁裂

【别名】　歪脖、地啄木、地啄鴷、鵁颈、歪脖、蛇皮鸟、地啄必鸟、鵁鹝、树皮鸟。

【来源】　为啄木鸟科（Picidae）动物蚁裂 *Jynx torquilla* Linné 的肉。

【分布】　全国各地。

【性味归经】　甘、咸，平。归肺经。

【功能主治】　滋养补虚，解毒止痛。用于肺痨，瘰疬，痈疮肿毒，痔疮，小儿疳积。

【用法用量】　内服：煮食，1～2只；焙研成粉末服，10～20g。外用：焙干研成粉末，调鸡蛋清外敷，适量。

1227. 啄木鸟

【别名】　鴷、斫木、山啄木、火老鸦、啄木、鼻哰打木、白花啄木鴷。

【来源】　为啄木鸟科（Picidae）动物斑啄木鸟 *Dendrocopos majar*（Linné）、棕腹啄木鸟 *Dendrocopos hyperythrus*（Vigors）、白背啄木鸟 *Dendrocopos leucotos*（Bechstein）、绿啄木鸟 *Picus canus* Gmelin 的肉。斑啄木鸟又称大斑啄木鸟、赤鴷、臭哰、花哰打木、花啄木、白花啄木鸟、叨木冠

子，棕腹啄木鸟又称横花背嗉打木，白背啄木鸟又称大赤啄木、

【分布】 斑啄木鸟分布于全国各地，棕腹啄木鸟分布于东北、河北、山东、湖北、四川、广西、云南，白背啄木鸟分布于东北及内蒙古、陕西、河北、福建、台湾，绿啄木鸟分布于东北、华北、华中、华南及内蒙古、青海、台湾等地。

【性味归经】 甘、酸，平。归肺、肝、胃、脾经。

【功能主治】 滋养补虚，消肿止痛。用于肺痨，小儿疳积，痔疮肿痛，龋齿牙痛。

【用法用量】 内服：煎汤，1 只；煅研成粉末，用酒或水冲服，5～10g。外用：煅成粉末，纳龋齿中，适量。

【类同品】 部分地区亦将同科动物黑啄木鸟 *Dryocopus martius* (Linné)(分布于东北、华北、西南及内蒙古、新疆、青海)、小斑啄木鸟 *Dendrocopos minor* (Linné)(分布于东北)、星头啄木鸟 *Dendrocopos canicapillus* (Blyth)(分布于我国大部分地区)、大拟啄木鸟 *Megalaima virens* (Boddaeet)(分布于云南)、赤胸啄木鸟 *Dendrocopos cathpharius* (Blyth)(分布于西藏)、小星头啄木鸟 *Dendrocopos kizuki* (Temminck)(分布于东北) 作为药用。

1228. 云雀

【别名】 百灵、阿鹨、大鹨、天鹨、告天鸟、朝天柱。

【来源】 为百灵科（Alaudidae）动物云雀 *Alauda arvensis* Linné、小云雀 *Alauda gulgula* Franklin 去除羽毛及内脏的全体。云雀又称白灵、告天子，小云雀又称阿兰。

【分布】 云雀分布于除西南外全国各地，小云雀分布于山东、安徽、陕西、甘肃、四川、青海、西藏、台湾、海南。

【性味归经】 甘、咸，温。归肺、大肠经。

【功能主治】 解毒，缩尿。用于赤痢，肺痨，胎毒，遗尿。

【用法用量】 内服：煮食，适量；焙焦研成粉末，3～5g。

【类同品】 部分地区亦将同科动物百灵 *Melanocorypha mongolica* (Pallas)(分布于内蒙古、青海)、角百灵 *Eremophila alpestris* (Linné)(分布于东

北、华北、华中、西南及内蒙古、新疆、青海、西藏）、风头百灵 *Galerida cristata*（Linné）（分布于内蒙古、新疆、青海）作为药用。

1229. 云雀脑

【来源】　见“云雀”条，药用部位为脑。

【性味归经】　甘、咸，温。归脾、胃、肾经。

【功能主治】　补中温肾。用于脾胃虚弱，肾虚之腰酸遗精、耳鸣。

【用法用量】　内服：煎汤，1～5g。

1230. 灰沙燕

【别名】　土燕、水燕子、沙燕、穴沙燕、扣搭、燕子。

【来源】　为燕科（Hirundinidae）动物灰沙燕 *Riparia riparia*（Linné）除去羽毛及内脏的全体。

【分布】　全国各地。

【性味归经】　甘、咸，平。归脾、肾经。

【功能主治】　清热解毒，活血祛瘀，消肿止痛。用于疮疡肿毒，丹毒，肺痈，咳喘，湿疹，风湿痹证。

【用法用量】　内服：煮食，适量；烧存性研成粉末，5～10g。

1231. 灰沙燕粪

【别名】　土燕粪。

【来源】　见“灰沙燕”条，药用部位为粪。

【性味归经】　咸，寒。归大肠经。

【功能主治】　止泻止痢。用于腹泻、痢疾。

【用法用量】　内服：烧炭研成细粉服用，适量。

1232. 灰沙燕肺

【别名】 土燕肺。

【来源】 见“灰沙燕”条，药用部位肺脏。

【性味归经】 咸，寒。归大肠经。

【功能主治】 止泻止痢。用于腹泻，痢疾。

【用法用量】 内服：烧炭研成细粉服用，适量。

1233. 燕窝泥

【别名】 胡燕巢内土、燕巢泥、燕窝泥、燕子泥、燕窝土。

【来源】 为燕科（Hirundinidae）动物金腰燕 *Hirundo daurica* Linnaens、家燕 *Hirundo rustica* Linné 的泥巢。金腰燕又称胡燕、夏候、巧燕、花燕儿、红腰家燕、赤腰燕，家燕又称拙燕。

【分布】 皆分布于全国各地。

【性味归经】 咸，寒。归心、肾经。

【功能主治】 祛风止痒，清热解毒。用于风疹，湿疮，斑秃，丹毒，口疮，小儿惊风。

【用法用量】 内服：泡服，9～15g。外用：研成粉末调敷或煎水洗浴，适量。

【类同品】 部分地区亦将同科动物毛脚燕 *Delichon urbica* Linné（分布于我国大部分地区）作为药用。

1234. 燕唾

【来源】 见“燕窝泥”条，药用部位为唾液。

【性味归经】 咸，寒。归心经。

【功能主治】 清热解毒。用于湿疹，恶疮，丹毒。

【用法用量】 内服：冲服，适量。

【类同品】 见“燕窝泥”条。

1235. 胡燕卵

【来源】 见“燕窝泥”中金腰燕条，药用部位为卵。

【性味归经】 甘、淡，平。归肾经。

【功能主治】 利水消肿。用于水肿，小便不利。

【用法用量】 内服：煮食，10～20 个。

1236. 毛脚燕卵

【来源】 为燕科（Hirundinidae）动物毛脚燕 *Delichon urbica* Linné 的卵。

【性味归经】 辛，温。归肺经。

【功能主治】 祛风透疹。用于麻疹不出。

【用法用量】 内服：煮食，2～5 个。

1237. 鹡鸰

【来源】 为鹡鸰科（Motacillidae）动物白鹡鸰 *Motacilla alba* Linné、山鹡鸰 *Dendronanthus indicus*（Gmelin）、灰鹡鸰 *Motacilla cinerea* Tunstall、黄鹡鸰 *Motacilla flava* Linné 的肉。

【分布】 白鹡鸰分布于全国各地，山鹡鸰分布于东北、华北、华中及内蒙古地区，灰鹡鸰分布于东北、华北及内蒙古、新疆、青海，黄鹡鸰分布于长白山地区和内蒙古草原。

【性味归经】 甘，淡。归肾经。

【功能主治】 益气利水。用于气虚水肿，小便不利。

【用法用量】 内服：煮食，适量。

1238. 田鹨

【来源】 为鹡鸰科（Motacillidae）动物田鹨 *Anthus novaeseelandiae*（Gmelin）的肉。

【分布】 全国各地。

【性味归经】 甘，温。归肾经。

【功能主治】 补肾，固精，涩尿。用于老年肾虚之遗精多尿。

【用法用量】 内服：煮食，适量。

1239. 山椒鸟

【来源】 为山椒鸟科（Campephagidae）动物灰山椒鸟 *Pericrocotus divaricatus*（Raffles）、长尾山椒鸟 *Pericrocotus ethologus* Bans et Phillips 的肉。

【分布】 灰山椒鸟分布于东北及内蒙，长尾山椒鸟分布于东北、华北、西南、华中及青海。

【性味归经】 甘，温。归肾经。

【功能主治】 补肾益气。用于久病体虚。

【用法用量】 内服：煮食，适量。

1240. 白头鹎

【来源】 为鹎科（Pycnonotidae）动物白头鹎 *Pycnonotus sinensis*（Gmelin）的肉。

【分布】 西南、华中、华南。

【性味归经】 甘，温。归脾、肾经。

【功能主治】 补肾，滋阴，益气。用于年老体弱，产后无力。

【用法用量】 内服：煮食，适量。

1241. 太平鸟

【来源】 为太平鸟科（Bombycillidae）动物太平鸟 *Bombycilla garrulous*（Linné）、小太平鸟 *Bombycilla japonica*（Siebold）的肉。

【分布】 太平鸟偶见我国部分地区，小太平鸟偶见我国台湾。

【性味归经】 甘，温。归肾经。

【功能主治】 补肾益气。用于久病体虚。

【用法用量】 内服：煮食，适量。

1242. 伯劳

【来源】 为伯劳科（Laniidae）动物红尾伯劳 *Lanius cristatus* Linné 的肉。

【分布】 全国各地。

【性味归经】 甘，平，有毒。归脾、胃经。

【功能主治】 健脾消积。用于小儿羸瘦，疳积。

【用法用量】 内服：煮食，适量。

【类同品】 部分地区亦将同科动物虎纹伯劳 *Lanius tigrinus* Drapiez（分布于东北、华北、西南、华中）、牛头伯劳 *Lanius bucephalus* Temminck et Schlegel（分布于东北、华北）、长尾灰伯劳 *Lanius sphenocercus* Cabanis（分布于东北、西南及内蒙古、新疆、青海）作为药用。

1243. 莺

【别名】 黄鸟、仓庚、青鸟、搏黍、离黄、鵹黄、楚雀、商庚、鸧鹒、鹂黄、鸧鹩、黄莺、黄鹂留、黄栗留、黄伯劳、皇、黄袍。

【来源】 为黄鹂科（Oriolidae）动物黑枕黄鹂 *Oriolus chinensis diffusus* Linné 的肉。

【分布】 东北、华北。

【性味归经】 甘，温。归肝、脾，胃经。

【功能主治】 温中益气，疏肝解郁。用于脾胃虚弱、脾阳不足之食欲不振，食后胀饱，肢体倦怠，肝郁气滞之两胁不适。

【用法用量】 内服：煮熟，1～2只，或烘干配药用。

1244. 卷尾

【来源】 为卷尾科（Dicruridae）动物黑卷尾 *Dicrurus macrocercus* Vieillot、发冠卷尾 *Dicrurus hottentottus*（Linné）的全体。

【分布】 黑卷尾分布于东北、华北、西南、华中、华南，发冠卷尾分布于华北、西南、华中、华南地区。

【性味归经】 甘，温。归肾经。

【功能主治】 补肾强精。用于肾虚体弱。

【用法用量】 内服：煮食，适量。

1245. 灰札子

【来源】 为椋鸟科（Sturnidae）动物灰椋鸟 *Sturnus cineraceus* Temminck 除去内脏及羽毛的全体。又称杜丽雀、高粱头、假画眉、竹雀、管子莲子。

【分布】 东北至甘肃西北部。

【性味归经】 酸，寒。归肾经。

【功能主治】 收敛固涩，益气养阴。用于妇女赤白带下，男子阳萎早泄遗精，虚劳发热。

【用法用量】 内服：煅黑研成粉末，5～10g。

【类同品】 部分地区亦将同科动物北椋鸟 *Sturnus sturninus*（Pallas）（分布于东北、华北及内蒙古）作为药用。

1246. 鸲鹆

【别名】　寒皋、花鹆、哵哵鸟、八哥肉、鸲鸜、鸜鹆。

【来源】　为椋鸟科（Sturnidae）动物八哥 *Acridotheres cristatellus*（Linné）除去内脏及羽毛的全体。又称中国风头八哥、风头八哥、鹦鹆。

【分布】　陕西、安徽、浙江、江西、福建、湖南、广东、广西、四川、云南、台湾。

【性味归经】　甘，平。归肺、大肠经。

【功能主治】　下气降逆，解毒止血。用于久咳气逆，痔疮出血。

【用法用量】　内服：鲜用或炙干为末；入丸、散剂；煮羹，9～15g。

【类同品】　部分地区亦将同科动物鷯哥 *Gracula relgiosa* Linné（分布于华南）作为药用。

1247. 乌鸦

【别名】　鸒、鸒斯、鸦乌、鸦、楚乌、鹎乌、巨喙乌、黑老鸦、老鸦。

【来源】　为鸦科（Corvidae）动物大嘴乌鸦 *Corvus macrorhynchus* Wagler、秃鼻乌鸦 *Corvus frugilegus* Linné 的肉。大嘴乌鸦又称大嘴乌，秃鼻乌鸦又称山乌、山老公。

【分布】　皆分布于全国各地。

【性味归经】　酸、涩，平。归肺经。

【功能主治】　祛风定痛，滋养补虚，止血。用于头风头痛，头晕目眩，小儿风痫，肺痨咳血，骨蒸潮热。

【用法用量】　内服：煎汤，1只；焙研成粉末，入丸、散剂，适量。外用：煅研调敷，适量。

【类同品】　部分地区亦将同科动物小嘴乌鸦 *Corvus corone* Linné（分布于东北、华北、西南及内蒙古、新疆）、白颈乌鸦 Corvus torguatus Lesson（又称白颈鸦，分布于东北、华北、华中、华南）作为药用。

1248. 乌鸦头

【别名】 鸦头。

【来源】 见“乌鸦”条，药用部位为头。

【性味归经】 甘、苦，寒。归肺经。

【功能主治】 清肺，解毒，凉血。用于肺热咳喘，瘘疮，眼睑赤烂。

【用法用量】 内服：煎汤，适量。外用：烧存性研成粉末敷，适量。

1249. 乌鸦翅羽

【别名】 鸦翅、老鸦翅羽、黑老鸦翅羽。

【来源】 见“乌鸦”条，药用部位为翅羽。

【性味归经】 咸，平。归肝经。

【功能主治】 活血祛瘀。用于跌打损伤，破伤风。

【用法用量】 内服：烧存性研成粉末，入丸、散剂，适量。外用：焙研成粉末，调敷，适量。

1250. 乌鸦胆

【来源】 见“乌鸦”条，药用部位为胆汁。

【性味归经】 苦，寒。归肝经。

【功能主治】 疏肝理气，解痉止痛，清心明目。用于风眼赤烂，腹痛。

【用法用量】 外用：点眼，适量。

1251. 松鸦

【来源】 为鸦科（Corvidae）动物松鸦 *Garrulus glandarius*（Linné）

的全体。

【分布】 除新疆、西藏外的全国各地。

【性味归经】 甘，温。归肝经。

【功能主治】 滋阴补虚。用于病后体虚。

【用法用量】 内服：煮食，适量。

1252. 渡鸦

【别名】 渡鸟、老鸹。

【来源】 为鸦科（Corvidae）动物渡鸦 *Corvus corax* Linné 的肉。

【分布】 西北。

【性味归经】 甘，平。归肺、肾经。

【功能主治】 养阴，滋养补虚。用于虚劳发热，咳嗽。

【用法用量】 内服：煎汤，1 只；焙干研成粉末，3～9g。

1253. 渡鸦羽毛

【来源】 见“渡鸦”条，药有部位为羽毛。

【性味归经】 咸，平。归心经。

【功能主治】 安神。用于精神病。

【用法用量】 内服：煎汤，适量。

1254. 慈乌

【别名】 乌、孝乌、慈鸦、哺公、小山老鸹、呤老鸦、麦鸦、鸴、鹎鶋、鸦、楚乌、元乌、鹎乌、鸒鸭、雁儿、黑老鸹。

【来源】 为鸦科（Corvidae）动物寒鸦 *Corvus monedula* Linné 的肉或全体。

【分布】 全国各地。

【性味归经】 酸、咸，平。

【功能主治】 滋养补虚。用于虚劳咳嗽，骨蒸烦热，体弱消瘦。
【用法用量】 内服：煮食，适量。

1255. 慈乌胆

【来源】 见“寒鸦”条，药用部位为胆。
【性味归经】 苦，凉。归肝经。
【功能主治】 明目解毒。用于烂弦风眼，翳障。
【用法用量】 内服：泡酒，适量。外用：点眼，适量。

1256. 喜鹊

【别名】 鹊、干鹊、神女、飞驳鸟、刍尼、客鹊。
【来源】 为鸦科（Corvidae）动物喜鹊 *Pica pica*（Linné）的肉。
【分布】 全国各地。
【性味归经】 甘，寒。归脾、胃、小肠、膀胱经。
【功能主治】 利水通淋，补虚，清热止渴。用于石淋，虚劳发热，消渴。
【用法用量】 内服：炖服，1 只；焙干研成粉末，冲服，适量。
【类同品】 部分地区亦将同科动物红嘴蓝鹊 *Kitta erythrorhyncha*（Boddaert）（分布于东北、华北、西南、华中、华南）作为药用。

1257. 红嘴蓝鹊

【来源】 为鸦科（Corvidae）动物红嘴蓝鹊 *Kitta erythrorhyncha*（Boddaert）的全体。
【分布】 东北、华北、西南、华中、华南。
【性味归经】 辛，温。归肺经。
【功能主治】 解表祛风。用于外感风寒表证。
【用法用量】 内服：煮食，适量。

1258. 褐背地鸦

【别名】 地鸦。

【来源】 为鸦科（Corvidae）动物褐背地鸦 *Podoces humilis* Hume 除去除羽毛及内脏的全体。

【分布】 青海、西藏、新疆、甘肃、内蒙古、四川。

【性味归经】 辛，凉。归肝经。

【功能主治】 镇惊止痉，祛风活血。用于神经麻痹，抽风，病后失语。

【用法用量】 内服：炖食，或焙研成粉末，冲服，适量。

【类同品】 部分地区亦将同科动物黑尾地鸦 *Podoces hendersoni* Hume（分布于内蒙古、新疆、青海）作为药用。

1259. 红嘴山鸦

【别名】 红嘴乌鸦、红嘴老鸦、山老鸦、山乌。

【来源】 为鸦科（Corvidae）动物红嘴山鸦 *Pyrrhocorax pyrrhocorax*（Linné）的肉或全体。

【分布】 内蒙古、陕西、甘肃、四川、青海、新疆、西藏。

【性味归经】 咸、甘，凉。归肺经。

【功能主治】 滋养补虚，清肺定喘。用于虚劳发热，咳嗽痰多，哮喘，胸胁疼痛。

【用法用量】 内服：炖食，1 只；焙干研成粉末，3 ~9g。

1260. 灰喜鹊

【来源】 为鸦科（Corvidae）动物灰喜鹊 *Cyanopica cyana*（Pallas）的全体。

【分布】 东北、华北、华中及内蒙古。

【性味归经】　甘，淡。归肾经。

【功能主治】　利水渗湿。用于水肿，小便不利。

【用法用量】　内服：煮食，适量。

1261. 星鸦

【来源】　为鸦科（Corvidae）动物星鸦 *Nucifraga caryocatactes*（Linné）的肉。

【分布】　全国各地。

【性味归经】　甘，温。归肾经。

【功能主治】　补肾强精。用于肾虚体弱。

【用法用量】　内服：煮食，适量。

1262. 河乌

【别名】　水老鸹。

【来源】　为河乌科（Cinclidae）动物褐河乌 *Cinclus pallasii* Temminck、河乌 *Cinclus cinclus*（Linné）的肉。褐河乌又称黑老婆。

【分布】　褐河乌分布于西北地区，河乌分布于内蒙古、新疆、青海及西南地区。

【性味归经】　咸，平。归肝经。

【功能主治】　清热解毒，消肿散结。用于瘰疬。

【用法用量】　外用：捣敷，适量。

1263. 巧妇鸟

【别名】　桃虫、蒙鸠、鹪、女匠、工爵、鹪䴔、家鹩儿、黄脰雀、山蝈蝈儿、巧妇。

【来源】　为鹪鹩科（Troglodytidae）动物鹪鹩 *Troglodytes troglodytes*（Linné）的肉。

【分布】　全国各地。

【性味归经】　甘，温。归肺、脾、肾经。

【功能主治】　补脾益肺，滋肾益智，止咳平喘。用于脾弱泄泻，肺虚喘嗽，肾虚健忘。

【用法用量】　内服：焙干研成粉末，5～10g；煮食或炖食，3～5只。

1264. 领岩鹨

【来源】　为岩鹨科（Prunellidae）领岩鹨 *Prunella collaris*（Scopoli）的肉。

【分布】　我国大部分地区。

【性味归经】　甘，温。归肺、脾、肾经。

【功能主治】　补虚，益肺，滋肾。用于脾弱泄泻，肺虚喘嗽。

【用法用量】　内服：煮食，适量。

1265. 鹊鸲

【别名】　屎缸鸟、屎坑鸲、信鸟、进鸟、四喜、屎坑鸲、猪屎雀。

【来源】　为鹟科（Muscicapidae）动物鹊鸲 *Copsychus saularis*（Linné）除去羽及内脏的全体。

【分布】　长江流域以南地区。

【性味归经】　甘，温。归脾、胃经。

【功能主治】　健脾胃，消食积，补气血，强筋骨。用于小儿疳积，成人劳伤乏力，病后体虚，疲倦乏力。

【用法用量】　内服：煮食，1～2只；焙干研成粉末，入散剂，适量。

1266. 鹟

【来源】　为鹟科（Muscicapidae）动物红尾歌鸲 *Luscinia sibilans*（Swinhoe）、蓝点颏 *Luscinia svecica*（Linné）、红点颏 Luscinia calliope（Pallas）的全体。

【分布】 红尾歌鸲分布于东北，蓝点颏分布于东北及内蒙古、新疆地区，红点颏分布于东北、华北、华中及内蒙古、新疆、青海。

【性味归经】 甘，温。归心经。

【功能主治】 养心安神。用于心悸，失眠健忘。

【用法用量】 内服：煮食，适量。

【类同品】 部分地区亦将同科动物红胁蓝尾鸲 *Tarsiger cyanurus*（Pallas）（分布于东北、华北、华中及内蒙古、新疆、青海）、北红尾鸲 *Phoenicurus auroreus*（Pallas）（分布于我国东北、华北、西南及内蒙古、青海）作为药用。

1267. 黑喉石即鸟

【来源】 为鹟科（Muscicapidae）动物黑喉石即鸟 *Saxicola torquata*（Linné）的全体。

【分布】 全国各地。

【性味归经】 甘，温。归肾经。

【功能主治】 补肾止遗。用于遗尿。

【用法用量】 内服：煮食，1～2只。

1268. 沙即鸟

【来源】 为鹟科（Muscicapidae）动物沙即鸟 *Oenanthe isabellina*（Cretzschmar）的全体。

【分布】 内蒙古、新疆、青海。

【性味归经】 甘，温。归肾经。

【功能主治】 补肾壮阳。用于阳萎。

【用法用量】 内服：煮食，适量。

1269. 百舌鸟

【别名】 百舌、反舌、反舌鸟、交喙、鹳鹳、牛屎咧哥、牛屎了、牛屎八、乌鸫、乌鹊、乌鹬。

【来源】 为鹟科（Muscicapidae）动物黑鸫 *Turdus merula* Linné 除去羽毛及内脏的全体。

【分布】 甘肃、新疆、江苏、浙江、福建、湖北、湖南、广东、海南、广西、四川、贵州、西藏。

【性味归经】 甘、咸，平。归脾、胃经。

【功能主治】 补气益血，杀虫止痛。用于血虚头晕，小儿语迟，虫积腹痛。

【用法用量】 炙食或炖汤，30～50g；焙研成粉末服，5～10g。

【类同品】 部分地区亦将同科动物灰背鸫 *Turdus hortulorum* Sclater（分布于东北）、斑鸫 *Turdus naumanni* Temminck（分布于东部，较少）、赤颈鸫 *Turdus ruficollis* Pallas（东北、河北、内蒙古、甘肃、宁夏、新疆、陕西、四川、西藏、湖北、云南）、白腹鸫 *Turdus pallidus* Gmelin（分布于全国大部分地区）作为药用。

1270. 白喉矶鸫

【来源】 为鹟科（Muscicapidae）动物白喉矶鸫 *Monticola gularis* (Swinhoe）的全体。

【分布】 东北、华北及内蒙古。

【性味归经】 甘，淡。归肾经。

【功能主治】 利水消肿。用于水肿，小便不利。

【用法用量】 内服：煮食，适量。

1271. 紫啸鸫

【别名】 黑串子、水老鸹、黑雀儿、紫哨鸫。

【来源】 为鹟科（Muscicapidae）动物紫啸鸫 *Myophonus caeruleus*（Scopoli）的肉。又称鸣鸡、山鸣鸡、乌精、箫声鸫。

【分布】 华东。

【性味归经】 甘、咸，平。归脾、肾经。

【功能主治】 滋养补虚，止血，止咳。用于痔疮，吐血，咳嗽，失眠健忘，消化不良。

【用法用量】 内服：煮食，1 只；焙干研成粉末，冲服，30～50g。

1272. 虎斑山鸫

【来源】 为鹟科（Muscicapidae）动物虎斑山鸫 *Zoothera dauma*（Latham）的全体。

【分布】 东北、西南、华中地区。

【性味归经】 咸，平。归肝经。

【功能主治】 镇静安神。用于心烦失眠。

【用法用量】 内服：煮食，适量。

1273. 棕头鸦雀

【来源】 为鹟科（Muscicapidae）动物棕头鸦雀 *Paradoxornis webbiana*（Gray）的全体。

【分布】 东北、华北、西南、华中、华南。

【性味归经】 甘，温。归肾经。

【功能主治】 补肾。用于肾虚腰痛。

【用法用量】 内服：煮食，适量。

1274. 画眉

【来源】 为鹟科（Muscicapidae）动物画眉 *Garrulax canorus*（Linné）、山鹛 *Rhopophilus pekinensis*（Swinhoe）的全体。

【分布】 画眉分布于内蒙古及西南、华中、华南，山鹛分布于东北、华北及内蒙古、新疆、青海。

【性味归经】 甘，温。归肝、肾经。

【功能主治】 安神益智。用于肾虚体弱，失眠。

【用法用量】 内服：煮食，适量。

1275. 短翅树莺

【来源】 为鹟科（Muscicapidae）动物短翅树莺 *Cettia diphone*（Kittlitz）的全体。

【分布】 东北、华北、华中。

【性味归经】 咸，平。归肝经。

【功能主治】 解郁。用于情志抑郁。

【用法用量】 内服：煮食，适量。

1276. 苇莺

【来源】 为鹟科（Muscicapidae）动物大苇莺 *Acrocephalus arundinaceus* Linné、黑眉尾莺 Acrocephalus bistrigiceps Swinhoe 的全体。

【分布】 大苇莺分布于东北、华北、华中及内蒙古、新疆，黑眉尾莺分布于东北、华北、西南及内蒙古。

【性味归经】 甘，淡。归肾经。

【功能主治】 利水消肿。用于水肿，小便不利。

【用法用量】 内服：煮食，适量。

1277. 芦莺

【来源】 为鹟科（Muscicapidae）动物芦莺 *Phragamaticola aedon*（Pallas）的全体。

【分布】 东北及内蒙古地区。

【性味归经】 甘，平。归肺、肾经。

【功能主治】 补肺肾。用于肺肾双虚之喘咳。

【用法用量】 内服：煮食，适量。

1278. 柳莺

【来源】 为鹟科（Muscicapidae）动物黄眉柳莺 *Phylloscopus inornatus*（Blyth）、黄腰柳莺 *Phylloscopus proregulus*（Pallas）、极北柳莺 *Phylloscopus borealis*（Blasius）的全体。

【分布】 黄眉柳莺分布于东北及内蒙古、新疆、西藏，黄腰柳莺分布于东北、西南及内蒙古、青海，极北柳莺分布于东北。

【性味归经】 甘，温。归脾经。

【功能主治】 止血。用于出血。

【用法用量】 内服：煮食，适量。

1279. 戴菊

【来源】 为鹟科（Muscicapidae）戴菊 *Regulus regulus*（Linné）的全体。

【分布】 东北、华北、华中及新疆、青海、西南。

【性味归经】 甘，平。归肺经。

【功能主治】 止咳。用于咳嗽。

【用法用量】 内服：煮食，适量。

1280. 白腹蓝姬鹟

【来源】 为鹟科（Muscicapidae）动物白腹蓝姬鹟 *Ficedula cyanomelana*（Temminck）的全体。

【分布】 东北。

【性味归经】 甘、淡，平。归肝经。

【功能主治】 解郁。用于情志抑郁。

【用法用量】 内服：煮食，适量。

1281. 练鹊肉

【来源】 为鹟科（Muscicapidae）动物寿带鸟 *Terpsiphone paradisi*（Linné）的全体。又称练鹊、绶带、长尾巴练、长尾鹟、一枝花、三光鸟、白带子、紫长长尾。

【分布】 全国大部分地区。

【性味归经】 甘，平。归心经。

【功能主治】 清热解毒，止血，杀虫。用于痔疮，龋齿。

【用法用量】 内服：煎汤，2～5g。外用：适量。

1282. 鹟鸟

【来源】 为鹟科（Muscicapidae）动物乌鹟 *Muscicapa sibirica* Gmelin、北灰鹟 *Muscicapa davurica* Pallas 的全体。

【分布】 乌鹟分布于东北、西南及内蒙古、新疆、青海，北灰鹟分布于东北、华中及内蒙古、西南。

【性味归经】 甘，温。归肝、肾经。

【功能主治】 下乳。用于产后乳汁不足。

【用法用量】 内服：煮食，适量。

1283. 山雀

【来源】 为山雀科（Paridae）动物白脸山雀 *Parus major* Linné、沼泽山雀 *Parus palustris* Linné、褐头山雀 *Parus montanus* Baldenstei、银喉山雀 *Aegithalos caudatus*（Linné）的肉。

【分布】 白脸山雀分布于我国各地，沼泽山雀和银喉山雀分布于东北、华北、华中及内蒙古、西南等地，褐头山雀分布于我国大部分地区。

【性味归经】 甘，温。归肝、肾经。

【功能主治】 滋阴补肾，明目。用于体虚羸弱，头晕目眩。

【用法用量】 内服：煮食，适量。

1284. 鳾鸟

【来源】 为鳾科（Certhiidae）动物普通鳾 *Sitta europaea* Linné 的肉。

【分布】 东北、华北、西南、华中、华南及内蒙、新疆。

【性味归经】 甘，平。归大肠经。

【功能主治】 解毒，止血，杀虫。用于痔疮，龋齿。

【用法用量】 内服：煮食，适量。

1285. 旋木雀

【来源】 为旋木雀科（Certhiidae）动物普通旋木雀 *Certhia familiaris* Linné 的肉。

【分布】 东北、华北、西南及新疆、青海。

【性味归经】 甘，温。归肾经。

【功能主治】 补肾。用于腰腿痛。

【用法用量】 内服：煮食，适量。

1286. 攀雀

【来源】 为攀雀科（Remizidae）动物攀雀 *Remiz pendulinus*（Linné）的巢袋。

【分布】 东北、华北、西南及新疆、青海。

【性味归经】 辛，温。归肝经。

【功能主治】 行气。用于睾丸胀痛。

【用法用量】 内服：焙干研成粉末，5～10g。

1287. 绣眼

【别名】 绣眼儿、白眼儿、粉眼儿、白目眶、相思仔、金眼圈。

【来源】 为绣眼鸟科（Zosteropidae）动物暗绿绣眼鸟 *Zosterops japonica* Temminck et Schlegel 的全体。

【分布】 陕西、山东、台湾、四川、贵州、云南、海南及西沙群岛。

【性味归经】 甘、咸，温。归心、肾经。

【功能主治】 强心利尿。用于肾炎水肿，心脏病等。

【用法用量】 内服：焙干研成粉末，5～10g。

【类同品】 部分地区亦将同科动物红胁绣眼鸟 *Zosterops erythropleura* Swinhoe（分布于东北、华北）作为药用。

1288. 雀

【别名】 嘉宾、家雀、瓦雀、宾雀、谷雀、琉雀、麻禾雀、树麻雀、老家贼、只只、查母塞刀姆。

【来源】 为文鸟科（Ploceidae）动物麻雀 *Passer montanus*（Linné）的肉或全体。

【分布】 我国各地。

【性味归经】 甘，温。归心、肾、肺、膀胱经。

【功能主治】 补肾壮阳，涩精缩尿。用于肾阳虚之阳萎遗精早泄、小便数频、崩漏带下、腰膝酸软。

【用法用量】 内服：蒸、煨，适量；熬膏、浸酒，或煅存性研成粉末制丸，3～5只。

【类同品】 部分地区亦将同科动物家麻雀 *Passer domesticus* Linné（分布于东北及内蒙古、新疆、青海、西藏）、山麻雀 *Passer rutilans*（Temminck）（分布于华东、中南、西南及山西、陕西、甘肃、青海）作为药用。

1289. 白丁香

【别名】 雀苏、雀屎、雄雀屎、雄雀粪、雄雀矢、青丹、麻雀粪、雀儿粪、雄家雀粪、麻雀屎。

【来源】 见“雀”条。药有部位为粪便。

【性味归经】 苦，温，微毒。归肝、肾经。

【功能主治】 明目消翳，解毒。用于癥瘕，目翳，胬肉，龋齿，痈疽，冻疮，白带，黄疸，耳痛。

【用法用量】 内服：研成粉末，入丸、散剂，1.5～6g。外用：研成粉末调敷，或和乳汁点眼，适量。

【类同品】 见“雀”条。

1290. 雀卵

【来源】 见“雀”条，药用部位为卵。

【性味归经】 甘、咸，温。归肾经。

【功能主治】 补肾阳，益精血，调冲任。用于男子阳萎，女子宫冷，崩漏带下。

【用法用量】 内服：煮食，适量；入丸、散剂。

1291. 雀头血

【来源】　见“雀”条，药用部位为头部血液。

【性味归经】　甘，温。归肝经。

【功能主治】　养肝明目。用于目翳，夜盲症。

【用法用量】　内服：热饮，5～10g。外用：点眼，适量。

1292. 雀脑

【别名】　雀脑子、崔儿脑髓。

【来源】　见“雀”条，药用部位为脑髓。

【性味归经】　甘，温。归肾经。

【功能主治】　补肾壮阳，润肤生肌。用于肾虚阳萎，健忘，耳聋，眩晕，手足皲裂，冻疮，外敷治聍耳，冻疮。

【用法用量】　内服：焙干研成粉末，冲服，适量。外用：塞耳，或将雀脑直接放于患处，或烧灰调麻油外敷，适量。

1293. 桑鳸

【别名】　桑扈、青雀、窃脂、蜡嘴雀、蜡嘴。

【来源】　为雀科（Frinfillidae）动物黑头蜡嘴雀 *Eophona personata*（Temminck）的肉。

【分布】　东北。

【性味归经】　甘，温。归脾、肾经。

【功能主治】　补气健脾，补虚损。用于虚损羸瘦，久病气虚，机体衰弱无力。

【用法用量】　内服：炙食，1～2只；煮食，适量。

【类同品】　部分地区亦将同科动物黑尾蜡嘴雀 *Eophona migrator* Hartert（分布于东北）作为药用。

1294. 禾花雀

【别名】 黄胆、黄肚囊、麦黄雀、黄胸鹀、老铁背、黄豆瓣。

【来源】 为雀科（Frinfillidae）动物黄胸鹀 *Emberiza aureola* Pallas 的肉。

【分布】 全国各地。

【性味归经】 甘，温。归肝、肾经。

【功能主治】 滋补强壮，祛风湿，通经络，解毒。用于年老体衰，肢体乏力，头晕目眩，腰膝酸痛，阳萎，风湿痹痛，酒精中毒。

【用法用量】 内服：鲜用，或焙干研成粉末，1 只；制成药酒服用，适量。

1295. 蒿雀

【别名】 青头儿、黑脸鹀、青头鹀、蓬鹀。

【来源】 为雀科（Frinfillidae）动物灰头鹀 *Emberiza spodocephala* Pallas 除去羽毛及内脏的全体。

【分布】 东北、甘肃、内蒙古、河北、山东、长江以南地区及台湾、海南。

【性味归经】 甘，温。归脾、胃经。

【功能主治】 补肾壮阳，解毒。用于肾阳虚之阳萎遗精，酒精中毒。

【用法用量】 内服：鲜肉煮食，或炖汤，或烧焦研成粉末冲服，2 ~ 4 只。

【类同品】 部分地区亦将同科赤胸鹀 *Emberiza fucata* Pallas（分布于东北经沿海至华南、台湾、海南、四川、贵州）和黄喉鹀 *Emberiza elegans* Temminck（分布于全国大部分地区）作为药用。

1296. 燕雀

【来源】 为雀科（Frinfillidae）动物燕雀 *Fringilla montifringilla* Linné 的全体。

【分布】 偶见我国地区，为候鸟。

【性味归经】 甘，温。归肾经。

【功能主治】 补肾壮阳。用于肾虚阳萎。

【用法用量】 内服：煮食，适量。

1297. 金翅雀

【来源】 为雀科（Frinfillidae）动物金翅雀 *Carduelis sinica*（Linné）、黄雀 *Carduelis spinus*（Linné）的全体。

【分布】 皆分布于东北。

【性味归经】 辛、甘，平。归肝、肾经。

【功能主治】 滋补强壮，祛风湿，通经络。用于年老体衰，肢体乏力，头晕目眩，风湿痛。

【用法用量】 内服：煮食，适量。

1298. 朱雀

【来源】 为雀科（Frinfillidae）动物赤胸朱顶雀 *Carduelis cannabina*（Linné）、普通朱雀 *Carpodacus erythrinus*（Pallas）、北朱雀 *Carpodacus roseus*（Pallas）的全体。

【分布】 赤胸朱顶雀分布于新疆地区，普通朱雀我国大部分地区，北朱雀为候鸟偶见我国地区。

【性味归经】 咸，平。归肝经。

【功能主治】 止带。用于赤白带下。

【用法用量】 内服：煮食，适量。

1299. 红交嘴雀

【来源】 为雀科（Frinfillidae）动物红交嘴雀 *Loxia curvirostra* Linné 的全体。

【分布】 东北、华北、西南及内蒙古、新疆、青海。

【性味归经】 甘，温。归肺、心经。

【功能主治】 疗疮。用于冻疮。

【用法用量】 内服：煮食，适量。

1300. 长尾雀

【来源】 为雀科（Frinfillidae）动物长尾雀 *Uragus sibiricus*（Pallas）的全体。

【分布】 东北、华北、西南。

【性味归经】 咸，平。归胃、大肠经。

【功能主治】 止痛。用于牙痛。

【用法用量】 内服：煮食，适量。

1301. 灰腹灰雀

【来源】 为雀科（Frinfillidae）动物灰腹灰雀 *Pyrrhula griseiventris* Lafresnaye 的肉。

【分布】 东北。

【性味归经】 甘，淡。归肾经。

【功能主治】 补肾缩尿。用于夜尿增多。

【用法用量】 内服：煮食，适量。

【类同品】 部分地区亦将同科锡嘴雀 *Coccothraustes coccothraustes*（Linné）（分布于东北）作为药用。

1302. 黄喉鹀

【来源】 为雀科（Frinfillidae）动物黄喉鹀 *Emberiza elegans* Temminck 的全体。

【分布】 东北、华北、西南、华中。

【性味归经】 甘，温。归肺、心经。

【功能主治】 疗疮。用于冻疮。

【用法用量】 内服：煮食，适量。

1303. 三道眉草鹀

【来源】 为雀科（Frinfillidae）动物三道眉草鹀 *Emberizs cioides* Brandt 的全体。

【分布】 全国各地。

【性味归经】 甘、淡，平。归脾经。

【功能主治】 健脾止泻。用于脾虚泄泻。

【用法用量】 内服：煮食，适量。

1304. 田鹀

【来源】 为雀科（Frinfillidae）动物田鹀 *Emberiza rustica* Pallas 的全体。

【分布】 东北。

【性味归经】 甘，温。归肝、肾经。

【功能主治】 补肝肾，强筋骨 用于肾虚之筋骨不利。

【用法用量】 内服：煮食，适量。

1305. 小鹀

【来源】 为雀科（Frinfillidae）动物小鹀 *Emberiza pusilla* Pallas 的全体。

【分布】 偶见我国各地，为候鸟。

【性味归经】 咸，平。归肝经。

【功能主治】 安神。用于神志不宁。

【用法用量】 内服：煮食，适量。

1306. 芦鹀

【来源】 为雀科（Frinfillidae）动物芦鹀 *Emberiza schoeniclus* Linné 的全体。

【分布】 东北及新疆地区。

【性味归经】 甘，温。归肝、肾经。

【功能主治】 补肾健骨。用于肾虚筋骨不利。

【用法用量】 内服：煮食，适量。

1307. 铁爪鹀

【来源】 为雀科（Frinfillidae）动物铁爪鹀 *Calcarius lapponicus*（Linné）的全体。

【分布】 偶见我国各地，为候鸟。

【性味归经】 甘，温。归肾经。

【功能主治】 强精健骨。用于肾虚骨弱。

【用法用量】 内服：煮食，适量。

1308. 红颈苇鹀

【来源】　为雀科（Frinfillidae）动物红颈苇鹀 *Emberiza yessoensis*（Swinhoe）的全体。

【分布】　东北地区，迁徙至南方。

【性味归经】　甘，温。归肾经。

【功能主治】　补肾强腰。用于肾虚腰痛。

【用法用量】　内服：煮食，适量。

第九章　哺乳类动物药

1309. 刺猬皮

【别名】　猬皮、仙人衣、蝟皮、蝟鼠皮、虎鼠皮、山枳鼠皮、刺球子皮、毛刺皮、刺鱼皮、白刺猬皮、刺血儿皮、刺鼠皮、猬鼠皮、短刺猬皮、达呼尔刺猬皮、大耳猬皮、偷瓜畜皮、偷皮獾皮、偷瓜蝛皮、偷瓜婆皮。

【来源】　为猬科（Erinaceidae）动物普通刺猬 *Erinaceus europaeus*（Linnaeus）、达乌尔猬 *Hemiechinus daruricus*（Sundervall）的皮。普通刺猬又称刺猬、猬、毛刺、白刺猬、猬鼠、偷瓜域、可成、刺鼠、偷瓜獾、刺血儿，达乌尔猬又称达乌尔刺猬、短刺猬、达呼尔刺猬。

【分布】　普通刺猬分布于华东各省及山西、内蒙古、陕西、甘肃、黑龙江、吉林、辽宁，达乌尔猬分布于内蒙古、黑龙江、吉林、辽宁、甘肃、宁夏、山西、陕西、新疆。

【性味归经】　苦、涩，平。归大肠、胃、肾经。

【功能主治】　降气定痛，收敛止血，固精缩尿。用于反胃吐食，胃痛，疝气腹痛，肠风痔漏，脱肛，便血，痢疾，遗尿，遗精。

【用法用量】　内服：煎汤，3～10g；研成粉末，1.5～3g；入丸剂。外用：研成粉末撒，或调敷，适量。

1310. 猬肉

【别名】　短刺猬肉。

【来源】　见“刺猬皮”条，药用部位为肌肉。

【性味归经】　甘，平。归胃经。

【功能主治】　调经理气，降逆和胃。用于胃脘痛，呕吐，痔漏。

【用法用量】　内服：煮食或炙食，0.5～1只。

1311. 刺猬刺（蒙）

【来源】　见“刺猬皮”条，药用部位为皮刺。

【性味归经】　苦、微甘，平。归胃、肝经。

【功能主治】　止痛，止血，涩精缩尿。用于胃脘痛，便血，遗精。

【用法用量】　内服：煎汤，3～5g；入丸、散剂。

1312. 猬脂

【来源】　见“刺猬皮”条，药用部位为脂肪油。

【性味归经】　甘，平。归大肠、肝经。

【功能主治】　补虚止血，杀虫疗疮。用于肠风便血，秃疮，疥癣，耳聋，阴肿，瘰疬。

【用法用量】　外用：涂敷或滴耳，适量。

1313. 猬心肝

【来源】　见“刺猬皮”条，药用部位为心脏和肝脏。

【性味归经】　甘、咸，平。归肝经。

【功能主治】　解毒消肿。用于瘰疬，恶疮，诸瘘。

【用法用量】　内服：烧灰酒送下，或炙干捣成粉末，3～5g。

1314. 猬胆

【别名】　刺猬胆汁。

【来源】 见“刺猬皮”条，药用部位为胆汁。

【性味归经】 苦，寒。归肝经。

【功能主治】 清热明目，解毒。用于眼角赤烂，迎风流泪，痔疮。

【用法用量】 内服：兑酒，1～2个。外用：点眼或化水涂敷，适量。

1315. 刺猬脑

【别名】 猬脑。

【来源】 见“刺猬皮”条，药用部位为脑髓。

【性味归经】 甘，平。归肺经。

【功能主治】 解毒消肿。用于诸瘘。

【用法用量】 内服：鲜用或炙用，3～5g。

1316. 鼩鼱

【来源】 为鼩鼱科（Soricidae）动物普通鼩鼱 *Sorex araneus*（Linnaeus）的全体。

【分布】 黑龙江、吉林、辽宁、内蒙古、陕西、甘肃、四川、云南、西藏。

【性味归经】 淡，平。归肾经。

【功能主治】 止渴，利尿。用于消渴，小便不利。

【用法用量】 内服：煮食，适量。

【类同品】 部分地区亦将同科动物中鼩鼱 *Sorex caecutiens caecutiens*（Laxmann）（分布于黑龙江、吉林、辽宁、内蒙古、甘肃、新疆、西藏）、栗齿鼩鼱 *Sorex darhaenodon daphaenodon*（Thomas）（分布于黑龙江、吉林、内蒙古）、小鼩鼱 *Sorex minutus*（Linnaeus）（分布于黑龙江、吉林、内蒙古、西藏）、藏鼩鼱 *Sorex thibetamus*（Kastschenko）（分布于四川、甘肃、青海、西藏、新疆）、长爪鼩鼱 *Sorex unguiculatus*（Dobson）（分布于黑龙江、内蒙古）、大麝鼩 *Crocidura Lasiura*（Dobson）（分布于黑龙江、吉林、辽宁、江苏、上海）作为药用。

1317. 鼹鼠

【别名】 隐鼠、瞎老鼠、地滚子、翻手老鼠、田鼠、白尾鼹、瞎眼老鼠、麝鼹、地拱猪、地老鼠、地爬子。

【来源】 为鼹鼠科（Talpidae）动物缺齿鼹 *Mogera robusta* Nehring、麝鼹 *Scaptochirus moschatus* Milne - Edwards、华南缺齿鼹 *Mogera latouchei* (Thomas）除去内脏的全体。

【分布】 缺齿鼹分布于吉林、辽宁、黑龙江等，麝鼹分布于华北及陕西、甘肃、山东等地，华南缺齿鼹分布于江苏、安徽、浙江、江西、福建、广东、广西、贵州等。

【性味归经】 咸，寒。归肺、胃经。

【功能主治】 解毒，理气，杀虫，祛风。用于痈疽疔肿，痔疮，喘息，淋证，蛔虫症。

【用法用量】 内服：煮食，1～3g；烧存性研成粉末，用黄酒冲服，2～5g。外用：烧存性研成粉末，调涂，适量。

【类同品】 部分地区亦将同科动物小缺齿鼹 *Mogera woguru coreana* (Thomas)（分布于辽宁、河南、安徽）、短尾鼹 *Talpa micrura*（Hodgson）（分布于四川、云南、贵州、陕西、台湾）、海南缺齿鼹 *Mogera insularis* (Thomas)（分布于贵州、海南、台湾）作为药用。

1318. 白尾鼹

【别名】 鼹鼠、瞎眼老鼠、翻手老鼠。

【来源】 为鼹鼠科（Talpidae）动物白尾鼹 *Parascaptor leucurus* Blyth、长吻鼹 *Talpa longirostris* Milne-Edwards 的胴体。

【分布】 皆分布于云南、四川等地。

【性味归经】 咸，平。归肺经。

【功能主治】 解毒，止血。用于外伤，伤口溃疡。

【用法用量】 外用：敷于伤处，适量。

1319. 狐蝠粪便

【来源】 为狐蝠科（Talpidae）动物大狐蝠 *Pteropus giganteus*（Brunnich）的粪便。

【分布】 青海。

【性味归经】 咸，平。归肺经。

【功能主治】 解毒，止血。用于外伤，伤口溃疡。

【用法用量】 外用：敷于伤处，适量。

1320. 菊头蝠

【来源】 为菊头蝠科（Rhinolophidae）动物大菊头蝠 *Rhinolophis ferrumequinus tragatus*（Hodgson）的全体。又称马铁菊头蝠。

【分布】 华北、华东及四川、云南、甘肃、吉林。

【性味归经】 咸，平。归肝经。

【功能主治】 止咳平喘，利水通淋，平肝明目，截疟，解毒。用于咳嗽气喘，淋证，瘰疬，惊风，目翳，目昏。

【用法用量】 内服：入丸、散剂，1～3g。外用：研成粉末撒或调敷，适量。

1321. 中菊头蝠粪便

【来源】 为菊头蝠科（Rhinolophidae）动物中菊头蝠 *Rhinolophus affinis*（Horsfield）的粪便。

【分布】 四川、云南、湖南、广西、江西、浙江、福建、海南。

【性味归经】 咸，平。归肺经。

【功能主治】 解毒，止血。用于外伤，伤口溃疡。

【用法用量】 外用：敷于伤处，适量。

【类同品】 部分地区亦将头蝠科（Rhinolophidae）动物小菊头蝠

Rhinolophis blythi（Andersen）(分布于华东、四川、海南)、鲁氏菊头蝠 Rhinolophus rouxi（Temminck）(分布于全国各地）作为药用。

1322. 蹄蝠

【别名】 盐老鼠、大蹄蝠、蝙蝠。

【来源】 为碲蝠科（Hipposideridae）动物大蹄蝠 *Hipposideros armiger*（Hodgson）的全体。又称大马蹄蝠。

【分布】 华东及四川、云南、贵州、广西、湖南、广东、台湾。

【性味归经】 辛，温。归肺经。

【功能主治】 解毒，理气。用于疔肿恶疮，淋证，喘息。

【用法用量】 内服：煮食，适量。

【类同品】 部分地区亦将同科动物双色蹄蝠 *Hipposideros bicdor sinensis*（Andersen）(分布于福建)、普氏蹄蝠 *Hipposideros platti*（Thomas）(分布于华东、华中、华南)、三叶蹄蝠 *Aselliseus stoliczkanus*（Dobson）(分布于云南、广西、福建、台湾、海南）作为药用。

1323. 蝙蝠

【别名】 服翼、天鼠、伏翼、飞鼠、老鼠、仙鼠、夜燕、盐老鼠、东方蝠。

【来源】 为蝙蝠科（Vespertilionidae）动物蝙蝠 *Vespertilio superans* Thomas、大管鼻蝠 *Murina leucogaster* Milne-Edwards、普通伏翼 *Pipstrellus abramus* Temminck、大耳蝠 *Plecotus auritus* Linnaeus、华南棕蝠 *Eptesicus andersoni*（Dobson）的全体。蝙蝠又称东蝙蝠，普通伏翼又称家蝙蝠，大耳蝠又称兔蝠，华南棕蝠又称安氏蝠。

【分布】 蝙蝠分于东北、内蒙、河北、山西、甘肃、四川、湖北、湖南、福建，大管鼻蝠分布于吉林、内蒙古、福建、四川，普通伏翼分布于全国各地，大耳蝠分布于东北、河北、四川、甘肃、青海，华南棕蝠分布于河北、山东、浙江、福建、广东、广西、云南。

【性味归经】 咸，平。归肝经。

【功能主治】 止咳平喘，利水通淋，平肝明目，截疟，解毒。用于咳嗽气喘，淋证，瘰疬，惊风，目翳，目昏。

【用法用量】 内服：入丸、散剂，1～3g。外用：研成粉末掺或调敷，适量。

【类同品】 部分地区亦将同科动物长指鼠耳蝠 *Myotis capaccinii*（Bonaparte）（分布于安徽、江苏、江西、福建、浙江）、中华鼠耳蝠 *Myotis chinensis*（Thomoas）（分布于华东、华南及新疆、四川、贵州、陕西）、水鼠耳蝠 *Myotis daubentonii*（Kuhl）（分布于黑龙江、吉林、辽宁）、大足鼠耳蝠 *Myotis ricketti*（Thomas）（分布于山东、江苏、江西、浙江、福建、广西）、伊氏鼠耳蝠 *Myotis ikonnikovi*（Ognev）（分布于黑龙江、吉林、辽宁）、纳氏鼠耳蝠 *Myotis nattereri*（Kuhl）（分布于黑龙江、吉林、辽宁、河北）、小鼠耳蝠 *Myotis davidii*（Peters）（分布于北京、内蒙古、陕西、河北、江西、海南）、须鼠耳蝠 *Myotis mustacinus*（Kuhl）（分布于四川、云南、江西、福建、广西、内蒙、山西、陕西、甘肃、新疆、青海、台湾）、大棕蝠 *Eptesicus serotinus*（Schreber）（分布于辽宁、内蒙古、河北、山东、甘肃、陕西、新疆、四川、江苏、江西、浙江、福建、云南）、大夜蝠 *Nyctalus Lasiopterus*（Schreber）（分布于河南、安徽、江苏、浙江）、山蝠 *Nyctalus noetula*（Schreber）（分布于北京、河北、陕西）、长翼蝠 *Miniopterus schreibersi* Kuhl（分布于江苏、安徽、河北、浙江、广东、云南、四川、海南、福建、湖南、台湾等地）、小长翼蝠 *Miniopterus australis leucogaster*（Milne－Edwards）（分布于海南）、阔耳蝠 *Barbastella leucomelas*（Cretzschmar）（分布于两华、云南、四川）、犬吻蝠 *Tadarida plicata*（Buchanan）（分布于甘肃、海南）、伏翼 *Pipistrellus pipistrellus*（Schreber）（分布于新疆、云南、广东、福建、台湾、海南）、白腹管鼻蝠 *Murina leucogaster fusca*（Sowerby）（分布于吉林、黑龙江）作为药用。

1324. 夜明砂

【别名】 天鼠屎、鼠法、石肝、黑砂星、檐老鼠屎、蝙蝠粪、盐老鼠屎、夜明沙、天鼠粪、天蝙粪、蝙蝠屎、燕蝙蝠粪、燕蝙蝠屎、挂鼠

屎、挂鼠粪、天蝙屎、鼠真、千里光、天鼠矢、黑杀屋、烂砂星、烂紫精。

【来源】 见“蝙蝠”条，药用部位为粪便。

【性味归经】 辛，寒。归肝经。

【功能主治】 清热明目，散血消积。用于青盲雀目，内外障翳，瘰疬，小儿疳积，疟疾。

【用法用量】 内服：煎汤，或入丸、散剂，3～10g。外用：研成粉末撒或调敷，适量。

【类同品】 部分地区亦将蹄蝠科（Hipposideridae）动物三叶小蹄蝠 *Aselliscus wheeleri* Osgood（分布于广东、云南、广西）、蝙蝠科（Vespertilionidae）动物亚洲阔耳蝠 *Barbastella darjielingensis* Dobson（分布于广东、广西、海南、香港等地）、华南蝙蝠 *Eptesicus amdersoni*（Dobson）（分布于广东、福建等地）、长翼蝠 *Miniopterus schreibersi* Kuhl（分布于陕西、河北、北京、江苏、浙江、安徽、江西、湖南、四川、贵州、云南、台湾、福建、广东、广西、海南、香港）、长耳鼠耳蝠 *Myotis langecaudatus* Ognev（广西、云南等地）、萨氏蝙蝠 *Vespertilio savii* Bonaparate（分布于广东、海南等地）、小夜蝠 *Vespertilio serotinus* Schrber（分布于四川、贵州等地）、扁颅蝠 *Tylonycteris pachypus* Temminck（分布于广西）、大黄蝠 *Scotophilus heathi* Horsfield（分布于广西、海南、广东、福建、云南等地）以及“蝙蝠”、“蹄蝠”条诸种作为药用。

1325. 蝙蝠胆

【别名】 盐老鼠胆、偃壁蝠胆、伏翼胆、天鼠胆、盐蝙蝠胆、仙鼠胆、飞鼠胆、夜燕胆、海里节。

【来源】 见“蝙蝠”条，药用部位为胆。

【性味归经】 苦、咸，寒。归肝、肾经。

【功能主治】 清热明目，舒筋活络。用于夜盲症，筋骨不利。

【用法用量】 内服：鲜蝙蝠胆，兑水服；干胆研成粉末，冲服，一只。外用：用鲜胆汁擦患处，适量。

1326. 北棕蝠

【别名】 蝙蝠、盐老鼠。

【来源】 为蝙蝠科（Vespertilionidae）动物北棕蝠 *Eptesicus nilasoni* Keyserling et Blasius 去除内脏及毛的全体。

【分布】 东北地区及新疆、内蒙、陕西、西藏、四川、云南、广东、山东。

【性味归经】 甘，平。归肺经。

【功能主治】 滋阴补肺，止咳平喘。用于哮喘，咳嗽痰多。

【用法用量】 内服：煮食，1 只；焙干研成粉末服。

1327. 蜂猴尿

【来源】 为懒猴科（Lorisidae）动物蜂猴 *Nyeticebus coucang*（Boddaert）的尿。又称懒猴、风猴、风猩、风狸、风母、风生兽、平猴。

【分布】 云南、广西。

【性味归经】 咸，寒。归肝经。

【功能主治】 镇惊息风，祛风疗疮。用于惊风抽搐，疥疮。

【用法用量】 内服：饮用，5～10ml。外用：涂搽，适量。

1328. 蜂猴脑

【别名】 猴脑。

【来源】 见“蜂猴尿”条，药用部位为脑。

【性味归经】 甘，温。归肝经。

【功能主治】 镇惊息风，祛风疗疮。用于惊风抽搐，疥疮。

【用法用量】 内服：煎汤，1 只；浸酒服。外用：捣敷；浸酒搽，适量。

1329. 猕猴骨

【别名】　猴骨、申骨、狙骨、沐猴骨、猢狲骨、王孙骨、马留骨、黄猴骨。

【来源】　为猴科（Cercopithecidae）动物猕猴 *Macaca mulatta*（Zimmermann）、短尾猴 *Macaca speciosa* F. Cuvier 的骨骼。猕猴又称狙、沐猴、王孙、马留、猢狲、恒河猴、广西猴、黄猴，短尾猴又称红面猴、断尾猴、青猴、黑猴。

【分布】　猕猴分布于山西、河北、河南、四川、贵州、云南、安徽、福建、广东、广西、青海、西藏、海南，短尾猴分布于西南及江西、福建、湖南、广东、广西、西藏等地。

【性味归经】　酸，平。归心、肝经。

【功能主治】　祛风湿，通经络，强筋骨，镇惊，截疟。用于风寒湿痹，四肢麻木，关节疼痛，骨折，小儿惊痫，疟疾。

【用法用量】　内服：煎汤，5～15g；浸酒，或入丸、散剂。

【类同品】　部分地区亦将同科动物熊猴 *Macaca assamensis* Melelland（分布于广西、云南）、藏酋猴 *Macaca thibetana* Milne-Edwards（又称峨嵋灵猴、藏猕猴、毛面短尾猴，分布于四川、陕西、湖北、云南、广西、江西、贵州、浙江、福建等地）作为药用。

1330. 猕猴肉

【来源】　见“猕猴骨”条，药用部位为肉。

【性味归经】　甘、酸，温。归肝、肾经。

【功能主治】　祛风除湿，补肾壮阳。用于风湿骨痛，肾虚之阳萎遗精。

【用法用量】　内服：蒸食，100～250g；烘烤成肉干。

【类同品】　见“猕猴骨”条。

1331. 猕猴血

【来源】 见“猕猴骨”条，药用部位为动脉血液。

【性味归经】 甘、咸，平。归脾、胃经。

【功能主治】 健脾消积。用于消化不良，小儿疳积。

【用法用量】 内服：煎汤，6～12g。

【类同品】 见“猕猴骨”条。

1332. 猕猴胆

【别名】 猴胆。

【来源】 见“猕猴骨”条，药用部位为胆囊。

【性味归经】 苦，寒。归肝经。

【功能主治】 清热解毒，明目退翳，止咳。用于咽喉肿痛，青盲，夜盲，内外翳障，咳喘，百日咳。

【用法用量】 内服：研成粉末服，1～3g。

1333. 猴枣

【别名】 猴子枣、羊肠枣、猴丹、申枣。

【来源】 见“猕猴骨”条，药用部位为胃肠结石。

【性味归经】 苦、咸，寒。归心、肺、肝、胆经。

【功能主治】 清热镇惊，豁痰定喘，解毒消肿。用于痰热喘咳，咽喉肿痛，惊痫，小儿惊风，痈疽，瘰疬痰核。

【用法用量】 内服：不入煎剂，研成粉末冲服，0.3～1g；入丸、散剂。外用：醋磨涂，适量。

1334. 猴结

【别名】　猴经、申红、猴竭、血灵脂、血灵芝、乌猿结。

【来源】　见“猕猴骨”条，药用部位为粪尿结块。

【性味归经】　甘，温。归心经。

【功能主治】　补血。用于干血痨，血虚证。

【用法用量】　内服：米酒浸泡，一日3次，适量。

1335. 红面猴

【来源】　为猴科（Cercopithecidae）动物红面猴 *Macaca speciosa* F. Cuvier的肌肉。又称短尾猴、断尾猴、青猴、黑猴。

【分布】　福建、江西、湖南、广东、广西、贵州、四川、云南、西藏。

【性味归经】　甘、咸、酸，温。归肝、肾经。

【功能主治】　补肾壮阳，固精缩尿，祛风除湿。用于肾阳虚之阳萎，遗精遗尿，风湿痹痛。

【用法用量】　内服：炖食，100～250g。

1336. 红面猴血

【来源】　见“红面猴”条，药用部位为动脉血液。

【性味归经】　甘，平。归脾经。

【功能主治】　健脾化积。用于小儿疳疾，消化不良。

【用法用量】　内服：热饮，6～12g。

1337. 红面猴胆

【来源】 见“红面猴”条，药用部位为胆囊。

【性味归经】 苦，寒，归肝经。

【功能主治】 清热解毒，明目退翳。用于咽喉肿痛，青盲，夜盲。

【用法用量】 内服：煎汤，3～6g。

1338. 红面猴骨

【来源】 见“红面猴”条，药用部位为胆囊。

【性味归经】 辛，平。归肝经。

【功能主治】 祛风除湿，镇惊。用于风寒湿痹，四肢麻木，小儿惊痫。

【用法用量】 内服：煎汤，6～9g。

1339. 黑叶猴肉

【别名】 乌猿肉。

【来源】 为猴科（Cercopithecidae）动物黑叶猴 *Presbitis francoisi* (Pousargues) 的肌肉。又称乌猿、乌叶猴、叶猴、猪猴、黑猿。

【分布】 广西、贵州。

【性味归经】 甘、辛，温。归心、肝经。

【功能主治】 滋补壮阳，祛风健骨，活血。用于阳萎，风湿痹痛，半身不遂，体虚无力，心悸，失眠，健忘。

【用法用量】 内服：蒸煮食，5～10g；泡酒饮，10～20ml。

【类同品】 部分地区亦将同科动物白叶猴 *Prebytis pileatus* Elyth（分布于广西）作为药用。

1340. 狨

【别名】　狨脂、猱。

【来源】　为猴科（Cercopithecidae）动物金丝猴 *Rhinopithecus roxellanae*（Milne-Edwards）的肉和脂肪。又称金线狨、仰鼻猴。

【分布】　四川、陕西、甘肃、湖北。

【性味归经】　甘、酸，温。归大肠经。

【功能主治】　解毒消肿，疗疮。用于痔疾，疥疮。

【用法用量】　内服：煮食，适量。外用：取脂涂敷，适量。

【类同品】　部分地区亦将同科动物滇金丝猴 *Rhinopithecus bieti*（Milne-Edwards）（分布于云南、西藏）、黔金丝猴 *Rhinopithecus bretichi*（Thomas）（分布于贵州）作为药用。

1341. 金丝猴肾

【别名】　猴鞭。

【来源】　见“狨”条，药用部位为阴茎及睾丸。

【性味归经】　甘、咸，温。归肾、肝经。

【功能主治】　益精，温肾壮阳。用于肾虚之阳萎遗精，少精，腰膝酸软，四肢无力。

【用法用量】　内服：煎汤，5～10g；研末服，3～6g。

【类同品】　见“狨”条。

1342. 金丝猴胆

【来源】　见“狨”条，药用部位为胆。

【性味归经】　苦，寒。归肺、肝经。

【功能主治】　清热解毒，止咳。用于肺热咳嗽，百日咳，肝炎。

【用法用量】　内服：研成粉末服，3～6g。

1343. 乌猿骨

【来源】 为猿科（Hylobatidae）动物黑长臂猿 *Hylobatrs concolor*（Harlan）的骨骼。又称乌猿、乌叶猴、叶猴、猿、猨。

【分布】 海南、云南。

【性味归经】 辛、甘，温。归肝、肾经。

【功能主治】 祛风健骨，活血。用于风湿痹痛，半身不遂。

【用法用量】 内服：浸酒服用，10～15g。

1344. 紫河车

【别名】 胞衣、人胞、混沌皮、混元丹、仙人衣、混沌衣、混元母、佛袈裟、胎衣、胎盘、衣胞。

【来源】 为健康人产妇的胎盘。

【分布】 全国各地。

【性味归经】 甘、咸，温。归心、肺、肝、肾经。

【功能主治】 补气养血，温肾益精。用于虚劳羸弱，骨蒸盗汗，咳嗽气喘，食少气短，阳萎遗精，不孕少乳，气血亏虚。

【用法用量】 内服：研成粉末吞服，1.5～3g；入丸、散剂。

1345. 人尿

【别名】 溲、小便、人溺、轮回酒、还元汤、童便、还原汤、溺。

【来源】 为健康人的小便，去头尾，用中间段。一般以10岁以下健康儿童的小便为佳，称为“童便”。

【性味归经】 咸、淡，寒。归肝经。

【功能主治】 滋阴降火，止血散瘀。用于骨蒸发热，吐血，衄血，产后血晕，跌打损伤，血瘀作痛。

【用法用量】 内服：温饮，30～50ml；入汤剂。

1346. 脐带

【别名】 坎气。

【来源】 为初生健康婴儿的干燥脐带。

【性味归经】 甘、咸，温。归心、肺、肾经。

【功能主治】 益肾，纳气定喘，敛汗。用于虚劳羸弱，肾虚喘咳，盗汗，久疟。

【用法用量】 内服：煎汤，1～2 条；研成粉末，入丸、散剂，1～3g。

1347. 人中白

【别名】 溺白垽、溺垽、白秋霜、秋白霜、粪霜、尿壶垢、尿干子、尿碱、尿结石。

【来源】 为健康人尿自然沉结的固体物。

【性味归经】 咸，凉。归肝、肺、心、膀胱经。

【功能主治】 清热泻火，化瘀止血，敛疮生肌。用于肺痿劳热，衄血，吐血，口舌生疮，丹毒疮疡，水火烫伤。

【用法用量】 内服：研成粉末，入散剂，3～6g。外用：研成粉末吹或调敷患处，适量。

1348. 人指甲

【别名】 手爪甲、人退、筋退。

【来源】 为健康人剪下来的指甲。

【性味归经】 咸、甘，平。

【功能主治】 止血，利尿消肿，催生，去翳，消骨鲠。用于鼻衄，尿血，咽喉肿痛，小便不利，目生翳障，胞衣不下，乳蛾，诸骨鲠喉。

【用法用量】 内服：入丸、散剂，1～2g。外用：研成粉末点眼、吹耳，适量。

1349. 人乳汁

【别名】 乳汁、奶汁、人奶。

【来源】 为健康哺乳期妇女的乳汁。

【性味归经】 咸、甘，平。归心、脾、胃、肺、肝经。

【功能主治】 滋阴生津，益气补血，明目解毒，润燥。用于虚损羸瘦，消渴，噎隔，半身不遂，大便燥结，血虚经闭，目赤眼痛，视物昏暗。

【用法用量】 内服：热饮，适量。外用：点眼或涂搽，适量。

1350. 人中黄

【别名】 甘草黄、甘中黄。

【来源】 为甘草末置竹筒内，于人粪坑中浸渍一定时间后的制成品。

【性味归经】 咸、甘，寒。归心、胃经。

【功能主治】 清热凉血，泻火解毒。用于温病发斑，高热烦渴，痘疮，丹毒，疮疡。

【用法用量】 内服：煎汤（布包），6～15g；入丸、散剂。

1351. 血余炭

【别名】 血余、人发炭、头发炭、发鬓、乱发、发灰、人退、头发、人发灰。

【来源】 为健康人之发煅成的炭化物。

【性味归经】 苦、涩，平。归心、肝、胃、肾经。

【功能主治】 化瘀，止血，利尿，生肌。用于吐血，衄血，咳血，便血，尿血，齿龈出血，血痢，血淋，崩漏，外伤出血，小便淋痛，痈肿，溃疡，水火烫伤。

【用法用量】 内服：煎汤，5～10g；研成粉末服，或入丸剂，3～6g。外用：研成粉末撒或油调、熬膏涂敷，适量。

1352. 人流胚胎

【来源】 为健康孕妇3个月内人工流产之胚胎。

【性味归经】 甘，温。归肾、心、脾经。

【功能主治】 补精髓，益气血。用于久病体虚，骨蒸劳热，心烦多梦，盗汗，咳喘，遗精，消渴，失眠健忘，崩漏带下。

【用法用量】 内服：研成粉末服，0.1～0.5g。

1353. 穿山甲

【别名】 鲮鲤甲、鳣鲤甲、鲮鲤角、川山甲、鳖鲤甲、山甲、甲片、麒麟片、麟片、随碱片、山甲片、钱鲤甲、甲张、甲珠（炮制）、蛸鲤甲。

【来源】 为鲮鲤科（Manidae）动物穿山甲 *Manis pentadactyla*（Linnaeus）的鳞片。又称鲮鲤、石鲮、龙鲤、鳞鲤、石鲮鱼。

【分布】 台湾、云南、贵州、四川、江苏、浙江、安徽、江西、福建、广东、海南。

【性味归经】 咸，微寒。归肝、胃经。

【功能主治】 活血散结，通经下乳，消痈溃坚，消肿排脓，搜风通络，消积止血。用于血瘀经闭，癥瘕，风湿痹痛，麻木拘挛，乳汁不下，瘰疬，痈疽疮肿，脓成不溃，疳积腹胀，消化不良，外伤出血。

【用法用量】 内服：煎汤，3～9g，或入散剂。外用：研成粉末撒或调敷，适量。

【类同品】 部分地区亦将同科动物印度穿山甲 *Manis crassicaudata*（Gray）（分布于云南）作为药用。

1354. 鲮鲤肉

【别名】 穿山甲肉。

【来源】 见“穿山甲”条，药用部位为肉。

【性味归经】 甘、涩，平，有小毒。归心、肝经。

【功能主治】 滋阴清热，化瘀解毒散结，杀虫。用于胸痹，久病体虚，遗尿，瘰疬，麻风。

【用法用量】 内服：炖服，或煎汤，50～100g；焙干研成粉末，3～5g。

【类同品】 见“穿山甲”条。

1355. 望月砂

【别名】 兔蕈、兔屎、玩月砂、明月砂、兔粪、野兔屎、野兔子粪、山兔子粪、免矢。

【来源】 为兔科（Leporidae）动物草兔 *Lepus capensis*（Linnaeus）、东北兔 *Lepus mandschuricus* Radde、高原兔 *Lepus oiostolus* Hodson、华南兔 *Lepus sinensis*（Gray）、雪兔 *Lepus timidus*（Linnaeus）的粪便。草兔又称草原兔、野兔、跳猫，东北兔又称野兔、山兔、山跳子，华南兔又称短耳兔、粗毛兔、山兔、硬毛兔、草兔，高原兔又称灰尾兔、长毛兔，雪兔又称白兔。

【分布】 草兔分布于东北、华北、西北、华东、长江流域及内蒙古、甘肃、新疆、贵州、四川、云南，东北兔分布于东北地区，高原兔分布于四川、云南、甘肃、青海、西藏等地，华南兔分布于长江中、下游以南各省、长白山区及台湾，雪兔分布于黑龙江、新疆、内蒙古等地。

【性味归经】 辛，寒。归肝、肺经。

【功能主治】 清热明目，去翳，解毒杀虫。用于目暗生翳，小儿疳积，痔瘘。

【用法用量】 内服：煎汤，3～10g；入丸、散剂。外用：烧灰调敷，适量。

【类同品】　部分地区亦将同科动物西南兔 *Lepus comus*（G. Allen）（分布于云南、贵州、四川）、海南兔 *Lepus hainanus*（Swinhoe）（分布于海南）、东北黑兔 *Lepus melainus*（Li et Luo）（分布于黑龙江）作为药用。

1356. 兔肉

【别名】　草原兔肉、跳猫肉、草兔肉、山兔肉、黑兔子肉、山跳子肉、灰尾兔肉、长毛兔肉、短耳兔肉、粗毛兔肉、家兔肉、高原兔肉、兔膏。

【来源】　为兔科（Leporidae）动物家兔 *Oryctolagus cuniculus dornesticas*（Gmelin）及“望月砂”条中诸种的肉。

【分布】　家兔遍及全国。

【性味归经】　甘，凉。归脾、肝、大肠经。

【功能主治】　补中益气，凉血解毒。用于胃热消渴，羸瘦，热结便秘，肠风便血，湿热痹证，丹毒，小儿痘疮不出。

【用法用量】　内服：煮食或煎汤，50～150g。

【类同品】　见“望月砂”条。

1357. 兔皮毛

【来源】　见“兔肉”条，药用部位为皮毛。

【性味归经】　辛，凉。归肝、大肠经。

【功能主治】　解毒敛疮，止带，催产下胎。用于痔疮，水火烫伤，带下，难产，胞衣不下。

【用法用量】　内服：烧成灰，3～10g。外用：烧灰涂敷，或用香油调成油膏状外涂，适量。

【类同品】　见“兔肉”条。

1358. 兔骨

【来源】 见“兔肉”条，药用部位为骨骼。

【性味归经】 甘、酸，平。归肝、肾经。

【功能主治】 滋补肝肾，清热止渴，平肝祛风，解毒。用于消渴，羸瘦，头昏目眩，疮疥。

【用法用量】 内服：煎汤，10～25g；泡酒饮。外用：醋磨涂敷，适量。

【类同品】 见“兔肉”条。

1359. 兔血

【来源】 见“兔肉”条，药用部位为血。

【性味归经】 咸，寒。归心、肝经。

【功能主治】 凉血活血，热毒，催产下胎。用于小儿痘疹，胎毒，难产，胎衣不下，心腹气痛。

【用法用量】 内服：热饮，适量。

【类同品】 见“兔肉”条。

1360. 兔头骨

【来源】 见“兔肉”条，药用部位为头骨。

【性味归经】 甘、酸，平。归肝经。

【功能主治】 平肝清热，养阴，解毒疗疮。用于头痛眩晕，产后恶露不尽，消渴，痈疽恶疮。

【用法用量】 内服：煎汤，3～6g；烧灰入丸、散剂。外用：烧灰研成粉末敷，适量。

【类同品】 见“兔肉”条。

1361. 兔脑

【别名】 兔脑髓。

【来源】 见“兔肉”条，药用部位为脑。

【性味归经】 甘，温。归肺、肾经。

【功能主治】 平喘，润肤疗疮，催生。用于哮喘，冻疮，水火烫伤，皮肤皲裂，胎产不利。

【用法用量】 内服：煎汤或入丸剂，1～2具。外用：捣敷，适量。

【类同品】 见“兔肉”条。

1362. 兔肝

【来源】 见“兔肉”条，药用部位为肝脏。

【性味归经】 甘、苦、咸，寒。归肝经。

【功能主治】 养肝明目，清热退翳。用于肝虚眩晕，目暗昏糊，目翳，目赤肿痛。

【用法用量】 内服：煮食，50～100g；捣研成丸剂，3～6g。

【类同品】 见“兔肉”条。

1363. 兔胎

【来源】 见“兔肉”条，药用部位为胞胎。

【性味归经】 甘、咸，温。归肺、肾经。

【功能主治】 扶正固本，祛痰平喘。用于咳嗽痰多，哮喘。

【用法用量】 内服：煎汤，3～6g。

【类同品】 见“兔肉”条。

1364. 兔胆汁

【来源】 见“兔肉”条，药用部位为胆汁。

【性味归经】 苦，寒。归胆经。

【功能主治】 清热解毒，消肿。用于痈疮肿毒。

【用法用量】 内服：胆汁直接入药，适量。

【类同品】 见“兔肉”条。

1365. 野兔心（蒙）

【别名】 日泵宁。

【来源】 为兔科（Leporidae）动物蒙古兔 *Lepus tolai* Pallas 的心脏。

【性味归经】 甘、涩，温。归胆经。

【功能主治】 镇静止痛。用于气喘，心腹刺痛，失眠，心神不安，胸闷。

【用法用量】 内服：煮食，3～5g；入丸、散剂。

【类同品】 部分地区亦将同科动物东北兔 *Lepus mandschuricus* Radde、高原兔 *Lepus oiostolus* Hodson、华南兔 *Lepus sinensis*（Gray）作为药用。

1366. 草灵脂

【别名】 岩兔屎、岩鼠粪。

【来源】 为鼠兔科（Ochotonidae）动物红耳鼠兔 *Ochotona erythrotis*（Buechner）、西藏鼠兔 *Ochotona thibetana*（Milne－Edwards）、四川鼠兔 *Ochotona gloveri*（Thomas）的粪便。红耳鼠兔又称鸣声兔、啼兔，西藏鼠兔又称啼兔、兔鼠子、西藏啼兔，四川鼠兔又称川西鼠兔。

【分布】 红耳鼠兔分布于青海、甘肃、四川、西藏等，西藏鼠兔分布于云南、西藏、四川、陕西、青海、西藏、青海，四川鼠兔分布于四川、青海、西藏、云南。

【性味归经】 苦、咸，温。归肝经。

【功能主治】 通经，祛瘀。用于月经不调，产后腹痛，跌打损伤。

【用法用量】 内服：煎汤，5～10g；研成粉末服。

【类同品】 部分地区亦将同科动物高山鼠兔 *Ochotona alpina*（Pallas）、间颅鼠兔 *Ochotona cansus*（Lyon）（分布于青海、四川、甘肃、山西、西藏）、狭颅鼠兔 *Ochotona thomasi*（Argyropulo）（分布于甘肃、青海、四川）、达乌尔鼠兔 *Ochotoma daurica*（Pallas）（分布于内蒙古、青海、甘肃、宁夏、山西）、高原鼠兔 *Ochotona curzoniae*（Hodgson）（又称黑唇鼠兔，分布于甘肃、青海、四川、西藏）、大耳鼠兔 *Ochotona macrotis*（Günther）（分布于甘肃、青海、新疆、西藏）、灰颈鼠兔 *Ochotona forresti*（Thomas）（分布于西藏、云南）、灰鼠兔 *Ochotona roylei*（Ogilby）（分布于西藏、四川、云南）、褐斑鼠兔 *Ochotona pallasi*（Gray）（分布于新疆、内蒙古）作为药用。

1367. 东北鼠兔

【别名】 石兔、北极鼠兔、北啼兔、啼兔、东北啼兔。

【来源】 为鼠兔科（Ochotonidae）动物东北鼠兔 *Ochotona hyperborea* Pallas 除去内脏的全体。

【分布】 内蒙古、黑龙江、大兴安岭一带。

【性味归经】 甘，温。归肝、肾经。

【功能主治】 补肾益精，补血止血，明目。用于肝肾虚弱之阳萎遗精，体弱久病，头昏目眩。

【用法用量】 内服：焙焦研成粉末，白开水送下，5～10g。

1368. 松鼠

【别名】 粟鼠、灰鼠。

【来源】 为松鼠科（Sciuridae）动物松鼠 *Sciurus vulgaris*（Linnaeus）除去内脏的全体。

【分布】 东北长白山及内蒙古，新疆、河北、山西、河南。

【性味归经】 甘、咸，平。归脾、胃、肝经。

【功能主治】 理气调经，杀虫消积，止痛。用于月经不调，痛经，肺痨，小儿疳积，痔疮。

【用法用量】 内服：烧焦研成粉末服，5～15g。外用：焙焦研成粉末，撒布，适量。

1369. 赤腹松鼠

【别名】 红腹松鼠、松鼠。

【来源】 为松鼠科（Sciuridae）动物赤腹松鼠 *Callosciurus erythraeus*（Pallas）除去内脏的全体。

【分布】 江苏、安徽、浙江、江西、福建、湖南、湖北、贵州、四川、云南、广东、广西、海南、台湾。

【性味归经】 甘、咸，平。归肝经。

【功能主治】 活血祛瘀，理气调经。用于跌打损伤，骨折瘀痛，月经不调，闭经，痛经。

【用法用量】 内服：焙干研成粉末服，3～10g。

1370. 岩松鼠骨

【别名】 臊挠子骨、扫毛子骨、石老鼠骨、白喉岩松鼠骨、弗氏岩松鼠骨。

【来源】 为松鼠科（Sciuridae）动物岩松鼠 *Sciurotamias davidianus*（Milne-Edwards）、侧纹岩松鼠 *Sciurotamias forresti*（Thomas）的骨骼。岩松鼠又称扫毛子、石老鼠，侧纹岩松鼠又称白喉岩松鼠、弗氏岩松鼠。

【分布】 岩松鼠分布于甘肃、四川、西藏、陕西、河南、湖北，侧纹岩松鼠分布于广西西南部、贵州西南部及云南等地。

【性味归经】 咸，平。归肝、脾经。

【功能主治】 活血止痛。用于跌打疼痛，骨折瘀痛，腰腿痹痛。

【用法用量】 内服：焙焦研成粉末服，15～30g；用黄酒冲服。

1371. 花鼠

【别名】 五道眉、金花鼠、豹鼠、串树林、花梨棒、花狁狳、滑俐棒。

【来源】 为松鼠科（Sciuridae）动物花鼠 *Eutamias sibiricus*（Laxmann）的全体。

【分布】 陕西、宁夏、甘肃、四川、山西、河北、黑龙江、吉林、辽宁。

【性味归经】 甘、咸，温。归心、肝经。

【功能主治】 理气，调经，平肝。用于月经不调，痔疮，肺痨，肝阳上亢之头晕目眩。

【用法用量】 内服：研成粉末吞服，3～6g。

1372. 花鼠脑

【来源】 见“花鼠”条，药用部位为脑髓。

【性味归经】 甘、咸，平。归肝经。

【功能主治】 平肝。用于肝阳上亢之头晕目眩。

【用法用量】 内服：研成粉末吞服，1～2个；浸酒。

1373. 雪猪肉

【别名】 土拨鼠肉、旱獭肉、雪里猫肉、哈拉肉。

【来源】 为松鼠科（Sciuridae）动物灰旱獭 *Marmota baibacina*（Brandt）、喜马拉亚旱獭 *Marmota himalayana*（Hodgson）、草原旱獭 *Marmota bobak*（Müller）、长尾旱獭 *Marmota caudata*（Geoffroy）的肉。灰旱獭又称阿尔泰旱獭，喜马拉亚旱獭又称土拨鼠、搭剌不花、雪猪、哈拉、雪里猪、塔尔巴干、大旱獭。

【分布】 灰旱獭分布于阿尔泰山、天山，喜马拉亚旱獭分布于西藏、甘肃、青海、新疆、四川、云南，灰旱獭分布于新疆北部，草原旱獭分布于内蒙古、东北，长尾旱獭分布于新疆西部和南部。

【性味归经】 辛、咸，平。归脾经。

【功能主治】 祛风活络，清热除湿，止痒。用于风湿痹痛，脚膝肿痛，痔瘘，湿热身痒。

【用法用量】 内服：煮食，或配其他药煮食饮汤，鲜品 150 ~ 300g，干品 30 ~ 50g。

1374. 雪猪骨

【别名】 土拔鼠骨、旱獭骨、雪里猫骨、哈拉骨。

【来源】 见“雪猪肉”条，药用部位为四肢骨骼。

【性味归经】 咸、辛，温。归肝、肾经

【功能主治】 祛风除湿，通经活络。用于风湿筋骨疼痛，四肢麻木。

【用法用量】 内服：浸酒，15 ~ 25g；研成粉末，用酒冲服。

1375. 雪猪油

【别名】 大旱獭油、哈拉油、雪里猫油、四川旱獭油、土拨鼠油、塔刺不花油、鼧鼥油、他拿油（藏）、土狗油。

【来源】 见“雪猪肉”条，药用部位为脂肪。

【性味归经】 辛，温。归脾经。

【功能主治】 祛风除湿，解毒止痒。用于风湿痹痛，疮毒痒疹，皮肤溃疡，臁疮久烂，体癣脚癣。

【用法用量】 内服：浸酒，12 ~ 20g。外用：配其他药涂敷，适量。

1376. 旱獭头盖骨（藏）

【来源】 为松鼠科（Sciuridae）动物喜马拉亚旱獭 *Marmota himalay-*

ana（Hodgson）的头盖骨。

【性味归经】　甘，凉。归肾经。

【功能主治】　利水消肿。用于水肿，小便不利。

【用法用量】　内服：研成粉末服，5～10g；入丸、散剂。

1377. 旱獭肝（藏）

【来源】　见“旱獭头盖骨”条，药用部位为肝。

【性味归经】　甘，温。归肾经。

【功能主治】　补肾。用于骨折。

【用法用量】　内服：研成粉末服，5～10g；入丸、散剂。

1378. 旱獭胆（藏）

【来源】　见“旱獭头盖骨”条，药用部位为胆汁。

【性味归经】　苦，凉。归肝经。

【功能主治】　解毒，醒酒。用于食物中毒，药物中毒。

【用法用量】　内服：研成粉末服，5～10g；入丸、散剂。

1379. 黄鼠肉

【来源】　为松鼠科（Sciuridae）动物黄鼠 *Citellus dauricus*（Brandt）的肉。又称䶉鼠、礼鼠、拱鼠、貔狸、地松鼠、大眼贼、蒙古黄鼠、豆鼠、禾鼠、草原黄鼠、达呼尔黄鼠。

【分布】　内蒙古、陕西、甘肃、宁夏、黑龙江、吉林、河北、内蒙古、山西、陕西、山东。

【性味归经】　甘，平。归肺经。

【功能主治】　润肺生津，解毒止痛。用于疮毒肿痛。

【用法用量】　内服：煮食，适量。外用：煎膏贴疮，适量。

【类同品】　部分地区亦将同科动物长尾黄鼠 *Citellus undulatus*（Pallas)(分布于黑龙江、新疆)作为药用。

1380. 五灵脂

【别名】 药本、寒号虫粪、寒崔粪、寒号鸟粪、寒号虫屎、懒老婆屎、九转子、糖灵脂、灵脂米、灵脂、灵脂块、散灵脂、米灵脂、五灵芝、独春屎、灵脂、醋灵脂、酒灵脂、橙足鼯鼠粪、飞鼠粪、鼯鼠粪、生常山、生泰山、生藿山、寒搭拉虫粪、小飞鼠粪五灵子、懒老婆粪、丹芝、白芝、龙芝、盍旦。

【来源】 为鼯鼠科(Petauristidae)动物复齿鼯鼠 *Trogopterus xanthipes*(Milne-Edwards)的粪便。又称盍旦、曷旦、侃旦、寒号虫、橙足鼯鼠、寒号鸟、寒搭拉虫。

【分布】 河北、湖北、西藏、云南、四川。

【性味归经】 咸、甘、苦,温。归肝、脾经。

【功能主治】 活血止痛,消积解毒。用于心腹血瘀诸痛,胃脘刺痛,疝痛,闭经,痛经,产后恶露不下,一切血瘀疼痛等症,以及跌打损伤,蛇虫咬伤。炒后用于妇女血崩,月经过多,赤带不绝。

【用法用量】 内服:煎汤,5~10g;或入丸、散剂。外用:研成粉末调敷,适量。

【类同品】 部分地区亦将同科动物棕鼯鼠 *Petaurista petaurista*(Pallas)(分布于四川、云南、福建、海南岛、台湾)、灰鼯鼠 *Petaurista xantnotis*(Milne-Edwards)(分布于四川、云南、青海、甘肃)、小鼯鼠 *Petanrista elegans*(Müller)(分布于陕西、四川、云南、西藏)、毛耳飞鼠 *Belomys pearsoni*(Gray)(分布于台湾、广东、海南岛、广西、贵州南部、云南南部和西部)、栗褐大鼯鼠 *Petaurista yunanensis*(Anderson)(分布于云南、西藏)、灰头小鼯鼠 *Petaurista caniceps* Grey-headed Flying Squirrel(分布于我国的陕西、贵州、西藏、四川等处)、黑白飞鼠 *Hylopetes alboniger*(Hodgson)(分布于四川、贵州、云南、广西、海南岛)、沟牙鼯鼠 *Aeretes melanopterus*(Milne-Edwards)(分布于河北、四川)作为药用。

1381. 鼺鼠

【别名】 耳鼠、鼯鼠、夷由、飞鼠、飞生、飞生虫、飞生鸟、飞虎、飞貂、棕鼯鼠、翅鼠、列拉什吉。

【来源】 为鼯鼠科（Petauristidae）动物棕鼯鼠 *Petaurista petaurista*（Pallas）、红白鼯鼠 *Petaurista alborufus*（Milne-Edwards）的肉或全体。棕鼯鼠又称大鼯鼠、松猫儿、橙鼯鼠。

【分布】 红白鼯鼠分布于湖北、四川、云南、广西、甘肃、陕西、台湾。

【性味归经】 甘、酸、咸，微温，有小毒。归肝、肾经。

【功能主治】 止血，催产，止痛。用于外伤出血，产后腹痛，难产，关节痛。

【用法用量】 内服：炖食，适量；泡酒服，15～30g。外用：研成粉末撒敷，适量。

1382. 红白鼯鼠粪便

【来源】 为鼯鼠科（Petauristidae）动物红白鼯鼠 *Petaurista alborufus*（Milne-Edwards）的粪便。

【性味归经】 咸，温。归肝经。

【功能主治】 活血化瘀。用于痛经，闭经，产后腹痛。

【用法用量】 内服：煎汤，5～10g；入丸、散剂。

1383. 小飞鼠粪便

【来源】 为鼯鼠科（Petauristidae）动物小飞鼠 *Pteromys volans*（Linnaeus）的粪便。

【分布】 河北、甘肃、山西、黑龙江、吉林、辽宁。

【性味归经】 咸，温。归肝经。

【功能主治】 活血止血。用于痛经，闭经，产后腹痛。

【用法用量】 内服：煎汤，5～10g；入丸、散剂。

1384. 鼯鼠翎毛（藏）

【来源】 为鼯鼠科（Petauristidae）动物灰鼯鼠 *Petaurista xanthotis*（Milne-Edwards）的翎毛。

【性味归经】 咸，平。归肝经。

【功能主治】 活血。用于胎病。

【用法用量】 内服：研成粉末服，3～6g。

1385. 毛足鼯鼠粪

【来源】 为鼯鼠科（Petauristidae）动物毛足鼯鼠 *Belomys pearsoni*（Gray）的粪便。

【分布】 云南、广西、台湾。

【性味归经】 咸，平。归肝经。

【功能主治】 活血，化瘀，止痛。用于胸胁刺痛，跌扑肿痛，经闭，产后腹痛，血崩，月经过多，赤带。

【用法用量】 内服：研成粉末服，6～9g。

1386. 海狸香

【来源】 为河狸科（Castoridae）动物欧亚河狸 *Castor fiber*（Linnaeus）的香囊分泌物。又称海狸。

【分布】 内蒙古、新疆。

【性味归经】 辛、苦，温。归心经。

【功能主治】 开窍活络，镇惊止痛，清热解毒。用于肢体瘫痪，四肢麻木，手足抽搦痉挛，失眠健忘，小儿惊风，目赤肿痛。

【用法用量】 内服：入丸、散剂，0.5～1g。

【用法用量】　部分地区亦将同科动物加拿大河狸 *Castor canadensis* Kuhe（分布于北美、加拿大、阿根廷等国，国内有养殖）作为药用。

1387. 麝鼠香

【来源】　为仓鼠科（Cricetidae）动物麝鼠 *Ondatra zibethicus*（Linnaeus）雄性香腺囊内乳白色分泌物。又称水耗子、水老鼠、青眼貂。

【分布】　黑龙江、吉林、辽宁、内蒙古、河北、陕西、新疆。

【性味归经】　辛，温。归心经。

【功能主治】　开窍止痛，活血通络。用于中风神昏，痈疮肿毒，跌打损伤。

【用法用量】　内服：入丸、散剂，0.1～0.15g。外用：吹喉、调涂；置膏药内敷贴，适量。

1388. 鼢鼠

【别名】　瞎摸老鼠、地排子、地羊、盲鼠。

【来源】　为仓鼠科（Cricetidae）动物东北鼢鼠 *Myospalax psilurus*（Milne-Edwards）、中华鼢鼠 *Myospalax fontanieri*（Milne- Edwards）、草原鼢鼠 Myospalax aspalax Pallas 除去内脏的全体。东北鼢鼠又称瞎老鼠、华北鼢鼠，中华鼢鼠又称原鼢鼠、瞎狯、瞎老、瞎瞎、仔隆，草原鼢鼠又称达乌尔鼢鼠、贝加尔鼢鼠、地羊、达乌里鼢鼠。

【分布】　东北鼢鼠分布于黑龙江、吉林、辽宁、河北、山东、河南、安徽、陕西、甘肃、新疆等地，中华鼢鼠分布于内蒙古、山西、河北、陕西、甘肃、四川、青海，草原鼢鼠分布于东北及内蒙古、河北、山西等地。

【性味归经】　咸，寒。归肝、胃经。

【功能主治】　清热解毒，活血散瘀。用于红斑狼疮，慢性肝炎，胃溃疡，再生障碍性贫血，化疗引起的白细胞减少症。

【用法用量】　内服：焙干研成粉末，用开水或黄酒送服，2～6g。

【类同品】 部分地区亦将同科动物阿尔泰鼢鼠 *Myospalax myospalax* (Laxmann)(分布于内蒙古、辽宁、黑龙江、吉林)、高原鼢鼠 *Myospalax laileyi* (Thomas)(分布于青海、甘肃、四川、西藏)、斯氏鼢鼠 *Moyspalax smithii* (Thomas)(分布于甘肃)、罗氏鼢鼠 *Moyspalax rothschildi* (Thomas)(分布于甘肃、陕西、湖北、四川)作为药用。

1389. 赛龙骨

【来源】 为仓鼠科(Cricetidae)动物高原鼢鼠 *Yospalax laileyi* (Thomas)的骨骼。

【性味归经】 甘，温。归脾经。

【功能主治】 祛风除湿。用于风寒湿痹引起的肢体关节疼痛、肿胀、肌肤麻木、腰膝酸软，特别是对老年人强筋壮骨，有着非常神奇的功效。

【用法用量】 目前已经加工成多种制剂使用。

1390. 幼鼠

【别名】 未毛鼠。

【来源】 为鼠科(Muridae)动物褐家鼠 *Rattus norvegicus* (Berkenhaut)、黄胸鼠 *Rattus flavipectus* (Milne-Edwards)未长毛的幼鼠。褐家鼠又称大家鼠、白尾吊、挪威鼠、沟鼠、首鼠、家鹿，黄胸鼠又称长尾吊。

【分布】 褐家鼠分布于全国各地，黄胸鼠分布于江苏、安徽、江西、福建、浙江、湖南、湖北、广西、广东、甘肃、四川、贵州、云南、西藏、海南。

【性味归经】 甘，微温。归心、肝经。

【功能主治】 解毒敛疮，止血止痛。用于水火烫伤，外伤出血，鼻衄，跌打肿痛。

【用法用量】 内服：煮，或蒸食，1～2只。外用：油浸涂搽或研成粉末油调敷，适量。

【类同品】 部分地区亦将同科动物黑家鼠 *Rattus rottus* (Linnaeus)(又

称家鼠、黑鼠、屋顶鼠，分布于福建、贵州、云南、广东、广西、海南、台湾）作为药用。

1391. 鼠肉

【别名】 首鼠、老鼠、家鹿。

【来源】 见“幼鼠”条，药用部位为全体或肉。

【性味归经】 甘，平。归肝经。

【功能主治】 补虚消疳，消肿，解毒敛疮，止血。用于虚劳羸瘦，小儿疳积，烧烫伤，折伤，外伤出血，冻疮，跌打损伤，疮痈。

【用法用量】 内服：炙食，或煮食，1～2只；或入散剂。外用：熬膏涂；或烧存性研成粉末敷，适量。

【类同品】 见“幼鼠”条。

1392. 牡鼠粪

【别名】 鼠矢、两头尖、雄鼠粪、豭鼠粪。

【来源】 见“幼鼠”条，药用部位为雄性的粪便。

【性味归经】 甘、咸，寒。归肝经。

【功能主治】 行滞导浊，清热散瘀。用于伤寒劳复发热，腹痛，淋浊，经闭，小儿疳积，乳痈，鼠瘘，癥瘕，疔肿，铁打损伤。

【用法用量】 内服：煎汤或研成粉末服，3～9g。外用：烧之研成粉末调涂，适量。

【类同品】 见“幼鼠”条。

1393. 鼠皮

【来源】 见“幼鼠”条，药用部位为皮。

【性味归经】 甘、咸，平。归肾经。

【功能主治】 解毒敛疮，生肌。用于痈疖疮疡久不收口，痈疽疮脓。

【用法用量】 内服：生剥鼠皮外贴或烧为末，敷疮孔之中，1 张。

【类同品】 见“幼鼠”条。

1394. 鼠胆

【来源】 见“幼鼠”条，药用部位为胆。

【性味归经】 苦，寒。归心、肾、肝、胆经。

【功能主治】 清肝泻火，明目聪耳。用于青盲、雀盲，聤耳，耳聋。

【用法用量】 外用：点眼或滴耳，适量。

【类同品】 见“幼鼠”条。

1395. 鼠血

【来源】 见“幼鼠”条，药用部位为血。

【性味归经】 甘、咸，凉。归肝经。

【功能主治】 清热凉血。用于牙龈肿痛，齿缝出脓血。

【用法用量】 外用：涂敷，适量。

【类同品】 见“幼鼠”条。

1396. 鼠脂

【来源】 见“幼鼠”条，药用部位为脂肪油。

【性味归经】 甘，平。归肝、胆经。

【功能主治】 解毒疗疮，祛风透疹。用于耳聋，疮毒，风疹，水火烫伤。

【用法用量】 内服：煎汤，或煨肉，适量。外用：涂敷或滴耳，适量。

【类同品】 见“幼鼠”条。

1397. 鼠肾

【别名】 鼠印、鼠卵、鼠睾丸。

【来源】 见“幼鼠”条，药用部位为雄鼠的睾丸。

【性味归经】 甘、咸，平。归肝、肾、膀胱经。

【功能主治】 镇惊安神，祛风止痉。用于小儿惊风，手足抽搐。

【用法用量】 内服：煎汤，1 对；焙干磨酒。

【类同品】 见“幼鼠”条。

1398. 鼠肝

【别名】 首鼠肝、老鼠肝、猳鼠肝、家鼠肝。

【来源】 见“幼鼠”条，药用部位为肝脏。

【性味归经】 甘、微苦，平。归肺、肝经。

【功能主治】 催生下胎，化瘀，解毒疗伤。用于肌肤破损，聤耳流脓，胞衣不下，胎死腹中。

【用法用量】 内服：煮食，适量。外用：捣膏外敷，或捣烂涂，适量。

1399. 竹鼺子油

【别名】 鼺油、竹鼠油、竹狍油、篱鼠油。

【来源】 为竹鼠科（Rhizomyidae）动物中华竹鼠 *Rhizomys sinensis*（Gray）的脂肪油。又称竹鼠、鼺、竹狍、篱鼠、中华鼢鼠、灰竹鼠、竹鼺。

【分布】 江西、广东、广西、浙江、福建、四川、陕西、湖北、甘肃、西藏、云南。

【性味归经】 淡、甘，平。归肺、胃经。

【功能主治】 解毒排脓，生肌止痛。用于水火烫伤，各种疮毒，冻伤。

【用法用量】 外用：涂敷患处，适量。

【类同品】 部分地区亦将同科动物花白竹鼠 *Rhizomys pruinosus* (Blyth)(又称银星竹鼠，分布于贵州、云南、四川、广西、广东)、暗褐竹鼠 *Rhizomys wardi* Thomas（分布于贵州、云南等地)、大竹鼠 *Rhizomys sumatrnsis*（Raffles）（又称红颊竹鼠，分布于云南）作为药用。

1400. 竹鰡肉

【别名】 竹鼠肉、貀肉、竹貀肉、篱鼠肉。

【来源】 见“竹鰡子油”条，药用部位为肉。

【性味归经】 甘，平。归肺、胃经。

【功能主治】 益气养阴，清热解毒。用于痨瘵发热，肺痨发热，胃热消渴。

【用法用量】 内服：煮食，1 只；作散剂。

【类同品】 见“竹鰡子油”条。

1401. 竹貀子牙

【别名】 鰡牙、竹鼠牙、竹貀牙、篱鼠牙。

【来源】 见“竹鰡子油”条，药用部位为牙齿。

【性味归经】 辛，平。归肺经。

【功能主治】 祛风解毒。用于小儿破伤风。

【用法用量】 内服：油炸，适量；研成粉末，0.3 ~0.6g。

【类同品】 见“竹鰡子油”条。

1402. 豪猪肉

【别名】 豪彘肉、狟猪肉、鸾猪肉、蒿猪肉、山猪肉、璧水貐肉、箭猪肉、貐、刺猪肉、响铃猪肉、豲猪肉、疸猪肉。

【来源】　为豪猪科（Hystricidae）动物豪猪 *Hystrix hodgsoni*（Gray）的肉。又称豪彘、貆猪、鸾猪、蒿猪、山猪、壁水貐、貆貐、箭猪、刺猪、响铃猪、狳猪。

【分布】　陕西、四川、云南、江苏、福建、海南。

【性味归经】　甘，寒，有毒。归大肠经。

【功能主治】　润肠通便。用于大便不畅。

【用法用量】　内服：煮食或煎汤，15～60g。

【类同品】　部分地区亦将同科动物马来豪猪 *Hystrix bracyura*（Linnaeus）（分布于云南）作为药用。

1403. 豪猪毛刺

【来源】　见“豪猪肉”条，药用部位为棘刺。

【性味归经】　苦，平。归心、胃经。

【功能主治】　行气止痛，解毒消肿。用于心胃气痛，乳蛾，疮肿，皮肤过敏。

【用法用量】　内服：烧存性研成粉末，6～10g。外用：烧炭研成粉末撒或吹喉，适量。

【类同品】　见“豪猪肉”条。

1404. 豪猪肚

【来源】　见“豪猪肉”条，药用部位为胃。

【性味归经】　甘，寒。归肝、肾经。

【功能主治】　清热利湿，行气止痛。用于黄疸，水肿，脚气，胃痛，奔豚。

【用法用量】　内服：煮食，30～50g；烧存性研成粉末服，3～6g。

【类同品】　见“豪猪肉”条。

1405. 鲸肉

【来源】 为露脊鲸科（Balaenidae）动物黑露脊鲸 *Eubalaena glacialis*（Milne-Edwards）、鳁鲸科（Balaenopteridae）动物小鳁鲸 *Balaenoptera acutorostrata*（Lacepede）的肉。黑露脊鲸又称瘤头鲸、黑真鲸、直背鲸、比斯开鲸、脊美鲸、优露脊鲸，小鳁鲸又称小须鲸、水须鲸、尖头鲸、缟臂鲸、尖吻鲸、鲸鱼。

【分布】 皆分布于黄海、东海、南海。

【性味归经】 甘，平。归脾、肾经。

【功能主治】 益气键脾，利水消肿。用于久病体虚，水肿。

【用法用量】 内服：煮食，100～200g。

【类同品】 部分地区亦将灰鲸科（Eschrichtiidae）动物灰鲸 *Eschrichtius giibbosus*（Erxleben）（又称克鲸、腹沟鲸，分布于黄海、东海、南海）、须鲸科（Balaenopteridae）动物塞鲸 *Balaenoptera borealis*（Lesson）（又称大须鲸、黑板须鲸、鳁鲸，分布于黄海、东海、南海）、小布氏鲸 *Balaenoptera edeni*（Anderson）（又称鳀鲸、长褶须鲸、布鲸、拟大须鲸，分布于黄海、东海、南海）、鳁鲸科（Balaenopteridae）动物蓝鲸 *Balaenoptera musculus*（Cinnaeus）（又称剃刀鲸、蓝鲳鲸，分布于黄海、东海、南海）、长须鲸 *Balaenoptera physalus*（Linnaeus）（又称长箦鲸、长绩鲸、鳍鲸，分布于渤海、黄海、东海、南海）、大翅鲸 *Megdptera novaeangtiae*（Borowski）（又称座头鲸、巨臂鲸、长翅鲸、子持鲸、驼背鲸，分布于黄海、东海、南海）、海豚科（Delphinidae）动物伪虎鲸 *Pseudorca crassidens*（Owen）（又称拟虎鲸、伪逆戟鲸、黑鱼，分布于南海、东海、南海及台湾）、爪头鲸 *Peponocephala electra*（Gray）（分布于台湾沿海）、虎鲸 *Orcinus orca*（Linnaeus）（又称逆戟鲸、恶鲸，分布于我国沿海）作为药用。

1406. 鲸骨

【来源】 见“鲸肉”条，药用部位为骨骼。

【性味归经】　咸，温。归脾、肾经。

【功能主治】　祛风除湿，强筋骨，利水消肿。用于久病体虚，水肿，伤口愈合缓慢，风湿痹证。

【用法用量】　内服：煎汤，100～200g。

【类同品】　见“鲸肉”条。

1407. 鲸油

【来源】　见“鲸肉”条，药用部位为脂肪油。

【性味归经】　咸，温。归心、肝经。

【功能主治】　活血化瘀，软坚散结。用于胸痹，癥瘕。

【用法用量】　内服：开水或药液冲服，0.5～1ml。

【类同品】　见“鲸肉”条。

1408. 鲸肝

【来源】　见“鲸肉”条，药用部位为肝脏。

【性味归经】　甘，温。归心、肝经。

【功能主治】　滋阴补血，养肝明目。用于血虚，夜盲症，干燥性眼病。

【用法用量】　内服：煮食，30～60g。

【类同品】　部分地区亦将“鲸肉”条、“海豚鱼”条诸种作为药用。

1409. 抹香鲸

【来源】　为抹香鲸科（Physeteridae）动物抹香鲸 *Physeter macrocephalus* Linnaeus 的肉。又称巨头鲸、真甲鲸、鲸鱼。

【分布】　东海、南海。

【性味归经】　甘、淡，平。归脾、肾经。

【功能主治】　健脾，利水，强壮。用于久病体虚，脾虚浮肿，伤口愈合缓慢。

【用法用量】 内服：煮食，100～200g。

1410. 龙涎香

【别名】 龙涎、龙泄、龙腹香、鲸涎香、鲸粪、抹香鲸粪、真甲鲸粪、巨头鲸粪。

【来源】 见“抹香鲸”条，药用部位为肠内异物等刺激肠道而成的分泌物。

【性味归经】 甘、酸、涩，温。归心、肺、肾、膀胱经。

【功能主治】 开窍，化痰平喘，行气散结止痛，利水通淋。用于喘咳气逆，胸闷气结，心腹疼痛，神昏气闷，气结癥积，淋证。

【用法用量】 内服：研成粉末吞服，或冲服，0.3～1.0g。

【类同品】 部分地区亦将小抹香鲸科（Physeteridae）动物小抹香鲸 *Kogia breviceps*（Blainville）（分布于台湾沿海）、喙鲸科（Hyperoodontidae）动物鹅喙鲸 *Ziphius cavirostrts* G. Cuvier（又称剑吻鲸，分布于台湾沿海）、柏氏中喙鲸 *Mesoplodon densirostris*（Blainville）（又称瘤齿喙鲸，分布于台湾沿海）、银杏齿中喙鲸 *Mesoplodon ginkgodens* Nishiwaki et Kamiya（又称日本喙鲸，分布于黄海、东海、南海）作为药用。

1411. 江豚脂

【别名】 海豚脂、江猪脂、海猪脂、海和尚脂。

【来源】 为鼠豚科（Phocoenidae）动物江豚 *Neophocaena phocaenoider*（G. Cuvier）的皮下脂肪。

【分布】 渤海、黄海、东海、南海、长江中下游、洞庭湖等地。

【性味归经】 甘、酸，平。归心经。

【功能主治】 清热解毒，生肌镇痛。用于癞痢头，水火烫伤。

【用法用量】 外用：涂抹患处，适量。

1412. 海豚鱼

【别名】　海豘。

【来源】　为海豚科（Delphinidae）动物短喙真海豚 *Delphinus delphis*（Linnaeus）的肉或皮下脂肪。又称海豚、真海豚、海狶、水猪、馋鱼、普通海豚。

【分布】　我国各海域。

【性味归经】　甘、咸，平。归心、肝经。

【功能主治】　解毒疗疮，杀虫，敛疮生肌，镇痛。用于各种恶疮，疥癣，痔瘘，水火烫伤，疟疾。

【用法用量】　内服：油煎，或肉煮食，适量。外用：炼油涂摩，适量。

【类同品】　部分地区亦将同科动物糙齿海豚 *Steno breaanensis*（G. Cuvier）（又称糙齿长吻海，分布于东海、南海）、瓶鼻海豚 *Tursiops truncatus*（Montagu）（又称宽吻海豚，分布于全国各海域）、弗氏海豚 *Lagenodelophis hosei*（Fraser）（又称沙捞越海豚，分布于台湾沿海）、太平洋斑纹海豚 *Lagenorhynchus olbiquidens*（Gill）（又称镰鳍斑纹海豚、斑纹海豚，分布于黄海、东海、南海）、中华白海豚 *Sousa chinensis*（Osbeck）（分布于浙江、福建、广东沿海）、条纹原海豚 *Stenella coeruleoalba*（Meyen）（又称蓝白原海豚，分布于台湾沿海）、花斑原海豚 *Stenella frontalis*（G. Cuvier）（分布于南海、台湾沿海）、热带点斑原海豚 *Stenella attenuata*（Gray）（又称白吻原海豚、白点原海豚、点斑原海豚、热带斑海豚，分布于福建、广东、广西、台湾、香港）、鼠豚科（Phocoenidae）动物普通鼠海豚 *Phocoena phocoena*（Linnaeus）（又称大西洋鼠海豚、港鼠豚，分布于北大西洋洲、非洲和北美洲东岸、以及在黑海和太平洋亚洲）作为药用。

1413. 灰海豚

【来源】　为灰海豚科（Grampidae）动物灰海豚 *Grampus griseus*（Cuvier）的骨。

【分布】 东海。

【性味归经】 辛，温。归脾经。

【功能主治】 祛风除湿，强筋骨，利水消肿。用于久病体虚，水肿，伤口愈合缓慢，风湿痹证。

【用法用量】 内服：煮食，100～200g。

1414. 白暨豚脂

【来源】 为白暨豚科（Lipotidae）动物白暨豚 *Lipotes vexillifer*（Miller）的脂肪。又称白鱀豚、白旗、白鳍、白鳍豚、白江猪。

【分布】 长江中下游、洞庭湖、鄱阳湖、钱塘江口一带。

【性味归经】 甘、咸，寒。归肺经。

【功能主治】 镇咳除痰，清热解毒。用于咳嗽痰喘，水火烫伤。

【用法用量】 内服：煎汤或冲服，3～6g。外用：搽涂，适量。

1415. 狼肉

【别名】 毛狗肉。

【来源】 为犬科（Canidae）动物狼 *Canis lupus* Linnaeus 的肉。又称毛狗。

【分布】 除台湾、海南岛和云南外的各地。

【性味归经】 咸，温。归脾、肾经。

【功能主治】 补五脏，厚肠胃，壮阳填髓。用于虚劳阳萎，冷积腹痛，风湿痹痛，半身不遂。

【用法用量】 内服：煮食，100～200g。

1416. 狼膏

【别名】 狼脂、狼油。

【来源】　见“狼肉”条，药用部位为脂肪。

【性味归经】　辛、咸、甘，温。归脾、肺经。

【功能主治】　补中益气，祛风湿，润泽肌肤。用于风痹疼痛，肺痨咳血，咳嗽痰多，皮肤皲裂，秃疮。

【用法用量】　内服：熬油，6～15g；拌炒药物。外用：炼油涂搽患处，适量。

1417. 狼喉靥

【别名】　狼喉结。

【来源】　见“狼肉”条，药用部位为甲状腺体。

【性味归经】　咸，温。归肝经。

【功能主治】　开郁顺气，散结。用于噎膈，瘿瘤。

【用法用量】　内服：晒干研成粉末服，1～2g。

1418. 狼骨

【来源】　见“狼肉”条，药用部位为骨骼。

【性味归经】　咸，平。归肝经。

【功能主治】　平肝潜阳。用于眩晕。

【用法用量】　内服：烧存性研成粉末服，10～30g。

1419. 狼屎（藏）

【来源】　见“狼肉”条，药用部位为粪便。

【性味归经】　咸，温。归肾经。

【功能主治】　消骨鲠。用于骨鲠，肿胀。

【用法用量】　内服：焙焦研成粉末，用黄酒送下，10～15g。外用：香油调涂，适量。

1420. 狼舌（蒙）

【别名】 丈哲。

【来源】 见“狼肉”条，药用部位为舌。

【性味归经】 甘、苦，凉。归心经。

【功能主治】 解毒消肿。用于舌肿，咽喉肿痛，牙龈肿痛。

【用法用量】 内服：煎汤，3～5g；入丸、散剂。

1421. 狼胃（蒙）

【别名】 丈给泡瓦。

【来源】 见“狼肉”条，药用部位为胃。

【性味归经】 甘，温。归胃经。

【功能主治】 温中，消食。用于消化不良，胃痛。

【用法用量】 内服：煎汤，1.5～3g；入丸、散剂。

1422. 狗肾

【别名】 犬肾。

【来源】 为犬科（Canidae）动物狗 *Canis familiaris*（L.）的肾。又称家狗、犬、地羊、黄耳、家犬。

【分布】 全国各地均有饲养。

【性味归经】 甘、咸，温，微毒。归肾经。

【功能主治】 补肾温阳，益精髓。用于肾虚身冷，妇人产后虚劳如疟者。

【用法用量】 内服：煮食，1～2 枚。

1423. 狗毛

【来源】 见“狗肾”条，药用部位为毛。

【性味归经】 咸，平。归心经。

【功能主治】 截疟，敛疮。用于疟疾，水火烫伤，难产，小儿夜啼。

【用法用量】 内服：烧存性研成粉末，3～6g。外用：烧存性研成粉末，用油涂敷，适量。

1424. 狗肉

【别名】 犬肉、黄耳肉、地羊肉、家犬肉、田犬肉、吠犬肉、食犬肉、狗脂。

【来源】 见“狗肾”条，药用部位为肉。

【性味归经】 咸、酸，温。归脾、胃、肾经。

【功能主治】 补脾暖胃，补中益气，温肾壮阳，填精。用于脾胃气虚，肾阳虚之腰痛膝软，阳萎，脘腹胀痛，浮肿，鼓胀。

【用法用量】 内服：煮食，250～500g。

1425. 狗骨

【别名】 犬骨。

【来源】 见“狗肾”条，药用部位为骨骼。

【性味归经】 辛、咸、甘，温。归心、肾、大肠经。

【功能主治】 补肾壮骨，祛风除湿活络，止血止痢，健脾，敛疮生肌。用于风湿关节疼痛，腰腿无力，四肢麻木，崩漏带下，久痢不止，外伤出血，小儿解颅，痈肿疮瘘，冻疮。

【用法用量】 内服：烧灰存性研成粉末，或浸酒，9～25g。外用：烧灰研成粉末调敷，适量；亦可制成狗骨胶服用或制成针剂注射用。

1426. 狗血

【别名】 犬血。

【来源】 见“狗肾”条，药用部位为血。

【性味归经】 咸，温。归心经。

【功能主治】 补虚益损，散瘀止血，定惊痫，解毒疗疮。用于虚劳吐血，惊风癫疾，下痢腹痛，疔疮恶肿。

【用法用量】 内服：煮食、热饮或酒冲，适量；入丸、散剂。外用：点眼或外涂患处，适量。

1427. 狗脑

【别名】 狗脑髓。

【来源】 见“狗肾”条，药用部位为脑。

【性味归经】 甘、咸，平。归肺、肝经。

【功能主治】 祛风止痛，解毒敛疮。用于风湿痹痛，头风头痛，鼻息肉，狂犬咬伤。

【用法用量】 内服：煎汤，0.5～1具。外用：捣敷，适量。

1428. 狗齿

【别名】 犬齿。

【来源】 见“狗肾”条，药用部位为牙齿。

【性味归经】 甘、咸，平，有小毒。归肝经。

【功能主治】 镇痉，祛风，解毒。用于癫痫，风痱，发背，痘疹。

【用法用量】 内服：磨汁，或烧灰研成粉末服，1～3。外用：烧存性研成粉末调敷，适量。

1429. 狗心

【来源】 见“狗肾”条，药用部位为心脏。

【性味归经】 甘、酸、咸，温。归心经。

【功能主治】 养心除烦安神，祛风，解毒。用于气郁不舒，心悸，狂犬咬伤，衄血，风痹，鼻衄，下部疮。

【用法用量】 内服：煮食或炖服，适量。外用：捣敷，适量。

1430. 狗宝

【别名】 狗结石。

【来源】 见“狗肾”条，药用部位为胃结石。

【性味归经】 甘、咸、微苦，平，有小毒。归心、肺、肝、胃经。

【功能主治】 降逆气，开郁结，消积，解疮毒。用于噎嗝，反胃，胸胁胀满，痈疽疔疮。

【用法用量】 内服：研成粉末服，1～2g；入丸、散剂。外用：研成粉末撒敷，适量。

1431. 狗鞭

【别名】 牡狗阴茎、狗精、犬阴、黄狗肾、狗肾、广狗肾。

【来源】 见“狗肾”条，药用部位为雄性狗带睾丸的阴茎。

【性味归经】 咸，温。归肾经。

【功能主治】 温肾壮阳，补益精髓。用于阳萎，遗精，不育，阴囊湿冷，虚寒带下，腰膝酸软，形体羸弱，产后体虚。

【用法用量】 内服：煎汤，3～10g；研成粉末，1.5～3g；入丸、散剂。

1432. 狗肝

【来源】 见“狗肾”条，药用部位为肝脏。

【性味归经】 甘、苦、咸，温。归心、肝、大肠经。

【功能主治】 明目，止泻痢，祛风止痉。用于夜盲，脚气攻心，下痢腹痛，狂犬咬伤。

【用法用量】 内服：煮食，适量。外用：捣涂，适量。

1433. 狗胆

【别名】 犬胆汁、犬胆、克节。

【来源】 见“狗肾”条，药用部位为胆。

【性味归经】 苦，寒，有小毒。归肝、胆经。

【功能主治】 清热解毒，清肝明目，止血活血。用于风热眼痛，目赤涩痒，消渴，鼻衄，吐血，衄血，聤耳，崩漏，跌打损伤，疮疡疥癣。

【用法用量】 内服：入丸剂，适量；鲜胆汁兑蜂蜜，或开水服。外用：涂敷，或滴眼，适量。

1434. 狗乳汁

【来源】 见“狗肾”条，药用部位为乳汁。

【性味归经】 甘、微咸，平。归肝、肾经。

【功能主治】 补虚，明目，生发。用于青盲，脱发。

【用法用量】 内服：用酒冲服，适量。外用：涂敷，适量。

1435. 狗头骨

【来源】 见“狗肾”条，药用部位为头骨。

【性味归经】 甘、酸，平。归肝、肾、大肠经。

【功能主治】 补虚，壮阳，止血，止痢，止带，解毒。用于久痢，遗精，崩中带下，头风目眩，创伤出血，痈疽疔疮，瘘疮，小儿解颅，小儿疳积。

【用法用量】 内服：烧存性研成粉末，用酒送下，3～6g。外用：烧存性研成粉末调敷，适量。

1436. 狗骨胶

【来源】 见“狗肾”条，药用部位为骨骼经熬制而成的胶块。

【性味归经】 咸，温。归肾经。

【功能主治】 祛风通络止痛，强筋健骨。用于风湿痹痛，四肢麻木，腰膝无力。

【用法用量】 内服：煎汤，或制成药酒用，5～10g。

1437. 狗蹄

【别名】 狗四足。

【来源】 见“狗肾”条，药用部位为蹄。

【性味归经】 甘、酸，平。归肝经。

【功能主治】 补虚通乳。用于妇女产后乳汁少，癫狂。

【用法用量】 内服：煮食，适量。

1438. 狐肉

【来源】 为犬科（Canidae）动物赤狐 *Vulpes vulpes*（Linnaeus）、南狐 *Vulpes vulpes hoole* Swinhoe 的肉。赤狐又称红狐、草狐、狐狸、龙狗、毛狗，南狐又称毛狗、蒲狗、白毛狗、白尾狗。

【分布】 狐狸分布于全国大部分地区，南狐分布于浙江、江西、福建、湖北、湖南、广西、广东、四川、云南等地。

【性味归经】 甘，温。归心、脾、胃、肾经。

【功能主治】 补虚暖中，镇静安神，祛风，解疮毒。用于虚劳羸瘦，虚寒腹痛，健忘，惊痫，癔病，痛风，疥疮。

【用法用量】 内服：煮食或煎汤，250~500g。

【类同品】 部分地区亦将同科动物沙狐 *Vulpes corsac* （Linnaeus）（分布于内蒙、宁夏、甘肃、新疆）、藏狐 *Vulpes ferrilata* （Hodgson）（分布于内蒙古、河北、山西、四川、青海、西藏）作为药用。

1439. 狐头

【别名】 狐头骨、南狐头骨、红狐头骨、赤狐头骨、草狐头骨、蒲狗头骨、毛狗头骨、白毛头骨、白尾狗。

【来源】 见“狐肉”条，药用部位为头骨。

【性味归经】 咸，凉。归肝经。

【功能主治】 补虚祛风，散结解毒。用于头晕，瘰疬。

【用法用量】 内服：浸酒，适量。外用：烧存性研成粉末调敷，适量。

【类同品】 见“狐肉”条。

1440. 狐肺

【别名】 南狐肺、红狐肺、赤狐肺、草狐肺、蒲狗肺、毛狗肺、白毛肺、白尾狗肺。

【来源】 见“狐肉”条，药用部位为肺。

【性味归经】 苦、辛，凉。归肺经。

【功能主治】 润肺解毒，止咳定喘。用于肺痨，肺痈，久咳虚喘。

【用法用量】 内服：煮服，50~100g；研成粉末服，3~9g。

【类同品】 见“狐肉”条。

1441. 狐心

【别名】　南狐心、红狐心、赤狐心、草狐心、蒲狗心、毛狗心、白毛狗心、白尾狗心。

【来源】　见“狐肉”条，药用部位为心。

【性味归经】　甘，平。归心、肾经。

【功能主治】　镇静安神，利尿消肿。用于癫狂，水肿，腹水。

【用法用量】　内服：煮食或煨食，1个。

【类同品】　见“狐肉”条。

1442. 狐肠

【别名】　野狐肠。

【来源】　见“狐肉”条，药用部位为肠。

【性味归经】　苦，微寒。归心、胃经。

【功能主治】　镇痉，止痛，解毒。用于惊风，心胃气痛，疥疮。

【用法用量】　内服：煅存性研成粉末服，3～9g。

【类同品】　见“狐肉”条。

1443. 狐肝

【别名】　南狐肝、红狐肝、赤狐肝、草狐肝、蒲狗肝、毛狗肝、白毛狗肝、白尾狗肝。

【来源】　见“狐肉”条，药用部位为肝。

【性味归经】　甘、苦，凉。归心、肝经。

【功能主治】　镇痉，安神，明目。用于破伤风，癫痫，半身不遂，心气痛，目昏不明。

【用法用量】　内服：阴干或烧灰研成粉末服，3～6g；入丸剂。

【类同品】　见“狐肉”条。

1444. 狐胆

【别名】 南狐胆、红狐胆、赤狐胆、草狐胆、蒲狗胆、毛狗胆、白毛狗胆、白尾狗胆。

【来源】 见“狐肉”条，药用部位为胆。

【性味归经】 苦，寒。归心、胃经。

【功能主治】 开窍镇惊，健胃，截疟。用于昏厥，癫痫，心痛，疟疾，食少纳呆。

【用法用量】 内服：阴干研成粉末服，1.5～3g；入丸剂。

【类同品】 见“狐肉”条。

1445. 狐四肢

【别名】 南狐四肢、红狐四肢、赤狐四肢、草狐四肢、蒲狗四肢、毛狗四肢、白毛狗四肢、白尾狗四肢。

【来源】 见“狐肉”条，药用部位为四肢。

【性味归经】 咸，平。归心、肝经。

【功能主治】 止血疗痔。用于痔漏下血。

【用法用量】 内服：入丸、散剂，适量。

【类同品】 见“狐肉”条。

1446. 貉肉

【别名】 狭貗肉、金毛獾肉、狸肉。

【来源】 为犬科（Canidae）动物貉 *Nyctereutes procyonoides*（Gray）的肉。又称狭貗、金毛獾、狸。

【分布】 华东、中南、东北各省、贵州、四川、云南。

【性味归经】 甘，温。归脾经。

【功能主治】 滋补强壮，健脾消疳。用于诸痨虚证，小儿疳积。

【用法用量】 内服：煮食，适量。

1447. 豺肉

【别名】 豺狗肉、猫狗肉、棒子狗肉、红豺肉、掏狗肉、红狗肉、马耳狗肉、马彪肉、红狼肉。

【来源】 为犬科（Canidae）动物豺 *Cuou alpinus*（Pallas）的肉。又称豺狗、红狼、赤狗。

【分布】 黑龙江、吉林、河北、新疆、西藏、云南、广西、广东、江苏、福建、四川。

【性味归经】 甘、苦、酸，温，有毒。归肝、脾经。

【功能主治】 补虚消积，行气散瘀消肿。用于虚劳体弱，病久虚羸，食积，跌打瘀肿，痔瘘。

【用法用量】 内服：煮食，50～100g。

1448. 豺皮

【别名】 豺狗皮、红狼皮。

【来源】 见“豺肉”条，药用部位为皮。

【性味归经】 苦，平，有毒。归心经。

【功能主治】 消积，解毒，定惊。用于脚气，冷痹，小儿夜啼，口齿生疮。

【用法用量】 内服：煮汁，或烧存性用酒调服，适量。外用：烧存性敷，适量。

1449. 熊胆

【别名】 铜胆、铁胆、菜花胆、罴胆、毛胆、油胆、黑瞎子胆、胆仁、金胆、墨胆、菜胆、扁胆、黄熊胆、猪熊胆、马熊胆、狗驼子胆、狗熊胆、登仓胆、棕熊胆、云胆、东胆、吊胆、黑熊胆、人熊胆。

【来源】 为熊科（Ursidae）动物棕熊 *Ursus arctos* Linnaeus、黑熊 *Selenaretos thibetanus*（G. Cuvier）的胆囊。棕熊又称罴、黄熊、马熊、人熊，黑熊又称熊、猪熊、狗熊、黑瞎子、登仓、狗驼子、月牙熊。

【分布】 棕熊分布于黑龙江、吉林、内蒙古、青海、西藏、甘肃、四川、新疆，黑熊分布于云南、西藏、吉林、辽宁、黑龙江、喜马拉亚山、陕西、甘肃、四川、贵州、云南、湖北、广东、广西、福建、江西、海南、台湾。

【性味归经】 苦，寒。归肝、胆、心、胃经。

【功能主治】 清热解毒，镇痉，平肝明目，杀虫止血，利胆，健胃。用于热病神昏，湿热黄疸，暑湿泻痢，热病惊痫，小儿惊痫，小儿疳积，蛔虫痛，目赤翳障，胃痛，喉痹，鼻蚀，疔痔恶疮，多种出血，痔漏。

【用法用量】 内服：入丸、散剂，0.2～0.5g。外用：研成粉末调敷或点眼，适量。

【类同品】 部分地区亦将同科动物马来熊 *Helarctos malayanus*（Raffles）（分布于云南、四川）、马熊 *Ursus pruinosus* Blyth（分布于我国东北、西南）作为药用。

1450. 熊骨

【来源】 见“熊胆”条，药用部位为骨骼。

【性味归经】 咸、微辛，温。归心、肝经。

【功能主治】 祛风除湿，定惊，强筋骨。用于风湿痹痛，小儿惊风。

【用法用量】 内服：煎汤，15～30g；浸酒，30～60g。外用：煎汤洗，适量。

【类同品】 见“熊胆”条。

1451. 熊脂

【别名】 熊白、熊油、俄此、俄罗此。

【来源】 见“熊胆”条，药用部位为脂肪油。

【性味归经】　甘，温。归脾、大肠、心经。

【功能主治】　除风湿，补虚损，强筋骨，消肿散结，消积，杀虫。用于风湿骨节疼痛，筋脉拘急，虚损羸瘦，腹中肿胀积聚，乳痛，胃痛，头癣，白秃，臁疮，面疮，癣。

【用法用量】　内服：和花椒熬炼后，用开水冲服，10～20g。外用：涂搽，适量。

【类同品】　见“熊胆”条。

1452. 熊掌

【别名】　熊蹯、俄乌补。

【来源】　见“熊胆”条，药用部位为足掌。

【性味归经】　甘、咸、辛，平。归脾、胃经。

【功能主治】　滋补气血，健脾胃，除风湿。用于脾胃虚弱，风寒湿痹，诸虚损证。

【用法用量】　内服：煮食，1只。

【类同品】　见“熊胆”条。

1453. 熊脑

【来源】　见“熊胆”条，药用部位为脑髓。

【性味归经】　咸，温。归肝经。

【功能主治】　清热，明目，止痉。用于头目晕眩，目翳，喉痹，阳黄，小儿惊风，耳鸣，耳聋，斑秃。

【用法用量】　内服：煮汤，15～30g。外用：涂搽，适量。

【类同品】　见“熊胆”条。

1454. 熊筋

【来源】　见“熊胆”条，药用部位为筋腱。

【性味归经】 甘，温。归肝经。

【功能主治】 补虚损，明目，强筋骨。用于目赤肿痛，肝肾亏虚之痿弱，风湿痹痛筋骨。

【用法用量】 内服：煮食，30～60g；浸酒。

【类同品】 见“熊胆”条。

1455. 熊肉

【别名】 黑瞎子肉、狗驼子肉、狗熊肉、月牙熊肉、马熊肉、峨什。

【来源】 见“熊胆”条，药用部位为肉。

【性味归经】 甘，温。归脾、肝、肾经。

【功能主治】 补虚损，强筋骨，解痉止痛。用于脚气，泄泻，风痹，手足不遂，筋脉挛急。

【用法用量】 内服：煮食，适量；炖服，100～200g。

【类同品】 见“熊胆”条。

1456. 熊肾鞭

【别名】 俄别列呷。

【来源】 见“熊胆”条，药用部位为雄性的阴茎与睾丸。

【性味归经】 咸，温。归肾经。

【功能主治】 壮阳补肾，益精强身。用于肾虚阳萎，冷寒身痛。

【用法用量】 内服：煮食或泡酒服，10～20g。

【类同品】 见“熊胆”条。

1457. 貂熊

【来源】 为引鼬科（Mustelidae）动物貂熊 *Culo gulo*（Linnaeus）除去内脏的全体。

【分布】 黑龙江、内蒙古、新疆。

【性味归经】　辛，温。归肝经。

【功能主治】　活血祛瘀，行气止痛。用于痛经，闭经。

【用法用量】　内服：煮食，适量。

1458. 貂尾

【别名】　紫貂尾、黑貂尾、黄貂尾、栗鼠尾、貂鼠尾、松狗尾。

【来源】　为鼬科（Mustelidae）动物紫貂 *Martes zibellina*（Linnaeus）的尾或皮毛。又称黑貂、栗鼠、貂鼠、松狗。

【分布】　黑龙江、吉林、辽宁、内蒙古、新疆。

【性味归经】　咸，平。归肺经。

【功能主治】　解毒，敛疮。用于冻疮。

【用法用量】　外用：烧存性研成粉末涂敷，或香油调搽，适量。

【类同品】　部分地区亦将同科动物黄喉貂 *Martes flavigula*（Bodduert）（分布于全国各地）作为药用。

1459. 香鼬

【别名】　香鼠子。

【来源】　为鼬科（Mustelidae）动物香鼬 *Mustela altaica*（Pallas）的肉。

【分布】　山西、甘肃、青海、西藏、黑龙江、吉林、辽宁、内蒙古、四川。

【性味归经】　辛、苦、甘，温。归心经。

【功能主治】　解毒。用于唇疮，食物或药物中毒。

【用法用量】　内服：烧存性研成粉末，6～15g；晾干研成粉末冲服，20～50g。

1460. 鼬鼠肉

【别名】 黄鼠狼肉、鼠狼肉、鼪鼠肉、地猴肉、黄猺肉、黄狼肉、黄皮子肉。

【来源】 为鼬科（Mustelidae）动物黄鼬 *Mustela sibirica*（Pallas）的肉。又称黄鼠狼、鼪鼠、地猴、鼪鼠、黄狼、黄皮子。

【分布】 除宁夏、青海、新疆外的全国各地。

【性味归经】 甘，温，有小毒。归肝、肺经。

【功能主治】 解毒，杀虫，缩尿，通淋。用于瘰疬，疮瘘，淋证，遗尿，疥癣。

【用法用量】 内服：烧存性研成粉末服，1.5～5g。外用：煎油涂；烧炭研成粉末撒，适量。

1461. 鼬鼠心肝

【来源】 见“鼬鼠肉”条，药用部位为心、肝。

【性味归经】 甘、微咸，温，有小毒。归心经。

【功能主治】 止痛。用于心腹痛。

【用法用量】 内服：焙干研成粉末服，1～2.5g。

1462. 鼬鼠胆

【别名】 黄鼬胆、黄皮子胆、黄狼胆、鼬鼠胆、布吉里节、黄鼠狼胆。

【来源】 见“鼬鼠肉”条，药用部位为胆。

【性味归经】 苦，寒。归肝、肺、脾经。

【功能主治】 消食化积，清热解毒。用于饮食积滞，臁疮湿疹，水痘。

【用法用量】 内服：鲜品以汁兑酒服用；干品研成粉末，兑酒服或用白开水送服。

1463. 水貂油

【来源】 为鼬科（Mustelidae）动物水貂 *Mustela vison*（Sehreber）的脂肪油。

【分布】 黑龙江，现全国各地有饲养。

【性味归经】 甘，平。归肺经。

【功能主治】 滋润肌肤。用于肌肤干燥。

【用法用量】 外用：涂抹，适量。

1464. 水貂心

【来源】 见“水貂油”条，药用部位为心。

【性味归经】 甘，温。归心经。

【功能主治】 止痛。用于真心痛。

【用法用量】 内服：煮食，适量。

1465. 艾虎肉

【别名】 马内猴肉、两头乌肉、地狗肉、臭狗子肉、黑脚鼬肉。

【来源】 为鼬科（Mustelidae）动物艾鼬 *Mustela eversmanni* Lesson 的肉。又称艾虎、两头乌、地狗、臭狗子、黑脚鼬、马内猴。

【分布】 东北、华北、甘肃、新疆、四川、西藏。

【性味归经】 甘，平。归肝经。

【功能主治】 祛风，镇痉，活血通络。用于癫痫，半身不遂。

【用法用量】 内服：煎汤，9～15g。外用：烟熏，适量。

1466. 艾虎脑

【来源】 见“艾虎肉”条，药用部位为脑髓。

【性味归经】 甘、咸、苦，微寒。归心、胃经。

【功能主治】 解毒。用于食物中毒，药物中毒。

【用法用量】 内服：煮食，20～50g。

1467. 獾油

【别名】 獾子油、天狗油、山狗油、猸子油、山獾油、山獭油、白鼻狸油、白额狸油、猪仔狸油、鱼鳅猫油、鱼鳅油、鼬獾油。

【来源】 为鼬科（Mustelidae）动物鼬獾 *Melogale moschata*（Gray）、狗獾 *Meles meles*（Linnaeus）的脂肪。鼬獾又称猸子、山獾、山獭、白猸白鼻狸，狗獾又称天狗、貆、狟子、山獭、山狗、獾。

【分布】 鼬獾分布于贵州、广东、浙江、安徽、福建、江西、江苏、湖南、湖北、陕西、四川、云南、广西、海南、台湾，狗獾分布于全国各省。

【性味归经】 甘，平。归脾、肺经。

【功能主治】 补中益气，润肤生肌，消肿止痛，清热解毒。用于中气不足之子宫脱垂，胃痛泛酸，半身不遂，咳血，关节疼痛，皮肤皲裂，痔疮，疥癣，斑秃，水火烫伤，冻疮。

【用法用量】 内服：溶化入汤剂，5～15g。外用：涂搽，适量。

1468. 獾肉

【来源】 见“獾油”条，药用部位为肉。

【性味归经】 甘、酸，平。归脾经。

【功能主治】 补中益气，祛风除湿，杀蛔虫。用于小儿疳积，风湿痹痛，腰腿痛，蛔虫腹痛。

【用法用量】 内服：煮食，适量。

1469. 貒肉

【别名】 獾肉、獾狆肉、地猪肉、沙獾肉、貒猪肉。

【来源】 为鼬科（Mustelidae）动物猪獾 *Arctonyx collaris* F. Cuvier 的肉。又称貒、獾、地猪、沙獾、獾猪、拱猪、川猪、串猪。

【分布】 西北、西南、华中、华南、华东各省及辽宁、河北、山西、河南、陕西、甘肃。

【性味归经】 酸，平。归肺、脾经。

【功能主治】 补脾胃，益气血，杀虫，利小便。用于虚劳羸瘦，水胀，久痢，小儿疳积，咳嗽。

【用法用量】 内服：煮食，适量。

1470. 貒膏

【别名】 貒脂、貒猪膏、猪獾油、貒油、巴威比、土猪油。

【来源】 见“貒肉”条，药用部位为脂肪油。

【性味归经】 辛、甘、咸，平。归肝、脾、肺经。

【功能主治】 润肺止咳，敛疮生肌，消肿解毒。用于肺痿，咳逆上气，水火烫伤，冻伤，秃疮顽癣，痔疮臁疮，梅毒，皮肤皲裂，咳血，咳逆上气等。

【用法用量】 内服：和酒饮，适量。外用：涂搽患部，适量。

1471. 貒骨

【别名】 土猪骨、猪獾骨、獾骨、獾狆骨、地猪骨、沙獾骨、拱猪骨、獾子骨、穿猪骨、汤猪骨、泯猪骨。

【来源】 见“貒肉”条，药用部位为骨骼。

【性味归经】 辛、酸，温。归肝、脾经。

【功能主治】　祛风湿止痛，止痒，止咳。用于风湿筋骨疼痛，皮肤瘙痒，咳嗽。

【用法用量】　内服：煎汤，20 ~ 50g；浸酒或炙黄研成粉末，15 ~25g。

1472. 獭骨

【别名】　水獭骨。

【来源】　为鼬科（Mustelidae）动物小爪水獭 *Aonyx cinerea*（Illiger.）、水獭 *Lutra lutra*（Linnaeus）、江獭 *Lutra perspicillata*（Geoffroy）的骨骼。小爪水獭又称小爪獭、水猫子，水獭又称獭、水狗、獭猫，江獭又称滑獭、咸水獭、海獭、印度水獭。

【分布】　小爪水獭分布于福建、台湾、四川、贵州、云南、广东、广西、海南，水獭分布于黑龙江、吉林、陕西、甘肃、浙江、福建、台湾、湖北、湖南、广东、广西、四川、云南、西藏，江獭分布于云南、广东。

【性味归经】　甘、咸，温。归肺、肝、肾经。

【功能主治】　消骨鲠，止呕吐，利水解毒。用于诸骨鲠喉，水积黄肿，恶疮，呕哕。

【用法用量】　内服：煎汤，10 ~ 20g；入丸、散剂。外用：研成粉末调敷，适量。

1473. 獭四足

【别名】　水獭四足、獭爪、獭猫爪。

【来源】　见“獭骨”条，药用部位为四足。

【性味归经】　咸、甘，平。归肺、肾、肝经。

【功能主治】　滋阴补虚，杀虫。用于手足皲裂，肺痨，阴虚咳嗽。

【用法用量】　内服：煎汤，9 ~ 12g；研成粉末调酒，3 ~ 6g。外用：研成粉末调搽，适量。

1474. 獭肝

【别名】　獭肝、水獭肝、獭猫肝、水狗肝。

【来源】　见“獭骨”条，药用部位为肝。

【性味归经】　甘、咸，寒。归肺、肝、肾经。

【功能主治】　益肺止嗽，补肝肾明目，养阴除热，止血。用于虚劳羸瘦，骨蒸劳热，潮热盗汗，肺虚咳嗽，肺痨，咯血，便血，痔疮下血，目翳，夜盲。

【用法用量】　内服：煎汤，3～6g；入丸、散剂。

1475. 獭皮毛

【别名】　水獭皮毛。

【来源】　见“獭骨”条，药用部位为皮毛。

【性味归经】　苦，凉。归肾、肺经。

【功能主治】　利水，解毒，止血。用于水肿，痔疮，水火烫伤，外伤出血。

【用法用量】　内服：煎汤，6～15g；烧灰研成粉末服，3～6g。外用：烧灰撒，适量。

1476. 獭肉

【来源】　见“獭骨”条，药用部位为肉。

【性味归经】　甘、咸，寒。归肺、肝经。

【功能主治】　滋阴清热，活血通经，利水消肿。用于虚劳咳嗽，劳热骨蒸，疫气温病，水肿胀满，二便秘涩，经闭。

【用法用量】　内服：煎汤，或炙干入散剂，适量。外用：煅存性研成粉末调敷，适量。

1477. 獭胆

【别名】 水獭胆。

【来源】 见“獭骨”条，药用部位为胆汁。

【性味归经】 苦，寒。归肝、肺经。

【功能主治】 明目退翳，清热解毒。用于翳膜遮睛，小儿发热咳嗽，金疮疼痛，瘰疬痰核。

【用法用量】 内服：煎汤，3～6g；入丸、散剂。外用：鲜汁或研成粉末，点眼或涂敷，适量。

1478. 獭尾（藏）

【别名】 水獭尾。

【来源】 见“獭骨”条，药用部位为尾。

【性味归经】 甘，温。归肾经。

【功能主治】 补肾壮阳。用于肾阳虚。

【用法用量】 内服：研成粉末，1～3g；入丸剂。

1479. 獭粪（藏）

【别名】 水獭粪。

【来源】 见“獭骨”条，药用部位为粪。

【性味归经】 微咸，温。归肝经。

【功能主治】 活血。用于胎宫病。

【用法用量】 内服：研成粉末服，1～3g；入丸剂。

1480. 灵猫香

【别名】 灵猫阴、心月狐、文狸香、灵狸香、类香、香狸香、香猫香、山狸香、九节狸香、麝香猫香、九江狸香、大灵猫香、小灵猫香、斑灵猫香、文狸香、灵狸香。

【来源】 为灵猫科（Veverridae）动物大灵猫 *Viverra zibetha*（Linnaeus）、小灵猫 *Viverricula indica*（Desmarest）的香腺囊中分泌物。大灵猫又称类、文狸、灵狸、灵猫、香狸、香猫、山狸、九节狸、九江狸、五间狸、送屎狸、五寸斑、七支狸、青鬃、禾狸、亚洲灵猫，小灵猫又称笔猫、斑灵猫、麝猫、七间狸、乌脚狸、包公狸、果子狸、香狸。

【分布】 大灵猫分布于浙江、安徽、江西、湖南、湖北、陕西、贵州、四川、云南、福建、广西、海南，小灵猫分布于秦岭东部各省、贵州、云南、台湾。

【性味归经】 辛，温。归心、肝经。

【功能主治】 开窍辟秽，行气活血，安神，止痛。用于心腹卒痛，梦寐不安，疝痛，骨折疼痛，虫蛇咬伤。

【用法用量】 内服：入丸、散剂，0.3～1g。外用：研成粉末调敷。或制成膏、酊剂等局部应用，适量。

【类同品】 部分地区亦将同科动物大斑灵猫 *Viverra megaspita*（Blyth）（分布于云南、广西）作为药用。

1481. 灵猫肉

【别名】 斑灵猫肉、香狸肉、笔猫肉、麝香猫肉、乌脚狸肉、耗貂肉、野猫肉、都什。

【来源】 见“灵猫香”条，药用部位为肉。

【性味归经】 甘，温。归脾、胃经。

【功能主治】 温中散寒，补肾助阳，除风湿，补虚生肌。用于脾胃虚寒，脘腹冷痛，肾阳虚之阳萎，风寒骨痛，体弱倦怠，疮疡，瘰疬，黄水疮，湿疹。

【用法用量】 内服：煮食，150～200g。

【类同品】 见“灵猫香”条。

1482. 花面狸肉

【来源】 为灵猫科（Veverridae）动物花面狸 *Paguma larvata*（Hamilton Smith）的肉。

【分布】 华东、华南各省、西南各省、华东、西北、西南各省区、海南、台湾、西藏、云南。

【性味归经】 甘，温。归脾、胃经。

【功能主治】 美容养颜，滋补。用于体虚。

【用法用量】 内服：煮食，适量。

1483. 草原斑猫肉

【来源】 为猫科（Felidae）动物草原斑猫 *Felis silvestris*（Schreber）的肉。

【分布】 新疆、甘肃、宁夏等地。

【性味归经】 甘，温。归脾、胃经。

【功能主治】 滋补祛风。用于久病体虚。

【用法用量】 内服：煮食，适量。

1484. 草原斑猫骨

【来源】 见“草原斑猫肉”条，药用部位为骨骼。

【性味归经】 咸，寒。归心经。

【功能主治】 解毒消肿，杀虫。用于痈疮肿毒，瘰疬。

【用法用量】 内服：煎汤，10～20g。

1485. 狸骨

【别名】　山狸子骨、豹猫骨、抓鸡虎、狸骨、野猫骨、狸猫骨、石虎骨。

【来源】　为猫科（Felidae）动物豹猫 *Felis bengalensis*（Kerr）的骨骼。又称狸、野猫、抓鸡虎、狸猫、山狸子、石虎。

【分布】　西南、东北、华北、华东、华中、华南各省及海南。

【性味归经】　辛、甘，温。归肝、肾经。

【功能主治】　祛风湿，壮筋骨，解毒杀虫，安神。用于风湿痹痛，心腹刺痛，噎隔，肠风下血，痔瘘，恶疮，瘰疬，失眠。

【用法用量】　内服：研成粉末冲服，15～30g；浸酒，或入丸、散剂，30～50g。外用：烧成灰敷，适量。

【类同品】　部分地区亦将同科动物金猫 *Catopuma temminckii* Vigors et Horsfield（又称亚洲金猫、乌云豹、红椿豹、芝麻豹、狸豹、原猫，分布于我国陕西、甘肃、四川、云南、西藏、湖北、广东、江西、安徽、福建等省区）作为药用。

1486. 狸肉

【别名】　野猫肉、狸猫肉。

【来源】　见“狸骨”条，药用部位为肉。

【性味归经】　甘，平。归大肠经。

【功能主治】　益气养血，止血，解毒散结。用于气血虚弱，肠风下血，痔漏，脱肛，瘰疬。

【用法用量】　内服：煮食，适量；煅存性研成粉末，冲服，3～6g；入丸、散剂。

1487. 狸阴茎

【来源】 见“狸骨”条，药用部位为阴茎。

【性味归经】 辛，温。归肝经。

【功能主治】 活血止痛。用于闭经。

【用法用量】 内服：烧灰研成粉末服，适量。

1488. 猫肉

【来源】 为猫科（Felidae）动物家猫 *Felis ocreata domestica*（Brisson）的肉。又称猫狸、家狸、乌圆。

【分布】 全国各地均有饲养。

【性味归经】 甘、酸，温。归肝、脾、肾经。

【功能主治】 补虚滋阴，祛风湿，解毒散结。用于虚劳体瘦，风湿痹痛，瘰疬，恶疮，水火烫伤。

【用法用量】 内服：煮食或煅存性研成粉末服，200～400g。外用：烧灰并研成粉末敷，适量。

1489. 猫皮毛

【来源】 见“猫肉”条，药用部位为皮毛。

【性味归经】 涩，平。归心经。

【功能主治】 消肿解毒，生肌敛疮。用于瘰疬，疮疡。

【用法用量】 外用：烧灰调涂，适量。

1490. 猫油

【别名】 猫膏。

【来源】 见“猫肉”条，药用部位为脂肪油。

【性味归经】 甘、微咸，平。归心经。

【功能主治】 清热解毒，止痛，生肌。用于水火烫伤，疮疡。

【用法用量】 外用：涂搽患处，适量。

1491. 猫头骨

【来源】 见“猫肉”条，药用部位为头或头骨。

【性味归经】 甘，温。归肺、心经。

【功能主治】 消痰定喘，散结解毒。用于痰多咳喘，心腹疼痛，牙疳，瘰疬，痈疽，痔疮。

【用法用量】 内服：烧存性研末用酒冲服，6～9g；入丸散剂。外用：烧灰研末调敷，适量。

1492. 猫眼睛

【来源】 见“猫肉”条，药用部位为眼睛。

【性味归经】 甘，平。归心、肝经。

【功能主治】 镇惊，明目。用于惊悸，目翳，癫痫等。

【用法用量】 内服：入丸、散剂，适量。

1493. 猫头

【来源】 见“猫肉”条，药用部位为头。

【性味归经】 甘，温。归肺、大肠经。

【功能主治】 解毒消肿。用于瘰疬，痈疽，恶疮，痔疮。

【用法用量】 内服：用酒或水冲服，10～15g。外用：调敷，适量。

1494. 猫血

【别名】 阿列斯。

【来源】 见“猫肉”条，药用部位为血。

【性味归经】 咸，温。归心经。

【功能主治】 定惊安神，逐痰散结，解毒。用于癫痫，乌头类中毒。

【用法用量】 内服：热饮，30～50ml。

1495. 猫肝

【别名】 猫狸肝、家狸肝、乌圆肝。

【来源】 见“猫肉”条，药用部位为肝脏。

【性味归经】 甘、苦，平。归肝、肺经。

【功能主治】 补虚，杀虫。用于咳喘，痨瘵，疟疾，喘息，虫疾。

【用法用量】 内服：煮食，适量；晒干研成粉末，用酒调服，9～12g。

1496. 猫胞衣

【别名】 猫胞、猫胎盘。

【来源】 见“猫肉”条，药用部位为胎盘。

【性味归经】 甘、酸，温。归肝、脾、胃经。

【功能主治】 理气降逆，解痉止痛。用于噎嗝反胃，呕吐不食，胃脘疼痛，不孕。

【用法用量】 内服：煮食，适量；焙干研成粉末，6～9g。

1497. 猫骨（藏）

【来源】　见“猫肉”条，药用部位为骨骼。

【性味归经】　甘，平。归肝、心经。

【功能主治】　解毒，消肿，杀虫。用于瘰疬，水肿，虫疾，阴疮。

【用法用量】　内服：研成粉末服，2～3g；入丸、散剂。外用：研成粉末撒或调敷，适量。

1498. 猫粪（藏）

【来源】　见“猫肉”条，药用部位为粪。

【性味归经】　咸，温。归心经。

【功能主治】　镇惊。用于癫狂。

【用法用量】　内服：研成粉末服，2～3g；入丸、散剂。

1499. 猫尾骨（藏）

【来源】　见“猫肉”条，药用部位为尾骨。

【性味归经】　甘，温。归肾经。

【功能主治】　补肾壮阳。用于肾阳虚之阳萎。

【用法用量】　内服：研成粉末服，2～3g；入丸、散剂。

1500. 金猫

【来源】　为猫科（Felidae）动物金猫 *Profelis temminchii*（Vigors）的肉。

【性味归经】　甘，温。归肾经。

【功能主治】　滋补壮阳。用于阳萎早泄。

【用法用量】 内服：煮食，适量。

1501. 猞猁肉

【别名】 马猞猁肉、林拽肉、猞猁狲肉、羊猞猁肉。

【来源】 为猫科（Felidae）动物猞猁 *Lynx lynx*（Linnaeus）的肉。又称马猞猁、林拽、猞猁狲、羊猞猁。

【分布】 黑龙江、吉林、辽宁、内蒙古、河北、山西、四川、甘肃、青海、西藏、新疆。

【性味归经】 甘，平。归心经。

【功能主治】 镇静止痉。用于癫痫。

【用法用量】 内服：煮食，适量。

1502. 猞猁肠

【来源】 见“猞猁肉”条，药用部位为肠。

【性味归经】 苦、咸，平。归胃、大肠经。

【功能主治】 止痛，止痢。用于腹中刺痛，腹痛腹泻，痢疾。

【用法用量】 内服：煮食，适量；入丸、散剂。

1503. 猞猁骨

【来源】 见“猞猁肉”条，药用部位为骨骼。

【性味归经】 甘，温。归心经。

【功能主治】 追风，定痛，镇惊。用于筋骨疼痛，风寒湿痹痛，癫痫，惊厥。

【用法用量】 内服：煎汤，3 ~ 5g。

1504. 豹骨

【别名】　川四腿、金钱豹骨、尖刺孔骨、银钱豹骨、文豹骨。

【来源】　为猫科（Felidae）动物云豹 *Neofelis nebulosa*（Griffich）、金钱豹 *Panthera* Pardus（Linnaeus）、雪豹 *Panthera uncin*（Schreber）的骨。云豹又称乌云豹、龟纹豹、艾豹、什豹、荷叶豹、樟豹，金钱豹又称豹、银钱豹、文豹，雪豹又称艾叶豹、打马热。

【分布】　云豹分布于台湾、长江以南和海南诸省，金钱豹分布于黑龙江、吉林、内蒙古、河北、山西、陕西，以及除山东、宁夏以外的黄河流域、长江以南各省，雪豹分布于内蒙古、新疆、青海、甘肃、四川、西藏、宁夏等地。

【性味归经】　辛、甘、咸，温。归肝、脾、肾经。

【功能主治】　祛风胜湿，追风定痛，强筋健骨，镇惊安神。用于风寒湿痹痛，筋骨疼痛，四肢痉挛麻木，腰膝酸楚无力，惊痫，小儿惊风抽搐。

【用法用量】　内服：煎汤，9～15g；烧灰研成粉末，冲服，1～3g；亦可浸酒服；入丸、散剂，适量。

1505. 豹肉

【别名】　程肉、失刺孙肉、金钱豹肉、银钱豹肉、文豹肉。

【来源】　见“豹骨”条，药用部位为肉。

【性味归经】　甘、酸，温。归肝、肾、胆经。

【功能主治】　补五脏，益气血，强筋骨。用于气血体弱，筋骨痿软，胆怯神衰。

【用法用量】　内服：煮食，适量。

1506. 豹油

【别名】 斯此油。

【来源】 见“豹骨”条，药用部位为脂肪。

【性味归经】 甘，温。归肝、肾经。

【功能主治】 消肿，生肌，散寒止痛，舒筋活血。用于水火烫伤，风湿疼痛，腰腿痛。

【用法用量】 外用：涂痛处、伤处，适量。

1507. 虎骨

【别名】 兔骨、伥兔骨、露犬骨、魑骨、文虫骨、陆虎遗尘、伯都骨、李父骨、李耳骨、於菟骨、大虫骨、炸虎骨、老虎骨、油虎骨、醋虎骨、虎邦骨、威骨。

【来源】 为猫科（Felidae）动物虎 *Panthera tigris*（Linnaeus）的骨。又称大虫、於菟、李耳。

【分布】 西藏、黑龙江、吉林、河北、河南、山西、甘肃、新疆、陕西、贵州、四川、湖南、湖北、江西、福建、广东、云南。

【性味归经】 辛，温。归肝、肾经。

【功能主治】 追风定痛，健骨，镇惊。用于风湿痹痛，四肢拘挛，腰脚不遂，惊悸癫痫。

【用法用量】 内服：煎汤，9～15g；用酒浸；入丸、散剂。

1508. 虎骨胶

【别名】 虎胶。

【来源】 见“虎骨”条，药用部位为骨骼煎熬而成的胶。

【性味归经】 咸，温。归肝经。

【功能主治】 杀虫，补益气血，强健筋骨。用于男子阴头疮急疽瘘，半身不遂，筋骨拘挛，四肢麻木而不能屈伸。

【用法用量】　内服：用黄酒烤化服或入丸剂，5～10g。

1509. 虎牙

【来源】　见“虎骨”条，药用部位为牙齿。

【性味归经】　咸，温。归心经。

【功能主治】　解毒。用于男性阴头疮，疽瘘，犬咬伤。

【用法用量】　内服：刮下粉末，用酒调服，适量。

1510. 虎爪

【来源】　见“虎骨”条，药用部位为爪。

【性味归经】　咸，温。归心经。

【功能主治】　解毒。用于脱骨疽。

【用法用量】　外用：磨醋抹患处，适量。

1511. 虎肉

【来源】　见“虎骨”条，药用部位为肉。

【性味归经】　甘、酸，温。归脾、胃经。

【功能主治】　补脾胃，益气力，壮筋骨。用于脾胃虚弱，恶心呕吐，疟疾。

【用法用量】　内服：煮食，适量。

1512. 虎肚

【来源】　见“虎骨”条，药用部位为肚。

【性味归经】　咸，温。归胃经。

【功能主治】 降逆止呕。用于反胃吐食。

【用法用量】 内服：煅存性入丸、散剂，适量。

1513. 虎肾

【来源】 见“虎骨”条，药用部位为肾。

【性味归经】 咸，温。归肝、肾经。

【功能主治】 散结。用于瘰疬。

【用法用量】 内服：入丸剂服，适量。

1514. 虎胆

【来源】 见“虎骨”条，药用部位为胆。

【性味归经】 苦，凉。归脾、胃、肝经。

【功能主治】 清热镇静，消积。用于小儿疳痢，小儿疳积，跌打损伤。

【用法用量】 内服：烘干研成粉末服，1～2g。

1515. 虎筋

【来源】 见“虎骨”条，药用部位为筋腱。

【性味归经】 甘，平。归肝、肾经。

【功能主治】 祛风舒筋。用于风湿痹证。

【用法用量】 内服：炖鸡食，适量。

1516. 虎眼睛

【别名】 虎睛、大虫眼睛。

【来源】 见“虎骨”条，药用部位为眼睛。

【性味归经】 甘，平。归心、肝经。
【功能主治】 镇惊，明目。用于惊悸，目翳，癫痫等。
【用法用量】 内服：入丸、散剂，适量。

1517. 虎膏

【别名】 虎油、虎脂。
【来源】 见“虎骨”条，药用部位为脂肪油。
【性味归经】 甘，平。归胃、大肠经。
【功能主治】 解毒，调胃。用于反胃，斑秃，痔疮下血。
【用法用量】 内服：用酒炖温服，适量。外用：涂敷，适量。

1518. 狮肉

【来源】 为猫科（Felidae）动物狮 *Panthera leo* Linnaeus 的肉。
【分布】 印度、非洲、美洲等地。
【性味归经】 咸、酸，温。归心经。
【功能主治】 镇静。用于癫狂。
【用法用量】 内服：煮食，适量。

1519. 海狗肾

【别名】 腽肭脐、腽肭兽肾、豽兽肾、海狗鞭、海狗阴茎、海豹肾、斑海豹肾、骨貀、骨讷、骨豽、貀兽、阿慈勃他。

【来源】 为海狮科（Otariidae）动物海狗 *Callorhinus ursinus*（Linnaeus）、海豹科（Phocidae）动物点斑海豹 *Phoca vitulina* L.、斑海豹 *Phoca largha* Pallas 的阴茎和睾丸。海狗又称腽肭兽、豽兽，斑海豹又称腽肭兽、海狗、普通海豹、港海豹。

【分布】 海狗偶见于渤海、黄海，点斑海豹分布于大连、秦皇岛、烟台等沿海，斑海豹分布于渤海沿海，偶见于黄海，东海。

【性味归经】 咸，热。归肾、肝经。

【功能主治】 温肾壮阳，填精补髓。用于肾阳虚之阳萎，遗精早泄，腰膝痿软，虚损劳伤，心腹疼痛。

【用法用量】 内服：煎汤，3～10g；用酒浸服；入丸、散剂。

【类同品】 部分地区亦将海豹科（Phocidae）动物髯海豹 *Erignathus barbatus*（Erxleben）（分布于东海）、环斑小头海豹 *Phoca hispida*（Schreber）（分布于黄海）作为药用。

1520. 海狗油

【别名】 海豹油、腽肭脂。

【来源】 见“海狗肾”条，药用部位为脂肪油。

【性味归经】 咸，热。归脾、肺、大肠经。

【功能主治】 降浊，蠲饮，滋肌肤。用于痰饮，肠鸣泄泻，冻疮，手足皲裂。

【用法用量】 内服：煎汤，3～9g；熬炼后冲服。外用：涂搽，适量。

1521. 海豹油

【来源】 为海豹科（Phocidae）动物斑海豹 *Phoca largha*（Pallas）的脂肪油。

【性味归经】 咸，热。归脾、肺、大肠经。

【功能主治】 降浊，滋肌肤。用于痰饮，肠鸣，冻疮，皲裂。

【用法用量】 内服：煎汤，3～9g。外用：涂搽，适量。

【类同品】 见“海狗肾”条。

1522. 象皮

【别名】 亚州象皮、印度象皮、非州象皮、象皮粉、大象皮。

【来源】 为象科（Elephantidae）动物亚洲象 *Elaphas maximus*（Linnaeus）的皮。又称印度象、野象、老象、大象。

【分布】 云南。

【性味归经】 甘、咸，温。归心、脾、膀胱经。

【功能主治】 止血敛疮，祛腐生肌。用于外伤出血，一切创伤及溃疡久不收口，褥疮。

【用法用量】 内服：入丸、散剂，5～10g。外用：熬膏贴或研成粉末调敷，适量。

【类同品】 部分地区亦将同科动物非洲象 *Elephas africanus* Blumenbach（分布于非洲）作为药用。

1523. 象肉

【来源】 见“象皮”条，药用部位为肉。

【性味归经】 甘、淡，平。归肾、膀胱经，

【功能主治】 疗疮，利小便。用于水肿，秃疮。

【用法用量】 内服：煮食，适量。外用：烧灰和油涂之，适量。

【类同品】 见“象皮”条。

1524. 象骨

【来源】 见“象皮”条，药用部位为骨骼。

【性味归经】 甘、淡，平。归心、脾、胃经。

【功能主治】 降逆，止泻，解毒生肌。用于胃热呕吐，心腹胀满，呕吐，泄泻，便下脓血，臁疮。

【用法用量】 内服：炒后水煎汤，100～200g；烧灰用酒服，3～6g。外用：烧灰涂敷，适量。

【类同品】 见“象皮”条。

1525. 象牙

【来源】 见“象皮”条，药用部位为牙。

【性味归经】 甘，寒。归心、肾经。

【功能主治】 清热镇惊，解毒生肌。用于癫痫，惊风，骨蒸劳热，痈肿疮毒，咽喉肿痛，痔漏，外伤出血。

【用法用量】 内服：研成粉末服，1.5～3g；磨汁；入丸、散剂，5～10g。外用：磨汁或研成粉末调敷，适量。

【类同品】 见“象皮”条。

1526. 象胆

【来源】 见“象皮”条，药用部位为肝管末端的膨大部分。

【性味归经】 苦，寒，有小毒。归肝、脾经。

【功能主治】 清肝明目，解毒消肿。用于目生翳障，小儿疳积，口臭，疮肿。

【用法用量】 内服：入丸剂，0.3～1g。外用：点眼或涂搽，适量。

【类同品】 见“象皮”条。

1527. 儒艮脂

【别名】 牛鱼、引鱼、人鱼、海牛、海马。

【来源】 为儒艮科（Dugongidae）动物儒艮 *Dugong dugan*（Müller）的脂肪油。又称人鱼。

【分布】 台湾、广东、海南、广西等地沿海。

【性味归经】 甘，温。归肺、脾、胃经。

【功能主治】 滋补强壮，补虚。用于肺病者，体质虚弱者。

【用法用量】 内服：煎汤，或用开水冲服，3～6g。

1528. 野马肉

【来源】 为马科（Equidae）动物野马 *Equus przewalskii*（Poliakov）的肉。

【分布】 内蒙古、甘肃、新疆等地。

【性味归经】 甘、辛，平，有小毒。归肝经。

【功能主治】 镇静，祛风湿，壮筋骨。用于癫痫，风湿痹证。

【用法用量】 内服：煮食、腌腊食之，或作羹粥均可，适量。

1529. 马宝

【别名】 鲊答、马粪石、石粪、赭丹、马结石、鲊荅。

【来源】 为马科（Equidae）动物马 *Equus caballus*（Cinnaeus）的胃肠道结石。又称骘、儿，牝马又称骆、骒、草，根据年龄不同又有驹、驹、駣、驸。

【分布】 全国各地。

【性味归经】 甘、咸、微苦，凉，有小毒。归心、肝经。

【功能主治】 镇惊化痰，止血，清热解毒。用于高热抽搐，惊风癫痫，神昏，吐血，衄血，痰热咳嗽，恶疮肿毒。

【用法用量】 内服：研成粉末服，0.5～1.5g。

1530. 马皮

【来源】 见“马宝”条，药用部位为皮。

【性味归经】 酸、咸，平。归肺经。

【功能主治】 杀虫止痒。用于秃疮，牛皮癣。

【用法用量】 外用：烧灰调敷，适量。

1531. 马骨

【来源】 见“马宝”条，药用部位为骨骼。

【性味归经】 甘，凉。归肝、胆、肺经。

【功能主治】 醒神，解毒敛疮。用于嗜睡，头疮，耳疮，臁疮溃烂，阴疮，胆虚不眠，胆热多眠，半身不遂。

【用法用量】 内服：煎汤，10～20g；研成粉末，和蜜制成丸剂；烧灰，入丸、散剂。外用：烧灰研成粉末和醋，或用油调制，敷患处，适量。

1532. 马齿

【别名】 马牙。

【来源】 见“马宝”条，药用部位为牙齿。

【性味归经】 甘，平，有小毒。归肝、心经。

【功能主治】 镇惊息风，解毒止痛。用于小儿惊痫，痈疮疔疽，内痈，牙痛。

【用法用量】 内服：煅存性研成粉末服，1～3g；用水磨汁服。外用：烧灰研成粉末，调敷，适量。

1533. 马鬃

【别名】 马鬐毛、马毛、马毦、马尾、马鬐、鬐毛、马騌。

【来源】 见“马宝”条，药用部位为鬃毛或尾毛。

【性味归经】 涩，平。归肝、心经。

【功能主治】 清热止痉，止血止带，解毒敛疮。用于小儿惊痫，崩漏带下，痈疮肿毒。

【用法用量】 内服：烧灰研成粉末服，入丸、散剂，1～3g。外用：烧灰研成粉末敷，适量。

1534. 马鬃膏

【别名】　马膏、马脂、马鬐头膏。

【来源】　见“马宝”条，药用部位为项上的皮下脂肪。

【性味归经】　甘，平。归肺经。

【功能主治】　生发，润肤，祛风。用于脱发，斑秃，皮肤、手足皲裂，口眼歪斜。

【用法用量】　外用：涂搽，适量。

1535. 马心

【来源】　见“马宝”条，药用部位为心脏。

【性味归经】　甘、咸，平。归心经。

【功能主治】　养心安神。用于心悸，失眠，健忘。

【用法用量】　内服：炖服；烘干研成粉末服，适量。

1536. 马肝

【来源】　见“马宝”条，药用部位为肝。

【性味归经】　甘、苦，平，有毒。归肝经。

【功能主治】　活血通经。用于闭经，心腹滞闷，四肢疼痛。

【用法用量】　内服：炙干研成粉末服，用酒调服，3～6g。

1537. 白马茎

【别名】　白马阴茎。

【来源】　见“马宝”条，药用部位为雄性外生殖器。

【性味归经】　甘、咸，温。归肾经。

【功能主治】 补肾阳，益精血。用于肾阳虚之阳萎，精亏不育，虚弱羸瘦，小儿惊痫。

【用法用量】 内服：入丸剂，6～9g。

1538. 马乳

【来源】 见“马宝”条，药用部位为乳汁。

【性味归经】 甘，凉。归肝、肾经。

【功能主治】 补血润燥，清热止渴。用于血虚烦热，虚劳骨蒸，消渴，牙疳。

【用法用量】 内服：热饮，125～250g。

1539. 马肉

【来源】 见“马宝”条，药用部位为肉。

【性味归经】 甘、酸、辛，微寒。归肾、肝、脾、胃经。

【功能主治】 强壮腰脊，滋补，除热。用于筋骨无力，体质虚弱，肠中热，痿痹，疮毒，头疮，斑秃。

【用法用量】 内服：煮食，适量。外用：煮汁洗或研成粉末调敷。

1540. 马胞衣

【别名】 驹胞衣、马胎、马胎衣。

【来源】 见“马宝”条，药用部位为胞衣。

【性味归经】 咸，温。归肝、肾经。

【功能主治】 温肾壮阳益精，补血行血，调经止痛。用于月经不调，闭经，崩漏，带下，风湿痹痛，腰痛，肩痛，背痛。

【用法用量】 内服：煅存性研成粉末，6～9g。

1541. 马悬蹄

【来源】 见“马宝”条，药用部位为足部倒悬不着地的小蹄。

【性味归经】 甘，平。归肝、肾经。

【功能主治】 养血润澡，清热止渴，定惊止痉，止血，止痛。用于血虚烦热，虚劳骨蒸，消渴，牙疳，惊风，癫痫，衄血，龋齿疼痛。

【用法用量】 内服：烧灰研成粉末服，1～2g。外用：塞牙，适量。

1542. 马蹄甲

【别名】 马蹄、悬蹄、矛仁–图古烈。

【来源】 见“马宝”条，药用部位为蹄甲。

【性味归经】 甘，平。归肝、大肠、肺经。

【功能主治】 定惊止痛，活血止血，止带，解毒。用于惊风，癫痫，跌打损伤，齿痛，牙疳，崩漏带下，肠痈，湿疹，秃疮，疥癣，脓疱疮。

【用法用量】 内服：烧灰研成粉末服，1～2g；入丸、散剂。外用：烧灰研成粉末调敷，适量。

1543. 阿胶

【别名】 傅致胶、盆覆胶、驴皮胶、阿胶珠、胶珠、盆胶、乌胶、驴胶、显明犯、覆盆胶、坌胶、胪皮胶、东阿胶、药料胶。

【来源】 为马科（Equidae）动物驴 *Equus asinus*（Linnaeus）去毛的皮熬制成的胶块。又称毛驴、家驴。

【分布】 全国各地有饲养。

【性味归经】 甘，平。归肝、肺、肾、心经。

【功能主治】 补血，止血，滋阴润燥，安胎。用于血虚证，肺痨咳血，吐血，衄血，尿血，便血，血痢，月经不调，崩漏，胎漏，心烦失眠，肺燥干咳，虚风内动之惊厥抽搐，心悸。

【用法用量】 内服：烊化兑服，5～10g；炒阿胶，入汤、丸、散剂。外用：研成粉末撒敷，适量；制成栓剂。

1544. 驴毛

【来源】 见“阿胶”条，药用部位为毛。

【性味归经】 辛，平。归肺经。

【功能主治】 祛风止痉。用于头风头痛。

【用法用量】 内服：炒焦研成粉末服，3～6g；用酒浸服。忌陈仓米、麦面等。

【类同品】 部分地区亦将同科动物野驴 *Equus hemionus* Pallas（分布于甘肃、新疆、西藏、青海、四川）作为药用。

1545. 驴肉

【别名】 毛驴肉、漠骊肉。

【来源】 见“阿胶”条，药用部位为肉。

【性味归经】 甘、酸，平。归心、肝经。

【功能主治】 益气补血。用于虚劳羸瘦，风眩，心烦。

【用法用量】 内服：煮食，适量。

1546. 驴血（蒙）

【别名】 泵日哈。

【来源】 见“阿胶”条，药用部位为血。

【性味归经】 咸，温。归心、肝经。

【功能主治】 补虚，祛风。用于体虚，风湿痹证，痛风。

【用法用量】 内服：热饮，5～15ml。

1547. 驴舌（藏）

【别名】　同坎、普热那间、多吉那间、该钦、出乌土占、知桑。

【来源】　见“阿胶”条，药用部位为舌。

【性味归经】　甘，温。归大肠经。

【功能主治】　止泻。用于腹泻。

【用法用量】　内服：研成粉末服，20～50g；入丸、散剂。

1548. 驴骨

【来源】　见“阿胶”条，药用部位为骨骼。。

【性味归经】　辛、咸、甘，平。归肺、肾经。

【功能主治】　补肾滋阴，强筋壮骨。用于小儿解颅，消渴。

【用法用量】　内服：煎汤，适量。外用：煎汤，浸洗或烧灰和油外涂，适量。

【类同品】　见“驴毛”条。

1549. 驴脂

【别名】　驴膏。

【来源】　见“阿胶”条，药用部位为脂肪。

【性味归经】　辛、苦、甘，平。归肺、肝、肾经。

【功能主治】　润肺止咳，解毒消肿，祛风。用于咳嗽上气，耳聋，恶疮，疥癣，风肿。

【用法用量】　内服：用温酒调服，3～6g；入丸剂。外用：滴耳点目或涂敷，适量。

【类同品】　见“驴毛”条。

1550. 驴头

【来源】 见“阿胶”条，药用部位为头。

【性味归经】 甘，平。归肺、肝、胆、肾经。

【功能主治】 祛风止痉，疏风清利头目，解毒生津。用于中风头眩，消渴，黄疸。

【用法用量】 内服：煮食，适量。

【类同品】 见“驴毛”条。

1551. 驴鞭

【别名】 驴阴茎、驴三件、驴肾。

【来源】 见“阿胶”条，药用部位为雄性外生殖器。

【性味归经】 甘、咸，温。归肝、肾、脾、肺经。

【功能主治】 补肾壮阳，强筋壮骨。用于肾阳虚之阳萎阴冷，筋骨酸软，骨结核，骨髓炎，妇女气血亏虚，乳汁不足。

【用法用量】 内服：煎汤，9～15g；入丸剂。

【类同品】 见“驴毛”条。

1552. 驴乳

【来源】 见“阿胶”条，药用部位为乳汁。

【性味归经】 甘，寒。归肺、胃、肝经。

【功能主治】 清热解毒，养阴，润燥止渴。用于黄疸，小儿热毒，风热赤眼，消渴，小儿惊痫。

【用法用量】 内服：热饮，100～200ml。外用：点眼或浸泡；或涂搽，适量。

【类同品】 见“驴毛”条。

1553. 驴蹄

【来源】 见“阿胶”条，药用部位为蹄甲。

【性味归经】 辛、苦、甘，平。归肺、胃经。

【功能主治】 解毒消肿透脓。用于痈疽疮疡，消化性溃疡，疟疾。

【用法用量】 内服：煎汤，15～30g；入丸剂；研成粉末，1～3g。外用：烧灰，和油敷患处或干掺，适量。

【类同品】 见“驴毛”条。

1554. 野驴肉

【来源】 为马科（Equidae）动物野驴 *Equus hemionus* Pallas 的肉。

【性味归经】 甘，温。归肾经。

【功能主治】 滋阴壮阳，强身健体。用于体虚久病。

【用法用量】 内服：煮食，适量。

1555. 野驴胶

【来源】 见“野驴肉”条，药用部位为皮加工制成的胶。

【性味归经】 甘，平。归心、肺经。

【功能主治】 滋阴养血，止血安胎。用于眩晕，心悸，肺燥咳嗽，咳喘，胎动不安。

【用法用量】 内服：烊化兑服，5～15g。

1556. 野驴血

【来源】 见“野驴肉”条，药用部位为血。

【性味归经】 甘，温。归心、肾经。

【功能主治】 滋阴壮阳，强身健体。用于久病体虚。

【用法用量】 内服：热饮，10～20ml。

1557. 野驴肾

【来源】 见“野驴肉”条，药用部位为阴茎及睾丸。

【性味归经】 甘，平。归肾经。

【功能主治】 滋阴壮阳，强身健体。用于阳萎，阴冷，头晕，骨结核。

【用法用量】 内服：入丸、散剂，5～15g。

1558. 野驴喉头

【来源】 见“野驴肉”条，药用部位为喉头。

【性味归经】 甘，温。归肾经。

【功能主治】 滋阴壮阳，强身健体。用于久病体虚。

【用法用量】 内服：煮食，1～2 个。

1559. 骡宝

【别名】 駃騠宝、马骡宝、驴骡宝。

【来源】 为马科（Equidae）动物骡［*Equus asinus Linneaus*（♂）×*Equus caballus orientalis* Noack（♀）］或驮骒［*Equus caballus orientalis* Noack（♂）×*Equus asinus* Linneaus（♀）］的胃结石。骡又称马螺，驮骒又称驴骡。

【分布】 骡全国各地均有饲养，马夫马是主要饲养于华北。

【性味归经】 甘、微咸，平。归心、肺、脾经。

【功能主治】 清热定惊，解毒消肿，化痰。用于痈疽疮疡，小儿急惊风，痰热内蕴，癫痫，谵语，吐血，衄血。

【用法用量】 内服：研成粉末服，0.9～3g；泡酒服用。外用：研成粉末调敷，适量。

1560. 骡蹄甲

【别名】　駃騠宝、马骡宝、驴骡宝。

【来源】　为马科（Equidae）动物骡［Equus asinus Linneaus（♂）× Equus caballus orientalis Noack（♀）］的蹄甲。

【性味归经】　甘、辛，平。归肝经。

【功能主治】　祛风，通络。用于关节疼痛，类风湿性关节炎，难产。

【用法用量】　内服：研成粉末服，6～10g；烧成灰，1～3g。

1561. 犀角

【别名】　低密、乌犀角、香犀角、通天犀角、斑犀、黑暗、生犀、犀角粉、白犀角、黑犀角、印度犀角、爪哇犀角、苏门犀角、独角犀角、双角犀角、方吻犀角、犀角尖、亚洲犀角、非洲犀角、犀牛角、兕角、凹角、奴角、毗沙拿、柱角、天马角、暹罗角、低云、广角。

【来源】　为犀科（Rhinocerotidae）动物印度犀 *Rhinoceros unicornis*（Linnaeus）、爪哇犀 *Rhinoceros sondaicus*（Desmarest）、苏门犀 *Rhinoceros sumatrensis*（Cuvier）、黑犀 *Rhinoceros bicornis* L.、白犀 *Rhinoceros simus* Cottoni 的角。印度犀又称独角犀，爪哇犀又称小独角犀，苏门犀又称又角犀、黑犀又称又角犀，白犀又称方吻犀。

【分布】　印度犀分布于尼泊尔、印度，爪哇犀分布于爪哇，苏门犀分布于缅甸、泰国、马来西来、印尼，黑犀分布于非洲各地，白犀分布于非洲草原。

【性味归经】　酸、咸，寒。归心、胆经。

【功能主治】　清热凉血，定惊，解毒。用于温热入血分，惊狂，烦躁，谵妄，斑疹，发黄，吐血，衄血，下血，痈疽肿毒。

【用法用量】　内服：煎汤，1.5～6g；磨汁或研成粉末，0.9～1.8g；入丸、散剂。外用：磨汁涂，适量。

1562. 犀牛皮

【别名】 犀皮。

【来源】 见“犀角”条，药用部位为皮。

【性味归经】 辛，平。归心、肝经。

【功能主治】 祛风，活血，解毒。用于痈疮肿毒。

【用法用量】 内服：煮食或煎汤，4.5～9g。

1563. 犀肉

【来源】 见“犀角”条，药用部位为皮。

【性味归经】 甘，微温。归肺、大肠经。

【功能主治】 解毒。用于血痢，蛇兽咬伤。

【用法用量】 内服：煮食，适量。

1564. 野猪胆

【别名】 山猪胆、野彘胆、俄里节。

【来源】 为猪科（Suidae）动物野猪 *Sus scrofa*（Linnaeus）的胆。又称野彘、山猪。

【分布】 山西、河北、河南、陕西、湖北、安徽、四川、甘肃、辽宁、吉林、黑龙江、新疆、内蒙、台湾，以及华东、华南、西南等地。

【性味归经】 咸、苦，寒。归肝、肺经。

【功能主治】 镇惊，清热凉血，解毒生肌，平喘化痰。用于癫痫，小儿疳积，目赤肿痛，痈疮肿毒，水火烫伤，跌打损伤，哮喘。

【用法用量】 内服：研成粉末，或取汁冲服，1～3g。外用：涂敷，适量。

1565. 野猪肉

【别名】　野彘肉。

【来源】　见“野猪胆”条，药用部位为肉。

【性味归经】　甘、咸，平。归脾、肾、肝、大肠经。

【功能主治】　益五脏，清热凉血，定惊。用于虚弱羸瘦，肠风下血，便血，痔疮出血，癫痫。

【用法用量】　内服：做羹或煮食，50～250g；亦可将野猪肉晒干捣碎用。

1566. 野猪皮

【来源】　见“野猪胆”条，药用部位为皮。

【性味归经】　甘、咸，平。归肺经。

【功能主治】　解毒生肌，托疮。用于鼠瘘，恶疮，疥癣。

【用法用量】　内服：烧成灰冲服，3～9g。外用：烧成灰调敷，适量。

1567. 野猪血

【来源】　见“野猪胆”条，药用部位为血。

【性味归经】　甘、咸，平。归肝、胃经。

【功能主治】　解毒，和胃。用于中毒性肝脏损害，胃溃疡，胃痉挛。

【用法用量】　内服：煮成块晒干，研成细粉末，3～6g。

1568. 野猪脂

【别名】　野猪膏。

【来源】　见“野猪胆”条，药用部位为脂肪。

【性味归经】 甘、咸，平。归肝、肺经。
【功能主治】 补虚养颜，祛风解毒。用于产后无乳，肿毒疮癣。
【用法用量】 内服：熬油酒冲，适量。外用：涂敷，适量。

1569. 野猪舌（藏）

【来源】 见“野猪胆”条，药用部位为舌。
【性味归经】 甘，凉。归肾经。
【功能主治】 补虚。用于体虚。
【用法用量】 内服：研成粉末服，1～3g。

1570. 野猪头骨

【来源】 见“野猪胆”条，药用部位为头骨。
【性味归经】 咸，平。归脾、肾经。
【功能主治】 截疟，利水。用于疟疾，水肿。
【用法用量】 内服：煎汤，100～500g；烧成炭研成粉末，冲服。

1571. 野猪骨髓

【来源】 见“野猪胆”条，药用部位为骨髓。
【性味归经】 甘、咸，平。归心、肾经。
【功能主治】 养血生发。用于脱发。
【用法用量】 内服：捣碎服用，适量。

1572. 野猪粪

【别名】 野彘粪、黑冰片。
【来源】 见“野猪胆”条，药用部位为粪便。

【性味归经】　辛、涩，寒。归脾、胃经。

【功能主治】　消食，清湿除黄。用于消化不良，胃肠积滞，流行瘟疫，黄疸，水肿，脚气。

【用法用量】　内服：研成粉末服，5～15g；入散剂，2～3g。

1573. 野猪齿

【来源】　见“野猪胆”条，药用部位为齿。

【性味归经】　咸，平。归心经。

【功能主治】　解毒。用于蛇虫咬伤。

【用法用量】　内服：烧成灰服，3～6g。

1574. 野猪黄

【来源】　见“野猪胆”条，药用部位为胆囊中的结石。

【性味归经】　辛、甘、苦，平。归心、肝经。

【功能主治】　清热解毒，息风镇惊，疗疮。用于癫痫，惊风，血痢，金疮。

【用法用量】　内服：研成粉末服，0.15～0.3g。外用：研成粉末敷，适量。

1575. 野猪外肾

【别名】　野彘、野猪香。

【来源】　见“野猪胆”条，药用部位为连皮睾丸。

【性味归经】　甘，温。归肾、大肠经。

【功能主治】　壮阳，止血止带。用于肾阳虚，血崩，肠风下血，血痢，带下。

【用法用量】　内服：烧存性研成粉末服，3～9g。

1576. 野猪蹄

【来源】 见“野猪胆”条，药用部位为蹄。

【性味归经】 甘，平。归心经。

【功能主治】 祛风通痹，解毒托疮。用于风湿痹，痈疽不敛，瘘疮。

【用法用量】 内服：煨食或煮食，50～250g。

1577. 猪胆

【别名】 苦胆汁、猪胆汁。

【来源】 为猪科（Suidae）动物猪 *Sus scrofa domestica*（Brisson）的胆。

【分布】 全国各地均有饲养。

【性味归经】 苦，寒。归肝、胆、肺、大肠经。

【功能主治】 清热解毒，润燥。用于热病烦渴，大便秘结，消化不良，聤耳，咳喘，目赤，目翳，泄痢，黄疸，痈疽疔疮，鼠瘘，湿疹，头癣，痔疮，胃炎，肝炎，小儿肺炎，慢性支气管炎，百日咳，高血压。

【用法用量】 内服：煎汤6～9g；取汁冲，每次3～6g；入丸、散剂。外用：涂敷、点眼或灌肠，适量。

1578. 猪肤

【别名】 猪皮。

【来源】 见“猪胆”条，药用部位为皮肤。

【性味归经】 甘，凉。归肾经。

【功能主治】 清虚热，利咽喉，止血。用于下痢，心烦，咽痛失音，吐血，月经不调，崩漏，原发性血小板减少性紫癜，再生障碍性贫血等各种出血，试用于移植烧伤创面。

【用法用量】 内服：煮食或煎汤，20～50g。外用：外敷，适量；取新鲜猪皮经处理后，待植皮用。

1579. 猪毛

【别名】　猪䑋。

【来源】　见“猪胆”条，药用部位为毛。

【性味归经】　甘、涩，平。归脾、肺经。

【功能主治】　温经止血，燥湿。用于崩漏，水火烫伤，赤白带下。

【用法用量】　内服：烧灰研成粉末，用酒冲服，3～9g。外用：烧成灰用油调涂，适量。

1580. 猪肉

【来源】　见“猪胆”条，药用部位为肉。

【性味归经】　甘、咸，平。归脾、胃、肾经。

【功能主治】　补肾健脾，养血润燥，滋阴生津。用于体虚羸瘦，虚肿，体虚眩晕，热病伤津，燥咳，消渴，便秘，痔疮，创伤感染。

【用法用量】　内服：煮食，30～60g，外用：贴敷，适量。

1581. 猪骨

【别名】　腊猪骨。

【来源】　见“猪胆”条，药用部位为骨骼。

【性味归经】　甘、涩，平。归肝、肾经。

【功能主治】　滋养补肾，强筋骨，解毒，杀虫止痢。用于消渴，肺痨，下痢，疮癣，红白痢，浸淫诸疮，疥癣，痘疹。

【用法用量】　内服：煎汤，50～150g；研成粉末服，10～20g。外用：烧成灰调敷，适量。

1582. 猪血

【来源】 见“猪胆”条，药用部位为血液。

【性味归经】 咸，平。归心、肾、肝经。

【功能主治】 补血养心，息风镇惊，下气。用于头风眩晕，癫痫，惊风，中满腹胀，奔豚气逆，嘈杂。

【用法用量】 内服：研成粉末服用，3～9g；煮食，适量。外用：取鲜血涂敷；或用干燥粉末喷撒，适量。

1583. 猪髓

【别名】 豕髓。

【来源】 见“猪胆”条，药用部位为脊髓或骨髓。

【性味归经】 甘，寒。归肾经。

【功能主治】 益髓滋阴，生肌。用于骨蒸痨热，带浊遗精，腰膝酸软，四肢无力，小儿脐肿，消渴，疮疡。

【用法用量】 内服：煎汤，50～200g；入丸剂。外用：捣敷，适量。

1584. 猪脂膏

【别名】 猪膏、猪脂油、猪脂、猪肪膏、豚脂、板油、猪脂肪。

【来源】 见“猪胆”条，药用部位为脂肪油。

【性味归经】 甘，凉。归肺、大肠经。

【功能主治】 补虚滋阴润燥，利尿，清热解毒。用虚劳羸瘦，咳嗽，黄疸，便秘，小便不通，皮肤皲裂，疮疡，产后虚汗，水火烫伤。

【用法用量】 内服：煎汤，或熬成膏，30～90g；入丸剂。外用：用膏涂敷，适量。

1585. 猪脑

【别名】 猪脑髓。

【来源】 见“猪胆”条，药用部位为脑髓。

【性味归经】 甘，寒。归心、脾、肝、肾经。

【功能主治】 补益脑髓，息风，润燥，生肌。用于内伤头痛，头风，眩晕，失眠，手足皲裂，痈肿，冻疮。

【用法用量】 内服：炖食或煎汤，适量；或制成丸。外用：熬膏外贴，适量。

1586. 猪齿

【别名】 猪牙。

【来源】 见“猪胆”条，药用部位为齿。

【性味归经】 甘，平。归肝、心经。

【功能主治】 息风镇惊，解毒。用于小儿惊风，癫痫，痘疮，毒蛇咬伤。

【用法用量】 内服：烧灰研成粉末，1.5～3g。外用：烧成灰调涂，适量。

1587. 猪舌

【来源】 见“猪胆”条，药用部位为舌。

【性味归经】 甘，平。归脾经。

【功能主治】 健脾益气。用于脾虚食少，四肢羸弱。

【用法用量】 内服：煮食，50～100g。

1588. 猪靥

【别名】 猪气子、猪咽舌、猪甲状腺体。

【来源】 见“猪胆”条，药用部位为甲状腺体。

【性味归经】 甘，平，有毒。归肺、肾经。

【功能主治】 消瘿散结。用于瘿瘤。

【用法用量】 内服：煮食，1～3 个；焙干研成粉末，入丸、散剂，0.1～0.15g。

1589. 猪心

【来源】 见“猪胆”条，药用部位为心脏。

【性味归经】 甘、咸，平。归心经。

【功能主治】 养心安神，镇惊，敛汗。用于惊悸怔忡，癫狂，癫痫，自汗，失眠，咳嗽，吐血。

【用法用量】 内服：煮食，适量；入丸、散剂。

1590. 猪肺

【来源】 见“猪胆”条，药用部位为肺脏。

【性味归经】 甘，平。归肺经。

【功能主治】 补肺止咳，凉血止血 。用于肺虚咳嗽，咯血，吐血。

【用法用量】 内服：煮食、煎汤，或入丸剂，150～200g。

1591. 猪肚

【来源】 见“猪胆”条，药用部位为胃。

【性味归经】 甘，温。归脾、胃经。

【功能主治】　补虚损，健脾胃。用于虚劳羸瘦，咳嗽，食少，消渴，小便频数，泄泻，下痢，水肿脚气，妇人赤白带下，遗精白浊，小儿疳积。

【用法用量】　内服：煮食或入丸剂，适量。

1592. 猪肠

【别名】　猪大肠、大肠脏、猪脏。

【来源】　见“猪胆”条，药用部位为大、小肠。

【性味归经】　甘，平。归大、小肠经。

【功能主治】　清热祛风，凉血止血，止泻。用于肠风便血，血痢，痔瘘，泄泻，脱肛，彝医用于肺热咳嗽。

【用法用量】　内服：煮食，或入丸剂，适量。

1593. 猪肝

【来源】　见“猪胆”条，药用部位为肝脏。

【性味归经】　甘、苦，温。归、胃、肝经。

【功能主治】　养肝明目，养血，补虚健脾。用于肝虚目眩，血虚萎黄，夜盲，目赤，小儿疳积，脚气浮肿，水肿，久痢肛脱，带下。

【用法用量】　内服：煮食或煎汤，60～150g；入丸、散剂。外用：敷贴，适量。

1594. 猪脾

【别名】　联贴、草鞋底、脾脏、猪横利。

【来源】　见“猪胆”条，药用部位为脾脏。

【性味归经】　甘，平。归脾、胃经。

【功能主治】　健脾胃，助消化，消积滞。用于脾胃虚弱，饮食不化，痞块。

【用法用量】 内服：煮食、炒食，或入丸、散剂，1个；烘干研成粉末，入丸、散剂，适量。外用：捣泥状外敷，适量。

1595. 猪胰

【别名】 猪胰子、肾脂、猪肚。

【来源】 见“猪胆”条，药用部位为胰脏。

【性味归经】 甘，平，有小毒。归肺、脾经。

【功能主治】 补肺止咳，健脾止痢，通乳润燥。用于肺痿咳嗽，咯血，肺胀喘息，脾虚下痢，消渴，乳汁不通，手足皲裂。

【用法用量】 内服：煮食或煎汤，1个；入丸剂、酒剂，适量。外用：切成薄片，用酒浸后敷之或捣涂，适量。

1596. 猪粪（藏）

【来源】 见“猪胆”条，药用部位为粪。

【性味归经】 辛，温，有小毒。归脾、胆经。

【功能主治】 健脾利胆。用于消化不良。

【用法用量】 内服：包煎，5～10 g。

1597. 猪肾

【别名】 猪腰子。

【来源】 见“猪胆”条，药用部位为肾脏。

【性味归经】 甘、咸，平。归肾、膀胱经。

【功能主治】 补肾益阴，利水。用于肾虚腰痛，耳聋，遗精盗汗，产后虚弱，身面浮肿。

【用法用量】 内服：煮食或煎汤，15～150g。

1598. 猪脬

【别名】　猪尿胞、猪胞、猪小肚。

【来源】　见“猪胆”条，药用部位为膀胱。

【性味归经】　甘、咸，平。归肾、膀胱经。

【功能主治】　止渴，缩尿，除湿。用于消渴，遗尿，疝气坠痛，阴囊湿疹，阴茎生疮。

【用法用量】　内服：煮炙食，1 个；入丸、散剂，适量。外用：研粉末涂或外裹，适量。

1599. 猪乳

【别名】　猪尿胞、猪胞、猪乳汁。

【来源】　见“猪胆”条，药用部位为乳汁。

【性味归经】　甘、咸，凉。归肝经。

【功能主治】　补虚，清热，镇惊。用于小儿惊风，癫痫，虚羸发热。

【用法用量】　内服：热饮，15～150g。

1600. 豚卵

【别名】　豚颠、猪石子、猪外肾、猪隐睾、猪睾丸。

【来源】　见“猪胆”条，药用部位为睾丸。

【性味归经】　甘、咸，温。归肾经。

【功能主治】　温肾散寒，纳气平喘，镇静定痛。用于哮喘，肺寒咳嗽，少腹急痛，癃闭，睾丸肿痛，疝气痛，阴茎痛，惊痫。

【用法用量】　内服：煮食，或煎汤，2 个。外用：捣烂或熬成膏涂敷，适量。

1601. 猪蹄

【别名】 猪四足。

【来源】 见“猪胆”条，药用部位为四蹄。

【性味归经】 甘、咸，平。归脾、胃、肾经。

【功能主治】 补气血，润肌肤，下乳汁，托疮毒，填肾精，健腰膝。用于虚老羸瘦，产后乳汁少，面皱少华，痈疽疮毒，肾虚腰膝酸软。

【用法用量】 内服：煮食，或煎汤，1个；焙干研成粉末，入丸、散剂，适量。外用：煎汤洗，适量。

1602. 猪蹄甲

【别名】 猪悬蹄、猪悬蹄甲、猪悬蹄壳、猪蹄合子、猪爪甲、猪退。

【来源】 见“猪胆”条，药用部位为蹄甲。

【性味归经】 咸，平。归胃、大肠经。

【功能主治】 止咳定喘，化痰，清热，解毒生肌。用于咳嗽喘息，痰多，肠痈，痔瘘，疝气偏坠，冻疮。

【用法用量】 内服：烧成灰研成粉末，3～9g；入丸、散剂。外用：研成粉末调敷，适量。

1603. 猪腿

【来源】 见“猪胆”条，药用部位为腿。

【性味归经】 甘，温。归脾、胃、肾经。

【功能主治】 健脾开胃，滋肾益精，补气养血。用于虚劳，怔忡，泄泻，腰脚软弱，瘘疮。

【用法用量】 内服：煮食，适量。

1604. 火腿

【别名】　熏蹄、兰熏、南腿。

【来源】　见“猪胆”条，药用部位为腿腌制而成。

【性味归经】　甘、咸，温。归脾、胃经。

【功能主治】　健脾开胃，滋阴益精，补气养血。用于虚劳，怔忡，胃纳不佳，久泻，腰脚软弱，瘘疮。

【用法用量】　内服：煮食或熬汤，适量。

1605. 骆驼脂

【别名】　驼脂、驼峰、峰子油、驼油。

【来源】　为骆驼科（Camelidae）动物双峰驼 *Camelus bactrianus ferus*（Przewalskii）内的胶汁脂肪。又称骆驼、驼。

【分布】　新疆、甘肃、青海、内蒙古。

【性味归经】　甘，温。归脾经。

【功能主治】　补虚润燥，祛风活血，消肿解毒。用于体虚劳乏，肌肤不仁，皮肤瘙痒，筋肉挛急，疮疡肿毒，痔漏。

【用法用量】　内服：煎汤，20～25g；用温酒调服，6～12g。外用：涂敷，适量。

1606. 骆驼毛

【别名】　驼绒。

【来源】　见“骆驼脂”条，药用部位为毛。

【性味归经】　咸，平，有毒。归肝、大肠经。

【功能主治】　镇惊，止血，止带，解毒。用于惊痫癫狂，赤白带下，崩漏，痔疮。

【用法用量】　内服：煅存性研成粉末服，1～1.5g。外用：烧灰调敷，适量。

1607. 骆驼肉

【别名】 驼肉。

【来源】 见“骆驼脂”条，药用部位为肉。

【性味归经】 甘，温。归脾、肾经。

【功能主治】 补气血，壮筋骨，润肌肤。用于久病虚损，顽麻风痹，肌肤不泽。

【用法用量】 内服：煮食，100～200g。

1608. 骆驼黄

【来源】 见“骆驼脂”条，药用部位为胆囊结石。

【性味归经】 苦，平，有小毒。归肝经。

【功能主治】 清热定惊。用于风热惊痫。

【用法用量】 内服：研成粉末服，0.5～1g。

1609. 骆驼乳

【别名】 驼奶。

【来源】 见“骆驼脂”条，药用部位为乳汁。

【性味归经】 甘，温。归脾、肾经。

【功能主治】 补中益气，强壮筋骨。用于久病虚损，筋骨痿弱，毒虫咬伤。

【用法用量】 内服：热饮，50～100ml。外用：冲洗，适量。

1610. 麝香

【别名】　遗香、脐香、心结香、当门子、生香、麝脐香、四味臭、元寸香、臭子、腊子、香脐子、香樟、拉石子、山驴子、脐堂、麝脐、麝麞、拔萃团、土獐、麝香仁、射香、元寸、寸香、麝父香、獐香子、獐子香、林麝香、马麝香、原麝香、蛇头香、香獐子、獐子脐、沙麝香、莫诃婆伽、口麝得。

【来源】　为鹿科（Cervidae）动物林麝 *Moschus berezovskii* Flerow、原麝 *Moschus moschiferus*（Linnaeus）、马麝 *Moschas chrysogaster*（Hodgson）成熟雄性脐下香囊的分泌物。林麝又称麝鹿，原麝又称獐、香子、山驴子、獐鹿、香獐、土獐，马麝又称香獐子、高山麝。

【分布】　林麝分布于新疆、西藏、青海、甘肃、宁夏、陕西、山西、湖北、四川、贵州等地，原麝分布于大小兴安岭、阿尔泰山、长白山、安徽大别山，以及山西、湖北、湖南、四川、云南、贵州、西藏、广东、广西，马麝分布于青海、四川、甘肃、宁夏、西藏、云南等地。

【性味归经】　辛，温。归心、脾、肝经。

【功能主治】　开窍醒神辟秽，活血散瘀通络，消肿止痛，通经催产。用于热病神昏，中风痰厥，中恶昏迷，闭经，心腹急痛，癥瘕积聚，跌打损伤，胎死腹中，痹痛麻木，痈疽恶疮，喉痹，口疮，牙疳，脓耳。

【用法用量】　内服：入丸、散剂，0.03～0.1g。外用：吹喉，点眼，调涂或入膏药内敷贴，适量。

【类同品】　部分地区亦将同科动物黑麝 *Moschus fuscus*（Li）（分布于高黎贡山、西藏）、喜马拉亚麝 *Moschus leucogaster*（Hodgson）（分布于西藏）作为药用。

1611. 麝香银皮

【别名】　油皮、银皮。

【来源】　见“麝香”条。药用部位为香囊内层薄皮。

【性味归经】 辛，温。归心经。

【功能主治】 解毒消肿。用于疔疮，痈肿。

【用法用量】 外用：研成粉末敷，0.15～0.3g；剪贴。

【类同品】 见“麝香”条。

1612. 麝肉

【来源】 见“麝香”条，药用部位为肉。

【性味归经】 甘，温。归脾经。

【功能主治】 补气血，温中止痛，补虚消积，消癥。用于虚劳不足，腰腿酸痛，胃痛，腹中癥瘕，痔疮，小儿疳积。

【用法用量】 内服：焙干捣末用，或入丸剂，适量。

【类同品】 见“麝香”条。

1613. 麝香壳

【别名】 臭子壳、麝壳。

【来源】 见“麝香”条。药用部位为雄性香囊外皮。

【性味归经】 辛，温。归脾、心经。

【功能主治】 通经络，利关窍，解毒消肿。用于痈疽久烂及疮疖硬痛，无名肿毒。

【用法用量】 内服：入散剂，1.5～2.5g。外用：研成粉末调敷；入膏药敷贴，适量。

【类同品】 见“麝香”条。

1614. 獐肉

【别名】 麕肉、麞肉、麐肉、河麂肉、牙獐肉、河獐肉。

【来源】 为鹿科（Cervidae）动物獐 *Hydropotes inermis*（Swinhoe）的肉。又称麕、麞、麐、河麂、牙獐。

【分布】　广东、广西、福建、安徽、江苏、湖南、湖北等地。

【性味归经】　甘，温。归心、肝、脾、肾经。

【功能主治】　补虚，祛风湿。用于久病虚损，消渴，乳少，腰腿痹痛。

【用法用量】　内服：煮食，50～200g。

1615. 獐骨

【别名】　牙獐骨、河麂骨、麇骨、麕骨、麏骨。

【来源】　见“獐肉”条，药用部位为骨骼。

【性味归经】　甘，温。归肝、肾经。

【功能主治】　补虚损，益精髓，悦颜色。用于虚损滑精，产后虚乏，五劳七伤。

【用法用量】　内服：煎汤，15～60g；用酒浸服。

1616. 獐髓

【别名】　獐髓脑。

【来源】　见“獐肉”条，药用部位为骨髓或脊髓。

【性味归经】　甘、咸，平。归肺、肝、肾经。

【功能主治】　补虚益精，滋阴益气，祛风泽肤。用于虚劳羸瘦，虚风，面无光泽，皮肤枯燥，肺痨，下肢萎软，皮肤皲裂。

【用法用量】　内服：入丸、膏剂，适量。

1617. 獐胎

【来源】　见“獐肉”条，药用部位为胚胎及胎盘。

【性味归经】　咸，温。归心、肝经。

【功能主治】　益气，补血，行血。用于产后血虚，血瘀腹痛，闭经。

【用法用量】　内服：炖食，适量。

1618. 獐胆

【别名】 獐子胆、勒节胆。

【来源】 见“獐肉”条，药用部位为胆。

【性味归经】 苦，寒。归心、肺经。

【功能主治】 清热泻火，解毒消肿，生肌敛疮。用于咽喉肿痛，疮疡溃烂。

1619. 麂肉

【来源】 为鹿科（Cervidae）动物黄麂 *Muntiacus reevisi*（Ogilby）、赤麂 *Muntiacus muntjak*（Zimmerinann）的肉。黄麂又称小麂、黄獠、麻猄、茅猄、小黄猔，赤麂又称红麂、黄麂、黄猄、吠麂。

【分布】 黄麂分布于河南、安徽、江苏、浙江、福建、江西、湖北、湖南、贵州、云南、四川、陕西、甘肃、广东、广西、台湾，赤麂分布于西藏、云南、四川、海南等地。

【性味归经】 甘，平。归脾、胃经。

【功能主治】 补气，祛风湿，暖胃。用于虚劳不足，气血虚弱，胃寒腹痛，风湿痹痛，腰腿酸痛，痔疮。

【用法用量】 内服：煮食，100～200g；烘干供药用。

【类同品】 部分地区亦将同科动物黑麂 *Muntiacus crinifrons*（Sclater）（分布于浙江、福建、安徽、江西）、菲氏麂 *Muntiacus feae*（Thomas）（分布于云南、西藏）、贡山麂 *Muntiacus gongshanensis*（Ma）（分布于云南）作为药用。

1620. 麂骨膏

【别名】 红麂骨膏、黄猔骨膏、印度麂骨膏、角麂骨膏、吠麂骨膏、黄麂骨膏、小黄猔骨膏、麻猄骨膏、茅猄骨膏。

【来源】　见“麂肉”条，药用部位为骨膏。

【性味归经】　辛，平。归肝、肾经。

【功能主治】　祛风除湿，强筋骨。用于风湿痹痛。

【用法用量】　内服：冲服，3 ~5g。

1621. 赤麂茸

【来源】　为鹿科（Cervidae）动物赤麂 *Muntiacus muntjak*（Zimmerinann）的茸角。

【性味归经】　甘，温。归肾经。

【功能主治】　壮阳，调经。用于肾阳不足，月经不调。

【用法用量】　内服：研成粉末冲服，0.3 ~0.6g。

1622. 春茸

【别名】　水鹿茸。

【来源】　为鹿科（Cervidae）动物水鹿 *Cervus unicolor*（Kerr）雄性尚未骨化的嫩角。又称黑鹿、春鹿、山马、山牛、水牛鹿、哈那。

【分布】　青海、四川、江西、湖南、广东、云南、广西、海南、台湾。

【性味归经】　甘、咸，温。归肝、肾、心经。

【功能主治】　补肾阳，益精血，壮筋骨。用于阳萎遗精，头晕耳鸣，腰膝酸软，崩漏带下。

【用法用量】　内服：入丸、散剂，0.3 ~0.6g。

【类同品】　部分地区亦将同科动物白唇鹿 *Cervus albiostris*（Przewalski）（分布于甘肃、青海、四川、云南、西藏、新疆）作为药用。

1623. 白唇鹿角

【来源】　为鹿科（Cervidae）动物白唇鹿 *Cervus albiostris*（Przewalski）

骨化的角。

【分布】 西藏、四川。

【性味归经】 咸，温。归肾、肝经。

【功能主治】 补肾，活血。用于肾阳不足，疮疡，瘀血。

【用法用量】 内服：煎汤，5～10g。

1624. 鹿茸

【别名】 斑龙珠、血片、蜡片、风片、骨片、乂子、木通片、血包、扈子、鹿虫、袋角、囊角、赤鹿茸、八叉鹿茸、花鹿茸、黄毛茸、花茸、锯茸、砍茸、马鹿茸、白鹿茸、茄子茸、九女春、冲天宝、嫩鹿茸、鹿茸片、青毛茸、东马茸、关马茸、西马茸、春茸、水鹿茸、岩茸、白唇鹿茸、草茸、毛角。

【来源】 为鹿科（Cervidae）动物梅花鹿 *Cervus nippon*（Temminck）、马鹿 *Cervus elaphus*（Linnaeus）的雄鹿尚未骨化密生绒毛的幼角。梅花鹿又称花鹿，马鹿又称八叉鹿、黄臀赤鹿。

【分布】 梅花鹿分布于黑龙江、吉林、四川、台湾、山西、河北及长江以南等地，马鹿分布于黑龙江、吉林、辽宁、宁夏、甘肃、青海、四川、西藏、新疆。

【性味归经】 甘、咸，温。归肝、肾经。

【功能主治】 壮元阳，益精血，强筋骨，调冲任，托疮毒。用于肾阳虚衰之阳萎滑精、宫冷不孕、虚劳羸瘦、神疲畏寒，眩晕，耳鸣耳聋，目暗，腰背酸痛，筋骨痿软，小儿五迟，女子崩漏带下，阴疽不敛。

【用法用量】 内服：研成粉末冲服，1～3g；入丸、散剂；用酒浸服。

【类同品】 部分地区亦将同科动物白鹿 *Cervus macneilli* Lydekker（又称白臀鹿，分布于我国四川、西藏）、海南坡鹿 *Cervus eldi*（Clelland）（分布于海南）、豚鹿 *Axis porcinus*（Zimmermann）（分布于云南）作为药用。

1625. 鹿角

【别名】 斑龙角、梅花鹿角、花鹿角、马鹿角、老鹿角、镇山威、鹿角粉、鹿角屑、鹿角片、水鹿角、春角、白鹿角、草角、白唇鹿角、岩角。

【来源】 见“鹿茸”条，药用部位为已骨化的角或锯茸后翌年春季脱落的角基。

【性味归经】 咸，温。归肝、肾经。

【功能主治】 补肾阳，益精血，强筋骨，活血散瘀消肿，下乳。用于肾阳虚之腰脊冷痛、阳萎遗精，虚劳内伤，崩漏，白带，尿急尿多，阴疽疮疡，乳汁不下，跌打瘀肿，筋骨疼痛。

【用法用量】 内服：煎汤，5～15g；研成粉末服，1～3g；入丸、散剂。外用：磨汁涂；研成粉末撒、调敷，适量。

【类同品】 部分地区亦将同科动物驼鹿 *Alces alces* Linnaeus（分布于黑龙江省大、小兴安岭）、驯鹿 *Rangifer tarandus* Linnaeus（分布于黑龙江省大兴安岭）(其余见“鹿茸”条）作为药用。

1626. 鹿角胶

【别名】 白胶、鹿胶、食胶。

【来源】 见“鹿茸”条，药用部位为鹿角加水煎熬而成的胶块。

【性味归经】 甘、咸，温。归肝、肾经。

【功能主治】 温肝补肾，补益精血，安胎止血。用于肝肾亏虚，精血不足之虚劳羸瘦，头晕耳鸣、腰膝酸软、阳萎滑精、宫寒不孕，胎动不安，崩漏带下，吐血，便血，尿血，阴疽。

【用法用量】 内服：用黄酒或开水烊化后兑服，3～6g；入丸、散、膏、胶囊剂。

【类同品】 见“鹿茸”条。

1627. 鹿角霜

【别名】 鹿角白霜。

【来源】 见“鹿茸”条，药用部位为鹿角熬制鹿角胶后剩余的骨渣。

【性味归经】 咸、涩，温。归肝、肾经。

【功能主治】 补肾助阳，收敛止血。用于肾阳不足之腰脊酸痛，阳萎遗精，尿频遗尿，子宫虚冷，崩漏下血，白带，带下，创伤出血，疮疡久不收口，痈疽，瘰核。

【用法用量】 内服：煎汤，5～15g；研成粉末，入丸、散、胶囊剂。外用：研成粉末调涂患处，适量。

【类同品】 见“鹿茸”条。

1628. 鹿皮

【来源】 见“鹿茸”条，药用部位为皮。

【性味归经】 咸，温。归肾经。

【功能主治】 补肾，固精，敛疮。用于白带，崩血不止，肾虚滑精，瘘疮。

【用法用量】 内服：煎汤，9～15g。外用：烧成灰调涂，适量。

【类同品】 见“鹿茸”条。

1629. 鹿肉

【来源】 见“鹿茸”条，药用部位为肉。

【性味归经】 甘，温。归脾、肾经。

【功能主治】 益气助阳，养血祛风，调血脉。用于虚劳羸瘦，阳萎腰酸，中风口僻，产后无乳。

【用法用量】 内服：煮食、煎汤或熬膏，30～60g。外用：捣敷，适量。

【类同品】　见“鹿茸”条。

1630. 鹿骨

【别名】　鹿胫骨。

【来源】　见“鹿茸”条，药用部位为骨骼。

【性味归经】　甘，温。归脾、肾经。

【功能主治】　补虚羸，强筋骨，除风湿，止泻。用于虚劳骨瘦，风湿痹痛，跌打损伤，泻痢，瘰疬，疮毒。

【用法用量】　内服：煎汤，15～30g；用酒浸服；烧存性研成粉末服，5～10g。外用：烧存性研成粉末撒，适量。

【类同品】　见“鹿茸”条。

1631. 鹿髓

【来源】　见“鹿茸”条，药用部位为骨髓或脊髓。

【性味归经】　甘，温。归肺、肾经。

【功能主治】　补阳益阴，生津润燥。用于虚劳羸瘦，筋骨急痛，血枯阳萎，肺痿咳嗽。

【用法用量】　内服：煮酒、熬膏或入丸剂，30～50g。外用：涂敷，适量。

【类同品】　见“鹿茸”条。

1632. 鹿血

【来源】　见“鹿茸”条，药用部位为血。

【性味归经】　甘、咸，热。归肾、脾经。

【功能主治】　养血益精，止血止带，散寒。用于精血不足，虚损腰痛，阳萎遗精，筋骨无力，血虚心悸，失眠，肺痿吐血，鼻衄，崩漏带下，痈肿。

【用法用量】 内服：用酒调，3～6g；将干血入丸、散剂，5～10g；或取鲜血饮用，适量。

【类同品】 见“鹿茸”条。

1633. 鹿脂

【来源】 见“鹿茸”条，药用部位为脂肪油。

【性味归经】 甘，温。归心、肺经。

【功能主治】 祛风润肤，解毒消肿。用于头风，四肢不遂，皮肤痒痛，痈肿疮毒，面部疮疱。

【用法用量】 内服：熬膏，20～50g。外用：涂敷或燃熏，适量。

【类同品】 见“鹿茸”条。

1634. 鹿头肉

【来源】 见“鹿茸”条，药用部位为头部肌肉。

【性味归经】 甘，平。归心经。

【功能主治】 补气益精，生津安神。用于虚劳消渴，烦闷多梦。

【用法用量】 内服：煮食、熬膏，30～60g。

【类同品】 见“鹿茸”条。

1635. 鹿齿

【来源】 见“鹿茸”条，药用部位为齿。

【性味归经】 咸，平。归心经。

【功能主治】 解毒消肿，活血止痛。用于鼠瘘疮毒。心腹痛。

【用法用量】 内服：煎汤，10～20g。外用：用水磨涂或制成乳浊液加少量细粉敷于患处，适量。

【类同品】 见“鹿茸”条。

1636. 鹿靥

【来源】 见“鹿茸”条，药用部位为甲状腺体。

【性味归经】 微咸，温。归肝经。

【功能主治】 散结消瘿。用于瘿瘤。

【用法用量】 内服：用酒浸服，适量。

【类同品】 见“鹿茸”条。

1637. 鹿心

【来源】 见“鹿茸”条，药用部位为心脏。

【性味归经】 甘，温。归心经。

【功能主治】 养心安神。用于心悸不安。

【用法用量】 内服：煮食，适量。

【类同品】 见“鹿茸”条。

1638. 鹿肝

【来源】 见“鹿茸”条，药用部位为肝脏。

【性味归经】 甘，温。归肝经。

【功能主治】 补肝，滋血明目。用于肝脏虚弱，血虚萎黄，夜盲，目赤等症。

【用法用量】 内服：煮食；入丸、散剂，30～60g。

【类同品】 见“鹿茸”条。

1639. 鹿鞭

【别名】 鹿肾、鹿茎筋、鹿阴茎、鹿冲、鹿冲肾。

【来源】 见“鹿茸”条，药用部位为阴茎和睾丸。

【性味归经】 甘、咸，温。归肝、肾、膀胱经。

【功能主治】 补肾阳，强腰膝，益精血。用于肾虚劳损，腰膝酸痛，耳聋耳鸣，阳萎滑精，月经不调，宫寒不孕，崩漏带下。

【用法用量】 内服：煎汤，6～15g；煮食、熬膏，入丸、散剂，15～30g。

【类同品】 见“鹿茸”条。

1640. 鹿胎

【来源】 见“鹿茸”条。药用部位为雌性腹中取出的水胎和初生未食乳的胎鹿干燥品。

【性味归经】 甘、咸，温。归肝、肾、心经。

【功能主治】 温肾壮阳，补精血，调经止血。用于肾阳亏损之腰膝酸软，痨瘵，月经不调，宫寒不孕，崩漏带下。

【用法用量】 内服：入丸、散剂，6～15g；研成粉末，冲服，3～10g；亦可入胶囊剂，鲜胎可煮汁熬膏。

【类同品】 见“鹿茸”条。

1641. 鹿筋

【来源】 见“鹿茸”条，药用部位为四肢肌腱。

【性味归经】 淡、咸，温。归肝、肾经。

【功能主治】 补肝肾，强筋骨，祛风湿。用于肝肾亏损，劳损绝伤，风湿痹痛，转筋。

【用法用量】 内服：煎汤或煮食，100～200g。

【类同品】 见“鹿茸”条。

1642. 鹿蹄肉

【来源】　见“鹿茸”条，药用部位为蹄肉。

【性味归经】　甘，平。归肝经。

【功能主治】　补虚，祛风除湿止痛。用于风寒湿痹，腰脚酸痛。

【用法用量】　内服：煮食，适量。

【类同品】　见“鹿茸”条。

1643. 鹿尾

【来源】　见“鹿茸”条，药用部位为尾。

【性味归经】　甘、咸，温。归肾经。

【功能主治】　补肾阳，益精气，强腰健膝。用于肾阳虚之头晕耳鸣，阳萎遗精，腰脊疼痛。

【用法用量】　内服：煎汤，5～25g；入丸、散、酒、口服液等剂型。

【类同品】　见“鹿茸”条。

1644. 鹿胆

【别名】　梅花鹿胆、马鹿胆。

【来源】　见“鹿茸”条，药用部位为肝管末端膨大部分。

【性味归经】　苦，寒。归肝、心经。

【功能主治】　祛风湿止痛，解毒消肿，舒筋活血。用于骨痛，风湿痹痛，痈疮肿毒。

【用法用量】　内服：鲜胆 1 只，用水将汁兑服；干胆 1 只，研成粉末，兑酒服。外用：涂敷，适量。

【类同品】　见“鹿茸”条。

1645. 鹿脑

【来源】 见“鹿茸”条，药用部位为脑。
【性味归经】 咸，温。归心经。
【功能主治】 益髓，补虚劳。用于心悸，失眠，健忘，正偏头痛。
【用法用量】 内服：煎汤，或入丸、散、胶囊剂，1个。
【类同品】 见“鹿茸”条。

1646. 鹿眼

【来源】 见“鹿茸”条，药用部位为眼睛。
【性味归经】 甘，平。归肝经。
【功能主治】 明目。用于眼疾。
【用法用量】 内服：煮食，适量。

1647. 鹿耳

【来源】 见“鹿茸”条，药用部位为耳朵。
【性味归经】 甘，平。归肝、胆经。
【功能主治】 聪耳。用于耳聋、耳鸣。
【用法用量】 内服：煮食，5～10g。

1648. 鹿舌

【来源】 见“鹿茸”条，药用部位为舌头。
【性味归经】 甘、苦，平。归心经。
【功能主治】 解毒。用于口疮。
【用法用量】 内服：煮食，5～15g。

1649. 鹿角托盘

【别名】　鹿花盘、花盘、角盘、珍珠盘。

【来源】　见“鹿茸”条，药用部位为锯茸时在角基上部留下的茸脚骨化后第2年生茸脱落的部分，或锯去角的鹿顶骨。

【性味归经】　苦，寒。归肝经。

【功能主治】　补肝肾、益脾胃、强筋壮骨、消肿。用于阳痿遗精、乳腺炎等症。

【用法用量】　内服：煎汤，10～25g。

1650. 鹿涎

【来源】　见“鹿茸”条，药用部位为唾液。

【性味归经】　咸，平。归脾经。

【功能主治】　消食。用于消化不良。

【用法用量】　内服：兑服，5～10ml。

1651. 鹿毛

【来源】　见“鹿茸”条，药用部位为毛。

【性味归经】　咸，寒。归心、肝经。

【功能主治】　止血。用于出血证。

【用法用量】　内服：烧存性研成粉末服，5～10g。

1652. 麋茸

【别名】　麋鹿茸、麈茸、四不象茸。

【来源】　为鹿科（Cervidae）动物麋鹿 *Elaphyrus davidianus*（Milne-

Edwards）未骨化而带有绒毛的幼角。又称麋、麈、四不象。

【分布】 原来分布于长江中下游，目前在北京、湖北、江苏的自然保护区。

【性味归经】 甘，温。归脾、肾经。

【功能主治】 补肾阳，益精血，强筋骨。用于虚劳羸瘦，精血不足，男子阳萎，女子不孕，腰膝酸软，筋骨疼痛。

【用法用量】 内服：入丸、散剂，或用酒浸服、熬膏，3~6g。

1653. 麋肉

【来源】 见“麋茸”条，药用部位为肉。

【性味归经】 甘，热。归脾、肝、肾经。

【功能主治】 补中气，益肾精，强筋骨，调血脉。用于虚劳不足，腰脚软弱，产后虚弱。

【用法用量】 内服：炖服，或煮食，适量。

1654. 麋骨

【来源】 见“麋茸”条，药用部位为骨。

【性味归经】 甘、咸，温。归脾经。

【功能主治】 滋补强壮。用于虚劳内伤，羸瘦面黄。

【用法用量】 内服：煮骨成汁服，适量。

1655. 麋角

【来源】 见“麋茸”条，药用部位为骨化的老角。

【性味归经】 甘，温。归肝、肾经。

【功能主治】 温肾壮阳，填精补髓，强筋健骨。用于肾阳不足之虚劳精亏，腰膝酸软，筋骨疼痛。

【用法用量】 内服：煎汤，6~10g；入丸、散剂；刮屑；研成粉末与酒同服。

1656. 麋脂

【别名】 官脂、麋膏。

【来源】 见“麋茸”条，药用部位为脂肪。

【性味归经】 甘、辛，温。归肺、心经。

【功能主治】 祛风寒，润皮肤，解毒。用于风寒湿痹，四肢拘缓，头面中风，痈疽恶疮。

【用法用量】 内服：烊化冲服，适量。外用：涂敷；入面脂，适量。

1657. 狍茸

【别名】 狍子茸、麅子茸。

【来源】 为鹿科（Cervidae）动物狍 *Capreolus capreolus*（Linnaeus）雄性未固化的幼角。又称麅子、狍子。

【分布】 黑龙江、吉林、辽宁、河北、山西、内蒙、陕西、四川、甘肃、青海、西藏、新疆。

【性味归经】 甘、咸，温。归肾经。

【功能主治】 补肾阳，益精血，强筋骨。用于虚劳羸弱，腰膝酸软，筋骨疼痛，阳萎，不孕。

【用法用量】 内服：研成粉末服，3～6g；入丸、散剂；用酒浸服。

1658. 狍血

【来源】 见“狍茸”条，药用部位为血。

【性味归经】 甘，平。归肝经。

【功能主治】 补肝，调经。用于月经过多。

【用法用量】 内服：热饮，5～15g。

1659. 狍肺

【别名】 麅子肺、狍子肺。

【来源】 见“狍茸”条，药用部位为肺脏。

【性味归经】 苦，寒。归肺经。

【功能主治】 清热解毒。用于肺痈，肺痨。

【用法用量】 内服：煮服，50～100g。

1660. 狍角

【来源】 见“狍茸”条，药用部位为雄鹿骨化的角。

【性味归经】 咸，温。归肝、肾经。

【功能主治】 补肾阳，益精血，强筋骨，活血散瘀消肿，下乳。用于肾阳虚之腰脊冷痛、阳萎遗精，虚劳内伤，崩漏，白带，尿急尿多，阴疽疮疡，乳汁不下，乳痈，跌打瘀肿，筋骨疼痛。

【用法用量】 内服：烧成炭，研成粉末服。5～10g。

1661. 驼鹿鼻

【来源】 为鹿科（Cervidae）动物驼鹿 *Alces alces*（Linnaeus）的鼻。

【分布】 黑龙江、内蒙古地区。

【性味归经】 甘，温。归肺、肾经。

【功能主治】 滋肾润肺，强筋壮骨。用于筋骨痿弱，鼻塞。

【用法用量】 内服：煮食，10～20g。

1662. 驼鹿角

【来源】 见“驼鹿鼻”条，药用部位为骨化的角。

【性味归经】　咸，温。归肾、心经。

【功能主治】　补肾，散瘀。用于肾阳虚，疮疡，乳痈。

【用法用量】　内服：煎汤，5～10g。

1663. 驯鹿脑

【来源】　为鹿科（Cervidae）动物驯鹿 *Rangifer tarandus* Linnaeus 的鹿脑。

【分布】　黑龙江、内蒙古地区。

【性味归经】　甘，温。归肾、脾经。

【功能主治】　滋补强壮，止血。用于崩漏，产后虚弱。

【用法用量】　内服：煎汤，或入丸、散、胶囊剂，1 个。

1664. 驯鹿角

【来源】　见“驯鹿脑”条，药用部位为骨化的角。

【性味归经】　咸，温。归肾经。

【功能主治】　补肾，散瘀。用于肾阳不足，筋骨痛，疮疡。

【用法用量】　内服：煎汤，5～10g。

1665. 驯鹿鞭

【来源】　见“驯鹿脑”条，药用部位为阴茎和睾丸。

【性味归经】　咸，温。归肾经。

【功能主治】　补肾阳。用于肾阳虚。

【用法用量】　内服：煎汤，10～25g。

1666. 驯鹿尾

【来源】 见“驯鹿脑”条，药用部位为尾。

【性味归经】 咸，温。归肝、肾经。

【功能主治】 滋补强壮。用于肾阳衰，肝肾不足。

【用法用量】 内服：煎汤，5～10g。

1667. 驯鹿筋

【来源】 见“驯鹿脑”条，药用部位为四肢筋。

【性味归经】 甘，温。归肾经。

【功能主治】 补肾。用于精血不足。

【用法用量】 内服：煎汤，10～25g。

1668. 驯鹿角霜

【来源】 见“驯鹿脑”条，药用部位为熬制角胶后剩余的骨渣。

【性味归经】 甘、咸，温。归肾、心经。

【功能主治】 益肾阳，止血敛疮。用于肾阳不足，创伤出血，疮疡。

【用法用量】 内服：研成粉末冲服，10～25g。

1669. 驯鹿角胶

【来源】 见“驯鹿脑”条，药用部位为角煎熬成的胶块。

【性味归经】 甘、咸，温。归肾经。

【功能主治】 补肝肾，止血安胎。用于肾阳不足，精血亏虚，各种出血，胎动不安。

【用法用量】 内服：烊化服，5～10g。

1670. 野牛心

【来源】 为牛科（Bovidae）动物野牛 *Bos gaurus*（Smith）、爪哇野牛 *Bos javanicus*（Alton）的心。

【分布】 野牛分布于云南，爪哇野牛分布于云南。

【性味归经】 甘，温。归心经。

【功能主治】 养心安神。用于心悸失眠。

【用法用量】 内服：煮食，适量。

1671. 牛黄

【别名】 犀黄、丑宝、西黄、京黄、乌金黄、丑黄、犀牛黄、心黄、天然牛黄、各一旺、胆黄、蛋黄、管黄、散黄、漫黄、团黄、西牛黄、东牛黄、金山牛黄、印度牛黄、肝黄、果黄、东黄、丑玄、土精、瞿卢折娜。

【来源】 为牛科（Bovidae）动物黄牛 *Bos taurus domesticus* Gmelin 胆囊、胆管、肝管中的结石。

【性味归经】 苦、甘，凉。归心、肝经。

【功能主治】 清心凉肝，豁痰开窍，清热解毒，利胆，镇惊。用于热病神昏，中风窍闭，谵语，癫痫发狂，小儿惊痫抽搐，小儿惊风，咽喉肿烂，牙疳，口舌生疮，痈疽疔毒。

【用法用量】 内服：研成粉末服，1.5～3g；入丸、散剂，0.15～0.3g。外用：研成粉末撒，或调敷，适量。

【类同品】 部分地区亦将同科动物水牛 *Bubalus bubalis* Linnaeus、牦牛 *Bos grunniens* Linnaeus、犏牛 *Poephagus grunniens* Cv. 的胆囊结石作为药用。

1672. 霞天膏

【来源】 见“牛黄”条，药用部位为肉经熬炼而成的膏。

【性味归经】 甘，温。归心、脾、肾经。

【功能主治】 健脾胃，补气益血，润燥化痰。用于虚劳羸瘦，中风偏废，脾虚，痰饮痞积，消渴，皮肤痰核。

【用法用量】 内服：溶化冲服，9～15g；入丸剂。

1673. 黄牛角

【别名】 牛角。

【来源】 见“牛黄”条，药用部位为角。

【性味归经】 苦，寒。归心经。

【功能主治】 清热解毒，凉血止血，利胆退黄。用于高热神昏谵语，喉痹，疮毒，血淋，吐血，衄血，崩漏，尿血，黄疸。

【用法用量】 内服：煎汤（宜先煎3小时以上），5～15g；烧灰研成粉末，6～9g。外用：烧灰研成粉末调涂，适量。

1674. 黄明胶

【别名】 水胶、牛皮胶、海犀胶、广胶、明胶、黄明水胶。

【来源】 见“牛黄”条，药用部位为皮熬制成的胶。

【性味归经】 甘，平。归肺、大肠经。

【功能主治】 滋阴润燥，养血止血，活血消肿，解毒。用于虚劳肺痿，咳嗽咯血，吐衄，崩漏，下痢便血，跌打损伤，痈疽疮毒，水火烫伤。

【用法用量】 内服：煎汤，或用热水烊化服，3～9g；入丸、散剂。外用：烊化敷，适量。

1675. 牛眼球

【来源】　见“牛黄”条，药用部位为眼球。

【性味归经】　咸，平。归肝经。

【功能主治】　明目。用于近视眼，中心性视网膜炎，青光眼，角膜炎。

【用法用量】　内服：煎汤，适量。

1676. 牛乳

【来源】　见“牛黄”条，药用部位为乳汁。

【性味归经】　甘，平。归心、肺、胃经。

【功能主治】　补虚损，养血，生津润燥，解毒。用于虚弱劳损，反胃噎嗝，消渴，血虚便秘，气虚下痢，黄疸。

【用法用量】　内服：热饮，100～250g。

1677. 乳腐

【别名】　乳饼。

【来源】　为牛乳等乳类的加工制成品。

【性味归经】　甘，微寒。

【功能主治】　润肠，健脾止痢。用于便秘，痢疾。

【用法用量】　内服：煎汤，15～30g。

1678. 霞天曲

【来源】　为半夏等药和霞天膏制成的曲剂。

【性味归经】　甘、微苦，温。归心、脾、肺经。

【功能主治】 润肺健脾，化痰。用于咳嗽，食积，痰核，癖块。

【用法用量】 内服：用开水或黄酒溶化，9～15g；入丸、散、膏剂。

1679. 牛肉

【来源】 为牛科（Bovidae）动物黄牛 *Bos taurus domesticus* Gmelin、水牛 *Bubalus bubalis* Linnaeus 的肉。

【分布】 全国各地均有饲养。

【性味归经】 甘，平。归脾、胃经。

【功能主治】 补脾胃，益气血，强筋骨，养心安神。用于脾胃虚弱，气血不足，虚劳羸瘦，腰膝酸软，消渴，吐泻，水肿。

【用法用量】 内服：煮食、煎汁；入丸剂，适量。

1680. 牛骨

【来源】 见“牛肉”条，药用部位为骨骼。

【性味归经】 甘，温。归肝、肾、大肠经。

【功能主治】 补益精髓，止渴，止血，止带，止泻，蠲痹，敛疮。用于精血亏虚，虚劳羸瘦，消渴，便血，崩漏，肠风下血，风湿痹证，水泻，泻痢。

【用法用量】 内服：烧灰存性，入散剂，3～5g。外用：烧存性调敷，适量。

1681. 牛血

【来源】 见“牛肉”条，药用部位为血液。

【性味归经】 咸，平。归脾经。

【功能主治】 健脾补中，养血活血，解毒。用于体虚羸瘦，闭经，血痢，便血，骨折。

【用法用量】 内服：煮食，适量。

1682. 牛脂

【来源】 见“牛肉”条，药用部位为脂肪。

【性味归经】 甘，温。

【功能主治】 润燥止渴，解毒。用于消渴，黄疸，狐臭，疮疡疥癣。

【用法用量】 内服：煎汤，或熬膏，9～30g。外用：熬膏涂贴，适量。

1683. 牛髓

【别名】 牛骨髓。

【来源】 见“牛肉”条，药用部位为骨髓。

【性味归经】 甘，温。归心、脾、肾经。

【功能主治】 益精填髓，润肺，止渴，止血，止带。用于精血亏损，虚劳羸瘦，泻痢，消渴，吐衄，便血，崩漏带下，跌打损伤，手足皲裂。

【用法用量】 内服：煎汤，或熬膏，适量。外用：涂搽，补虚宜酒冲，治吐血崩带宜烧灰，适量。

1684. 牛角腮

【别名】 牛角胎、牛角笋。

【来源】 见“牛肉”条，药用部位为角中的骨质角髓。

【性味归经】 苦，温。归肝、胆、大肠经。

【功能主治】 化瘀止血，收涩止痢。用于瘀血疼痛，肠风便血，衄血，崩漏，带下，水泻，浮肿。

【用法用量】 内服：煎汤，3～15g；入丸、散剂。外用：烧成灰调敷，适量。

1685. 牛脑

【来源】 见“牛肉”条，药用部位为脑。

【性味归经】 甘，温，有小毒。归心、肾、肝经。

【功能主治】 益智润燥，滋阴止渴。用于头风眩晕，消渴，皮肤皲裂。

【用法用量】 内服：入丸、散剂，50～100g；用酒冲服。外用：涂敷，适量。

1686. 牛鼻

【来源】 见“牛肉”条，药用部位为鼻。

【性味归经】 甘，平。归肾经。

【功能主治】 滋阴生津，下乳，止咳。用于消渴，产后乳少，咳嗽。

【用法用量】 内服：煮食，适量；研成粉末冲服，5～10g。外用：炙热涂，适量。

1687. 牛齿

【来源】 见“牛肉”条，药用部位为牙齿。

【性味归经】 咸，凉。归心、肾经。

【功能主治】 镇惊，解毒，固齿，敛疮。用于小儿癫痫，牙齿动摇，发背恶疮，疮疡肿毒久不收口。

【用法用量】 内服：研成粉末服，3～6g；入丸、散剂。外用：研成粉末生油涂之，或烧成灰调敷，适量。

1688. 牛口涎

【别名】 牛涎。

【来源】 见“牛肉”条，药用部位为唾液。

【性味归经】 咸，平。归胃、脾经。

【功能主治】 和胃止呕，镇静，明目。用于呕吐，噎嗝，霍乱，目睛伤损疣。

【用法用量】 内服：入方合用，适量；入膏、丸剂。外用：涂患处或点眼，适量。

1689. 牛喉咙

【别名】 牛喉。

【来源】 见“牛肉”条，药用部位为咽喉部。

【性味归经】 咸，平。归胃经。

【功能主治】 降逆止呕。用于反胃，呕逆。

【用法用量】 内服：研成粉末服，1～3g。

1690. 牛靥

【别名】 牛食系。

【来源】 见“牛肉”条，药用部位为甲状腺体。

【性味归经】 甘，温。归肝经。

【功能主治】 软坚散结，利咽消瘿。用于喉痹，气瘿。

【用法用量】 内服：研成粉末服，3～6g。

1691. 牛肺

【来源】 见“牛肉”条，药用部位为肺。

【性味归经】 甘，平。归肺经。

【功能主治】 益肺，止咳喘。用于肺虚之咳嗽喘逆，咳嗽上气。

【用法用量】 内服：煮食，适量。

1692. 牛肚

【别名】 牛百叶、牛肶。

【来源】 见“牛肉”条，药用部位为胃。

【性味归经】 甘，平。归脾、胃经。

【功能主治】 健脾胃，缓急止痛。用于病后虚羸，气血不足，消渴，风眩，水肿。

【用法用量】 内服：煮食，适量。

1693. 牛草结

【别名】 草结、羊胲子、西格格、齝草。

【来源】 见“牛肉”条，药用部位为胃内草结块。

【性味归经】 淡，微温。归胃经。

【功能主治】 降逆止呕，镇静。用于噎嗝，反胃，呕吐，晕车、晕船呕吐。

【用法用量】 内服：研成粉末服，3～6g。

1694. 牛肠

【来源】 见“牛肉”条，药用部位为肠。

【性味归经】　甘，平。归大肠、小肠经。

【功能主治】　解毒。用于肠风痔瘘。

【用法用量】　内服：煮食，适量。

1695. 牛肝

【别名】　阴兽当门、黄牛肝、水牛肝。

【来源】　见“牛肉”条，药用部位为肝脏。

【性味归经】　甘，平。归肝经。

【功能主治】　补肝，养血，明目。用于虚劳羸瘦，血虚痿黄，产后贫血，肺阴虚咳嗽，青盲雀目，惊痫。

【用法用量】　内服：煮食或入丸、散剂，适量。

1696. 牛胆

【别名】　阴兽当门、黄牛胆、水牛胆。

【来源】　见“牛肉”条，药用部位为胆。

【性味归经】　苦，大寒。归肝、胆、肺经。

【功能主治】　清肝利胆明目，解毒消肿。用于风热目疾，心腹热渴，下痢，黄疸，咳嗽痰多，小儿惊风，百日咳，便秘，痈肿，痔疮。

【用法用量】　内服：研成粉末服，0.3～1g；入丸、散剂。外用：取汁调涂或点眼，适量。

1697. 牛胆汁（维）

【别名】　买拉热吐力、白卡尔、再合热依高。

【来源】　见“牛肉”条，药用部位为胆汁。

【性味归经】　苦，寒。归肝、胆、大肠经。

【功能主治】　燥湿，收敛固涩，消肿生肌。用于湿疮、疮疡、脓疮，眼疾视弱，咽喉炎肿，痔疮。

【用法用量】 内服：入丸、散剂，0.1～0.3g。外用：入散剂、漱口剂、眼粉、耳滴剂、搽剂、敷剂、软膏、阴道栓等制剂。

1698. 牛脾

【别名】 牛连贴。

【来源】 见“牛肉”条，药用部位为脾脏。

【性味归经】 甘、酸，温。归脾、胃经。

【功能主治】 健脾开胃，消积除痞。用于脾胃虚弱，食积痞满，消化不良，痔瘘。

【用法用量】 内服：煮食，适量；焙干研成粉末服，1～3g。

1699. 牛肾

【别名】 牛腰子。

【来源】 见“牛肉”条，药用部位为肾。

【性味归经】 甘、咸，平。归肾经。

【功能主治】 补肾益精，强腰膝，止痹痛。用于五劳七伤虚劳，肾虚阳萎，腰膝酸软，风湿痹痛。

【用法用量】 内服：煮食，适量。

1700. 牛鞭

【别名】 牛阴茎。

【来源】 见“牛肉”条，药用部位为阴茎和睾丸。

【性味归经】 甘、咸，温。归肾经。

【功能主治】 补肾壮阳益精，散寒止痛。用于肾虚阳萎，耳鸣，遗精，遗尿，劳损，腰酸膝痛，宫寒不孕。

【用法用量】 内服：煎汤，1条；入丸、散剂；用酒浸服。

1701. 牛筋

【来源】 见“牛肉”条，药用部位为蹄筋。

【性味归经】 甘，温。归肝、肾经。

【功能主治】 补肝肾，强筋骨，益气力，利尿。用于肝肾亏损之筋骨痿弱，体倦无力，腹胀，小便不利。

【用法用量】 内服：煮食，适量。

1702. 牛蹄

【别名】 牛头蹄、牛悬蹄。

【来源】 见“牛肉”条，药用部位为蹄。

【性味归经】 甘，凉。归脾、小肠经。

【功能主治】 清热凉血止血，利水消肿。用于崩漏，水肿，小便涩少。

【用法用量】 内服：煮食，1 只。

1703. 牛蹄甲

【来源】 见“牛肉”条，药用部位为蹄甲。

【性味归经】 甘，温。归肝、心经。

【功能主治】 活血化瘀，止血，定惊安神，敛疮。用于刀伤出血，跌打损伤，癫痫，小儿夜啼，臁疮。

【用法用量】 内服：烧灰研成粉末服，3～9g。外用：烧灰和油涂搽，适量。

1704. 牛皮

【别名】 败鼓皮、败鼓牛皮。

【来源】 见“牛肉”条，药用部位为皮。

【性味归经】 咸，平。归肾、心经。

【功能主治】 利水消肿，解毒。用于水肿，尿少，痈疽疮毒。

【用法用量】 内服：煮食，适量；烧成灰研成粉末冲服，10 ~ 15g。外用：烧成灰调涂，适量。

1705. 牛粪（藏）

【来源】 见“牛肉”条，药用部位为粪。

【性味归经】 咸，凉。归肺经。

【功能主治】 止痒。用于皮肤瘙痒。

【用法用量】 外用：研成粉末涂，适量。

1706. 牛尿（藏）

【来源】 见“牛肉”条，药用部位为尿。

【性味归经】 咸，寒。归肝经。

【功能主治】 解毒。用于水银毒。

【用法用量】 内服：饮用，5 ~ 10ml。

1707. 烟胶

【别名】 牛皮灶岸、皮烟。

【来源】 为老法熏硝牛皮时，牛皮受热后煸出的油状液体，淋漓于灶面上，日久积累而成的黑褐色胶状物。

【分布】　湖南、湖北、四川等地。
【性味归经】　辛、苦，微温。归肺、脾经。
【功能主治】　解毒杀虫。用于头疮，疥癣。
【用法用量】　外用：涂敷，适量。

1708. 牛肾精子

【来源】　见“牛肉”条，药用部位为膀胱结石。
【性味归经】　苦、咸，凉。归膀胱经。
【功能主治】　化石通淋，消肿除胀。用于石淋，尿闭，小腹肿痛。
【用法用量】　内服：煎汤，1～3g；研成粉末冲服，1～10 粒。

1709. 牛胞衣

【来源】　见“牛肉”条，药用部位为胎盘。
【性味归经】　甘，温。归肺、大肠经。
【功能主治】　敛疮，止痢。用于臁疮不敛，冷痢。
【用法用量】　内服：炖服，适量；烧成灰调粥饮，3～6g。外用：烧灰研成粉末搽敷，适量。

1710. 奶皮（维）

【别名】　乳皮、祖比德、买斯开、买克安。
【来源】　见“牛肉”条，药用部位为乳汁表面油脂的加工品。
【性味归经】　甘，热。归肺、胃、大肠经。
【功能主治】　润肺止咳，润喉清音，补胃润肠，防腐愈伤，祛风止痒。用于肺燥干咳，体虚身瘦，咽干音哑，肠燥便秘，皮肤创伤，牛皮癣，头癣。
【用法用量】　内服：食用，30～90g。外用：入甜糊剂、洗剂、舔剂、搽剂、敷剂、灌肠剂、软膏剂等制剂。

1711. 酸奶（维）

【别名】 朱本、都合、马斯提、朱合拉提。

【来源】 见“牛肉”条，药用部位为乳汁经煮熟后加料发酸而成的乳制品。

【性味归经】 酸，寒。归胃、肾、大肠经。

【功能主治】 清胃止渴，安神，止泻，润肠通便，清热壮阳，通利小便。用于胃热口渴，失眠，腹泻，肠燥便秘，阳萎，小便不利。

【用法用量】 内服：饮用，100～300ml。

1712. 酥

【别名】 苏、酪苏、羊酥、家牛酥、酥油、马思哥油、白酥油。

【来源】 为牛乳、羊乳经提炼而成的酥油。

【性味归经】 甘，微寒。归脾、肺、肾、大肠经。

【功能主治】 养阴清热，益气血，生津止渴，滋阴润燥。用于阴虚劳热，肺痿咳嗽，失音，吐血，消渴，便秘，肌肤枯槁，口疮，蜂螫、虫咬。

【用法用量】 内服：溶化冲服，15～50g；入膏、丸剂。外用：涂摩，适量。

1713. 酪

【别名】 干酪、湿酪、湩。

【来源】 为牛乳、羊乳、马乳、驼乳炼制的乳制品。

【性味归经】 甘、酸，平。归肺、胃、大肠经。

【功能主治】 补肺养胃，润肠，养阴清热，止渴。用于阴虚劳热，肺痿咳嗽，胸中烦热口渴，失音，吐血，消渴，肠燥便秘，肌肤枯涩，瘾疹瘙痒。

【用法用量】　内服：溶化冲服，适量。外用：涂摩，适量。

1714. 醍醐

【来源】　见“牛肉”条，药用部位为牛乳制成的食用脂肪。

【性味归经】　甘，平。归肺经。

【功能主治】　滋阴清热，益肺止血。用于虚劳烦热，惊悸，肺痿，咳唾脓血，消渴，便秘，皮肤瘙痒。

【用法用量】　内服：溶化冲服，适量。外用：涂摩，适量。

1715. 牛睾丸

【来源】　见“牛肉”条，药用部位为睾丸、阴囊。

【性味归经】　甘，温。归肾经。

【功能主治】　补肾壮阳。用于肾阳虚。

【用法用量】　内服：煎汤，30～60g。

1716. 肾精子

【来源】　为猪、黄牛的膀胱结石。

【性味归经】　苦、咸，凉。归膀胱经。

【功能主治】　利尿通淋，消肿除胀。用于尿闭，小便不利，小腹胀痛。

【用法用量】　内服：冲服，1～10 粒。

1717. 初乳（维）

【别名】　尹排艾、排尼尔马也。

【来源】　为双峰驼 *Camelus ferus*（Przewalskii）、黄牛 *Bos taurus dom-*

esticus Gmelin、蒙古兔 *Lepus tolai* Pallas、家兔 *Qryctolagus cuniculus domesticus*（Gmelin）、马 *Equus przewalskii*（Poliakov）、羊等及多种新生动物胃中的乳状液体。

【性味归经】 微咸，温。归心、肾、脾、胃、经。

【功能主治】 补肾壮阳，爽心悦志，补心除癫，补胃止泻，止血止带。用于性欲减退，心虚癔病，小儿癫痫，腹痛腹泻，鼻衄，月经过多，白带增多。

【用法用量】 内服：冲服，1.0g。外用：适量。亦入蜜膏、散剂、片剂、小丸、滴剂、敷剂、阴道栓剂等。

1718. 水牛角

【别名】 沙牛角、牛角、牛角尖、牛角片、牛角灰。

【来源】 为牛科（Bovidae）动物水牛 *Bubalus bubalus* Linnaeus 的角。

【分布】 全国大部地区有饲养。

【性味归经】 苦、咸，寒。归心、肝经。

【功能主治】 清热解毒，凉血定惊。用于热病头痛，高热神昏，谵语，发斑发疹，吐血，衄血，小儿惊风，癫狂，咽喉肿痛，口舌生疮。

【用法用量】 内服：煎汤（宜先煎 3 小时以上），小剂量 15 ~ 30g，大剂量 60 ~ 120g；研成粉末服，3 ~ 9g；水牛角浓缩粉，1.5 ~ 3g。外用：研成粉末搽或调敷，适量。

1719. 水牛尾

【来源】 见“水牛角”条，药用部位为尾。

【性味归经】 咸、淡，平。归肾、膀胱经。

【功能主治】 利水消肿。用于水肿尿少，大腹浮肿，小便涩少。

【用法用量】 内服：煮食，适量；烧灰研成粉末冲服，1.5 ~ 3g。

1720. 水牛乳（维）

【别名】　来白奴里、拜开日、西日高。

【来源】　见“水牛角”条，药用部位为乳汁。

【性味归经】　甘，平。归脾、大肠经。

【功能主治】　滋补填精，通便，解毒。用于体弱身瘦，精血不足，大便不畅，各种中毒。

【用法用量】　内服：热饮，250～500ml。外用：入蜜膏、糊剂、膳食糖浆、敷剂、搽剂、油剂等制剂。

1721. 水牛胆（傣）

【来源】　见“水牛角”条，药用部位为胆或胆汁。

【性味归经】　苦，寒。归心、大肠经。

【功能主治】　清热解毒，消肿止痛，利水退黄。用于小儿高热惊厥，黄疸，水肿，湿热痹证，骨折，目赤肿痛，便秘，痔疮肿痛。

【用法用量】　内服：入丸、散剂，1～3g。外用：研成粉末调酒搽或敷，适量。

1722. 野牦牛角

【别名】　牦牛角、旄牛角、牸牛角、犣牛角、毛犀角、猫牛角、竹牛角、毛牛角。

【来源】　为牛科（Bovidae）动物野牦牛 *Poephagus mutus*（Przewalski）的角。

【分布】　青海、甘肃、四川、西藏。

【性味归经】　酸、咸，凉。归肝经。

【功能主治】　散结。用于腹部癥瘕。

【用法用量】　内服：研成粉末服，5～10g。

1723. 牦牛脂

【别名】 旄牛脂、野牦牛脂。

【来源】 为牛科（Bovidae）动物牦牛 *Bos grunniens* Linnaeus 牛乳中炼出的脂肪。又称旄牛、犛牛、犘牛、毛犀、猫牛、竹牛、毛牛、野牦牛。

【分布】 青海、甘肃、四川、西藏。

【性味归经】 甘，平。归肝、脾、肺、肾、大肠、小肠经。

【功能主治】 益气血，止渴，润燥。用于阴虚劳热，肺萎咳嗽，吐血，消渴，便秘，口疮。

【用法用量】 内服：溶化冲服，15～30g；入膏、丸剂。外用：涂摩，适量。

1724. 野牦牛心（蒙）

【别名】 阿古拉音-萨日鲁格、哲日利格-萨日鲁格、宝绒宁、雅高德宁。

【来源】 见“牦牛脂”条，药用部位为心。

【性味归经】 甘、涩，温。归心经。

【功能主治】 镇静，止痛。用于心悸失眠，真心痛。

【用法用量】 内服：煮食，适量；入丸、散剂，1.5～3g。

1725. 野牦牛骨（藏）

【来源】 见“野牦牛心”条，药用部位为骨骼。

【性味归经】 甘，平。归胃经。

【功能主治】 温中散寒。用于胃脘冷痛。

【用法用量】 内服：研成粉末服，3～6g；入丸、散剂。

1726. 野牦牛骨髓（藏）

【来源】　见“野牦牛心”条，药用部位为骨髓。
【性味归经】　甘，平。归肺经。
【功能主治】　敛疮。用于疮疖。
【用法用量】　内服：煎汤，5～10g。

1727. 野牦牛舌（藏）

【来源】　见“野牦牛心”条，药用部位为舌。
【性味归经】　甘，平。归胃经。
【功能主治】　健胃，祛寒。用于胃寒腹痛。
【用法用量】　内服：煎汤，10～30g。

1728. 野牦牛喉头（藏）

【来源】　见“野牦牛心”条，药用部位为喉头。
【性味归经】　甘，平。归肝经。
【功能主治】　散结。用于瘿瘤。
【用法用量】　内服：煎汤，2个。

1729. 野牦牛胆汁（藏）

【来源】　见“野牦牛心”条，药用部位为胆汁。
【性味归经】　苦，凉。归心、胆经。
【功能主治】　清热解毒，用于高热神昏，痈疮肿毒。
【用法用量】　内服：研成粉末服，3～6g；入丸、散剂。

1730. 野牦牛血（藏）

【来源】 见“野牦牛心”条，药用部位为血。
【性味归经】 甘，平。归心、胃、大肠经。
【功能主治】 解毒，止泻。用于疮疖，久泻。
【用法用量】 内服：饮用，9～15g。

1731. 野牦牛睾丸（藏）

【来源】 见“野牦牛心”条，药用部位为睾丸。
【性味归经】 甘，平。归肾经。
【功能主治】 补肾壮阳。用于肾虚腰痛。
【用法用量】 内服：煮食，1个。

1732. 野牦牛肉（藏）

【来源】 见“野牦牛心”条，药用部位为肌肉。
【性味归经】 甘，平。归肝、肾经。
【功能主治】 滋补强壮。用于久病体虚。
【用法用量】 内服：煮食，适量。

1733. 犏牛角（藏）

【别名】 斯玛热、巴朗那坚、国鲜坚、穷嘎撮。
【来源】 为牛科（Bovidae）动物犏牛 Cattle-yak 的角。
【分布】 青海、西藏。
【性味归经】 甘、咸，平。归心经。
【功能主治】 解毒。用于食物中毒。

【用法用量】 内服：研成粉末服，6～9g；入丸、散剂。

1734. 犏牛脊髓（藏）

【别名】 斯玛热、巴朗那坚、国鲜坚、穷嘎撮。

【来源】 见“犏牛角”条，药用部位为脊髓。

【性味归经】 甘，平。归肝、肾经。

【功能主治】 强筋健骨。用于筋骨不利。

【用法用量】 内服：煎汤，5～10g。

1735. 原羚角

【别名】 小羚羊角、西藏黄羊角、滩黄羊角。

【来源】 为牛科（Bovidae）动物藏原羚 *Procapra picticaudata*（Hodgson）、普氏原羚 *Procapra przewalskii* Buchner 的角。藏原羚又称原羚、小羚羊、西藏黄羊、西藏原羚，普氏原羚又称滩黄羊。

【分布】 藏原羚分布于西藏、青海、甘肃、四川、内蒙，普氏原羚分布于内蒙、新疆、甘肃、青海、宁夏。

【性味归经】 咸、苦，平。归心、肝经。

【功能主治】 涩肠止泻，平肝息风，清热解毒。用于久泻，癫痫，中风，小儿惊风，温热病。

【用法用量】 内服：磨粉或烧焦研成粉末服，5～15g。

1736. 黄羊肉

【别名】 羳羊肉、茧耳羊肉、白黄羊肉、蒙古瞪羚肉、蒙古原羚肉。

【来源】 为牛科（Bovidae）动物黄羊 *Procapra gutturasa*（Pallas）的肉。又称羳羊、茧耳羊、蒙古瞪羚、蒙古原羚、蒙古黄羊、蒙古原羊、短尾巴黄羊、小羚羊、西藏原羚。

【分布】 内蒙、甘肃、吉林、河北。

【性味归经】 甘，温。归脾、肝、肾经。

【功能主治】 补中益气。用于脾胃虚寒，虚劳羸瘦，脘腹胀痛。

【用法用量】 内服：炖食，250～300g。

1737. 黄羊血

【来源】 见“黄羊肉”条，药用部位为血。

【性味归经】 咸，温。归脾经。

【功能主治】 益气补血。用于久病体虚。。

【用法用量】 内服：热饮，30～50ml。

1738. 黄羊油

【来源】 见“黄羊肉”条，药用部位为脂肪。

【性味归经】 甘，微温。归肠经。

【功能主治】 润肤，敛疮。用于痔疮。

【用法用量】 外用：涂敷，适量。

1739. 黄羊角

【来源】 见“黄羊肉”条，药用部位为角。

【性味归经】 甘、淡、咸，平。归心、肝经。

【功能主治】 平肝息风，清热解毒明目。用于高热神昏痉厥，痫证，肝火目赤，小儿感冒发热，小儿惊风，中风，青盲内障。

【用法用量】 内服：煎汤，小剂量3～10g，大剂量30～50g；研成粉末冲服。

1740. 黄羊喉

【来源】 见“黄羊肉”条，药用部位为喉。

【性味归经】 甘，平。归肝经。

【功能主治】 消肿解毒散结。用于瘿瘤瘰疬。

【用法用量】 内服：煮食，2 个。

1741. 鹅喉羚羊角

【别名】 鹅喉羚角、长尾黄羊角、羚羊角。

【来源】 为牛科（Bovidae）动物鹅喉羚羊 *Gazella subgutturosa*（Galdenstaedt）的角。又称长尾黄羊、黑尾黄羊、西藏瞪羚。

【分布】 内蒙、宁夏、甘肃、青海、新疆、西藏。

【性味归经】 咸，微寒。归心、肝经。

【功能主治】 清热解毒，平肝息风。用于感冒发热，痄腮，小儿惊风，肝阳上亢之头晕目眩，癫痫，中风。

【用法用量】 内服：烧焦研成粉末，5～15g。

1742. 羚羊角

【别名】 九尾羊角、羚角、羱羊角、羚羊角片、羚羊角粉、零羊角、灵羊角、赛加羚羊角、高鼻羚羊角、羬角。

【来源】 为牛科（Bovidae）动物赛加羚羊 *Saiga tataricus*（Linnaeus）的角。又称高鼻羚羊、大鼻羚羊。

【分布】 新疆地区。

【性味归经】 咸，寒。归肝、心经。

【功能主治】 平肝息风，清肝明目，凉血解毒，镇静。用于肝风内动之惊痫抽搐，热病神昏痉厥，谵语发狂，肝阳上亢之头痛眩晕，肝火上炎之目赤肿痛，血热出血，痈肿疮毒。

【用法用量】 内服：煎汤，1.5～3g，宜单煎2h以上；磨汁或研成粉末服，0.3～0.6g；入丸、散剂。外用：煎汤或磨汁涂敷，适量。

1743. 羚羊肉

【别名】 赛加羚羊肉、九尾羊肉。

【来源】 见“羚羊角”条，药用部位为肉。

【性味归经】 甘，平。归脾，肝经。

【功能主治】 养血和营，祛风解毒。用于中风，筋骨强急，恶疮，毒蛇咬伤。

【用法用量】 内服：煮食或炙熟浸酒，适量。

1744. 藏羚角

【别名】 羚羊角、西藏羚羊角、一角兽角、长角羊角。

【来源】 为牛科（Bovidae）动物藏羚 *Pantholops hodgsoni*（Abel）的角。又称羚羊、西藏羚羊、一角兽、长角羊、独角兽。

【分布】 西藏、青海、四川。

【性味归经】 咸，凉。归肝、胃经。

【功能主治】 清热解毒，凉血消肿。用于瘿瘤，胃痛，久泻，高热，难产。

【用法用量】 内服：烧炭研成粉末或磨粉冲服，5～15g。

1745. 藏羚血（藏）

【来源】 见“藏羚角”条，药用部位为血。

【性味归经】 甘，平。归大肠经。

【功能主治】 止痢。用于热痢。

【用法用量】 内服：研成粉末服，1～1.6g；入丸、散剂。

1746. 鬣羚角

【别名】　苏门羚角、山驴子角、明鬃羊角。

【来源】　为牛科（Bovidae）动物鬣羚 *Capricornus sumatraensis*（Bechstein）、台湾鬣羚 *Capricornus crispus*（Temrnieck）的角。鬣羚又称驴羊、山驴、苏门羚、明鬃羊、山驴子、石羊。

【分布】　鬣羚分布于陕西、四川、青海、甘肃、西藏、贵州、云南、浙江、福建、安徽、江西、湖南、湖北、广东、广西，台湾鬣羚分布于台湾。

【性味归经】　咸，凉。归心、肝经。

【功能主治】　清热解毒，平肝息风。用于热病高热神昏，癫痫，抽搐，小儿惊风，惊悸。

【用法用量】　内服：煎汤，30～50g；磨粉或烧焦研成粉末服，5～15g。

1747. 山驴骨

【别名】　鬣羚骨、驴羊骨、苏门羚骨、山羊骨、明鬃羊骨。

【来源】　见“鬣羚角”条，药用部位为四肢骨。

【性味归经】　辛、咸，温。归肝、肾经。

【功能主治】　祛风湿，通络止痛，强筋骨。用于腰膝酸痛，风湿痹痛，麻木不仁。

【用法用量】　内服：煎汤，9～15g；用酒浸服。

1748. 野牛皮

【别名】　苏门羚皮、鬣羚皮、黑耶皮。

【来源】　为牛科（Bovidae）动物鬣羚 *Capricornus sumatraensis*（Bechstein）的皮。

【性味归经】 咸、酸，寒。归心、肝经。

【功能主治】 清热解毒，平肝息风，活血化瘀，舒筋止痛。用于温热病之高热神昏，风湿痹痛，抽搐，小儿惊风，痫证，惊悸。

【用法用量】 内服：煮食，适量。外用：煮软后，直接包缠痛处或紧绷于痛处；亦可用其作垫子，睡于其上。

1749. 山羊肉

【来源】 为牛科（Bovidae）动物青羊 *Naemorhedus goral*（Hardwicke）、北山羊 *Capra ibex*（Linnaeus）、盘羊 *Ovis ammon* Linnaeus 的肉。青羊又称山羊、斑羚、青山羊，北山羊又称亚洲羱羊、悬羊，盘羊又称大角羊、盘角子、羱羊、蟠羊、大头羊。

【分布】 青羊分布于西藏、四川、云南、黑龙江、吉林、辽宁、河北、山西、内蒙古、陕西、甘肃、浙江、福建、江西、安徽、湖南、湖北、广东、广西、贵州，北山羊分布于甘肃、青海、内蒙、西藏、新疆等地，盘羊分布于西藏、四川、青海、内蒙、宁夏、甘肃、山西、河北、新疆。

【性味归经】 甘，温。归肾经。

【功能主治】 补虚损，助肾阳，壮筋骨。用于虚劳内伤，肾阳虚之腰脊酸软、阳萎精寒、血冷不孕。

【用法用量】 内服：煮食，适量。

【类同品】 部分地区亦将同科动物赤斑羚 *Naemorhedus cranbrooki*（Hayman）（分布于西藏）作为药用。

1750. 山羊血

【来源】 见“山羊肉”条，药用部位为血。

【性味归经】 甘、咸，温。归心、肝经。

【功能主治】 活血散瘀，止痛接骨，止血。用于跌打损伤，骨折，筋骨疼痛，吐血，呕血，咯血，便血，尿血，崩漏下血，月经不调，难产，痈肿疮疔。

【用法用量】　内服：热饮，30～50ml；干血，研成粉末酒调服，1～2g；入丸剂。

1751. 山羊油

【来源】　见“山羊肉”条，药用部位为脂肪油。

【性味归经】　咸，寒。归肝经。

【功能主治】　温经散寒，和血止痛。用于寒疝腹痛。

【用法用量】　内服：用热酒或热水冲服，5～15g。

【类同品】　部分地区亦将同科动物塔尔羊 *Hemitragus jemlahicus*（H. Smith）（分布于西藏）作为药用。

1752. 山羊角

【来源】　见“山羊油”条，药用部位为角。

【性味归经】　咸，凉。归心、肝经。

【功能主治】　清热，镇惊，散瘀止痛。用于小儿发热惊痫，风热头痛，产后腹痛，痛经。

【用法用量】　内服：煎汤，30～50g；研成粉末服，3～6g。外用：研成粉末吹耳，0.6～0.9g。

1753. 山羊肝

【来源】　见“山羊油”条，药用部位为肝脏。

【性味归经】　甘、苦，平。归肝经。

【功能主治】　补肝，清热，明目。用于肝虚目暗，视物不明，目赤肿痛，雀目，虚羸。

【用法用量】　内服：煮食，适量；焙干研成粉末，入丸、散剂。外用：敷眼，适量。

1754. 盘羊角

【别名】 羚羊角、大角羊角、羱羊角、盘角子、大头弯羊角、羖羊角。

【来源】 为牛科（Bovidae）动物盘羊 *Ovis ammon* Linnaeus 的角。

【性味归经】 咸、苦、辛，凉。归心经。

【功能主治】 清热泻火解毒。用于瘟疫高热。

【用法用量】 内服：研成粉末冲服，5～10g。

【类同品】 见“山羊油”条。

1755. 盘羊睾丸

【别名】 大角羊睾丸、羱羊睾丸、盘角子睾丸。

【来源】 见“盘羊角”条，药用部位为雄性睾丸。

【性味归经】 甘、咸，温。归肾经。

【功能主治】 补肾壮阳，滋补强壮。用于肾阳虚之阳萎，久病体弱。

【用法用量】 内服：煮食，一副；研成粉末冲服，10～15g。

【类同品】 见“盘羊角”条。

1756. 盘羊肺

【别名】 大角羊肺、羱羊肺、盘角子肺。

【来源】 见“盘羊角”条，药用部位为肺。

【性味归经】 甘，温。归肝经。

【功能主治】 调经止痛。用于痛经，白带增多。

【用法用量】 内服：煮食，或煎汤，30～50g。

【类同品】 见“盘羊角”条。

1757. 羚牛粪

【来源】　为牛科（Bovidae）动物羚牛 *Budorcas taxicolor*（Hodgson）的粪便。

【分布】　西藏、云南、四川。

【性味归经】　咸，酸，温。归胃经。

【功能主治】　开胃助消化。用于消化不良。

【用法用量】　内服：包煎，5～10g。

1758. 岩羊角

【别名】　半羊角、石羊角、青羊角。

【来源】　为牛科（Bovidae）动物岩羊 *Pseudois nayaur*（Hodgson）、矮岩羊 *Pseaeonis schaefiri*（Haltenorth）的角。岩羊又称石山羊、石羊、青羊、半羊。

【分布】　岩羊分布于西藏、四川、云南、内蒙、宁夏、甘肃、青海、陕西、新疆等地，矮岩羊分布于四川。

【性味归经】　苦，凉。归心、胃经。

【功能主治】　清热解毒，凉血。用于高热，胃热，腹痛腹泻。

【用法用量】　内服：煎汤，或烧炭研成粉末服，5～15g。

1759. 岩羊肉

【别名】　野羊肉、斑羚肉、山羊肉、青羊肉、石羊肉、半羊肉、发兹火、瓦此什。

【来源】　见“岩羊角”条，药用部位为肉。

【性味归经】　甘，温。归脾、胃、肾、大肠经。

【功能主治】　益气壮阳，健脾胃，祛寒湿，舒筋活络。用于虚劳羸弱，产后虚弱，饮食不下，筋骨萎弱，腰脊酸软，风寒湿痹，跌打损伤，肾阳虚之阳萎、带下、不孕。

【用法用量】 内服：煮食，适量。

1760. 岩羊血

【来源】 见“岩羊角”条，药用部位为血。

【性味归经】 甘、咸，温。归心、肝经。

【功能主治】 活血化瘀，消滞止痢，解酒毒。用于跌打损伤，筋骨疼痛，痢疾，便血，痈肿，酒僻。

【用法用量】 内服：鲜用，或拌面晒干研成粉末，6～15g；用白酒调匀服，6～15g。

1761. 羖羊角

【来源】 为牛科（Bovidae）动物山羊 *Capra hircus*（Linnaeus）、绵羊 *Ovis aries* Linnaeus 雄性的角。

【分布】 皆分布于全国各地，以北部和西北地区较多。

【性味归经】 咸、苦，凉。归肝、心经。

【功能主治】 清热，镇惊，明目，解毒。用于高热神志不清，小儿发热惊痫，风热头痛，产后腹痛，痛经，烦闷，吐血，青盲，痈疮肿毒。

【用法用量】 内服：煎汤，3～6g；烧存性研成粉末服。外用：烧灰研成粉末调敷，适量。

1762. 羊皮

【来源】 见“羖羊角”条，药用部位为皮。

【性味归经】 甘，温。归肺经。

【功能主治】 补虚，祛瘀消肿。用于虚劳羸瘦，肺脾气虚，跌打肿痛。

【用法用量】 内服：煮羹食之，适量；烧存性研成粉末，6～9g。外用：调敷，适量。

1763. 羊肉

【来源】　见“羖羊角”条，药用部位为肉。

【性味归经】　甘，温。归脾、胃、肾经。

【功能主治】　温中健脾，补肾壮阳，益气养血。用于脾胃虚寒，食少反胃，泻痢，虚劳羸瘦，肾阳不足之腰膝酸软、阳萎，寒疝腹痛，缺乳。

【用法用量】　内服：煎汤或煮食，100～250g；入丸剂。

1764. 羊骨

【来源】　见“羖羊角”条，药用部位为骨骼。

【性味归经】　甘，温。归肾经。

【功能主治】　补肾，强筋骨，止血，利水通淋，止泻。用于虚劳羸瘦，腰脊疼痛，腰膝无力，筋骨挛痛，耳聋，齿摇，小儿惊痫，膏淋，淋痛，白浊，久泻久痢，月经过多，便血。

【用法用量】　内服：煎汤或煮粥，5～15g；用酒浸服；煅存性研成粉末服。外用：煅存性研成粉末敷、搽牙，适量。

1765. 羊髓

【别名】　熟羊髓、羊骨髓、白羊髓。

【来源】　见“羖羊角”条，药用部位为骨髓或脊髓。

【性味归经】　甘，平。归心、肺、肾经。

【功能主治】　益阴填髓，润肺养心，润泽肌肤，清热解毒。用于虚劳羸弱，心悸，失眠，健忘，口舌生疮，骨蒸劳热，肺痿咳嗽，消渴，皮毛憔悴，目赤障翳，痈疽疮疡。

【用法用量】　内服：煮食，适量；熬膏，30～60g。外用：搽敷，适量。

1766. 羊血

【来源】 见"羖羊角"条，药用部位为血。

【性味归经】 咸，平。归心、肝、脾经。

【功能主治】 补血，止血，活血散瘀，解毒。用于月经不调，崩漏，吐血，衄血，产后血晕，便血，痔血，尿血，肠风下血，外伤出血，筋骨疼痛，跌打损伤，风疹，中毒。

【用法用量】 内服：热饮或煮食，30～50g。外用：涂敷，适量。

1767. 羊脂

【别名】 羊油。

【来源】 见"羖羊角"条，药用部位为脂肪油。

【性味归经】 甘，温。归肺、肾经。

【功能主治】 补虚，润燥，祛风解毒。用于虚劳羸瘦，久痢，口干便秘，肌肤皲裂、枯憔，痿痹，赤丹肿痛，疥癣疮疡，腹泻，水火烫伤，冻伤。

【用法用量】 内服：烊化冲服，30～60g；煮粥或入煎剂。外用：熬膏敷，适量。

1768. 羊头蹄

【来源】 见"羖羊角"条，药用部位为头或蹄肉。

【性味归经】 甘，平。归肾经。

【功能主治】 补肾益精。用于肾虚劳损，精亏羸瘦，腰痛。

【用法用量】 内服：煮食，适量。

1769. 羊脑

【别名】 绵羊脑子。

【来源】 见“羖羊角”条，药用部位为脑髓。

【性味归经】 甘，温。归心、肾经。

【功能主治】 滋养心肾，补虚益智，润肌肤。用于体虚头晕，心悸，失眠，健忘，皮肤皲裂，跌打损伤，筋骨折伤。

【用法用量】 内服：煮食，1 副；入丸剂。外用：研涂；入脂膏，适量。

1770. 羊须

【来源】 见“羖羊角”条，药用部位为胡须。

【性味归经】 酸，凉。归肺经。

【功能主治】 收涩敛疮。用于小儿疳疮，小儿口疮。

【用法用量】 外用：烧存性调清油，或用猪脂涂搽患处，适量。

1771. 羊靥

【来源】 见“羖羊角”条，药用部位为甲状腺体。

【性味归经】 甘、淡，温。归肺、肝经。

【功能主治】 理气化痰散结。用于气瘿。

【用法用量】 内服：炙熟，或焙干研成粉末，制成丸含化咽汁，1 ~ 2 个。

1772. 羊肺

【来源】 见“羖羊角”条，药用部位为肺脏。

【性味归经】 甘，平。归肺经。

【功能主治】 补肺，止咳，利水。用于肺痿久咳，咳嗽气喘，消渴，水肿，小便不利。

【用法用量】 内服：煎汤或煮食，1 个；入丸、散剂。

1773. 羊心

【来源】 见“羖羊角”条，药用部位为心。

【性味归经】 甘，温。归心、肝经。

【功能主治】 养心，解郁，安神。用于心气郁结之情志抑郁、惊悸不安，膈中气逆。

【用法用量】 内服：煎汤，或煮食，1 个；焙干研成粉末服。

1774. 羊肚

【别名】 羊胃、羊膍胵。

【来源】 见“羖羊角”条，药用部位为胃。

【性味归经】 甘，温。归脾、胃经。

【功能主治】 健脾胃，补虚损，益气敛阴。用于脾胃虚损，虚劳羸瘦，纳呆，反胃，自汗盗汗，消渴，尿频。

【用法用量】 内服：煎汤，或煮食，1 个。外用：烧成灰调敷，适量。

1775. 羊胲子

【别名】 羊哀、百草丹、草结。

【来源】 为牛科（Bovidae）动物山羊 *Caprs hircus*（Linnaeus）胃中的草结。

【性味归经】 淡，温。归胃经。

【功能主治】 降逆止呕，解百草毒。用于噎嗝反胃，噫气，晕船呕吐，草药中毒。

【用法用量】 内服：煎汤，0.9～1.5g；研成粉末，用温开水冲服，3～6g；或入丸、散剂。

1776. 羊肝

【来源】 见“羖羊角”条，药用部位为肝脏。

【性味归经】 甘、苦，凉。归肝经。

【功能主治】 养血，补肝，明目退翳。用于血虚萎黄，羸瘦乏力，肝虚目暗，夜盲，雀目，青盲，障翳。

【用法用量】 内服：煮食，5～15g；入丸、散剂。

1777. 羊胆

【来源】 见“羖羊角”条，药用部位为胆汁。

【性味归经】 苦，寒。归肝、胆、胃经。

【功能主治】 清热解毒，明目退翳，止咳。用于目赤肿痛，青盲夜盲，目生翳障，肺痨咳嗽，吐血，小儿惊热，咽喉肿痛，黄疸，痢疾，便秘，热毒疮疡。

【用法用量】 内服：煎汤，3～5g；熬膏制成丸，或干燥研成粉末服，0.3～1g；烘干研成粉末装胶囊，1～1.2g。外用：涂敷、点眼或灌肠，适量。

1778. 羊黄

【别名】 羊结石。

【来源】 见“羖羊角”条，药用部位为胆囊结石。

【性味归经】 苦，平，有小毒。归心经。

【功能主治】 清热，开窍，化痰，镇惊。用于热盛神昏谵妄，痰火昏迷，小儿惊痫。

【用法用量】 内服：研成粉末服，0.9～1.5g。

1779. 羊胰

【来源】 见“羖羊角”条，药用部位为胰脏。

【性味归经】 甘，平。归肺、脾经。

【功能主治】 润肺祛痰止咳，润泽肌肤，止带。用于肺燥久咳，肌肤干枯，带下。

【用法用量】 内服：煮食，1个；用酒浸服。外用：捣敷，适量。

1780. 羊肾

【别名】 羊肾子、羊腰子。

【来源】 见“羖羊角”条，药用部位为肾。

【性味归经】 甘，温。归肾经。

【功能主治】 补肾益精添髓。用于肾虚劳损，腰脊疼痛，足膝痿弱，男子不育，耳鸣耳聋，消渴，阳萎，滑精，尿频，遗尿。

【用法用量】 内服：煎汤，或煮食，1～2个；研成粉末，入丸、散剂。

1781. 羊脬

【别名】 羊胞。

【来源】 见“羖羊角”条，药用部位为膀胱。

【性味归经】 甘、咸，温。归肾、膀胱经。

【功能主治】 补肾，利小便。用于肾气虚之尿频，产后遗尿。

【用法用量】 内服：炙食，1个；煮食，9～15g；焙干研成粉末，用酒冲服，9～15g。

1782. 羊外肾

【别名】 羊石子、羊肾、羊卵子。

【来源】 见“羖羊角”条，药用部位为睾丸。

【性味归经】 甘、咸，温。归肾经。

【功能主治】 补肾助阳，益精填髓。用于肾虚精亏，腰背疼痛，阳萎阴冷，遗精滑精，淋浊，带下，消渴，尿频，疝气腹痛，睾丸肿痛。

【用法用量】 内服：煮食，1 对；研成粉末，入丸、散剂。

1783. 羊胎

【别名】 胎兽。

【来源】 见“羖羊角”条，药用部位为母羊腹中的胎兽或流产的胎兽或胎盘。

【性味归经】 甘、咸，温。归肾经。

【功能主治】 补肾益精，益气养血，截疟。用于肾虚羸瘦，咳血，血虚，疟疾。

【用法用量】 内服：煮食或阴干研成粉末服，6 ~ 9g；入丸、散剂。

1784. 羊乳

【来源】 见“羖羊角”条，药用部位为乳汁。

【性味归经】 甘，温。归肺、肾、胃经。

【功能主治】 补益精气，和胃，解毒，润燥。用于虚劳羸瘦，消渴，反胃呕逆，哕逆，口疮。

【用法用量】 内服：热饮，250 ~ 500ml。外用：涂敷，适量。

1785. 龙骨

【别名】 陆虎遗生、那伽骨、生龙骨、五花龙骨、青化龙骨、花龙骨、煅龙骨、白龙骨、土龙骨、粉龙骨。

【来源】 为古代哺乳动物如三趾马、犀类、鹿类、牛类等的骨骼化石或象类门齿的化石。

【性味归经】 甘、涩，平。归心、肝、肾经。

【功能主治】 平肝潜阳，镇静安神，收敛固涩。用于肝阳上亢之眩晕，心悸失眠，惊痫，崩带，遗精，汗症，疮疡久不收口。

【用法用量】 内服：煎汤，15～30g。外用：撒敷，适量。

1786. 龙角

【别名】 烂龙角。

【来源】 为古代大型哺乳动物的角骨化石。

【性味归经】 甘、苦，平。归心经。

【功能主治】 解毒，定惊。用于高热，惊痫。

【用法用量】 内服：煎汤，15～20g。

1787. 龙齿

【来源】 为古代大型哺乳动物如象类等的牙齿化石。

【性味归经】 涩，凉。归心经。

【功能主治】 镇静除热。用于惊痫癫狂，烦热不安，失眠。

【用法用量】 内服：煎汤，15～20g。

主要参考文献

［1］中国科学院北京动物研究所甲壳动物研究组编著．《中国动物图谱》［M］，北京：科学出版社，1975.

［2］吉林医科大学第四临床学院中药教研组．《东北动物药》［M］，吉林：吉林人民出版社，1977.

［3］中国人民解放军海军后勤部卫生部等．《中国药用海洋生物》［M］，上海：上海人民出版社，1977.

［4］中国科学院南海海洋研究所海洋生物研究室．《南海海洋药用生物》［M］，北京：科学出版社，1978.

［5］中国药用动物志协作组．《中国药用动物志》（第1～3册）［M］，天津：天津科学技术出版社，1979、1983、1990.

［6］邓明鲁，高士贤．《中国动物药》［M］，吉林：吉林人民出版社，1981.

［7］纪加义，赵玉清．《有毒动物》［M］，山东：山东科学技术出版社，1981.

［8］高士贤，等．《常见药用动物》［M］，上海：上海科学技术出版社，1984.

［9］M. H. 巴斯洛．《海洋药物学》［M］，北京：海洋出版社，1985.

［10］江苏新医学院．《中药大辞典》［M］，上海：上海科学技术出版社，1986.

［11］邵广昭，林幸助．《水生有毒动物》［M］，台北：渡假出版社，1991.

［12］中国药材公司．《中国中药资源志要》［M］，北京：科学出版社，1994.

［13］姜凤吾，张玉顺．《中国海洋药物辞典》［M］，北京：海洋出版

社，1994.

［14］中国科学院《中国动物志》编辑委员会．《中国动物志》［M］，北京：科学出版社，1994～2002.

［15］高士贤．《中国动物药志》［M］，吉林：吉林科学技术出版社，1996.

［16］贾玉海．《中国海洋湖沼药物学》［M］，上海：学苑出版社，1996.

［17］国家中医药管理局《中华本草》编委会．《中华本草》（第二十五卷）［M］，上海：上海科学技术出版社，1999.

［18］陈振昆，黄传贵，丁光．《药用动物与动物药》［M］，云南：云南科技出版社，1999.

［19］蔡永敏．《中药药名辞典》［M］，北京：中国中医药出版社，1999.

［20］杨仓良，齐英杰．《动物本草》［M］，北京：中医古籍出版社，2001.

［21］张保国，张大禄．《动物药》［M］，北京：中国医药科技出版社，2003.

［22］徐宏发，蒋志刚．《中国药用动植物资源保护和可持续利用》［M］，上海：华东师范大学出版社，2003.

［23］邓明鲁．《中国动物药资源》［M］，北京：中国中医药出版社，2007.

［24］黎跃成．《中国药用动物原色图鉴》［M］，上海：上海科学技术出版社，2010.

［25］李建生．《中国动物药现代研究》［M］，北京：人民卫生出版社，2010.

［26］中国动物主题数据库（http：//www. zoology. csdb. cn/page/showEntity. vpage uri=specieslist. specieslist）

［27］中国动物信息网（http：//www. animaL . net. cn/Description_Species. asp Table = species&ID = {6CE92877 - FE7E - 4FB8 - 8120 - CE7449A5B619}）

［28］中国生物多样性信息中心动物学分部（http：//zd1. brim. ac. cn/fauna1srch. asp）

附 1. 本书中国家重点保护野生药用动物名录

动物药名　称	药用动物中文名	药用动物拉丁学名	保护级别		
			Ⅰ级	Ⅱ级	Ⅲ级
蜂猴尿	蜂猴	*Nyeticebus coucang*（Boddaert）	Ⅰ		
猕猴骨	猕猴	*Macaca mulatta*（Zimmermann）		Ⅱ	
	短尾猴	*Macaca speciosa* F. Cuvier		Ⅱ	
	熊猴	*Macaca assamensis* M’ celland	Ⅰ		
	藏酋猴	*Macaca thibetana* Milne-Edwards		Ⅱ	
狨	金丝猴	*Rhinopithecus roxellanae*（Milne-Edwards）	Ⅰ		
	滇金丝猴	*Rhinopithecus bieti*（Milne-Edwards）	Ⅰ		
	黔金丝猴	*Rhinopithecus bretichi*（Thomas）	Ⅰ		
穿山甲	穿山甲	*Manis pentadactyla*（Linnaeus）		Ⅱ	
熊胆	棕熊	*Ursus arctos* Linnaeus		Ⅱ	
	黑熊	*Selenaretos thibetanus*（G. Cuvier）		Ⅱ	
	马来熊	*Helarctos malayanus*（Raffles）	Ⅰ		
	马熊	*Ursus pruinosus* Blyth		Ⅱ	
貂尾	紫貂	*Martes zibellina*（Linnaeus）	Ⅰ		
獭骨	小爪水獭	*Aonyx cinerea*（Illiger.）		Ⅱ	
	水獭	*Lutra lutra*（Linnaeus）		Ⅱ	
	江獭	*Lutra perspicillata*（Geoffroy）		Ⅱ	
灵猫香	大灵猫	*Viverra zibetha*（Linnaeus）		Ⅱ	
	小灵猫	*Viverricula indica*（Desmarest）		Ⅱ	
豹骨	云豹	*Neofelis nebulosa*（Griffich）	Ⅰ		
	金钱豹	*Panthera Pardus*（Linnaeus）	Ⅰ		
	雪豹	*Panthera uncin*（Schreber）	Ⅰ		

动物药名称	药用动物中文名	药用动物拉丁学名	保护级别		
			Ⅰ级	Ⅱ级	Ⅲ级
儒艮脂	儒艮	*Dugong dugan* (Müller)	Ⅰ		
白暨豚脂	白暨豚	*Lipotes vexillifer* (Miller)	Ⅰ		
海豚鱼	中华白海豚	*Sousa chinensis* (Osbeck)	Ⅰ		
驴毛	野驴	*Equus hemionus* Pallas	Ⅰ		
野马肉	野马	*Equus przewalskii* (Poliakov)	Ⅰ		
骆驼脂	双峰驼	*Camelus bactrianus ferus* (Przewalskii)	Ⅰ		
麝香	林麝	*Moschus berezovskii* Flerow		Ⅱ	
	原麝	*Moschus moschiferus* (Linnaeus)		Ⅱ	
	马麝	*Moschas chrysogaster* (Hodgson)		Ⅱ	
	黑麝	*Moschus fuscus* (Li)		Ⅱ	
	喜马拉亚麝	*Moschus leucogaster* (Hodgson)		Ⅱ	
獐肉	獐	*Hydropotes inermis* (Swinhoe)		Ⅱ	
麂肉	黑麂	*Muntiacus crinifrons* (Sclater)	Ⅰ		
鹿茸	梅花鹿	*Cervus nippon* (Temminck)	Ⅰ		
	马鹿	*Cervus elaphus* (Linnaeus)		Ⅱ	
	海南坡鹿	*Cervus eldi* (Clelland)	Ⅰ		
	豚鹿	*Axis porcinus* (Zimmermann)	Ⅰ		
春茸	水鹿	*Cervus unicolor* (Kerr)		Ⅱ	
麋茸	麋鹿	*Elaphyrus davidianus* (Milne-Edwards)	Ⅰ		
驼鹿鼻	驼鹿	*Alces alces* (Linnaeus)		Ⅱ	
野牛心	野牛	*Bos gaurus* (Smith.)	Ⅰ		
原羚角	藏原羚	*Procapra picticaudata* (Hodgson)		Ⅱ	
	普氏原羚	*Procapra przewalskii* Buchner	Ⅰ		
鹅喉羚羊角	鹅喉羚羊	*Gazella subgutturosa* (Galdenstaedt)		Ⅱ	
藏羚角	藏羚	*Pantholops hodgsoni* (Abel)	Ⅰ		
羚牛粪	羚牛	*Budorcas taxicolor* (Hodgson)	Ⅰ		
山羊肉	青羊	*Naemorhedus goral* (Hardwicke.)		Ⅱ	
	北山羊	*Capra ibex* (Linnaeus)	Ⅰ		
	盘羊	*Ovis ammon* Linnaeus		Ⅱ	
	赤斑羚	*Naemorhedus cranbrooki* (Hayman.)	Ⅰ		
山羊油	塔尔羊	*Hemitragus jemlahicus* (H. Smith.)	Ⅰ		

动物药名称	药用动物中文名	药用动物拉丁学名	保护级别		
			Ⅰ级	Ⅱ级	Ⅲ级
岩羊角	岩羊	*Pseudois nayaur* (Hodgson.)		Ⅱ	
望月砂	雪兔	*Lepus timidus* (Linnaeus)		Ⅱ	
海狸香	欧亚河狸	*Castor fiber* (Linnaeus)	Ⅰ		
鹈鹕脂	斑嘴鹈鹕	*Pelecanus roseus* Gmelin		Ⅱ	
	鹈鹕	*Pelecanus onocrotalus* Linnaeus			
鹳骨	白鹳	*Ciconia ciconia* (Linné)	Ⅰ		
	黑鹳	*Ciconia nigra* (Linné)	Ⅰ		
鹭肉	白琵鹭	*Platalea leucorodia* (Linné)		Ⅱ	
雁肉	白额雁	*Anser albifrons* (Scopoli)		Ⅱ	
鹄肉	大天鹅	*Cygnus cygnus* (Linné)		Ⅱ	
	小天鹅	*Cygnus bewickii* Yarrell		Ⅱ	
	疣鼻天鹅	*Cygnus olor* (Gmelin)		Ⅱ	
鸳鸯	鸳鸯	*Aix galericulata* (Linné)		Ⅱ	
秋沙鸭	中华秋沙鸭	*Mergus squamatus* (Gould)	Ⅰ		
鹏骨	金鹏	*Aquila chrysaetos* (Linné)	Ⅰ		
	白肩雕	*Aquila heliaca* Savigny	Ⅰ		
	游隼	*Falco peregrinus* Tunstall		Ⅱ	
	灰背隼	*Falco columbarius* Linné		Ⅱ	
	红脚隼	*Falco vespertinus* Linné		Ⅱ	
	红隼	*Falco tinnunculus* Linné		Ⅱ	
	猪隼	*Falco cherrug* Gray		Ⅱ	
海鹏肉	白尾海雕	*Haliaeetus albicilla* Linnaeus	Ⅰ		
	玉带海鹏	*Haliaeetus leucoryphus* (Pallas)	Ⅰ		
	金鹏	*Aquila chrysaetos* (Linné)	Ⅰ		
大胡子雕	胡兀鹫	*Gypaetus barbatus* Linnaeus	Ⅰ		
松鸡	花尾榛鸡	*Tetrastes bonasia* (Linné)		Ⅱ	
	细嘴松鸡	*Tetrao urogalloides* Middendorff	Ⅰ		
	黑琴鸡	*Lyrurus tetrix* (Linné)		Ⅱ	
雪鸡	淡腹雪鸡	*Tetraogallus tibetanus* Gould		Ⅱ	
	暗腹雪鸡	*Tetraogallus himalayensis* G. R. Gray		Ⅱ	
娃娃鸡油	雉鹑	*Tetraophasis obscurus* (J. Verreaux)	Ⅰ		

动物药名　称	药用动物中文名	药用动物拉丁学名	保护级别		
			Ⅰ级	Ⅱ级	Ⅲ级
黑鹇	黑鹇	*Lophura leucomelana* (Latham)		Ⅱ	
白鹇	动物白鹇	*Lophura nycthemera* (Linné)		Ⅱ	
原鸡	原鸡	*Gallus gallus* (Linné)		Ⅱ	
鸡肉	家鸡	*Gallus gallus domesticus* Brisson		Ⅱ	
乌骨鸡	乌骨鸡	*Gallus gallus domesticus* Brisson		Ⅱ	
雉	黑颈长尾雉	*Syrmaticus humiae* (Hume)	Ⅰ		
鹳雉	长尾雉	*Syrmaticus reevesii* (Gray)	Ⅰ		
鷩雉	红腹锦鸡	*Chrysolophus pictus* (Linné)		Ⅱ	
孔雀	绿孔雀	*Pavo muticus* (Linné)	Ⅰ		
鹤肉	丹顶鹤	*Grus japonensis* (Müller)	Ⅰ		
	灰鹤	*Grus grus* (Linné)		Ⅱ	
	白枕鹤	*Grus vipio* Pallas		Ⅱ	
黑头鹤骨	黑颈鹤	*Grus nigricollis* (Przevallski)	Ⅰ		
蓑羽鹤骨	蓑羽鹤	*Anthropoides virgo* (Linné)		Ⅱ	
鸨肉	大鸨	*Otis tarda* Linné	Ⅰ		
青鷎	青鷎	*Treron capellei* (Linné)			
鹦鹉	绯胸鹦鹉	*Psittacula alexandri* (Linné)		Ⅱ	
红毛鸡	褐翅鸦鹃	*Centropus sinensis* (Stephens)		Ⅱ	
	小鸦鹃	*Centropus toulou* (Müller)		Ⅱ	
绿结鸡骨	褐翅鸦鹃	*Centropus sinensis* (Stephens)		Ⅱ	
犀鸟	冠斑犀鸟	*Anthracoceros coronatus* (Boddaert)		Ⅱ	
摄龟	三线闭壳龟	*Cuora trifasciata* (Bell)		Ⅱ	
三线闭壳龟炭	三线闭壳龟	*Cuora trifasciata* (Bell)		Ⅱ	
陆龟	四爪陆龟	*Testudo horsfieldi* Gray	Ⅰ		
海龟	海龟	*Chelonia mydas* (Linnaeus)		Ⅱ	
	丽龟	*Lepidochelys olivacea* (Eschscholtz)		Ⅱ	
玳瑁	玳瑁	*Eretmochelys imbricata* Linnaeus		Ⅱ	
棱皮龟板	棱皮龟	*Dermochelys coriacea* (Linnaeus)		Ⅱ	
鼋甲	鼋	*Pelochelys bibroni* (Owen)	Ⅰ		
鳖甲	山瑞鳖	*Trionyx steindachneri* Siebenrock		Ⅱ	

动物药名称	药用动物中文名	药用动物拉丁学名	保护级别		
			Ⅰ级	Ⅱ级	Ⅲ级
蛤蚧	大壁虎	*Gekko gecko*（Linnaeus）		Ⅱ	
蚺蛇肉	蟒蛇	*Python molurus bivittatus* Schlegel	Ⅰ		
鼍甲	扬子鳄	*Alligator sinensis* Fauvel	Ⅰ		
大鲵	大鲵	*Andrias davidianus*（Blanchard）		Ⅱ	

注：本名录仅列入同一物种有代表性的药材名称。

附 2. 动物药与药用动物名、别名中文索引

四画

五画

六画

七画

八画

九画

十画

十一画

十二画

十三画

十五画

十六画

十七画

十八画

十九画

二十画以上

附 3. 药用动物拉丁学名索引

A

B

C

D

E

F

G

H

I

J

K

L

M

N

O

P

Q

R

S

T

U

V

W

X

Y

Z